W0089224

Claire La Belle

Heilung von der Seele her

Was unseren Körper **wirk**lich
krank gemacht hat
und nun auch wieder gesunden lässt

Band 1
Vom Zeh bis zur Haarspitze, durch den ganzen Körper

La Belle, Claire:

Heilung von der Seele her - Was unseren Körper wirklich krank gemacht hat und nun auch wieder gesunden lässt.

Band 1: Vom Zeh bis zur Haarspitze, durch den ganzen Körper.

Interesse an Durchlichtungsanalysen?
Kontaktadresse:
Tel.: 0162 - 62 75 700
Tel.: 00595 - 982-23 70 78
E-Mail: clairelabelle@gmx.de
Internetseite: http://clairelabelle.de

© 2009   Claire La Belle
Vollständig überarbeitete und erweiterte Neuauflage

Selbstverlag

Umschlaggestaltung: Michael W.
Alle Rechte vorbehalten.

Buchbestellungen / Versand:
Ramona Meybohm
Kirchhuchtinger Landstr. 243
28259 Bremen
E-Mail: ramona.meybohm@nord-com.net
Tel./FAX: +49 (0) 421-8061923

ISBN 978-3-00-024651-7

[36]Seid barmherzig, wie es auch euer Vater ist! [37]Richtet nicht, dann werdet auch ihr nicht gerichtet werden. Verurteilt nicht, dann werdet auch ihr nicht verurteilt werden. Erlasst einander die Schuld, dann wird auch euch die Schuld erlassen werden.

[38]Gebt, dann wird auch euch gegeben werden. In reichem, vollem, gehäuftem, überfließendem Maß wird man euch beschenken; denn nach dem Maß, mit dem ihr messt und zuteilt, wird auch euch zugeteilt werden.

Lukas 6, 36-38

Inhalt:

Vorwort

Wie kam es zu den Durchlichtungsanalysen?

Lieber Leser,

mich drängt es jetzt, an dieser Stelle meine eigene Geschichte zu erzählen, damit Sie vielleicht nachvollziehen können, wie sich Ihre eigene Geschichte aufgebaut hat. Jeder von uns hat von Anfang des Lebens an so viele Hinweise in seinen Träumen – in seinem Schicksal – in seinen Begegnungen, dass er sie eigentlich nur wie Teile eines Puzzlespieles zusammenlegen müsste, um zu erfahren, was ihn in seinem jetzigen Leben tangiert: Welche Aufgaben stehen an? Was habe ich noch zu lernen? Was fehlt noch aufzulösen? Und da die Seele erwachsen ist, egal wie klein oder groß ihr Körper ist, beginnt dieser Prozess schon direkt nach der Geburt. Wir kennen es ja: Auf einmal wacht ein Kind auf und schreit: Die Eltern fragen sich: Was ist los? Ein Bäuerchen? Hunger? Frisch gewickelt – schon wieder voll? Nein, alles ist in Ordnung. Und das Schreien lässt nicht nach – das Kind ist untröstlich. Was ist passiert? Auch ich war so ein Schreikind: Bei mir tauchte jede Nacht dasselbe Bild auf: Ich ging durch ein riesiges Eisenmaul mit spitzen, scharfen Zähnen, welches auf- und zuging. Immer wieder musste ich da hindurch. Dahinter lag ein riesiger, brennender Scheiterhaufen, rotglühend, die Flammen züngelten weit hoch, so weit, dass ich deren Ende überhaupt nicht erblicken konnte. Und ich musste durch das Maul hindurch auf diesen Scheiterhaufen. Ich schrie und schrie – und wachte von meinem Schreien auf. Mutti kam jedes Mal und probierte mich zu trösten, aber ich weinte noch dermaßen, dass es ihr oft nicht möglich war. Oft genug war der Schrei, das Schreien so gewaltig, dass ich mir den Kiefer ausgerenkt hatte, den Mutti mir wieder vorsichtig mit der flachen Hand hereindrückte.

Dieser Traum – besser gesagt dieses Erleben – verfolgte mich bis ins zwölfte Lebensjahr. Im zwölften Lebensjahr, als der Traum wiederkam und Mutti mir zum x-ten Male den Kiefer eingerenkt hatte, sagte sie zu mir, und ich höre ihre Worte noch wie heute: „Mädchen, bitte den lieben Gott doch einmal darum, dass er Dir diesen Traum nimmt!" Es war frühmorgens und es wurde draußen schon leicht hell. In mein kleines schräges Dachzimmer fiel das Licht durch ein schmales Kippfenster, aber die Ecke links hinten war normalerweise dunkel. Ich betete inniglich um die Erlösung von diesem Traum. Auf einmal stand, immer heller werdend, ein Mann aus Licht in dieser Ecke, leuchtend, strahlend, mit blauem Rändern an seinem weißen Gewand, leuchtend blonde Haare, und sagte ganz deutlich zu mir: **„In diesem Leben wirst Du nicht verbrannt!"** Ich erschrak ein bisschen, beruhigte mich aber gleich wieder und spürte in seinem Lächeln die unendlich große Liebe, die darin lag. Später, viel später erst wusste ich, dass dies Erzengel Michael gewesen war, der mir diese Botschaft überbracht hatte. Sein Lächeln war so wohltuend, es drang tief in die Seele ein und beruhigte mein aufgewühltes Gemüt.

Von diesem Tag an war der Traum verschwunden und ich konnte meine Schulzeit in Ruhe absolvieren.

Innerhalb der Schulzeit passiert dann folgendes: Eine Gruppe Schüler fuhr in die Partnerstadt unseres Städtchens. Ich hatte die Leitung der Gruppe mit übernommen. Am Wochenende fuhren wir mit unserer Gastfamilie in die nächst größere Stadt, um sie zu besichtigen. Auf einmal, in den engen Strassen dieser französischen Stadt, sah ich die Giebel der Häuser und hörte intensives Hufgeklapper. Angst stieg in mir hoch, Zorn und Groll, die ich nur als Angst vor Menschen und Lebensangst bezeichnen kann.

Zu dieser Zeit hatte ich von Vorinkarnationen noch keine Ahnung. Ich setze mich nur heulend auf eine Mauer, mir war schlecht und ich übergab das schöne französische Mittagessen wieder den Vögeln. Was war passiert? Ohne es zu wissen, war ich wieder in die Stadt geraten, in der mein Scheiterhaufen gestanden hatte, in der das Inquisitionsgericht saß und in der die große Verachtung für eine gute Sache passierte...hochgelobt, dann tiefstens verurteilt.

All das wusste ich zu der Zeit noch nicht, ich spürte nur diese tiefe Zornestrauer und schwor mir: „Diese Stadt werde ich nie, nie wieder betreten!"

Völlig unverziehen kam aus dem Unterbewussten die gesamte Geschichte wieder hoch, wie ich heute weiß. Ich konnte es nur noch nicht orten, woher das Ganze kam, diese Gefühlswallungen, diese Trauer, dieser Zorn, diese Todesangst. Wenn uns solche Gefühle beschleichen, ohne, dass wir wissen warum, dann sollten wir sofort aufmerken: „Was habe ich mit dieser Stadt zu tun? Ist da zu irgendeiner Zeit irgendetwas passiert?" Kein Gefühl kommt umsonst, und diese Gefühle weisen uns auf vorinkarnatorische Begebenheiten hin, die noch völlig unbearbeitet sind.

Dasselbe ist der Fall, wenn wir Menschen gegenüberstehen, bei denen unser Gefühl gleich Alarm schlägt. Ohne sie zu kennen, kann unser Körper doch gar nicht wissen, wer vor ihm steht, aber die Seele weiß es und funkt schneller, als unser Körper überhaupt zu denken vermag. Da sollten wir innehalten und uns fragen: Warum reagiert unsere Seele so? Was habe ich mit dem Menschen zu tun?

Im Guten ist es genauso: Wie vertraut uns manche Menschen sind, und wir haben das Gefühl, wir stehen einem alten Freund / einer alten Freundin gegenüber. In diesem Falle ist eine Inkarnation mit dem Menschen gut verlaufen und unsere Seele freut sich richtig, ihn / sie wiederzusehen.

Das Ereignis in der großen Stadt ging bald wieder in meinem Gedächtnis unter, und ich erledigte meine Schulzeit, machte mein Abitur und dachte nicht mehr daran.

Bis dann mit 19, als ich in ein Austauschjahr ging, die Bechterew-sche Krankheit bei mir ausbrach: Der Morbus Bechterew ist eine Krankheit, die zwei Verläufe hat: Der Rücken versteift, bei der einen Form von oben beginnend, bei der zweiten Form vom Steiß ausgehend. Ich hatte die Form, die beim Steiß begann. In schmerzhaften Schüben entzündet sich das Iliosakralgelenk, der Schmerz schießt ein und verschlägt einem den Atem. Die schmerzhaften Schübe dauern oft bis zu zwei Monaten. Es bilden sich Verknöcherungen an den Wirbeln, die es im Verlauf der Krankheit dem Menschen immer unmöglicher machen, sich nach vorn zu beugen und sich richtig zu bewegen. Dadurch entsteht im Laufe der Zeit der typische Bechterewlergang: Die untere Wirbel-säule wird gerade, der Kopf leicht nach vorn geneigt, der obere Rücken wird immer krummer und der Brustkorb wird im Laufe der Zeit eingedrückt, so dass die Atmung verringert wird. Viele Bech-terewler landen im Rollstuhl oder müssen sich gefährlichen Ope-rationen unterziehen, um den Brustkorb wieder aufzurichten. So hieß auch bei mir die Diagnose: „Der Verlauf Ihres Bechterews ist so gewaltig, dass Sie damit rechnen müssen, dass Sie mit 36 im Rollstuhl sitzen!" Doch irgendwie platze es aus mir heraus: „Ich bin sicher, Herr Doktor, dass ich mit 36 geheilt bin!" Woher ich diese Sicherheit nahm, weiß ich nicht, aber jedenfalls war sie da. „Oh, beim Bechterew gibt es aber selten Spontanheilungen!", des-illusionierte mich der Arzt. „Ich habe bisher noch keine erlebt!"

Nun, mit dieser Wahrheit ausgerüstet ging ich in die Krankheit. Doch bald tauchten die Bilder auf: In jedem Schmerz sah ich eine Szene, und zwar die Szenen, die ich vorher schon als Kind in meinen Träumen sah und die mich so erschreckt hatten: Der Scheiterhaufen war wieder da: Und ich sah den Scheiterhaufen-anzünder, wie er grinsend und voller Überzeugung, das Richtige getan zu haben, daneben stand! Er hatte den linken Schneide-zahn oben quer abgeschlagen. Ich fragte verdutzt: „Aber in die-sem Leben hat er doch gar keinen quer abgeschlagenen linken

Schneidezahn?" „Kind, überleg einmal!" Und mir wurde schlagartig bewusst, dass der Mann, der damals den Scheiterhaufern angezündet hatte, wieder einen schräg abgeschlagenen linken Vorderzahn hatte: Aus Wut darüber, in seiner späten Kinderzeit eine Aufgabe erledigen zu sollen, schlug er seine Zähne auf sein Klavier und dieser „angeknackste" Zahn, der die Informationen aus der alten Zeit mitgenommen hatte, brach wieder an der gleichen Stelle ab. Nur war diesmal ein Stiftzahn darüber, deswegen hatte ich mich nicht sofort an diese Geschichte erinnert.

Auf einmal wurde mir klar, was der brennende Schmerz sollte: „Kind, Du hast Deinem Scheiterhaufenanzünder noch nicht vergeben! Fünfhundert Jahre bist Du ihm nachgeritten, und es war nicht möglich, Dich zur Vergebung zu bewegen! So hatten wir keine Wahl: Wir mussten Dich noch einmal auf die Erde schicken, damit Du ihm in Liebe vergeben lernst!" Ach Du Schreck, und diesem Mann, der mich damals so misshandelt hatte und der vollen Überzeugung war, er hätte Recht getan, sollte ich nun vergeben? Nein!!!

Ein Riesenschrei!, und der nächste Ischiasschlag erinnerte mich an das Wort des Vaters, was ich zwar schon tausendmal gehört, aber noch nicht umgesetzt hatte: „Vater, vergib ihnen, denn sie wissen nicht, was sie tun!" Klar, wissen sie nicht, was sie tun, denn wenn sie wüssten, dass sie sich mit jedem Handstreich ihren eigenen Schmerz (der Zukunft, der Abtragung) zufügen, dann würden sie die Hände davon lassen! Weinend rieb ich immer wieder meinen Po, das Iliosakralgelenk, in dem die 10 000 – Volt-ähnlichen „Schüsse" mich daran erinnerten, was noch zu vergeben war. Warum musste ein Opfer, was doch wirklich nichts getan hatte, so darunter leiden? Bald bekam ich die Antwort: „Kind, was ist der Unterschied zwischen einem Täter und einem Opfer, welches nicht vergeben kann? Keiner – beide sind hartherzig!" Und so musste ich die Hartherzigkeit des Opfers, dieses Nicht-Vergeben können, erst ablegen, ehe ich gesunden konnte. Unter

Tränen und Zornesanfällen, die die ganze aufgestaute Wut der 500 Jahre noch einmal herausließen, schaffte ich es ganz langsam, diese Situation immer ruhiger anzuschauen. Was ich heute, nach 12 Jahren Arbeit in dieser Richtung, mit meinen Mitmenschen in 4 Stunden bearbeite, hat bei mir noch 17 Jahre gedauert!

Die Verbindung mit meinem Scheiterhaufenanzünder hatte zwei Möglichkeiten: Entweder akzeptierte er in diesem Leben meine Hellsichtigkeit und die Innere Stimme, all die Faktoren, die damals zu meiner Verurteilung geführt hatten, und dann konnte die Verbindung ein gutes Ende nehmen. Oder er akzeptierte sie wieder nicht, und in dem Falle wird die Verbindung getrennt, weil dann offensichtlich wird, dass das eigentlich schuldlose Kind wieder unter ihm zu leiden hätte. Das zweite war bei mir der Fall. Erst, als ich ihm weitestgehend vergeben hatte, seine Haltung sich aber nicht geändert hatte, konnte die Verbindung gelöst werden. Ich brauchte anschließend noch weitere fünf Jahre, um mich voll und ganz aus dem Groll zu lösen, was mir aber auch gelang. Heute bin ich grollfrei, aber die Warnung: „Kind, wenn Du noch einmal grollst, dann kannst Du gleich wieder Deine Krücken nehmen," steckt mir noch tief in den Knochen! Im Moment habe ich meine Krücken verliehen – ich kenne die Ursache des Ischias und brauche sie deswegen nicht mehr. Aber wenn diese Iliosakralgelenkschmerzen kommen, dann weiß ich warum: Ich bitte für meine Nachtragendheit schnell um Vergebung und schon sind sie wieder weg ... der letzte Schub dauerte nur 5 Sekunden.

So ein Scheiterhaufen ist eine langwierige Sache und es sind ja viele Menschen daran beteiligt. So waren nach der Arbeit mit dem Scheiterhaufenanzünder noch eine ganze Menge Menschen übrig, denen ich ebenfalls nicht verziehen hatte, aus dem Gefühl und dem Wissen heraus, ungerecht behandelt worden zu sein.

Die nächste Gruppe waren die Inquisitoren: Auch deren Verhalten wurde mir in diesem Leben so echt gespiegelt, dass ich wirklich den Eindruck hatte, ich sitze wieder mitten im Inquisitionsgericht!

Weinend und voller Gram/Groll, mit Ischiasschmerzen im Rücken fragte ich: „Warum, lieber Gott muss ich so leiden, dass mich die Menschen wieder so missachten, nicht verstehen und mir eine Kälte entgegenstrahlen, dass ich nicht mehr existieren kann?"

Auf diese Frage kam die leise Gegenfrage: „Hast Du Deinen Inquisitoren schon vergeben?" Und ich, schneller als jeder Gedanke sich richtig formen kann, platzte raus: „Was, denen auch noch?" Ein leises Lachen, ich erkannte, dass ich ihnen überhaupt noch nicht vergeben hatte. Meine eigene Reaktion zeigte es mir. „Auhh..."

Und ich fuhr mit meinem Sohn noch einmal an die Stelle, wo das Inquisitionsgericht stand. Fiebernd und heulend vergab ich ihnen sehr langsam, einige Tage hat es gedauert, bis ich es völlig vergeben hatte. Ich fieberte, mir war schlecht und ich weinte unablässig, die Bilder immer wieder vor Augen. Mein Sohn musste mich heimfahren, weil ich dazu nicht in der Lage war. Erst im Laufe der Fahrt lösten sich die letzten Reste, und die Bilder des Inquisitionsgerichtes verschwanden allmählich und machten dem vergebenen Zustand Platz: Ich konnte die Inquisitoren emotionsfrei anschauen, eigentlich nur in der Trauer, dass sie es noch nicht verstanden haben, was damals wirklich passiert war und wie sehr sie sich belastet hatten. Einige hatten schwerste Rückenprobleme, andere Asthma, und wenn man die seelischen Ursachen der Krankheiten kennt, dann weiß man, dass diese Menschen mitten in ihrer Austragung steckten.

Völlig vergeben heißt, dass es einen auch emotional nicht mehr berührt und man die Situation anschauen kann wie einen Film aus alter Zeit, der zwar noch in der Erinnerung steckt, aber emotionsfrei geworden ist: Ich rege mich nicht mehr darüber auf. Es ist vergeben. Es wühlt mich nicht mehr auf, auch wenn ich daran erinnert werde...

Das, was vergeben ist, ändert sich auch im Leben: In vielen Fällen ändern sich die beteiligten Personen, der Kontakt wird besser und man versteht einander wieder. Falls die anderen sich nach der Vergebung nicht ändern wollen, ist die zweite Lösung: Man selbst kommt in eine bessere Situation: So war es auch in meinem Falle: Ich konnte den Arbeitsplatz wechseln und war aus der inquisitorischen Umgebung heraus! Sie aber trugen weiterhin durch Asthma und Rückenschmerzen ab und dienten ebenfalls durch ihren Beruf ab.

Noch einige Menschen traten in mein Leben, denen ich ebenfalls aus der selben Zeit heraus noch vergeben durfte, unter anderem der damals regierende König, der stark an meiner Verurteilung beteiligt war. Er trug ebenfalls noch die Allüren eines Königs: Man reiche mir...Mutter, Tante, Schwägerin... der gesamte Hofstaat hatte sich um sein Wohlergehen zu kümmern. Das Essen hatte auf dem Tisch zu stehen, wenn er heimkam, mindestens ein dreigängiges Menü, und die Unterhosen gebügelt im Schrank zu liegen... wer wollte das heute noch erfüllen als berufstätige Partnerin? Wie viel Abtragungszeit und ~gelegenheiten wird er noch brauchen, bis er erkennt? Diese Menschen werden abdienen müssen, weil sonst anders ihre Haltung nicht zu ändern ist.

Als ich endlich allen weitestgehend vergeben hatte, kam, genau 17 Jahre nach dem ersten Schub, der Aufruf: „Kind, es ist jetzt eine Woche vor Pfingsten. In Deiner Ausbildungsstätte ist nicht viel los: Lege Dich jetzt eine Woche ist Bett. Aber Du darfst eine Woche lang nicht aufstehen, Dich nicht rühren. Sonst riskierst Du Deinen Rücken." Genau am Dienstag zuvor war ich noch bei meinem Orthopäden gewesen, der mir bescheinigte: „36 cm Fingerspitzen-Bodenabstand, der Rücken ist versteift wie ein Besenstiel.."

Trübe Aussicht....

Doch dann passierte die Lösung: Ich legte mich am Montag hin und hielt die Augen geschlossen. Ich wusste, ich durfte nicht aufstehen, dass hieß, auch nichts essen, nicht auf die Toilette gehen...ging das überhaupt? Ich dachte nicht weiter darüber nach und schaute, was innen passierte.

Auf einmal wurde der Körper von innen langsam immer orangefarbener. Weißes Licht fiel ein und färbte die Organe hellorangefarben. Die Organe zeigten sich in diesem orangefarbenen Licht und lösten sich allmählich in diesem Lichte auf. Langsam wurde dieses heilende Licht immer stärker und durchleuchtete die Wirbelsäule. Ich sah aus wie ein Gummibärchen im Backofen!

Am Dienstag sah ich, wie die Wirbelsäule ebenfalls von diesem Licht durchleuchtet wurde und die Wirbel orangefarben-transparent wurden. Ich sah meine Verknöcherungen wie Stalagmiten und Stalaktiten in einer Tropfsteinhöhle. In dem Licht, was mich so angenehm aufwärmte, sah ich ganz erstaunt, wie diese Versteinerungen abtropften. Ich fragte nach innen: „Vater, was passiert mit diesen Resten?" „Die werden durch den Blutkreislauf abtransportiert. Am Freitag wirst Du sehen, wie sie als gelöste Mineralien im Urin schwimmen. Der Urin wird ganz braun sein!"

Und ich konnte beobachten, wie die Wirbelsäule so abtropfte, dass sie am Mittwoch wieder vollständig in ihrer Urform hergestellt war. Sie erkaltete wieder langsam und nahm wieder die harte Form und Farbe der Knochen an. Ich sah ihre Konsistenz und freute mich, eine intakte Wirbelsäule zu haben. Doch die letzten 8 – 10 cm blieben dunkel. „Vater, was ist mit diesem Teil los? Kann der nicht repariert werden?" „Den muss ich Dir lassen, mein Kind," sagte Seine Stimme. „Der ist wichtig, damit Du Dich nicht neu belastest. Denn sobald Du wieder in denselben Fehler verfällst und nachtragend wirst, wird Dir Dein Ischias wieder wehtun. Das ist zu Deinem eigenen Wohle! Sonst gerätst Du wieder in die Gefahr, Dich zu schnell zu belasten."

Oh Schreck, ich verstand zwar Vaters Worte sehr gut, wusste aber sehr wohl, was das für mich heißen würde: **Ein** nachtragender Gedanke, und der Ischias fährt mir wieder ins Kreuz: Da kann ich wieder meine Krücken wieder benutzen! Also wusste ich: Ich musste Selbstkontrolle üben ohne Ende!

Das bleibt uns also, zu unserem eigenen Wohle: Die Stelle, in der die Belastung am stärksten gespeichert ist, bleibt empfindlich, damit wir nicht wieder in denselben Fehler verfallen und damit wir uns in diesem Leben mit den alten Tendenzen nicht neu belasten, denn genau die wollen wir ja eigentlich ablegen!

Am Donnerstag sah ich meine Organe wieder: Sie hatten ihre alte Form angenommen und waren wieder erkaltet. Die orangefarbentransparente Farbe war gewichen und die Leber sah wieder leberartig aus, ebenso wie die anderen Organe auch ihre Originalfarbe wieder angenommen hatten.

Am Freitag probierte ich aufzustehen. „Langsam, Kind, Dein Kreislauf ist noch nicht so stabil!" Ich stand ganz mutig auf – platsch, lag ich wieder im Bett! „Langsam, Kind! Setze Dich erst einmal auf und dann gehe langsam an der Wand entlang zur Toilette!" Ich setzte mich auf und wartete, bis das Karussell in meinem Kopf stehen geblieben war. Dann tastete ich mich langsam an der Wand entlang und ging vorsichtig bis zur Toilette. Der Körper hielt wieder. Wäre ich in dem weichen Zustand aufgestanden, hätte sich alles verschoben. Das war das Risiko, vor dem mich der Schöpfer gewarnt hatte.

Der Urin sah aus, als hätte ich Brühe getrunken: Dunkelbraunrot war er gefärbt. Alle gelösten Mineralien aus der Wirbelsäule waren wirklich im Urin aufgenommen worden und wurden ausgeschieden. Noch längere Zeit behielt der Urin seine Färbung bei, bis er wieder normal hell wurde.

Am Dienstag drauf ging ich wieder zu meinem Orthopäden: „Herr Doktor, schauen Sie, ich bin geheilt worden!" Und überglücklich zeigte ich ihm, dass meine Fingerspitzen wieder bis auf den Boden kamen, wo sie doch zwei Wochen zuvor noch mit 36 cm. Bodenabstand gemessen worden waren. „Was haben Sie denn gemacht?" fragte er. „Haben Sie sich einer Laseroperation unterzogen?" „Nein!", ich lachte. „Christusheilung!" Und ich erzählte ihm die ganze Geschichte von dem Verlauf der Woche. Er staunte. „Christusheilung kann ich nicht in meine Akte schreiben," sagte er nachdenklich. „Also schreiben wir Spontanheilung!" „Das ist mir egal, was Sie schreiben," antwortete ich ihm. „Aber es war doch eine!" Sein Staunen hätte ich so gern in Bildern festgehalten: Ein berühmter Arzt steht vor diesem Phänomen der Christusheilung: Ein total versteifter Rücken ist in einer Woche wieder in die Urform der Wirbel versetzt worden...

Anschließend kam noch der Test: „Kind, in dem Jahr, welches man vorwärts und rückwärts lesen kann, fahren wir noch einmal nach Frankreich und dort kannst Du schauen, ob jetzt alles vergeben ist!" ‚Nun ja,' dachte ich, ‚bis zum Jahr 2002 ist noch viel Zeit.' Wir schrieben damals gerade 1989. Signifikant für mich war, das dies genau das Jahr war, welches ich dem Doktor prophezeit hatte, dass ich wieder gesund werden würde: „Herr Doktor, ich bin sicher, mit 36 Jahren werde ich geheilt sein." Und wirklich, ich stand kurz vor meinem 36. Geburtstag!

Zwei Jahre später kam der Aufruf: „Kind, Du hast jetzt Ferien! Pack Deine Sachen, wir fahren nach Frankreich." Ich stand kurz vor dem Examen und dachte: „Kein Fehler, vielleicht machen wir eine Fahrt durch's Französischbuch." Ich umkreiste die Orte, die mir durch das Innere Wort gesagt wurden und legte dadurch den Routenplan fest. Viele Orte waren im Französischbuch zu der Zeit beschrieben worden.

An den Orten angekommen, die ich allesamt noch nie vorher besucht hatte, ereilte mich dasselbe Gefühl wie damals in der Stadt, die ich mit den Austauscheltern besucht hatte: Ich kannte die Orte! Die ersten Orte stimmten mich glücklich. Ich konnte beschreiben, wie sie damals aussahen. Voller Überraschung schaute mein Sohn in den Archiven nach und fand heraus, dass meine Beschreibungen richtig waren! Die neueren Gebäude kannte ich nicht, aber die alten aus der Zeit sehr wohl. Veränderungen fielen mir auf, die seit der Zeit vorgenommen worden waren. Jetzt wurde mir allmählich klar: Ich befand mich auf der Reise in meine eigene Vergangenheit! Und nun durfte ich vor Ort beweisen, ob ich wirklich alles vergeben hatte, was zu vergeben war!

An jedem der einzelnen Orte konnte ich Details nennen, die die Einwohner und die Führer verblüfften und die sie mir bestätigten. Ein Detail, ein Anbau an meinem damaligen Elternhaus, den ich beschreiben konnte und dessen damalige Existenz mir niemand abnehmen wollte, fand ich erst auf einer Maquette wieder, in der das Elternhaus originalgetreu nachgebildet worden war!

An allen Originalschauplätzen tauchten auch die Gefühle von damals wieder auf, so, als ob sie in der Atmosphäre über dem Platz gespeichert worden wären. So ist es auch. Vor Ort empfindet man die Gefühle am allerstärksten. Das habe ich später mit den Menschen, die zu mir kamen, auch feststellen können: Sobald wir an den Ort fuhren, in dem sie früher gelebt hatten, waren die Gefühle wieder voll da.

An einem Platz an der Loire wurde ich dann gefragt: „Kind, ist Frankreich jetzt gut zu Dir?" Und ich antwortete: „Ja, jetzt ist Frankreich gut zu mir und ich fühle mich wohl!" Auf einmal bildete sich aus einer grauen Wolke, die schräg über mir gehangen hatte, eine Lichtgestalt. Sie winkte mir zu und rief: „Au revoir, la France!"

„Wo gehst Du hin?" fragte ich sie. „Dahin, wo ich jetzt gehen kann, nachdem mir verziehen wurde!" „Bitte, hilf doch, dass auf der Erde Frieden bleibe! Wir stecken gerade in einer so kriseligen Situation!" Sie überlegte es sich einen Augenblick und versprach dann zu helfen. Es ging um Gorbatschow. Laut der Voraussagen sollte sein Leben einen rapiden Endpunkt erreichen. Doch durch die

Hilfe dieses gewandelten Wesens wurde er nicht erschossen und die Veränderung in Russland ging sanft weiter. Seitdem ist vieles nicht eingetreten, was angekündigt werden war...

Dann erschien ein weiteres Licht und fragte mich: „Kind, Dein Hauptlebenskarma ist jetzt bearbeitet." Ich war ganz erstaunt und fragte: „Aber Du sagtest mir doch, wir fahren noch einmal nach Frankreich in dem Jahr, was man vorwärts und rückwärts lesen kann? Es ist doch noch gar nicht 2002!" Ein leises Lachen antwortete: „Schau einmal auf den Kalender!" 1991 ... ein Jahr, welches man vorwärts und rückwärts lesen kann, wieso bin ich nicht selbst darauf gekommen?

„Alles, was Du jetzt tust, ist freiwillig. Du kannst es Dir aussuchen. Was möchtest Du jetzt tun?"

Und ich antwortete: „Vater, ich möchte gern den Menschen helfen, die in derselben Situation stecken wie ich!"

„Au, Kind, da hast Du Dir aber das schwerste ausgesucht, was Du Dir aussuchen konntest!", antwortete Seine Stimme. Und bald erfuhr ich, was er damit meinte. Zuerst sah ich die Schicksale der Menschen in deren Aura. Aber das wurde mir so schwer, wenn man alle Menschen in einer Straßenbahn wie transparent sieht und jeden einzelnen Gedanken hört. „Ich kann mit dieser Gabe nicht umgehen!", antwortete ich kleinlaut. „So viele Menschen – so viele Gedanken – so viele Schicksale - und alles steht einem direkt vor Augen! Das kann ich nicht!" In einer Fußgängerzone oder in der Straßenbahn wurde ich bald verrückt vor lauter Eindrücken. „Dann gebe ich Dir die Gabe, dass Du in den Zellen der Menschen sehen kannst, was sie erlebt haben und was die Ursache ihrer Krankheiten ist. Die Menschen werden freiwillig zu Dir kommen und Du wirst sie gezielt beraten können. Und wenn sie die Ursachen auflösen, so wie Du, dann werden ihre Krankheiten auch heilen!"

Damit konnte ich gut umgehen. Ich probierte zuerst, die einzelnen befallenen Organe zu durchstrahlen, bis ich merkte, dass ich damit immer nur einen Teilausschnitt des ganzen Geschehens sah, und zwar den Hauptkernpunkt. Das Drumherum blieb verschlossen. Oft konnte ich um das Bett der Menschen auch nicht herumgehen. So fragte ich Vater wieder, was ich denn tun solle: „Kind, strahle über die Fußreflexzonen ein. Du weißt doch, dass Du damit den gesamten Körper des Menschen durchstrahlen kannst!"

‚Oh ja.' So saß ich am Fußende des Bettes, hielt die Hände kurz vor den Fußsohlen und konnte mir ganz in Ruhe die gesamte Geschichte anschauen, welche zu dem angefragten Thema gehörte. Ich konnte zurückgehen und mir eine Speicherung auch zweimal ansehen, bis mir in der Abfolge der Bilder völlig klar war, was dort vorlag, was zu der Krankheit geführt hatte. Bereits aus dem Abstand von einigen Zentimetern sah ich den „Film", der mir die seelische Ursache dieser Krankheit zeigte.

Wie kommt das?

Dieser „Film" ist ein Ausschnitt des Lebensfilmes des Menschen mit dem Thema, welches er jetzt bearbeiten will. Von diesem Lebensfilm haben schon sehr viele Menschen mit Nahtoderlebnissen berichtet. Die Seele bekommt den Film des vergangenen Lebens nach ihrem Austritt aus dem Körper zu sehen, dies ist in vielen Schriften über Nahtoderlebnisse belegt. Der Lebensfilm im lebendigen Körper, welchen ich während der Durchlichtungsanalyse sehe, umfasst Ausschnitte aus egal welchen Leben, die der Mensch jemals hatte. Die Ausschnitte sind abhängig von der Frage, die der Mensch stellt, d.h. es werden nur die Ausschnitte gezeigt, die er durch seine freiwillig gestellte Frage abruft. Die Frage öffnet „die Datei" zu dem Ausschnitt des Lebensfilmes, den der Mensch aufgrund einer Frage zu einer entstandenen Krankheit oder zu einem Konflikt zu sehen wünscht.

Ist der Mensch selbst hellsichtig, was in vielen Fällen schon vorgekommen ist, so sieht er dieselbe Szene wie ich (oder ein anderer Lebensberater, der ebenfalls diese göttlichen Fähigkeiten in sich erschlossen hat). Wenn nicht, so schaue ich in dessen Organspeicherungen nach und erzähle ihm anschließend, was der Lebensfilm zeigte. Die gesehenen Bilder haben sich immer bewahrheitet, z.B. dadurch erkennbar, dass ein gezeigter Partner, den ich nicht kennen konnte, aufs Haar dem beschriebenen Bilde glich (dies wurde anschließend an die Durchlichtungsanalyse mit den Menschen verglichen), oder dass beschriebene Personen und Zusammenhänge aus der Vergangenheit haargenau mit den historischen Personen und Zusammenhängen übereinstimmten, was in der Folge durch historische Nachforschungen festgestellt werden konnte. Ich muss dazu sagen, dass ich immer sehr schlecht in Geschichte war und von vielen Zusammenhängen überhaupt keine Ahnung hatte, so dass ein Vorwissen ausgeschlossen war. Mittlerweile kenne ich aber durch die vielen Durchlichtungsanalysen die Geschichte sehr genau, weil viele Zusammenhänge auch wieder aus den verschiedenen Perspektiven der verschiedenen Beteiligten zu sehen waren. Oft kommen ganze Völkergruppen wieder gemeinsam auf die Erde, um zusammen etwas aufzulösen, zum Beispiel Karl der Große mit seinem Hofstaat, seinen Heerführern und Bauern. Immer wieder sah ich sein Regime aus der Perspektive eines anderen Beteiligten.

So ergab sich nun eine höchst interessante Arbeit: Die Menschen kamen mit Fragen wie: ‚Was habe ich mit dieser oder jener Person zu tun?' Und in demjenigen Organ, welches der „Speicher" war für diese Frage, sah ich den „Kurzfilm", die Antwort. Ich fing an, die „Filme" genau zu beschreiben, so genau, wie man es eben mit Worten ausdrücken kann. Dabei kam mir zugute, dass ich in der Schule immer liebend gern Bildbeschreibungen gemacht hatte.

Anschließend, im Nachgespräch, erklärte ich den Menschen das Bild, so gut ich es vermochte, und meistens erzählten sie mir ihre besondere Beziehung zu diesem Thema, die schon weit vor der Durchlichtungsanalyse begonnen hatte, oft schon im Kindesalter, was ich wiederum nicht wissen konnte. So wurde auf einmal das Gesamtbild und der Bezug eindeutig und der Mensch konnte selbst erkennen, wie viele Hinweise er auf jene Inkarnation bereits in seinem jetzigen Leben, vor dieser Lebensberatung und Durchlichtungsanalyse, erhalten hatte. Das ist ja das Phänomenale, was ich an mir selbst erlebt hatte: Auf einmal wurden kleine Ereignisse aus der Kinder- und Jugendzeit in einen ganz anderen Zusammenhang gesetzt!

Dasselbe Prinzip zeigt sich bei den Krankheiten: Auch dort läuft im erkrankten Organ ein „Film" ab, der die Ursache zu der Krankheit zeigt, ebenfalls in Bildern aus vergangenen oder dem gegenwärtigen Leben. Anschließend suchen wir gemeinsam den Konflikt heraus: Wo fehlt in dieser Situation noch etwas zu vergeben? Oder muss der Mensch selbst noch um Vergebung bitten? War ich damals Täter oder Opfer? Diese Frage gibt den Schlüssel zur Genesung in die Hand, denn das Erkennen der seelischen Ursachen und das Beseitigen der Konflikte setzt erst die Voraussetzungen für eine physische Genesung, die anschließend vom Arzt oder Heilpraktiker eingeleitet und weiterverfolgt wird.

Insofern steht die Durchlichtungsanalyse nicht isoliert von Ärzten und Heilpraktikern, weil durch das Finden der seelischen Ursache der Genesungsboden erst geschaffen wird, auf dem Ärzte und Heilpraktiker weiterarbeiten können. So arbeite ich mit vielen Ärzten und Heilpraktikern zusammen. Sie übernehmen die Beobachtung und Begleitung der physischen Heilung, nachdem die Durchlichtungsanalyse die mögliche Heilung der Seele zeigte, wenn der Mensch seine Ursache, die gezeigte Geschichte mit ihrem Lernstoff und dem „Noch-zu-Reparierenden", annimmt. Es kommt natürlich darauf an, wie schnell der Mensch seine seelischen Ursachen aufzulösen bereit ist. Ist er nachtragend oder gar hasserfüllt, so kann die physische Heilung oft lange auf sich warten lassen, und die körperlichen Phänomene bleiben, bis der Mensch sein Thema angefangen hat zu bearbeiten und es zur Auflösung gebracht hat. Ebenfalls sehr hinderlich ist Stolz und Rechthaberei, was vor allen Dingen bei Tätern vorkommt. Habe ich ein Leben lang die Zehn Gebote mit Füßen getreten und komme nun im Alter in die Austragung, so muss ich mich nicht wundern, wenn mit einer Heilstrahlung nicht gleich alle Phänomene verschwinden: Es wird immer nur das gehen können, was der Mensch bereit ist anzuschauen und um Vergebung zu bitten. Das darf dann allmählich, so wie die Abtragungszeit es erlaubt, verschwinden.

Schmerzen haben Signalwirkung: Sie wollen uns auf etwas aufmerksam machen, was in unserem Leben oder Seelenleben noch schiefläuft, Haltungen, die noch zu korrigieren sind, weil sie verbissen oder gar ungerecht sind. Das bedeutet: Nicht immer kommt die Ursache des Heute-Erlebten wirklich aus der jetzigen Inkarnation. Immer gilt: „Was du säst, wirst du ernten!", auch wenn es nicht im selben Leben ist!

Um dieses Geschehen etwas zu erläutern, möchte ich aus dem Buch „Mallona" von Leopold Engel etwas zitieren, das genau auf diese Eigenschaft des Sehens passt. Leopold Engel schreibt:

„Die merkwürdigen Entdeckungen der Psychometrie, jener Eigenschaft des Inneren Gesichts, durch die längst Vergangenes für den Beschauer wieder in die Gegenwart versetzt werden kann, hatten stets mein größtes Interesse erregt. (...) Es ist eine bekannte Tatsache, dass alle Dinge, welche jemals geschehen sind, nichts weniger als spurlos aus der Gegenwart verschwinden, sondern im Gegenteil im Weltenraum gleichsam photographiert aufbewahrt bleiben. Von jedem Geschehnis gehen Lichtschwingungen aus, die in den Weltenraum entschwinden. Gelänge es, diese Schwingungen an einem anderen Orte aufzufangen und in einem geeigneten Apparate zu sammeln,

resp. auf einen Empfänger zu übertragen, so würde sich dasselbe Bild, gleichgültig auf welche Entfernung, wiederum so darstellen lassen, wie es durch die von der Quelle ausgehenden Schwingungen ausgestrahlt wurde. Eine solche Erfindung würde den Anfang jener Kunst bedeuten, welche die Psychometrie in vollendeter Art auszuüben vermag. Denn diese will nicht nur Gegenwärtiges, sondern längst Vergangenes reproduzieren vermöge der Tatsache, dass die in den Raum entsandten Schwingungen, die von einem Geschehnis ausgingen, eingeholt, gesammelt und zu einem Bilde wieder zusammengestellt werden können. Der Apparat, der diese wunderbare Leistung vollbringt, ist das ‚Gehirn‘.“

Hier beschreibt Leopold Engel genau, wie durch das ‚Gehirn‘ (genauer gesagt durch unsere feinstofflichen Sinne) die in der Atmosphäre und auch gleichzeitig in den entsprechenden Organspeicherungen des Körpers gespeicherten Informationen gesehen werden können. Er beschreibt weiter:

„Die Umstände bewiesen klar, dass hier mehr als nur erregte Einbildungskraft im Spiele sein müsse, weil die Kenntnisse der betreffenden Personen über die geschilderten Ereignisse nicht ausreichten, um diese Bilder lediglich als Spiel der Phantasie zu erklären.“

So ging es mir ja auch und geht es mir täglich immer wieder: Die beschriebenen Umstände und die gesehenen Personen, die ich noch nie im Leben gesehen habe, werden von den Menschen immer haargenau als diese oder jene Person identifiziert, ebenso wie die Lebensumstände, die mir die Person nie erzählt hatte, die aber in der Organinformation sichtbar wurden. Eine hochgebildete Dame, die überrascht war über die genauen Ergebnisse einer Durchlichtungsanalyse, drückte es einmal so aus: „Frau La Belle, vor Ihnen kann man ja auch nichts verbergen!“ Das ist ja auch gut so, denn erstens bleiben die Zusammenhänge unter Schweigepflicht und zweitens helfen sie den Menschen, die Konflikte und Schmerzen, unter denen sie leiden, zu lösen. So ist schon mancher einen Riesenkonflikt mit schmerzhaften Konsequenzen losgeworden und dementsprechend konnten auch die Schmerzen weichen.

Seit Oktober 2006, genau 10 Jahre, nachdem ich vom Vater die genauen Anweisungen über die Durchführung der Durchlichtungsanalyse bekommen hatte, rief Er noch einen weiteren Teil ins Leben: Die Innenschau

In der Innenschau werden dem Menschen die Personen, mit denen er etwas zu tun hatte, vor Augen geführt. Es ist die sanfteste Art der Rückführung: Der Mensch muss die Erlebnisse, die zu seinem Leiden geführt haben, nicht noch einmal selbst sehen, denn die sehe ich, resp. der sehende Therapeut. Im Nachgespräch bekommt der Mensch seine Zusammenhänge erklärt und in der Innenschau geht es nur um die Frage: Kann ich meinen/m Mitmenschen jetzt vergeben bzw. um Vergebung bitten? Viele der Suchenden sehen die Personen selbst und erkennen sie oft auch, obwohl sie ihnen im historischen Gewand erscheinen. Sie wissen beim Anschauen des Gesichtes, wer diese Personen heute sind, wenn sie inkarniert sind. Andere sehen nur den Verschattungsgrad der Situation in wechselnden Farben. In dem Moment, wo sie vergeben / um Vergebung bitten, werden die Farben heller. Ist alles vergeben, so bricht das weiße Licht durch. Es wird von allen Menschen als wohltuend und aufbauend empfunden, denn es ist das Licht, aus dem die Seele ursprünglich gemacht wurde.

In der Folge erhielt ich vom Vater durch das Innere Wort die Aufgabe, ich solle doch nun Seminare geben über das, was ich selbst erlebt hatte und bei den Mitmenschen gesehen habe: Heilung durch Erkennen. Diese Seminare finden immer wieder in Deutschland statt, zur Zeit als Kompaktseminare, werden jetzt aber auch in Paraguay als Ferienkompaktseminare angeboten. Mancherorts wünschen sich die Gastgeber noch Wochenendseminare, so dass diese Möglichkeit auch besteht. Diese Seminare befähigen auch

Therapeuten, gezielt mit ihren Patienten zu arbeiten. (Anfragen einfach an meine E-Mailadresse).

Als ich dann Tausende von Menschen mit der Durchlichtungsanalyse „durchgescannt" hatte, ergaben sich immer wieder dieselben Ergebnisse: So wie ich den Groll im Ischias lokalisieren konnte – der war ja nun wirklich nicht zu übersehen – so trugen andere Organe andere Themen. Und um diese generellen Themen, die in einem Organ gespeichert sind, geht es in diesem Buch. Zu fast jedem Organ gibt es eine gesehene Geschichte, die das Problem noch einmal plastisch erläutert. Der Unterschied zu anderen Werken ist die Sichtigkeit. Das, was gesehen wurde, kommt aus der Zellinformation und ist zeitgleich auch in der Chronik gespeichert. Viele Werke bedienen sich aber nur der Interpretation und es ergeben sich demnach nur „erdachte" Ursachen. Oft greifen die Therapien auch nicht, weil sie nicht den Kern des Übels erwischen. So hatte ich schon viele Patienten, bei denen es hieß: „Asthma – mir wird die Luft zum Atmen genommen...". Wenn man nicht weiß, dass Asthma immer eine Täterkrankheit ist, bei der der Mensch einem anderen die „Luft zum Atmen" – sprich: das Leben genommen hat oder demjenigen eine lebensgefährliche Verletzung zugefügt hat, so wird man nie auf den Kern kommen und das Asthma bleibt. Darin liegt der Unterschied von diesem Buch zu anderen Büchern.

Das zweite Buch erklärt die Evolutionsstufen im Laufe des Lebens: „Welcher Lebensabschnitt beinhaltet welchen Lernstoff?", geht dann in die Erklärung über die Ursache der Alterskrankheiten - daher auch der Untertitel: „Was Du säst, wirst Du ernten", erklärt, was Tod und Übergang bedeuten und wie die Kinderkrankheiten mit den Alterskrankheiten zusammenhängen. Der Mittelteil ist besonders interessant: Die Neuplanung: Wie gestaltete ich mir mein Leben, bevor ich auf die Erde kam? Was habe ich mir an karmischen Gebundenheiten mitgenommen? Was habe ich mir an Talenten mitgenommen und wie wollte ich diese Talente der Welt zur Verfügung stellen? Was ist in meinem Lebensplan drin, den ich mir vorgenommen habe? So kann ich in der Durchlichtungsanalyse ebenfalls wieder die Frage stellen: „Vater, was habe ich mir in der vorinkarnatorischen Planung denn überhaupt vorgenommen?

Das dritte Buch erklärt, woher die Ganzkörperkrankheiten und die Behinderungen kommen und zeigt auf, woher viele der psychischen Krankheiten kommen und wie sie gelöst werden können. Es betrachtet zuerst die schweren Fälle von karmischen Gebundenheiten, aufgrund derer sich die Seelen oft eine Ganzkörperkrankheit oder sogar eine Behinderung aussuchen. Wenn man weiß, dass die Seelen sich im Vorfeld, also in der Neuplanung, bereits ihre Krankheitsbilder aussuchen, wird man vorsichtig werden, dem lieben Gott einen Vorwurf dafür zu machen, warum ein Kind krank auf die Welt kommt. Man kann sich nur fragen: Was habe ich als Elternteil mit der Krankheit des Kindes zu tun? War ich damals, wo die Krankheit ihren Ursprung nahm, mit einer der Täter und will dem Kind nun helfen, diese Krankheit in Ruhe auszutragen oder war ich sein Opfer? Habe ich deswegen eine so besondere Beziehung zu dem Kind – annehmend oder ablehnend? Oder bin ich ein Helfer, der sich bereiterklärt hat, diesem Kind auf seinem schweren Erdenweg zu helfen?

In zweiten Teil des dritten Buches werden die Interaktionen zwischen nicht inkarnierten Seelen und den inkarnierten Menschen gezeigt. Deren Erscheinungsformen werden ja immer noch in die „Kiste" der psychischen Krankheiten gesteckt. Was hat es auf sich mit „akustischen Halluzinationen", „Schizophrenien" etc.?

Die genauen Beschreibungen der Buchinhalte finden Sie noch einmal am Ende dieses Buches.

Weitere Bücher werden folgen, die verschiedene weitere interessante Themen behandeln.

Falls die eine oder andere Situation aus meinem Leben in den Büchern noch einmal aufgegriffen und in den entsprechenden Zusammenhang gesetzt wurde, bitte ich Sie, dies zu entschuldigen und zu verstehen: Manchmal geht es einfach um eine Vertiefung einer Situation.

Ich wünsche Ihnen jetzt viel Freude beim Lesen und viele „Aha – Erlebnisse!"

Februar 2009

Claire La Belle

Hot Spot im Herzen des Menschen

Der Lebensfunke im Herzen hat schon immer Poeten und Wissenschaftler berührt. Ein Wissenschaftler, mit dessen Ansichten wir ansonsten aber nicht übereinstimmen, hat einmal probiert, mit einer uns heute nicht bekannten Technik, dieses göttliche Atom, wie er es nannte, zu fotografieren. Ein Bericht darüber lautet so: (aus dem Buch von Karl Ledergerber: Mit den Augen des Herzens):

Weiter sagt Paracelsus, es gebe auch „an einer bestimmten Stelle des Herzens eines Tieres [eine Stelle,] die, wenn man sie mit der Fingerspitze berühre, so heiß ist, dass eine Brandblase entstehen kann. Dies sei das Feuer im Herzen lebendiger Wesen."

Beim zweiten seltsamen Zeugnis handelt es sich nicht um bloß esoterische Einsichten, sondern, gleichzeitig, um wissenschaftliche Herzforschung. Der Forscher war Dr. O.Z.A. Hanish (1844-1936), (...) ein ebenso esoterisch wie naturwissenschaftlich orientierter Lebensforscher und Lebenslehrer. Ein Bericht darüber lautet so:

„In den frühen Neunzehnhundertzwanziger-Jahren machte ein Dr. Hanish *seine Entdeckung über das Göttliche Atom bekannt. Er sagte, im hinteren Teil der vierten* Herz-Kammer *oder im linken Aurikel befinde sich eine fünfte Kammer. In dieser Kammer befinde sich das Göttliche Atom. Diese Kammer sei eine luftleere Zelle, sie enthalte ein vollkommenes Vakuum (luftleerer Raum). Er lichtete diese Kammer mit einer mikroskopischen Kamera ab und vergrößerte die erhaltenen Bilder um das Einmillionenfache. Dadurch wurde das wunderbare* Göttliche Atom *sichtbar. Es zeigt sich als eine erwachsene (mature), geschlechtslose,* menschliche Gestalt *in vollkommener Jugendlichkeit. Diese Gestalt ist immer dieselbe; immer ist sie erwachsen und jugendlich, ob gefunden in einer alten Person oder in einem neugeborenen Menschenkind.*

Sie ist und bleibt frei von allen menschlichen Eigenschaften (human qualities). Sie steht aufrecht, ohne die Zellwände irgendwo zu berühren...

In der Christus-Flamme im Herzen eines jeden Menschen befindet sich das vollkommene Bild, das Ebenbild also seines Schöpfers. (...)"

Dieser „Herz-Mensch" ist das aus Gott erscheinende Urbild und dadurch die geformte und formende Bildekraft der menschlichen Lebensgestalt.

Alles in allem: Ist es nicht wunderbar, wie das Bild vom Herzkämmerlein, mit dem „göttlichen Menschen" darin, bei den ersten Offenbarungen des Herzens Jesu an die Klosterfrauen beginnt, in vielen alten Bildern vorkommt, über die großen Seher und Mystiker weiterführt und nun sogar in einer naturwissenschaftlich beschreibbaren Gestalt in unserem Jahrhundert in Erscheinung tritt?

Es geht uns nicht darum nachzuforschen, ob Dr. Hanish's Vergrößerungsangaben stimmen oder nicht, sondern im wesentlichen geht es darum, festzuhalten, dass es diesen Lebensfunken im Herzen gibt und dass er uns unser ganzes Leben begleitet und berät. Es geht um das ernstzunehmende „Ich wohne in Eurem Herzen." Es geht um die Tatsache, dass Er immer bei uns ist und uns berät, wenn wir auf die Stimme des Herzen hören.

Dieses Wesen in unserem Herzen, unser Schöpfer, ist für alle Menschen derselbe. Er wird uns mit dem, was Er uns aus seiner Schöpferperspektive zeigen kann, auch für die kommende Zeit mit Rat und Tat zur Seite stehen, wenn wir ihn darum bitten. Wir müssen nur auf die Stimme des Herzens auch hören. Mehr dazu, insbesondere, wie wir die Stimme des Herzens, die Schöpferstimme, von anderen Stimmen unterscheiden können, finden wir in dem Abschnitt „Die Innere Stimme" wieder.

Gedanken sind dein Schicksal

Das Thema Gedankenkräfte soll nun einmal von verschiedenen Seiten beleuchtet werden, um einige Rückschlüsse daraus zu ziehen.

Schauen wir uns zunächst einmal an, was Materie wirklich ist. Die exakte Wissenschaft hat durch ihre eigene Forschung in Physik und Chemie entdeckt, dass die Materie in Wirklichkeit eine in verschiedenen Schwingungszuständen befindliche Energieform ist. Eine höchst erstaunliche Entdeckung für materialistisch eingestellte Wissenschaftler.

In verständlicher Sprache vereinfacht ausgedrückt:

Alles, ob sichtbar oder unsichtbar, hat eine ihm eigene Schwingung, von Wissenschaftlern auch Pulsation, wellenförmige Bewegung, Turbulenz u. a. genannt. Die Eigenschaft des Stoffes wird u.a. durch die Schwingungsfrequenz (Schwingungszahl pro Sekunde), die sich normalerweise der Wahrnehmung der Menschen entzieht, bestimmt. So ist also bei schweren und festen Stoffen die Frequenz niedriger als z.B. bei gasförmigen. Sogar im so fest erscheinenden Eisen sind (bei millionenfacher Vergrößerung) Schwingungen sichtbar.

Hieraus können wir sehr schön erkennen, dass es genaugenommen keine Trennung im Leben gibt. Ob etwas für uns sichtbar oder unsichtbar erscheint, ist nur eine Frage der Schwingungshöhe und unserer eigenen Wahrnehmungsfähigkeit. So hat der nächst feinstoffliche Körper, in welchem wir nach dem physischen Tod leben, eine höhere Schwingung als der materielle Körper, so dass er für das physische Auge unsichtbar ist. Menschen mit Nahtoderfahrungen erlebten sich in solch einem feinstofflichem Körper, welcher ebenfalls in menschlicher Gestalt geformt ist. George Ritchie, der später Arzt und Psychotherapeut wurde, hatte 1943, während seiner Militärzeit, eine Nahtoderfahrung. Raymond A.

Moody, selbst Arzt, hat nach seiner Begegnung mit Ritchie Hunderte von Menschen mit Nahtoderfahrungen ausfindig gemacht und mehrere Bücher darüber geschrieben.

So erkennen wir jetzt: Genau so wirklich, wie unser physischer Körper, sind auch unsere Gedanken und Gefühle. Unsere Gedanken wären für uns buchstäblich sichtbar, wenn wir fähig wären, auf einer höheren Schwingungsebene wahrzunehmen, wie dies Menschen mit hellseherischen Fähigkeiten erfahren. Hellsehende Menschen beschreiben z.b. die folgende Erfahrung: Sie sahen, wie sich über dem Kopf des Menschen ein schwingendes Etwas bildete, das in Form und Farben den Gedanken entsprach, die dieser Mensch gerade aussandte, und empfingen gleichzeitig den Inhalt dieser Gedanken. Die hellsehende Person empfing also in einem Augenblick ein komplexes Bild mit einem hohen Informationsgehalt, welches viel aussagekräftiger war als das gesprochene Wort. Das ist ja der Vorteil der göttlichen Hellsichtigkeit: Man kann nicht mehr getäuscht werden, wenn man seinen Verstand nicht über das Gesehene regieren lässt. Man weiß, was der andere sagen will, lange bevor dieser es ausgesprochen hat und spürt auch sofort, ob derjenige lügt oder beschönigt. Darum werden hellsichtige Menschen auch immer wieder beschuldigt, den anderen nicht ausreden zu lassen, aber sie wissen den Inhalt des Gesagten bereits, bevor das Gegenüber zu langatmigen Erklärungen ausgeholt hat.

Solche Gedankenformen wurden auch nach Angaben hellsehender Menschen gemalt, um so den Charakter des Gedankens deutlich zu machen. So entstanden Charakterbilder der selbstlosen Liebe, des selbstsüchtigen Ehrgeizes, des Zornes (schmutzigrote Blitze), des Hasses, der Eifersucht, der herzlichen Freude, der Angst oder Bilder von Menschen, welche im vollen Vertrauen sich in Gott geborgen wissen. Die Gedankenform der ausstrahlenden allumfassenden Liebe zeigt sich wie ein weißer Stern mit zahlreichen Strahlen, welcher sich ständig erweitert und wie von einer

unversiegbaren Quelle, welche aus dem Mittelpunkt quillt, gespeist wird. Diese „Gedankenbilder" sind nach Form und Farbe
schon von einem Laien sehr anschaulich in ihrer Aussage zu verstehen.

Bei Experimenten mit Gedankenkräften hat sich gezeigt, dass die
zu einem bestimmten Menschen gesandten Gedanken auch tatsächlich ankommen. So wurden das eine Mal bewusst und konzentriert Gedanken zu einer bestimmten Person ausgesandt und
das andere Mal weniger konzentriert. Beide Male waren es Gedanken helfender Art, welche vom Empfänger entsprechend der
Intensität einmal als eine schöne große Form in harmonischen
Farben gesehen wurde, das andere Mal, bei weniger konzentrier-
ter Aussendung als viele kleine, ebenso schöne Formen.

Bevor wir jetzt aber anfangen, Gedanken zu anderen Menschen
im gutgemeinten, helfenden Sinne zu schicken, sollten wir uns
vorher immer mit der Quelle des Lebens, von der wir unser Leben
erhalten haben, also mit unserem Schöpfer, Gott, verbinden und
die Gedanken immer über Ihn zu anderen senden mit dem Nachsatz: **DEIN Wille geschehe**. Wir haben nicht die Adlerperspektive. Wenn wir nicht zum Schaffer eigenwilliger Schöpfungen werden wollen, auch wenn sie noch so gut gemeint sind, sollten wir in
Verbindung mit Gott unsere Gedanken aussenden, denn Er weiß
am besten, was jetzt als nächste Erfahrung für einen Menschen
gut ist. Unsere Gedankenhilfe wird aber auf jeden Fall von Ihm mit
berücksichtigt.

Die beiden Bücher von Joan Wester Anderson (siehe Bücherliste)
zeigen an realen Begebenheiten auf, wie stark helfend Gebete für
andere Menschen sind.

Schauen wir uns aber jetzt an, welche Auswirkungen unsere Ge-
danken- und Gefühlsaussendungen auf andere Menschen und die
Umgebung haben, indem wir uns einmal einen Streit zwischen
einem Mann und einer Frau aus der „Adlerperspektive" ansehen[1]:

„ (...) Der Mann und die Frau stritten miteinander. Ich merkte, dass
der Mann mit seinen Armen herumfuchtelte, wie es gewöhnlich
bei einer heftigen Auseinandersetzung der Fall ist. (...) Er machte
seiner Frau Vorwürfe wegen einer Sache, die ich nicht richtig verstand, die aber das Kind betraf. Dieses schien sich um den
Wortwechsel zwischen den Eltern gar nicht zu kümmern und
spielte weiter.

„Achtung!" sagte Raphael. „Jetzt werdet ihr die Auswirkungen des
Zornes auf die feinstofflichen Körper und auf den geistigen Körper
dieser Menschen sehen."

Der Mann schalt die Frau mit strengen Worten, indem er sie be-
schuldigte, dass sie nicht imstande sei, ihre Pflicht zu tun. Er war
aufgebracht, und die Frau sah ihn betroffen an. An der Figur des
Mannes sah ich, wie sich die Umrisse seiner Körper verformten,
als ob sie von einer rohen Kraft verzerrt würden. Die Harmonie
der Linien wurde gestört. Vom geistigen Körper, der dunkler wurde und seine schneeweiße Lichtausstrahlung verlor, ging so etwas wie Wellen von Energiefetzen aus, welche die anderen Körper durchfuhren und dabei deren Licht, deren Geschlossenheit
und deren Form veränderten.

Der Mann schrie nun, und die Frau weinte. Das weißliche Licht
seines Geistkörpers wurde schmutzig, fast dunkelbraun. Sein
ganzes Wesen wurde von dieser unansehnlichen Färbung durchdrungen, und seine Gestalt zog sich zusammen und blieb ent-

---

[1] aus Giorgio Dibitonto: „Engel in Sternschiffen" (S. 139 f)

stellt. Nur der materielle Körper, obwohl Behälter dieser Verun-
staltungen, bei denen Lichtausstrahlung und die Schönheit der
anderen Körper zerstört wurde, erlitt eine geringere Schädigung.
Jetzt gingen aus dem Körper des Mannes gleichsam Wogen von
dieser dunklen ungeordneten Lebensenergie hervor, breiteten
sich in immer weiteren Kreisen auf die umliegende Luft aus und
drangen in die Körper seiner Frau ein, die sich infolge dieser
Durchdringung ebenfalls zusammenzogen und dabei verunstaltet
wurden und eine Verdunkelung ihrer natürlichen Leuchtkraft er-
fuhren.

„Was ihr da seht", erklärte Raphael, „geschieht in jedem Men-
schenwesen, dessen Bewusstsein sich dem Zorn hingibt. Seine
Lebensenergie wird finster und entstellt. Vom geistigen Körper
geht diese Zerrüttung auf alle anderen Körper über, bis zu diesem
materiellen, und alle leiden darunter. Die Lebensenergie jedes
Einzelwesens steht durch die Umwelt in lebendiger Verbindung
mit der Energie der Wesen seiner Art, und darum hilft es den Brü-
dern, wenn er geordnet und gut lebt, aber es schadet seinen Art-
genossen, wenn er ungeordnet und schlecht lebt. Alles Geschaf-
fene ist in lebendigem gegenseitigem Austausch. Alles ist Wirk-
lichkeit, und je feiner eine Wirklichkeit ist, um so lebensvoller ist
sie. Der Gedanke und seine Formen und das, was ihr Phantasie
oder Einbildungskraft nennt, ist von einer Wirklichkeit und Aus-
druckskraft, welche die Materie nicht enthalten kann. Ich will damit
sagen, dass der noch an die Materie gebundene Mensch staunen
wird, wenn er die Gebundenheit der materiellen Energie gewahr
wird angesichts der lebensvollen Beständigkeit seines Geistes mit
seinen Gedanken, Gefühlen und Empfindungen, die in ihm enthal-
ten sind. Da er aber vorläufig diese Dinge durch die Brille der Ma-
terie betrachtet, schafft er sich eine Illusion, die ihm die Materie
als ganz wirklich und echt erscheinen lässt und jede andere, fei-
nere Wirklichkeit als gegenstandslos und leer."

Inzwischen fuhr der Mann in seinem Wutausbruch fort, und die soeben beschriebene „Energie-Ansteckung" überflutete nun auch das Kind, das immer noch den Anschein erweckte, als ob es sich um das Zerwürfnis der Seinen nicht kümmerte. Auch die Pflanzenwelt wurde von diesen dunklen in Unordnung geratenen Energiewellen geradezu in rhythmischer Strahlung ständig durchdrungen, und dies bewirkte eine Unstimmigkeit bis in die Felsen hinein. (...)

Die Szene erfuhr eine Art Beschleunigung und verlangsamte sich wieder zum natürlichen Tempo. Nun umarmte der Mann zärtlich seine Frau, die sich die Tränen abtrocknete. Der Kleine befand sich zwischen beiden und lachte vergnügt. Die Körper der drei Personen und der ganzen Pflanzen- und Mineralwelt erfuhren eine Art Wiederherstellung. Wellen von Licht und Farbe gaben diesen Gestalten neue Harmonie und Lebendigkeit. Man fühlte Freude und Glück zurückkehren, während der Schrecken über das Geschehene und Erlebte von ihnen wich."

Jetzt kann man sich leicht vorstellen, dass ein fortgesetztes Handeln gegen die Schöpfungsordnung eine immer stärkere Verdichtung der ursprünglich feinstofflichen Körper (der lebensvolleren Wirklichkeit!) hervorbringt und dadurch letztendlich es erst zur Bildung der Grobmaterie, wie wir sie heute haben, gekommen ist.

Der in der Adlerperspektive sich befindende Beobachter (Urerzengel Raphael) sagt hierzu[1]:

„Hätten alle Kinder <u>Gott</u> des <u>Vaters</u>[2] die ihnen gewährte Freiheit dazu benutzt, um nur den unendlichen Wegen der All-Liebe zu folgen, und hätten sie sich ausschließlich der Güte seiner univer-

---

[1] aus Giorgio Dibitonto: „Engel in Sternschiffen" (S. 142 f)
[2] siehe hierzu auch „Was ist nun richtig, Vater-Gott oder Vater-Mutter-Gott" im Anhang: Artikel „Die Wahrheit über den Urknall"

salen Gesetze anvertraut, dann wäre es nicht nötig gewesen, kosmische Dimensionen zu erfahren, die ach so beschränkt sind im Vergleich zum unendlichen All jenseits der Himmelsschranke. Weil es aber zu Beginn einen Rebellen gab, der seine Anhänger überzeugte, dass man dem Guten Vater den Gehorsam verweigern und auch ohne ihn handeln konnte, so entstand durch diesen Stolz die Notwendigkeit, das Böse zu erfahren [detailliert beschrieben im Artikel „Die Wahrheit über den Urknall" im Anhang]. Und dann erschuf der Vater, da Er wusste, dass andere dieses schlechte Beispiel nachahmen würden, Dimensionen mit engeren Grenzen, nämlich den Kosmos, die astralen und materiellen Welten, welche zwar ebenfalls wunderbar, weil sie immer das Werk Seiner Göttlichen Hände waren und welche die Schönheiten der herrlichen Harmonien des Himmelsraumes widerspiegelten, aber doch engere Grenzen besaßen. Dort würden viele Seiner Kinder versucht sein, den Egoismus anstelle der allesumfassenden Liebe zu üben, die Bosheit anstelle der Güte, den Sadismus anstelle des Glückes über die Freude der Geschwister. Sie würden den Wegen des Bösen folgen, anstatt des Guten, den Hass anstelle der Liebe, ihrer Blindheit statt der wahren Erkenntnis, welche das Leben schenkt. Darum wurde die Materie erschaffen, damit nämlich der Geist und das Bewusstsein, welche in sie eingeschlossen sind, in ihr einen Schutzwall hätten. Ihr habt gesehen, dass der materielle Körper der weniger empfindliche war und dass er die in den feineren Körpern des Menschen verursachten Störungen in sich zurückbehielt und bremste. Hätten diese Kinder keinen materiellen Körper und auch keine Astralkörper, so würden sie das Böse, welches ihr Bewusstsein verkosten will, in viel offenkundigerer und schmerzlicherer Weise verspüren. Es ist wichtig, dass sich der Mensch von der Nutzlosigkeit und Gefährlichkeit des Bösen während seines materiellen Lebens überzeugt, denn sonst wird er es in feinstofflichen und wirklicheren Dimensionen auskosten, aber unter viel größeren Leiden und mit dessen ganzer Heftigkeit. Es ist notwendig, dass der Mensch die Güte des Vaters begreifen lernt, der den seiner Liebe untreuen Kindern die Freiheit nicht weggenommen hat, sondern ihnen freigestellt hat, sich davon in einer Umgebung von geringerem Leiden zu überzeugen.

Das Leiden in sich selbst ist ein Heilmittel, der Schmerz ist die Stimme des Vaters, der seine Kinder heimruft; Leiden ist Reinigung und Liebe. Wehe, wenn es das Leiden nicht gäbe, bis das letzte Kind des Vaters zurückgeholt ist! *Ihr habt die Wirkung des Schmerzes an diesem Mann gesehen, der begriffen hatte, dass er seine eigene Frau beleidigte und der feinfühligen Seele des Kindes Schaden zufügte. Der von seinem Bewusstsein empfundene Schmerz war eine lebendige Energie, die aus seinem Geist frei wurde und seinem Wesen wieder die Harmonie zurückgab und neu ordnete, ebenso die seiner Gefährtin und seines kleinen Kindes."*

„Sobald die Güte und die Liebe von den Erdenkindern wiedererlangt sein werden, (...) wird euer Geist wunderbare Lebensenergien hervorbringen, welche eurem Verstand Licht und euren Herzen Wärme geben werden. Dann wird die wohltätige Kraft, die von euch ausströmt, eure geistigen, seelischen und materiellen Übel wieder heilen. Auch die Tiere werden dadurch entgiftet werden, ebenso die Pflanzen und Steine. Ihr könnt euch nicht vorstellen, wie sehr die ganze lebendige Wirklichkeit der Umwelt an euer Bewusstsein gebunden ist. Die selbstbewussten Wesen bestimmen tatsächlich die Beschaffenheit ihrer lebendigen Umwelt, ihrer Welten. Alles ist lebendige Wirklichkeit, jede Gemütsbewegung, alle eure Wünsche, Gedanken oder Gefühle und genauso eure Leidenschaften. Diese Wirklichkeiten lächerlich zu machen bedeutet, euren Weg zum Lichte noch um viele Jahrtausende zu verlängern. Jedes Kind des <u>*Vaters*</u> *wird aus eigenem Antrieb und aus freien Stücken zur Erkenntnis gelangen, kraft der eigenen Überzeugung von der Wahrheit, vom Guten und vom Trug des Bösen. Wir werden euch immer helfen, bis der* <u>*Vater*</u> *von neuem darüber glücklich sein wird, wiederum eure Liebe und euer Ver-*

trauen zu Ihm empfangen zu können, zu Ihm, dem Alleinigen Schöpfer und Gott der Höchsten Liebe.

Jeder Gedanke hat seine eigene Form, seine eigene Farbe, seinen besonderen Duft, seinen Klang und eine Bedeutung. Das gilt für alles, was im menschlichen Geist lebt. Die Kinder des <u>Vaters</u> können Paradiese schaffen oder unendliche Höllen hervorbringen. Der <u>Vater</u> wird sich immer bemühen, sie wieder an Sich zu ziehen, und wir werden Seine treuen Kinder und Mitarbeiter sein, so lange, bis alle sich von der Wahrheit dessen überzeugen."

(...) „Gewiss, all dies wird ein Ende haben. Die Kinder des <u>Vaters</u>, die daran sind, falsche Versuche durchzuführen, werden bald zur Einsicht kommen. Sie werden auf Erden so viel Schmerz verursachen, dass auch die Blinden sehen und die Tauben hören werden. Die Herzen werden sich aus ihrer tausendjährigen Starre lösen und ihr Verstand wird nach Licht verlangen. Dann wird der <u>Vater</u> ein Fest abhalten, wie es in der Geschichte der Schöpfung noch nie eines gab, weil der verlorene Sohn endgültig in Sein Vaterhaus zurückgekehrt ist."

Lebenslange destruktive Gewohnheiten zerstören den Fluss des Lebens. Übelwollen, Neid, Hohn oder jede Form von Gemeinheit und Hässlichkeit werden akkumuliert und schließlich wieder entladen. Dass dies letztendlich uns selbst schadet, wenn wir reale Gedankensubstanz in negativer Ausprägung aussenden, können wir verstehen, wenn wir erkennen, wie stark die Auswirkungen unserer Gedanken sind.

Zehn Minuten im Hader wider das eigene Schicksal verbracht oder im Neid gegen fremdes Glück, bedeuten, eine Summe eigener Kraft für selbstgemachtes Unglücklichsein zu verschwenden, denn jeder Neid- oder Hassgedanke kommt auf uns zurück wie ein Bumerang. Eine schöne Erweiterung eines bekannten Spruches lautet: *Jeder wende für seine eigene Charakterveredelung so viel Zeit auf, dass keine Zeit bleibt, andere zu kritisieren.*

Senden wir Gedanken der Kritik zu einem Menschen, so beeinflussen diese ihn und hindern ihn, sich zu ändern. Außerdem fühlt er sich meist veranlasst, dem Absender ähnliche Gedanken bewusst oder unbewusst zu schicken. Viel fruchtbringender ist es, dem anderen in einfühlender Weise zu begegnen und dann in Frageform mit ihm über seine negativen Angewohnheiten zu sprechen, so er sich öffnet. **Das Einfühlen in den anderen ist hierbei das A und O, weil wir viel zu oft die Dinge nur von unserer Warte aus bewerten und beurteilen.**

Solche Gedankenenergien finden ihren Niederschlag zunächst in den eigenen ätherischen Körpern, wo sie durch Einsicht (siehe auch Buch 2: Die sieben mal sieben Jahre) gelöst werden können. Werden sie es nicht, so werden sie in den fleischlichen Körper, unsere physische Hülle, übertragen, was sich bei negativen Gedanken als Krankheiten, Depressionen oder in ähnlichen Formen auswirkt.

Negative Energie schwingt meist langsam, ist dunkel und schwer, lähmt also die Zellen des Körpers, während positive Energie schnell schwingt, leicht und hell ist (voller Licht) und ein erhebendes, frohes Gefühl der Leichtigkeit erzeugt. Jeder Mensch kennt das lähmende Gefühl durch Betrübnis und das erhebende durch Freude.

Oft ist es schon vorgekommen, dass die Veränderung des Denkens Krankheiten verschwinden ließ. Es wird uns leichter fallen, unser Denken umzustellen, wenn wir dabei in Verbindung mit unserem Lebensspender Gott treten und ihn um Hilfe bitten bei unseren Schritten vorwärts zu unserem wahren göttlichen Wesen. Gott ist die größte Kraft im ganzen Universum, und mit Seiner Hilfe gelingt es, sehr eingefahrene Verhaltensmuster zu überwinden. Seien wir uns immer bewusst, dass eine Krankheit, selbst eine sogenannte unheilbare Krankheit, nur solange sein muss, bis wir das zugrundeliegende Negativ-Verhaltensmuster, welches uns durch die Krankheit deutlich vor Augen geführt werden soll, mit Gottes Hilfe umgewandelt haben.

Jeder kann sich selbst fragen: Wie wirke ich auf andere Menschen? Bringe ich das Gute in ihnen zum Vorschein oder das Hässliche? Sind sie erfreut über meine Gegenwart? Oder wirke ich so auf sie, dass sie froh sind, wenn ich sie verlasse? Gerade im täglichen Leben liegen die vielen Gelegenheiten und Gefahren. Wir denken und fühlen ununterbrochen und erschaffen damit Energieformen zum Segen oder zum Schaden für uns und die Welt.

Die großen Hindernisse auf dem Weg zurück zu unserem wahren göttlichen Sein sind – aus Bequemlichkeit oder Trägheit – immer wieder Nachsicht gegenüber den eigenen Gedanken, Gefühlen und Handlungen zu üben, ebenso Zweifel statt Vertrauen zu Gott. Wer von vornherein zweifelt, baut vor sich selbst eine große Hürde auf, die er schließlich doch eines Tages überwinden muss.

Dafür, dass wir nach dem sogenannten Tode in unseren feinstofflichen Körpern weiterleben, gibt es genügend beweiskräftige Literatur (sehr empfehlenswert: George Ritchie „Rückkehr von Morgen"). Über mein eigenes Nahtoderlebnis berichte ich in Buch 2: „Heilung von der Seele her, Band 2: Was Du säest, wirst Du ernten"

Menschen, die an ein Weiterleben nicht glauben, haben sich überwiegend mit diesem Gedanken noch nicht genügend befasst.

Zum Schluss noch ein paar Sätze über das „Positive Denken". Es wurde von Psychologen festgestellt, dass das „Positive Denken" auch krank machen kann. Mit „Positivem Denken" ist hier gemeint, dass alles, was einem geschieht, durch eine rosarote Brille gesehen wird. Die negativen Gefühle und Gedanken, die in einem hochkommen, werden unterdrückt und es werden nur positive Gedanken zugelassen. Und wie in einem fest verschlossenem Kochtopf steigt der Druck stetig an, bis sich irgendwann alles auf einmal entlädt, und die Menschen werden dadurch psychisch und physisch krank.

Die Gefühle und negativen Gedanken dürfen nicht negiert, sondern müssen bearbeitet werden. Deshalb kommen sie ja in einem hoch. Wenn ich erkenne, dass alles, was mir geschieht, mit mir zu tun hat, bekomme ich eine realistischere und somit auch gesündere Einstellung zum Leben. Dadurch fühle ich mich freier und muss nicht ständig in mir meine Gefühle und Gedanken negieren.

Natürlich soll man seine schlechten Charakterzüge ändern, aber durch bewusstes Bearbeiten und nicht durch Unterdrücken mit positiven Affirmationen. Die Affirmationen legen sich auf die negativen Gefühle und Gedanken obenauf und all der „Mist, der darunter ist, gärt und fault, bis alles auf einmal hochkommt."

Nicht durch Verdrängen und Schönreden können wir uns ändern, sondern durch Erkennen und eine bewusste Richtungsänderung.

Karma und Reinkarnation

Karma und Reinkarnation: Viele Menschen glauben, dass diese zwei Begriffe nur in östlichen Religionen Verwendung finden. Dem ist aber nicht so, denn durch das Gesetz von Ursache und Wirkung hat sich zwingend eigentlich schon ergeben, dass Reinkarnation sein muss: Nicht immer kann all das, was wir in einem Leben angestellt haben, in demselben Leben wiedergutgemacht werden. Doch da Gott ein Gott der Güte und der Liebe ist, wird Er kaum seine Kinder von da an in eine ewige Verdammnis fallen lassen. Was macht ein Vater, wenn ein Kind einmal gefehlt hat? Er gibt ihm eine zweite Chance. Und diese Chance gibt Gott uns auch, und zwar so oft, bis wir das, was wir verkehrt gemacht haben, wieder begradigt und wiedergutgemacht haben. Gott ist nicht strenger als ein guter Vater auf der Erde, sondern noch viel gütiger.

Dass wir nach Ablauf einer gewissen Zeitspanne wiedergeboren werden, ist - genauer betrachtet - eine logische Folge des Missbrauchs der Energie im vorangegangenen Leben.

Diese Wiedergeburt findet aber nicht zwingend nur auf der Erde statt, wie viele meinen, sondern auch auf anderen Entwicklungsebenen. So darf man sich nicht ein Rad der Wiedergeburt vorstellen, mit immer wieder zwingend auf der Erde stattfindenden Inkarnationen. Es finden Reinkarnationen auf der Erde statt, das ist klar, aber nicht Tausende, wie manche östlichen Philosophien meinen, sondern einige wenige, und viele auf geeigneteren Seelenebenen. Sonst würde überhaupt keine Rückführung stattfinden, da die Seele in ihrer Erdeninkarnation, welche das schwierigste Lehrstück darstellt, oft nur ihren nichtgöttlichen Verhaltensweisen weiter frönen würde, inspiriert noch durch den Einfluss dämonischer Kräfte, welche hier auf der Erde bestrebt sind, Befreiungswege zu zerstören. So findet eine Weiterführung der Seele auf einer geeigneten weiteren Lernebene statt, welches die Erde sein kann, aber nicht sein muss.

Immer wieder machen Menschen die Beobachtung und Erfahrung, dass früher oder später nach Aussendung guter oder unguter Gedanken und Wünsche entsprechende Lebenserfahrungen für den Absender eintreten.

Das ist das Gesetz von Ursache und Wirkung oder das Karma-Gesetz, dem niemand entrinnen kann. Viele Belastungen werden allerdings bei den Menschen, die sich an Gott wenden und um Vergebung bitten, durch Seine Gnade verglüht. Sie müssen dann nur soviel erleben, wie zur Überwindung der destruktiven Verhaltensmuster noch notwendig ist.

Wer sich mit diesem Gesetz befasst, wird sich die immer wieder auftauchenden Fragen stellen: Wieso geht bei dem einen Menschen immer alles glatt und der andere muss sich so quälen? Warum ist der eine gesund und der andere krank? Warum hat der eine nur Erfolg und der andere nur Misserfolg? Und so könnte man die Liste unendlich fortsetzen. Und doch beinhalten sie alle die gleiche Antwort. Überall stoßen wir auf die von uns selbst in unseren Weg gelegten Steine:

DAS KARMA !

Wir Menschen in den westlichen Nationen verbinden mit dem Wort Karma immer auch Schuld und Sühne. Was heißt denn nun eigentlich Karma übersetzt? Das Wort stammt aus dem Sanskrit und bedeutet soviel wie: „die Tat, das Geschaffene, wirken, tun."

Es heißt eigentlich genau dasselbe, was wir auch in der Bibel nachlesen können: **„Was der Mensch sät, das wird er ernten"** (Gal 6, 7). Der Bauer, der Weizen sät, kann nur Weizen ernten. Und der Mensch der schlechte Taten sät, kann nach diesem Gesetz folgerichtig nur Schlechtes ernten.

Wir werden also irgendwann einmal wieder mit unseren Taten konfrontiert, manchmal auch erst wieder in einem anderen Leben.

Wenn wir uns das vor Augen führen, werden wir sehr schnell erkennen, warum manche ohne offensichtlich erkennbare Gründe ein schwereres Leben haben als andere.

Auch alle angeborenen Krankheiten sind nichts anderes als die Fortsetzung des vorangegangenen Lebens: d.h., wenn ich meine Lektion bis zum Ende meines letzten Lebens nicht gelernt habe oder total gegen sämtliche Lebensgesetze (sprich gegen Gott-Vater) gelebt habe, dann kommt dieses selbst erschaffene Karma jetzt zum Tragen, und somit zur Austragung.

Vereinfacht gesagt: Was mir passiert, hat mit mir zu tun. Wenn ich mir also das Bein breche, dann bekomme ich einen Gips ans Bein und nicht ein anderer. Oder wenn ich abends in der Kneipe „versumpfe" und das eine oder andere Bier zuviel trinke, dann erwache ich am nächsten Morgen mit einem dicken Kopf und nicht mein Nachbar. Ich erwache morgens nicht mit einem Kater, wenn ich den Abend vorher nichts getrunken habe. Das wäre also die Antwort auf die Frage, warum es manchen Menschen ohne erkennbaren Grund wirklich gut geht, anderen eben nicht.

Ich bin für die Folgen meines Handelns und meiner Gedanken immer selbst verantwortlich und muss sie auch selbst ausbaden, manchmal sofort, manchmal auch erst viel später. In diesen Fällen ist es schwierig zu erkennen, warum mir jetzt gerade dies oder jenes zustößt. Denn wenn meine Saat schon Jahre oder gar ein Leben bzw. mehrere Leben zurück liegt, kann ich mich eventuell nicht mehr daran erinnern. Um zu erkennen, was man einmal gesät hat, sollte man sich lediglich die Ernte ansehen. **Denn die Ernte ist immer das exakte Ergebnis der Saat.** Was ich heute ernte, habe ich irgendwann einmal auch gesät.

Wenn wir diesen Zusammenhang erkennen, können wir erstens für unser Leben voll und ganz die Verantwortung übernehmen und zweitens müssen wir nach keinem Schuldigen mehr suchen. Wir hören auf, die Schuld bei unseren Eltern, Geschwistern, Kollegen, Freunden, „Feinden" etc. zu suchen, denn die Begegnungen mit ihnen haben wir uns selbst vorinkarnatorisch ausgesucht, weil wir mit ihnen oder durch sie etwas lernen wollen. Oft „möchten" wir das, was wir früher selbst anderen Menschen einmal zugefügt haben, nun einmal in der Austragung am eigenen Leibe erleben. um zu verstehen, was wir dem anderen angetan haben und es dadurch abzutragen,

Wir sollten auch nicht Gott-Vater, unseren Schöpfer, als bösen, strafenden, ungerechten Gott hinstellen. Denn Er straft uns ja nicht, sondern „die Suppe haben wir uns selbst eingebrockt und nur wir können sie wieder auslöffeln." Leider haben uns die Kirchen gelehrt, dass es solch einen strafenden Gott gibt. Aber die Wahrheit ist eine ganz andere. **Gott ist die absolute, bedingungslose Liebe**. Denn wer würde sich schon auf Golgatha am Kreuze opfern, wenn er seine Kinder nicht über alles lieben würde? Und wir alle sind seine Kinder, wohlgemerkt: **Alle Menschen sind Seine Kinder.**

Auf alle Einwände „Woher soll man denn das alles wissen?" gibt es nur eine Antwort: Auch das Unwissen ist selbst verursacht. Jedem Menschen werden in jedem Leben Möglichkeiten geboten, sich zu informieren, doch nimmt er meistens diese Gelegenheiten nicht wahr oder diskutiert das Gehörte weg. Dieses Wissen ist auch in der Christenheit durch viele Hellhörige immer wieder aufgefrischt worden.

Und so muss der Mensch in seinem Leben abtragen, ableiden oder ausgleichen, was er schuf - bis er Sinn und Ziel des Lebens, nämlich das Erreichen der Gotteskindschaft, erkennt. **Bittet er ernstlich Gott um Führung, wird er sich wundern, wie er auf den für ihn richtigen Weg der Höherentwicklung geführt wird.**

Mit dem freien Willen, den Gott jedem seiner Kinder gab, hat jeder sein Schicksal in der Hand. Mit dem freien Willen hat sich jeder irgendwie und irgendwann sein Schicksal geschmiedet. Aus Gedanken, Gefühlen und daraus hervorgehenden Taten ist unser Schicksal gewoben, schlechte Gedanken, Gefühle und Taten belasten uns. Diese Belastungen werden in den Organen (genauer im Seelenkörper, den Organen zugeordnet) gespeichert. Diese Speicherungen gehen soweit, dass sie spürbare Formen annehmen können. Wenn der richtige Zeitpunkt gekommen ist und das Karma zum Ausfließen kommen kann, dann „spielen unsere Organe verrückt". Wir fühlen uns krank, spüren undefinierbare Schmerzen und kein Arzt kann eine physische Ursache feststellen. Hier hilft nur, dass man in die Selbstanalyse geht und sich fragt: „Durch was habe ich dieses Leiden verursacht? Habe ich einmal so verkehrt gehandelt, dass ich dieses Handeln durch meine jetzigen Schmerzen wieder „ausbaden" muss? Was habe ich denn getan? Durch was wurde dieses mein Handeln ausgelöst?" Wenn ich selbst in meinen Recherchen nicht weiterkomme, dann ist ja heute die Hilfe durch die Durchlichtungsanalyse gegeben: Sie zeigt mir genau auf, durch welche Tat ich meine Ernte verursacht habe.

Und das Gerechte daran ist, dass wir alle mit unseren eigenen Taten wieder konfrontiert werden. Egal ob jemand reich oder arm, intelligent oder weniger intelligent, braun oder weiß, usw. ist: Alle dürfen ihre eigene Ernte einfahren, je nachdem, was sie vorher gesät haben. Und das ist doch eigentlich nur gerecht.

Warnen möchte ich jedoch vor der Haltung, auf seinen Mitmenschen („Nächsten") herabzusehen mit dem Gedanken: Er ist ja selbst daran Schuld, dass es ihm so schlecht geht. Dieser Blick auf das Karma hat im Hinduismus die Grundlage für das Kastensystem gelegt. Christus hat uns gelehrt: „Liebe deinen Nächsten wie dich selbst." Gleichgültigkeit und Lieblosigkeit würden auf uns selbst wieder zurückfallen.

So, wie ich in der Austragung des Karmas Unterstützung durch andere Menschen erfahren möchte, so sollte ich sie meinem Nächsten auch geben. Viele Seelen haben sich für die Austragung schwerer Karmen extra diese Zeit ausgesucht, in der es Erleichterungen durch Schmerzmittel und Operationen gibt, die aber auch nur die Symptomatik erleichtern: Das Bearbeiten der seelischen Ursachen ersetzen sie nicht. Dann würde sich die Krankheit nur verlagern und eine andere Krankheit würde die Bewusstmachung übernehmen.

Dies erkennen wir ja oft genug an Menschen, die sich operieren lassen, aber nicht erkennen wollen, welche Haltung zu ihrer Krankheit geführt hat: Kaum ist ein Körperteil operiert, fängt das Malheur an einer anderen Stelle an. Und sie fragen sich immer noch, warum...

Und nun zum Abschluss ein Gedicht über dieses Thema:

Der Rucksack[1]

Du willst ins Paradies hinein?
Wo hast du deinen Eintrittsschein?
Aha, hier ist die Legitimation,
Moment, ich überprüfe schon.

Ja, stimmt, du bist für heute angesagt,
in dieser Liste eingetragen,
hab dich, weil es die Ordnung will,
noch einiges zu fragen:

Wie ist es dir ergangen auf deiner Erdenreise?
Lief alles ab nach Plan?
War sie für dich nur Freude oder
hast du dich schwer getan?

Aha, hier sehe ich, hast etwas du versäumt,
hast wohl nicht hingehört, ein bisschen taggeträumt.
Nun gut, das ist nicht schlimm,
du hast es korrigiert,
auch hier seh' ich, wie schön,
hast hilfreich du agiert.

Du hast es dir nicht leicht gemacht,
warum mein Freund sag an?
Das hat dir Kummer und Sorgen gebracht,
war aber nicht im Plan!

Natürlich, du hattest die freie Wahl,
zu lernen durch Leid oder Freud.
Du hast des öfteren Leid gewählt.
Kannst du das erkennen heut?

---

[1] aus dem Buch von Herta Steiner: „Weil ich Dich mag“, Unipress Verlag Salzburg, ISBN 3-85419-125-1

Im großen und im ganzen sehe ich,
du hast dich redlich bemüht,
ein paar kleine Sünden wurden dir erlassen,
sie sind durch Gnade verglüht.

Eine Schwierigkeit gibt es noch:
Du trägst einen Rucksack bei dir.
Dieser Rucksack, mein Freund, wird
dich hindern, zu gehen durch die Tür.

Die Tür zum Paradies ist schmal,
nicht einfach zu passieren.
Mit diesem mitgebrachten Rucksack
brauchst du es gar nicht zu probieren.

Du trugst einem jeden etwas nach,
und Rache war dein Bestreben.
Er war im Leben dir schon Last,
weil du nicht konntest vergeben.

Nun stehst du hier vor dieser Tür
und könntest Einlass finden,
leider kann ich dich
von deinem Rucksack nicht entbinden.

Du musst den Planungssaal betreten,
dort warten, bis du an der Reihe.
Zurück musst du ins Erdenleben
und lernen zu vergeben.

Hinweise, die wir im Leben erhalten, um an unsere karmischen Ursachen heranzukommen

Wenn wir uns jetzt fragen, wie wir an die seelischen Ursachen unserer Krankheiten herankommen, so können wir auf die nachfolgend beschriebenen Punkte achten. Diese Hinweise führen uns auch an das Thema heran, welches wir uns für diesen Tag oder die nächste Zeit zur Bearbeitung vorgenommen haben.

1.   Träume

Sie führen uns in Situationen hinein, die wir in der Seele gerade bearbeiten. Oft bleiben uns die Träume besser in Erinnerung, wenn wir uns bemühen, morgens langsam aufzuwachen (oft genügen ein paar Stichwörter, die wir in unser bereit gelegtes Impulsbuch im halbverschlafenen Zustand kritzeln, um uns an den gesamten Traum wieder zu erinnern), uns im Seelengebet noch einmal an den Traum zu erinnern und uns zu fragen, was er uns sagen will. Oft kommen vergessene Träume im Laufe des Tages wieder hoch, wenn wir uns an Traumpartikel erinnern, die uns im Laufe des Tages in anderer Form wieder begegnen.

2.   Stichwort des Tages

Das erste Wort am Morgen, welches uns in den Sinn kommt, wenn wir am Abend zuvor Vater baten, uns in das Tagesthema einzuweisen, ist das Stichwort des Tages, z.B.: Selbstverantwortung. Dann sollen wir alles, was uns an dem Tage begegnet, daran messen, ob wir schon Selbstverantwortung übernommen haben oder ob wir immer noch die Verantwortung auf andere abschieben. Ebenso ist es mit allen anderen Stichworten, die uns morgens als erstes in den Sinn kommen.

3.   Begegnungen

Die Begegnungen des Tages, die uns auffallen, sind nicht zufällig, sondern gehören zum Thema des Tages und wollen uns etwas aufzeigen, was wir noch an und mit diesem Menschen zu lernen haben. Sie sind unser bester Spiegel. Bereinigen wir die uns auffallenden Konflikte nicht an dem Tag, so laufen sie uns so lange nach, bis wir sie anschauen und aktiv bearbeiten.

4.   Stichworte im Äußeren

Fallen uns irgendwelche Stichworte ins Auge, sei es auf Reklametafeln, Aufschriften, oder fällt uns inmitten der Unterhaltung zweier wildfremder Personen ein Wort besonders auf, so gehört dieses zum Tagesthema und hat für uns eine spezifische Bedeutung. Wir sollten uns die Zeit nehmen zu überlegen, was dieses Wort uns mitteilen will. Oft ist es etwas, woran wir noch festhängen, und dieses Stichwort will uns helfen, weiterzukommen.

5.   Haltungen

Unsere Haltungen gilt es zu überdenken: Was mich besonders am anderen stört, ist oft mein eigener Fehler, d.h. wenn ich auf das Verhalten eines anderen gereizt reagiere, kann ich davon ausgehen, dass ich seinen Fehler auch bei mir finde, sonst würde mich diese Haltung „cool" lassen. Also beobachte ich die Haltungen des anderen genau, kritisiere ihn aber nicht, sondern denke: Wo und wann verhalte ich mich noch so? Dann versuche ich, diese Ecken und Kanten an mir selbst abzubauen.

6.   Stille

Mit meinen Gedanken „bepackt" versuche ich so oft es geht, in die Stille zu gehen, das heißt, es kann auch oft nur ein kurzer Überdenkmoment sein, in der Mittagspause, in einer kurzen Arbeitspause oder gegebenenfalls auf dem WC, wenn es keine anderen ruhigen Momente gibt. Dort kommen mir in der Verbindung zum Vater die Gedanken, die mir in meiner Aufarbeitung und in der Haltung zu dem Nächsten weiterhelfen.

7.   Spiegel

Alle meine Verhaltensweisen spiegele ich an den 10 Geboten. „Alles, was ihr also von anderen erwartet, das tut auch ihnen! Darin besteht das Gesetz und die Propheten." (Mat 7, 12). Mit anderen Worten: *Was ich nicht will, was man mir tut, füg' ich auch keinem anderen zu* bzw. *was ich will, was man mir tut, tue ich dem anderen zuerst.* Ich versetze mich in die Position des anderen und betrachte die Begebenheit mit seinen Augen: Ich vollziehe einen Rollenwechsel. Wie göttlich sieht dann mein Handeln aus? Würde ich mich in der Rolle des anderen wohlfühlen, wenn ich so behandelt worden wäre, wie ich selbst ihn behandelt habe?

8.   Abends: Seelischen Kassensturz machen

Es ist wichtig, den Tag noch einmal zu überdenken, zu danken, Ihn zu loben und zu preisen und dann mit Vater noch einmal zu überlegen, was man an dem Tag alles richtig oder noch „nicht so toll" gemacht hat. Dabei bitten wir um Vergebung unserer Fehler, sobald wir sie erkannt haben, und bitten auch die Seelen um Verzeihung, wenn wir feststellen, dass wir einen Fehler gemacht haben. Am nächstem Tag können wir uns dann für das Fehlverhalten, was wir am Anderen verübt haben, entschuldigen

9.   Krankheiten und Schicksalsschläge

Wenn wir all die vorher aufgeführten Hinweise übergangen haben, dann werden wir durch Krankheiten auf unser Karma aufmerksam gemacht. Da jedes Organ sein ganz spezielles Thema hat, können wir hier nun erkennen, was zu bearbeiten ist. Oder aber wir erleiden Schicksalsschläge, die uns zur Einsicht und auf den richtigen Weg bringen sollen, denn die Schicksalsschläge zeigen uns am genauesten, was wir selbst einmal anderen Menschen zugefügt haben.

10.　Jesus Christus um den Lichtschutz
　　aus weißem Licht bitten

Der Lichtschutz gibt uns den Schutz wie ein Kokon und hilft uns, zwar von innen alles zu bearbeiten, schützt uns aber vor Fremdeinflüssen und Außensteuerungen. Bitte keine anderen Farben nehmen, wie z.b. lila, denn sie gehören noch in niedrigschwingende Bereiche und geben uns nicht einen so soliden Schutz wie Christi weißes Licht.

Die Kraft des Gebets:

Wie stark ist eigentlich unsere Gebetskraft? Es ist schwierig, sich vorzustellen, dass ein Gebet in Sekundenschnelle, genauer gesagt in Null-Zeit, beim Schöpfer ankommt und auch bei Seelen und Menschen, für die man Fürbitte leistet oder die man im Gebet um Verzeihung bittet. Nur zur Veranschaulichung, wie schnell und wie stark die Gebetskraft wirkt, soll hier einmal folgender Versuch dargestellt werden, den Dr. Stowell gestartet hat.

Der amerikanische Gelehrte Dr. N.J. Stowell hat im Zuge von Messungen der Wellenlänge und Stärke der menschlichen Gehirnstrahlungen in einem großen Pathologischen Institut einer Klinik ein heikles Experiment aufgegriffen:

Er wollte untersuchen, was beim Übergang vom Leben in den Tod im menschlichen Gehirn vor sich geht. Man wählte hierfür eine gläubige, im Sterben liegende Frau und baute im Nebenraum der Sterbenden das Messgerät auf und zusätzlich auch ein kleines Mikrophon über deren Bett. Der Zeiger des Messgerätes stand auf 0 und konnte bis 500 Einheiten in positiver und negativer Wertung ausschlagen. Kurz vorher war mit diesem Instrument der Sender einer Rundfunkstation, dessen Programm rund um den Erdball getragen werden sollte, gemessen worden, der mit einer Stärke von 50 Kilowatt sendete. Dabei ergab sich ein Wert von 9 Einheiten positiv.

Als die Kranke ihren letzten Augenblick kommen fühlte, sprach sie ein langes, von Herzen kommendes Gebet, das die nüchternen und verhärteten Wissenschaftler ihre Arbeit vergessen ließ - bis sie plötzlich einen klickenden Ton am Instrument hörten. Der Zeiger schlug bei 500 Einheiten positiv an und wippte immer wieder gegen diese Abgrenzung! Es wurde also entdeckt, dass das Gehirn eines Menschen, das mit Gott in Verbindung steht, mehr als

55 mal stärker ausstrahlt als ein Radiosender, welcher weltweit empfangen werden kann.

Der Nobelpreisträger Prof. Dr. Alexis Carel nennt das Gebet die machtvollste Form der Energie, eine Kraft, so wirklich wie die Schwerkraft der Erde.

In dem Buch von Betty Eadie „Licht am Ende des Lebens" beschreibt sie, wie ihr im Nahtoderlebnis die Kraft des Gebetes gezeigt wurde:

„Ich war voll Demut angesichts des Wissens, das mir über die Menschheit zuteil wurde, über den himmlischen Wert jeder einzelnen Seele. Mich dürstete nach mehr Licht und Wissen. Da taten sich die Himmel wieder auf und ich sah, wie sich der Erdball im All bewegte. Von der Erde blitzten viele Lichter auf wie von Richtscheinwerfern. Einige waren sehr deutlich und erreichten den Himmel wie breite Laserstrahlen. Andere glichen dem Licht einer winzigen Taschenlampe, und wieder andere waren kaum mehr als ein Funke. **Ich war überrascht zu hören, dass diese Kraftstrahlen die Gebete waren, die die Menschen auf der Erde sprachen.**

Ich sah, wie die Engel die Gebete eilends beantworteten. Das Ganze war so angelegt, dass den Menschen so viel wie möglich geholfen werden konnte. Und während ihres ‚Einsatzes' flogen die Engel im wahrsten Sinne des Wortes von einem zum anderen, von Gebet zu Gebet, und ihre Arbeit erfüllte sie mit Liebe und Freude. Sie waren überglücklich, uns zu helfen, und es erfüllte sie mit besonderer Freude, wenn jemand mit so viel Intensität und Glauben betete, dass ihm sofort geantwortet werden konnte. Stets reagierten sie zuerst auf die helleren, größeren Gebete, und dann widmeten sie sich den anderen, immer der Reihe nach, bis alle beantwortet waren. Mir fiel jedoch auf, dass unaufrichtige, heruntergeleierte Gebete – wenn überhaupt – nur sehr wenig Licht haben und da ihnen die Kraft fehlt, bleiben viele unerhört.

Ich wurde ausdrücklich darauf hingewiesen, dass <u>alle</u> Bitten und Fürbitten erhört und beantwortet werden. Wenn wir in sehr großer Not sind oder für andere Menschen beten, so senden wir direkte Lichtstrahlen aus, die sofort sichtbar sind. Ich erfuhr, dass es kein bedeutenderes Gebet gibt als das einer Mutter um ihr Kind. Dies sind die reinsten Gebete., denn sie bringen ein intensives Verlangen zum Ausdruck und sind manchmal voller Verzweiflung. Eine Mutter kann ihr Herz ihren Kindern schenken und zu Gott mit aller Macht für sie beten. Wir alle tragen jedoch die Fähigkeit in uns, Gott mit unseren Gebeten zu erreichen.

Sobald wir die Bitten und Fürbitten zum Ausdruck gebracht haben, so erkannte ich, müssen wir sie loslassen und darauf vertrauen, dass Gott die Kraft hat uns zu erhören. Stets kennt Er unsere Bedürfnisse, und Er wartet nur darauf, dass wir Ihn um Hilfe bitten. Er besitzt alle Macht, unsere Gebete zu erhören, doch Er ist an Seine eigenen Gesetze und an unseren Willen gebunden. **Wir müssen darum bitten, dass Sein Wille der unsere werde**. Wir müssen Ihm vertrauen. Haben wir uns frei von allen Zweifeln mit einer ernsthaften Bitte an Ihn gewandt, so wird uns gegeben werden.

Unsere Gebete für andere sind sehr stark, doch sie können nur dann erhört werden, wenn sie nicht den freien Willen des anderen beeinträchtigen oder den Bedürfnissen des anderen zuwiderlaufen. Gott muss uns eigenverantwortlich handeln lassen., doch Er ist auch bereit, uns in jeder möglichen Weise zu helfen. Ist der Glaube unseres Freundes schwach, so können wir ihn im wahrsten Sinne des Wortes aufrichten. Im Falle einer Krankheit können wir ihm mit unseren Gebeten aus dem Glauben heraus oftmals die Kraft geben, die er braucht, um geheilt zu werden – sofern seine Krankheit nicht als Wachstumschance notwendig ist.

Kurz vor dem Tod eines uns nahen Menschen dürfen wir nie vergessen, darum zu beten, dass Sein Wille geschehe, denn sonst könnten wir dem Sterbenden seinen Übergang erschweren, indem wir in ihm widerstreitende Gefühle erwecken. Es gibt unzählige Möglichkeiten, wie wir anderen helfen können. Wir können weit mehr für unsere Familie, unsere Freunde oder andere Menschen tun, als wir es normalerweise für möglich halten.

Das alles erscheint so einfach – auf den ersten Blick allzu einfach für mich. Ich hatte immer angenommen, dass Beten eine stundenlange Prozedur sein müsste. Ich dachte, wir müssten beim Herrn ständig und immer wieder aufs Neue bitten und betteln, bis schließlich etwas geschehen würde. Ich hatte da mein eigenes System entwickelt. Ich bat Ihn zunächst um etwas, was ich zu brauchen glaubte. Dann versuchte ich, Ihn zu beeinflussen mit dem Hinweis, dass es in Seinem eigene Interesse sei, mir zu helfen. Wenn das nichts half, fing ich an zu handeln, indem ich die Verrichtung eines bestimmten Gehorsamsaktes oder die Erbringung eines Opfers anbot, um Seinen Segen zu verdienen. Dann fing ich in meiner Verzweiflung an zu betteln, und wenn schließlich gar nichts anderes mehr half, bekam ich einen Wutanfall. Mit diesem System waren meine Gebete weit weniger erhört worden, als ich es mir erhofft hatte. Nun verstand ich, dass diese Gebete ein Ausdruck von Zweifel waren. Dieses Gehabe war das Ergebnis meines mangelnden Vertrauens in Seine Bereitschaft, mich allein um der Rechtmäßigkeit meiner Bedürfnisse willen zu erhören. Ich zweifelte an Seinem Sinn für Gerechtigkeit, und ich war noch nicht einmal sicher, ob Er mich überhaupt hörte. All diese Zweifel schufen eine Barriere zwischen mir und Gott.

Nun verstand ich, dass Gott nicht nur unsere Gebete erhört, sondern zudem unsere Bedürfnisse bereits kennt, bevor wir uns ihrer bewusst werden. Ich sah, dass Er und Seine Engel unsere Gebete bereitwillig aufnehmen. Ich sah, wie sehr sie sich darüber freuten. **Ich erkannte jedoch auch, dass Gott eine Gesamtschau hat, die wir nie nachvollziehen können. Er sieht in unsere ewige Vergangenheit und Zukunft und weiß um unsere im-**

merwährenden Bedürfnisse. **In Seiner großen Liebe beantwortet Er unsere Gebete aus Seiner ewigen und allwissenden
Sicht heraus. Er beantwortet alle Gebete auf optimale Weise.**
Mir wurde klar, dass es unnötig ist, Begehren unablässig auf
Neue vorzutragen, so als könne Er sie nicht verstehen. Wir brauchen Glauben und Geduld. Er hat uns unsere freien Willen gegeben. Und wenn wir zu Ihm beten, erlauben wir Seinem Willen, in
unserem Leben zu wirken.

Ich verstand auch, wie wichtig es ist, Gott für das zu danken, was
uns gegeben wurde. Dankbarkeit ist eine immerwährende Tugend. Wir müssen beten voll Demut und nehmen voll Dankbarkeit.
Je mehr wir Gott für Seine Segnungen danken, desto mehr öffnen
wir den Weg für weitere Segnungen. Öffnen wir unsere Herzen
und unseren Geist, um Seine Segnungen zu empfangen, so werden wir bis zum Überströmen gefüllt. Wir werden die Gewissheit
erlangen, dass Er lebt. Wir können selbst wie die Engel werden
und denen helfen, die unseres Beistandes bedürfen. Wenn wir
beten und dienen, scheint unser Licht ohne Unterlass. Im Dienen
gießen wir Öl in unsere Lampen, die geschaffen sind aus Mitgefühl und Liebe."

Ein weiteres sichtbares Zeugnis der Kraft des Gebets gab uns
unser Freund, als er einmal bei einer Aura-Filmaufnahme war. Er
saß zunächst völlig „normal" vor der Kamera und hatte eine schöne, rote Aura. Der Kameramann wollte ihm gerade erklären, dass
er ein sehr kopflastiger Typ sei. Seine Hände lagen, wie immer,
auf den zwei Elektroden. Ohne seine Stellung, die Hände oder
sonst irgend etwas an seinem Zustand zu verändern, ging er ins
Gebet. Auf einmal rief der Kameramann ihm zu: „Mensch, was
hast du denn jetzt gemacht?" Er sah, dass ein riesiger, ca. 10 cm
dicker, weißer Strahl auf seiner Kopfmitte auftraf und die ganze
Aura in Sekundenschnelle **in absolut weißes Licht hüllte**, so
dass unser Freund von einer völlig weißen Aura umrahmt war.
Unser Freund antwortete:

„Ich habe das Vaterunser gebetet!"

So sieht man auch, dass das Vaterunser, mit Innigkeit gebetet, die höchste Schwingung im Universum hat. Es gibt kein höherschwingendes Gebet als dieses, weil Christus es uns gelehrt hat, Er, der sagte. **„Ich und der Vater sind eins."** Wie es keine höhere Farbe, die alle anderen Farben als Spektralfarben in sich enthält, als Weiß gibt, so gibt es auch kein höherschwingendes Gebet als das Vaterunser. Deswegen ist es auch das Gebet, welches alle niedrigeren Schwingungen aus der Aura und damit vom Menschen fernhält.

Gedanken zum Gebet[1]

Ich möchte Gebete mit dem Wind vergleichen. Man kann den Wind nicht wirklich sehen, aber man sieht, was er zu tun vermag.[2]

Wenn unsere Beziehung mit Gott vertraut und eng sein soll, dann müssen wir alles mit ihm teilen, gleichgültig, wie gewöhnlich es uns erscheinen mag.[3]

Das ist ein Versuch herauszufinden, ob deine Mission auf der Erde beendet ist: Wenn du noch lebst, dann ist sie es nicht.[4]

Wäre es nicht wunderbar, wenn, während du diese Zeilen liest, ein Engel in dein Ohr flüstert und dir von Gottes bedingungsloser Liebe zu uns erzählt, Worte, die dich erreichen können, wenn du nur genau hinhörst?[5]

---

[1] Joan Wester Anderson: „Wo Wunder geschehen", Econ Verlag
[2] Rosalind Rinker: „How to have Family Prayers"
[3] Mary Mathewson, eine Leserin der ADA, Ohio.
[4] Richard Bach, Autor von „Die Möwe Jonathan"
[5] Mitch Finley: „Everybody has a guardian angel"

Öffnet eure Ohren und öffnet eure Herzen. Höret gut zu. Ihr seid nie im Stich gelassen worden. Auch war Gott nie weit von euch, nicht einmal in eurer dunkelsten Stunde...[1]

Es seid immer nur ihr, die ihr euch von Ihm entfernt habt, nicht Gott. Er entfernt sich von Seinen Kindern nie...[2]

Der große Geist ist überall; er hört, was immer in unseren Köpfen und Herzen vor sich geht, und es ist nicht nötig, mit lauter Stimme zu sprechen.[3]

Das, was du im Lichte lernst,

führt dich durch die Finsternis.[4]

---

[1] Joseph F. Girzone: „Joshua"
[2] Joseph F. Girzone: „Joshua"
[3] Black Elk, Sioux
[4] Hope Mac Donald: „Engel in Aktion"

Und ohne Gebet? Wie sieht Gott uns dann?

Und wie ist es, wenn wir ihn nicht fragen, nicht zu ihm beten? Ihn nicht um Rat bitten? Angi Fenimore[1] sah es in ihrem Nahtoderlebnis:

„Die Lichtstrahlen durchdrangen mich mit unglaublicher Kraft, mit der Gewalt einer allesverzehrenden Liebe. Diese Liebe war so rein und mächtig wie die des Vaters, hatte aber eine ganz neue Dimension reinen Mitgefühls, vollständigen und vollkommenen Einfühlungsvermögens. Ich spürte, dass Er mich und meine Schmerzen nicht nur genau verstand – so, als hätte Er mein Leben gelebt -, sondern dass Er auch genau wusste, wie Er mich durch das Leben hindurchleiten konnte und meine Entscheidungen zu mehr Bitterkeit oder zu neuem Wachstum führen würden. Nachdem ich ein ganzes Leben lang geglaubt hatte, es würde sowieso niemand verstehen, was ich mitgemacht hatte, erkannte ich nun, dass es ein anderes Wesen gab, welches ebendies doch tat.

Dieses Mitgefühl war von tiefem Kummer durchzogen. Das Leid, das ich ertragen hatte, tat Ihm weh, aber mehr noch bekümmerte Ihn, dass ich nicht seinen Trost gesucht hatte. Sein größter Wunsch war, mir zu helfen."

Und genau das konnte Er deshalb nicht, weil sie ihn nicht gebeten hatte – die Kehrseite des freien Willens. Ist es dann nicht schöner, sich Ihm wirklich zuzuwenden und Seine Hilfe in Anspruch zu nehmen, wenn Er sie uns doch schon anbietet?

---

[1] Angi Fenimore: „Jenseits der Finsternis" S. 141

Wer ist Jesus Christus?

Manch einer mag sich fragen, warum wir uns denn nur auf Jesus Christus beziehen. Es gibt doch noch so viele andere Religionen auf der Erde. Dazu möchten wir folgendes erklären:

Christus ist nicht ein Teil einer Religion oder Überzeugung, sondern Er ist der, der uns nach diesem Leben aus unserem „Kokon" Körper herausbegleitet und beim Weg durch die Seelenebenen bei uns ist (siehe George Ritchie[1]: „Rückkehr von Morgen", eines der besten Bücher über Nahtoderfahrungen):

„Voller Verzweiflung sank ich letztlich vor dem Bett nieder. Oder besser gesagt; ich tat es im Geiste: in Wirklichkeit stand mein entkörpertes Sein damit nicht in Verbindung. Dort, gerade dort war meine eigene Gestalt und Substanz, jedoch so weit entfernt von mir, als ob wir verschiedene Planeten bewohnten. War das der Tod? Die Trennung eines Teiles der Persönlichkeit von dem Rest?

Ich war mir nicht sicher. Das Licht in dem Raum begann, sich zu verändern; plötzlich bemerkte ich, dass es heller wurde, viel heller, als es vorher gewesen war. (...) Ich war voller Erstaunen, wie die Helligkeit zunahm. Sie kam von nirgendwoher und schien überall gleichzeitig zu sein. (..) Es war unmöglich hell: es war wie das Licht von einer Million Schweißbrennern, die auf einmal arbeiteten. (...) „Was bin ich froh, dass ich jetzt, in diesem Augenblick, keine physiologischen Augen habe", dachte ich. Dieses Licht würde die Netzhaut in dem Zehntel einer Sekunde zerstören."

Nein, korrigierte ich mich selbst, nicht das Licht.

Er!

---

[1] George Ritchie: „Rückkehr von Morgen" S. 36 ff.

Er würde zu hell sein, um ihn anschauen zu können. Denn jetzt sah ich, dass es nicht ein Licht war, sondern ein Mann, der den Raum betreten hatte, oder vielmehr ein Mann aus Licht, obwohl dies genauso wenig möglich war für meinen Verstand wie die unbeschreibliche Intensität der Helligkeit, die seine Gestalt ausmachte.

In dem Moment, als ich ihn wahrnahm, bildete sich in meinem Sinn ein Befehl wie von selbst. „Steh auf!" Die Worte kamen aus meinem Inneren, dennoch hatten sie eine Autorität, wie sie meine Gedanken nie hatten. Ich sprang auf meine Füße, und als ich das tat, bekam ich die erstaunliche Gewissheit: „Du bist in der Gegenwart des Sohnes Gottes!"

Und wieder entstand eine Vorstellung in mir wie von selbst, aber nicht als Gedanke oder Spekulation. Es war eine Art Wissen, plötzlich und vollständig. Ich wusste über ihn auch andere Fakten. Das eine zum Beispiel, dass er das vollkommenste Wesen war, dem ich je begegnet war. Wenn dies der Sohn Gottes war, dann war sein Name Jesus. Aber...dies war nicht der Jesus aus meinen Sonntagsschulbüchern. Jener Jesus war nett, freundlich, verständnisvoll. Diese Person war selbst Kraft, älter als die Zeit und dennoch moderner als irgend jemand, dem ich jemals begegnet war.

Über allem wusste ich mit derselben wunderbaren Gewissheit, dass dieser Mann mich liebte. Weit größer als die Kraft, die von seiner Gegenwart ausströmte, war die bedingungslose Liebe. Eine erstaunliche Liebe. Eine Liebe jenseits meiner kühnsten Vorstellungen. Diese Liebe kannte jede meiner lieblosen Regungen (...) jeden gemeinen, egoistischen Gedanken und dessen Ausführungen seit dem Tage meiner Geburt – und Er nahm mich an und liebte mich so, wie ich war."

Insofern ist klar zu erkennen, dass Christus auch nicht an eine Religion, das Kirchen-Christentum, gebunden gesehen werden darf. Vieles, was während der 2000 Jahre seit Christi Geburt sich vorgeblich „in Seinem Namen" ereignete, ist überhaupt nicht christlich und darf auch nicht mit Ihm in Zusammenhang gebracht werden. Christus lehrte: „Du sollst nicht töten." Und was hat die Kirche daraus gemacht? Sie hat gemordet, und das „in Seinem Namen"! Die Kirche besteht nur deshalb, weil sie überhaupt von Ihm erzählt, aber was in seinem Namen passiert ist, fällt unweigerlich auf die zurück, die es gemacht haben. Die müssen es dann auch wieder austragen...

Insofern darf Christus nicht mit dem Kirchen-Christentum gleich gesetzt werden, sondern Er sieht immer in das Herz eines Menschen und sieht unverschleiert, wer der Mensch wirklich war, ohne dass Er ihn deswegen weniger lieben würde. Ihn stimmt es eher traurig, und das gilt für alle Menschen, für alle Seine Geschöpfe, wenn Er sieht, dass ein Mensch noch einen langen Abtragungsweg vor sich hat, der um so schwerer ist, je weiter der Mensch sich von Seinem Schöpfer entfernt hat.

Dannion Brinkley berichtet in seinem Buch „Zurück ins Leben"[1] von diesem Sachverhalt: Er war durch einen Blitzschlag durch den Telefonhörer ums Leben gekommen und Sandy, seine Frau, hatte nach ein paar Wiederbelebungsversuchen ihn zurückbekommen. Dann brachten die Sanitäter ihn im Krankenwagen ins nächste Krankenhaus:

„Der Sanitäter setzte ein Stethoskop auf die Brust und seufzte.

„Er ist tot", sagte er zu Sandy. *„Er ist tot".*

---

[1] Dannion Brinkley, Paul Perry: „Zurück ins Leben Die wahre Geschichte des Mannes, der zweimal starb S. 21 ff

Plötzlich wurde mir bewusst: Der Mann auf der Bahre war ich! Ich sah zu, wie der Sanitäter ein Laken über mein Gesicht zog und sich setzte. (...) „Ich bin tot!", dachte ich. Ich war nicht in meinem Körper und ich kann nur sagen, dass ich dies auch nicht wollte. (...) Ich blickte nach vorne zum Krankenwagen an eine Stelle über meinem Leichnam. Dort bildete sich ein Tunnel, der sich wie das Auge eines Wirbelsturms öffnete und auf mich zukam. (...) Ich selbst bewegte mich eigentlich nicht. Der Tunnel kam auf mich zu.

Er näherte sich mir in einer schraubenförmigen Bewegung und zog mich in sich, und ich hörte den Klang eines Glockenspiels. Bald sah ich keine weinende Sandy mehr, keine Sanitäter, die sich mit meinem Körper abmühten, keine verzweifelten Funkgespräche mit dem Krankenhaus mehr, nur einen Tunnel, der mich völlig einhüllte und den unsäglich schönen Klang von sieben Glockenspielen, die in rhythmischer Aufeinanderfolge ertönten. Ich blickte vorwärts in die Dunkelheit. Dort war ein Licht, und ich bewegte mich, so schnell es ging, auf dieses Licht zu (..) Das Licht vor mir wurde heller und heller, bis es die Dunkelheit überstrahlte und ich schließlich in einem Paradies strahlenden Lichts stand. Dies war das hellste Licht, das ich jemals gesehen hatte, und doch tat es meinen Augen überhaupt nicht weh. (...)

Ich blickte nach rechts und sah, wie eine silberne Gestalt wie eine Silhouette aus einem Nebel auftauchte. Als sie sich näherte, empfand ich eine intensive Liebe, die alle Bedeutungen des Wortes umfasste. (...) Als das Lichtwesen näher kam, wurden diese Liebesempfindungen so intensiv, dass sie fast unerträglich waren. (...) Das Lichtwesen stand unmittelbar vor mir."

Das Lichtwesen, was uns abholt und mit dieser intensiven Liebe einhüllt, ist immer Christus, egal, ob die Seele Ihn erkennt oder nicht. **Und da Christus uns gesagt hat: „Ich und der Vater sind eins", wissen wir letztendlich, dass es der Vater selbst ist, der jedes Kind nach dessen Leben aus seinem Körper abholt und in die Seelenreiche hinübergeleitet.**

„Ich sah mich um. Unter uns waren Wesen, die mir ähnlich waren. Sie schienen in einer unerfreulichen Lage zu sein und sandten ihre Strahlung viel weniger rasch aus als ich. Während ich sie beobachtete, bemerkte ich, dass auch mein Strahlen langsamer wurde. Dieses Nachlassen des Strahlens war unangenehm, und ich blickte weg. (...)

Ich sah nach oben. Dort waren weitere Wesen, die heller und strahlender waren als ich. (...)

Ich blickte von ihnen weg und vor mich auf das Lichtwesen, das jetzt vor mir stand. Seine Gegenwart war mir angenehm; ich hatte eine Empfindung der Vertrautheit, das Gefühl, dass dieses Wesen jegliche Empfindung, die ich jemals gehabt hatte, mit verspürt hatte, von meinem ersten Atemzug bis zum Blitzschlag. Als ich dieses Wesen anblickte, hatte ich die Empfindung, dass niemand mich mehr lieben könnte, dass niemand mehr Empathie, Sympathie, Aufmunterung und nicht urteilendes Mitgefühl für mich haben könnte als dieses Wesen. (...)"

<u>So</u> liebt Christus alle Seine Kinder.

„Das Lichtwesen hüllte mich ein, und in diesem Augenblick begann mein ganzes Leben an mir vorüberzuziehen. Ich fühlte und sah alles, was mir jemals begegnet war. (...)

Diese Rückschau auf meine Leben war nicht angenehm. Von Anfang bis Ende war ich mit der unerträglichen Tatsache konfrontiert, dass ich ein unangenehmer Zeitgenosse gewesen war, ein egoistischer und böser Mensch.

Das erste, was ich sah, war meine aggressive Kindheit. Ich sah mich selbst, wie ich andere Kinder quälte, ihre Fahrräder stahl und ihnen die Schule zur Hölle machte. (...) Als ich jetzt mein Leben im Schoße des Wesen an mir vorüberziehen sah, erlebte ich jede einzelne dieser Auseinandersetzungen wieder, jedoch mit einem großen Unterschied: Ich war derjenige, der die Prügel bezog.

Ich war nicht das Opfer in dem Sinne, dass ich die Schläge spürte, die ich ausgeteilt hatte. Aber ich spürte die Angst und die Demütigungen, die meine Gegner empfanden. (...)

Zwanzig Jahre später nahm ein Schulkamerad auf einem Klassentreffen meine Freundin beiseite, um ihr zu sagen, was ich für ein Schüler war.

„Ich will Dir sagen, wofür er berüchtigt war", sagte er. „Er schlug Dich zusammen, nahm Dir Deine Freundin weg oder beides."

In der Rückschau konnte ich ihm nur Recht geben. (...) Als ich bei meinem Lebensrückblick an diesem Punkt angelangt war, schämte ich mich. Jetzt wusste ich, welchen Schmerz ich allen Menschen in meinem Leben zugefügt hatte. Als mein Leichnam auf jener Bahre lag, erlebte ich jeden einzelnen Augenblick meines Lebens nochmals, meine Gefühle, Einstellungen und Motivationen."

Dannion Brinkley arbeitete im Militär: *„Meine Hauptaufgabe war jedoch ‚Planung und Ausführung der Eliminierung feindlicher Politiker und Militärs'. Ich fungierte, kurz gesagt, als Killer aus dem Hinterhalt. (...) Ich ging in Position und richtete das Fadenkreuz meines Präzisionsgewehres auf den Kopf des Obersten, der vor den ahnungslosen Soldaten stand. (..) Ich lud durch und spürte, wie es am Gewehr einen kleinen Ruck gab. Einen Augenblick später sah ich, wie sein Kopf zerplatzte und sein Körper vor den entsetzten Soldaten zusammensackte.*

So sah ich es damals, als es geschah.

Während meiner Lebensrückschau erlebte ich dies aus der Perspektive des nordvietnamesischen Obersten. Ich spürte nicht den Schmerz, den er empfunden haben musste. Ich spürte aber seine Verwirrung darüber, dass sein Kopf weggeschossen war und sei-

ne Trauer, als er seinen Körper verließ und erkennen musste, dass er nicht mehr nach Hause zurückkehren würde. Dann spürte ich die restlichen Kettenreaktionen – die Trauer seiner Familie, die jetzt ohne ihrer Ernährer auskommen musste.

Ich erlebte alle meine Exekutionen in genau dieser Weise.

Ich sah, wie ich tötete und spürte dann die furchtbaren Folgen. (..)

In vielen Fällen verspürte ich sogar den Verlust, den ihr Fehlen für künftige Generationen bedeutete.

In der Lebensrückschau musste ich jetzt all den Tod und die Zerstörung sehen, die ich durch meine Handlungen angerichtet hatte. „Wir sind alle ein Glied in der großen Kette der Menschheit", sagte das Wesen zu mir. „Was man tut, wirkt sich auf die andern Glieder in dieser Kette aus." (...)

Ich betrachtete das Lichtwesen und war von tiefer Trauer und Scham erfüllt. Ich erwartete einen Tadel, eine Art kosmischer Erschütterung meiner Seele. Ich hatte Rückschau auf meine Leben gehalten und derjenige, den ich gesehen hatte, war ein ganz und gar wertloser Mensch. Was hatte ich verdient, wenn nicht Tadel? (...)

*Trotz des verpfuschten Lebens, dessen Zeuge wir soeben geworden waren, ging von diesem Wesen eine tiefe und bedeutungsvolle Nachsicht aus. **Das Lichtwesen war keineswegs ein strenger Richter, sondern vielmehr ein freundlicher Berater, der mich selbst die Schmerzen und Freuden spüren ließ, die ich bei anderen Menschen ausgelöst hatte."***

So ist Christus. Er lässt uns das nochmals durcherleben, was wir anderen Menschen angetan haben, aber er schimpft nicht mal. Statt dessen hilft Er uns, indem Er uns berät, wie wir wiedergutmachen können. Kein Anflug von einem strafenden Gott!

Keine Rede von ewiger Verdammnis, nur Durchleben, Mitempfinden dessen, was man anderen angetan hat. Anschlie-

ßend zur Einsicht kommen und Wiedergutmachen ist das, was Er uns nicht ersparen kann. Aber Er hilft uns dabei.

Viele haben mit dem Austritt aus der Kirche auch Christus beiseite gelassen, aber damit „quasi das Kind mit dem Bade ausgeschüttet". So kann man heute zu einigen kaum noch von Christus sprechen, ohne dass Aversionen gegen die Kirchen hochkommen. Und manch einer sagte auch schon: „Das Kirchenwissen hat mich nie befriedigt", oder, wie es ein Bekannter von uns ausdrückte: „Wie soll man eine Beziehung zu Gott aufbauen, wenn man kaum etwas von Ihm weiß?".

Eine mir nahe stehende Person berichtet aus seinem Erlebten: „Für mich begann erst die tiefe Beziehung zu Christus, nachdem ich eben auch zuvor „das Kind mit dem Bade ausgeschüttet hatte" und erst einmal bei östlichen Philosophien weitersuchte, bis ich nach vielen Jahren tief begriff, wer Christus wirklich ist und was Er wirklich getan hat. Sehr viele Zusammenhänge wurden mir durch das Buch von Anita Wolf: „UR-Ewigkeit in Raum und Zeit" klar (siehe http://http://gandhi-auftrag.de/AnitaWolf.htm. Eine Kurzeinführung zu diesem Buch befindet sich im Anhang: Artikel „Die Wahrheit über den Urknall")

Ich begriff, dass Christus Gott selbst ist! Oder genauer gesagt: der Liebesstrahl aus dem Herzen Gottes, der in der Form von Christus die Menschen wieder an Sein Herz zurückführt, also Gott selbst, welcher in der Offenbarungsform Jesu Christi die von ihm abgefallenen Kinder heimführen hilft, und zwar **alle** Menschen, weil ja alle aus Seinem Geist geschaffen sind. Und mir wurde klar, dass ich doch noch einmal genauer hinschauen sollte, was denn Christus eigentlich getan hat.

Es mag zwar noch eine Weile dauern, bis sich alle Menschen durch viele der Weltanschauungen und Philosophien, die es hier auf der Erde gibt, hindurchgearbeitet haben – so wie ich auch – um wieder zu Ihm, dem Schöpfer zurückzukehren, aber irgendwann werden sie alle zurück sein, weil es auf Dauer außerhalb des Schöpfers keine zweite Schöpfung geben kann. (Siehe dazu auch Claire La Belle: Heilung von der Seele her: Aufbau der Schöpfung (Buch in Vorbereitung), bzw. die Aufbauseminare, welche am Ende des Buches beschrieben sind.)

Weil Er die Vollkommenheit ist, werden auch alle Seine Wesen in die Vollkommenheit zurückgeführt werden, auch wenn es mehrerer Leben oder Lernschulen bedarf.

Dannion Brinkley[1] berichtet nach dem Anschauen seines Lebensfilmes davon, wie er in eine solche Lernschule geführt wurde:

„Wie Vögel ohne Flügel glitten wir in eine Stadt mit vielen Kathedralen. Diese Kathedralen waren ganz aus einer kristallinen Substanz erbaut, die von innen heraus in einem kraftvollen Lichte erstrahlten. Wir blieben vor einer dieser Kathedralen stehen. Ich fühlte mich neben diesem architektonischen Meisterwerk klein und unbedeutend. Ich dachte, dass es von Engeln erbaut sein musste, um die Größe Gottes zu zeigen. Die Türme waren so hoch und spitz wie diejenigen der großen Kathedralen Frankreichs, und die Wände so massiv und gewaltig wie diejenigen des Tabernakels der Mormonen in Salt Lake City. Die Wände bestanden aus großen Glasziegeln, die von innen heraus leuchteten. Diese Gebäude hatten nichts mit einer bestimmten Religion zu tun. Sie waren einfach Denkmäler des Ruhmes Gottes.

Ich war von einer großen Ehrfurcht erfüllt. Von diesem Ort ging eine Macht aus, die durch die Luft zu pulsieren schien. Ich wusste, dass ich an einem Ort des Lernens war. Ich war nicht hier, um Zeuge meines Lebens zu sein oder zu sehen, welchen Wert es hatte, ich war hier, um Unterweisung zu empfangen. Ich blickte auf das Lichtwesen und stellte in Gedanken eine Frage: Ist dies

---

[1] Dannion Brinkley, Paul Perry: „Zurück ins Leben" S. 41 ff

der Himmel? Ich erhielt keine Antwort. Statt dessen gingen wir vorwärts, einen herrlichen Weg entlang und durch schimmernde Kristallportale.

Als wir in das Gebäude eintraten, war das Lichtwesen nicht mehr bei mir.“

So geleitet Vater uns nach dem Lebensfilm bis in die Lernebene, in die wir schwingungsmäßig passen, nicht zu hell, nicht zu dunkel, und genau passend für unseren Lernstoff, den wir jetzt noch zu lernen haben. Es ist so, als ob ein guter Rektor seine Flüchtlingskinder nach der Flucht wieder in die richtige Klasse des neuen Heimatortes einschult:

„Ich sah mich um, sah es aber nicht mehr. Im ganzen Raum waren lange Reihen von Bänken aufgestellt, und jenes strahlende Licht ließ alles erglänzen und sich wie Liebe anfühlen. (...) Ich konnte niemanden sehen, doch ich hatte das deutlich Gefühl, dass die Bänke mit Menschen wie ich gefüllt waren, geistigen Wesen, die hier zum ersten Mal waren und erstaunt darüber waren, was sie sahen. (...)

Der Ort erinnerte mich an einen wunderbaren Vortragssaal. Die Bänke waren so angeordnet, dass jeder von seinem Platz aus auf ein langes Podium sehen konnte, das wie weißer Quarz schimmerte. Die Wand hinter diesem Podium bestand aus einem spektakulären Kaleidoskop in Farben von zarten Pastelltönen bis zu hellen Leuchtfarben. (...) Ich beobachtete, wie die Farben sich miteinander vermischten, aufstiegen und pulsierten, wie das Meer es tut, wenn man weit draußen auf dem Wasser ist und in die Tiefe blickt.

Ich war mir sicher, dass ich von neuen Geistern umgeben war, aber jetzt wusste ich, warum sie unsichtbar blieben. Wenn wir einander sehen könnten, würde unsere Aufmerksamkeit von dem Podium vorn im Saal abgelenkt werden. (...)

Im nächsten Augenblick war der Raum hinter dem Podium von Lichtwesen erfüllt. Sie standen vor den Bänken auf denen ich saß, und sandten ein Leuchten aus, das ebenso gütig wie weise war."

Dies sind die Lernschulen, wie sie oben existieren. Manche treten auch in „Lernschulen" anderer Art ein, wie es Franchezzo[1] in seinem Buch „Ein Wanderer im Lande der Geister" beschreibt: Dort sind die Lernschulen mehr Erlebnisse aufzeigender Art, die er durchschreiten und bestehen muss:

„Lange saß ich auf jenem Berge und dachte über diese Dinge nach (...). Endlich erhob auch ich mich und nahm meinen Weg einer tiefen Schlucht zu, über die eine baufällige Brücke führte, deren Zugang durch ein hohes Tor versperrt war. Davor warteten viele Geister (=Seelen) und versuchten, es auf die verschiedensten Arten zu öffnen. Einige wendeten Gewalt an, andere versuchten darüberzuklettern, wieder andere glaubten, eine geheimen Verschluss entdecken zu müssen. Bei meiner Annäherung zogen sich sechs oder sieben Geister, die sich am Tore zu schaffen gemacht hatten, zurück, neugierig zu sehen, was ich wohl beginnen würde. Das Tor war so hoch und glatt, dass niemand es erklettern konnte, so stark, dass niemand daran denken durfte, es zu sprengen, und so fest geschlossen, dass keine Möglichkeit gegeben war, es zu öffnen.

Als ich verzweifelt überlegte, was ich jetzt beginnen sollte, sah ich in meiner Nähe ein armes Weib bitterlich über ihr Missgeschick weinen: sie sei schon längere Zeit da und habe vergebens versucht, das Tor zu öffnen. Ich tat mein Bestes, ihr alle mögliche Hoffnung zu machen: da versank die feste Pforte vor unseren Augen und wir schritten hindurch. Ebenso plötzlich wie sie verschwunden war, tauchte sie dann wieder hinter mir auf. Die Frau

---

[1] Franchezzo: Ein Wanderer im Lande der Geister, Turm-Verlag

war nirgends mehr zu sehen, dagegen stand an der Brücke ein alter, tiefgebeugter Mann. Während ich das merkwürdige Tor noch anstaunte, sagte eine Stimme zu mir: Dies ist das ‚Tor der liebreichen Gedanken und Taten.' Jene Geister auf der anderen Seite müssen noch warten, bis ihre guten Gedanken und Handlungen für andere schwer genug wiegen, um das Tor niederzudrücken. Dann wird es sich auch für sie öffnen wie bei Dir, der du anderen so tapfer zu helfen suchtest.“

Ich ging nun auf die Brücke zu, wo der alte Mann hilflos stand und mit seinem Stabe nach dem Weg tastete. In der Sorge, er könne vielleicht eine schadhafte Stelle in der Brücke übersehen und hindurchfallen, sprang ich rasch vor und bot mich an, ihm herüberzuhelfen. Doch er schüttelte sein Haupt und sagte: „Nein, nein, junger Mann, die Brücke ist zu morsch, sie wird niemals Dein und mein Gewicht zusammen tragen. Gehe Du nur weiter und lasse mich hier mein bestmögliches tun.“ „Nicht so, du bist alt und schwach, und wenn ich Dich verlasse, so wirst Du wahrscheinlich an der schadhaftesten Stelle abstürzen. Nun, ich bin stark und kräftig, werde schon eine Ausweg finden.“ Ohne seine Antwort abzuwarten, lud ich ihn auf meinen Rücken, indem ich ihn anwies, sich an meinen Schultern zu halten. (...) Was dieser alte Mann für ein Gewicht hatte! Und die Brücke gar! Sie krachte, ächzte und bog sich unter unserem Gewicht. Ich glaubte, wir müssten beide den Abgrund herunterstürzen!

Der alte Mann beschwor mich, ihn ja nicht fallen zu lassen. Ich schleppte mich weiter, indem ich mich mit den Händen festhielt und auf allen vieren kroch, bis wir eine sehr gefährliche Stelle erreichten. Inmitten der Brücke klaffte ein breites Loch und nur die abgebrochenen Enden von zwei langen Balken waren da, um festen Halt zu bieten. Ich wusste wohl, dass ich mich allein sicher über das Loch schwingen konnte, aber es war eine ganz andere Sache mit diesem schweren alten Manne, der sich an mich anklammerte und mich überall behinderte. Der Gedanke, dass ich *ihn besser sich selbst überlassen hätte, ging mir durch den Kopf. Dies aber erschien mir der armen Seele gegenüber so grausam, dass ich allen Mut zusammennahm, um wenigstens einen Versuch in der Sache zu wagen. Der Alte stieß einen schweren Seufzer aus, als er merkte, wie die Dinge standen: „Es wäre besser gewesen, du hättest mich zurückgelassen. Ich bin zu hilflos, um herüberzukommen, und du wirst Dich nur um Deine eigenen Vorteile bringen. Lass mich hier und geh allein weiter!"*

Der Ton in seiner Stimme war so niedergeschlagen, dass ich ihn nicht hätte verlassen können; ich entschloss mich daher, einen verzweifelten Versuch für uns beide zu machen. So forderte ich ihn denn auf, sich an mich zu klammern und hielt mich mit einer Hand an dem gebrochenen Balken. Mit einen großen Sprung schwang ich mich mit solcher Wucht über den Abgrund, dass wir hinüberzufliegen schienen und wohlbehalten auf der anderen Seite ankamen.

Als ich mich umwandte, um zu sehen, welcher Gefahr wir entronnen waren, entfuhr mir ein Schrei der Verwunderung: denn es war gar kein Loch in der Brücke mehr vorhanden. Diese war gut erhalten und an meiner Seite stand kein schwacher alter Mann, sondern" (...)

Sein Schutzengel!,

„über meine Verwunderung sehr lachend. Er legte seine Hand auf meine Schulter und sprach: „ Franchezzo, mein Sohn, das war nur eine kleine Prüfung, ob Du selbstlos genug sein würdest, dir die Bürde eines schweren Mannes aufzuladen, wenn deine eigenen Aussichten auf Rettung so gering sind. Ich überlasse Dich jetzt Deiner letzten Prüfung, damit Du dann selbst über die Natur Deiner Zweifel zu urteilen vermagst. Lebe wohl, und möge Dir Erfolg beschieden sein!"

An dieser Stelle sieht man auch, wie die Schutz- und Lehrengel sich in den Seelenreichen oft „verkleiden" müssen, eine

andere Gestalt annehmen müssen, um ihren Zögling genau an die Stelle zu führen, wo sie noch etwas zu lernen und zu bestehen haben.

Mancher, der in seinem Leben viel „versiebt" hat, wünscht sich auch, dieses in einem der nächsten Leben wiedergutzumachen. Dannion Brinkley[1] berichtet wieder so plastisch davon, wie es ihm ging, als er wusste, wie viel er „versiebt" hatte:

„Nach der Rückschau kam eine Phase der Reflexion, in der ich dasjenige betrachtete, was ich soeben erlebt hatte, und eine Schlussfolgerung ziehen konnte. Ich war beschämt. Ich erkannte, dass ich ein sehr selbstsüchtiges Leben geführt und mich kaum einmal bemüht hatte, jemandem behilflich zu sein. Praktisch nie hatte ich als Akt der Nächstenliebe einmal gelächelt oder einem Menschen einen Geldschein zugesteckt, weil es ihm nicht gut ging und er eine Aufmunterung brauchte. Nie, ich hatte für mich und nur für mich gelebt. Meine Mitmenschen waren mir völlig gleichgültig gewesen. (...)

Als ich zu dem Lichtwesen hinblickte, hatte ich eine Empfindung, wie wenn es mich berühren würde. Durch diese Berührung durchströmte mich eine Liebe und Freude, die man nur mit einer gütigen Zuneigung vergleichen kann, die ein Großvater für sein Enkelkind empfindet. „Wer Du Bist, ist der Unterschied, den Gott ausmacht!", sagte das Wesen. „Und dieser Unterschied ist Liebe". Es wurde nicht wirklich gesprochen, sondern dieser Gedanke wurde mir durch irgendeine Form von Telepathie mitgeteilt. Bis heute ist mir die genaue Bedeutung dieses (..) Satzes nicht ganz klar.

Wiederum wurde mir eine Zeit des Nachdenkens gegeben. Wieviel Liebe hatte ich anderen geschenkt? Die Rückschau, die ich

---

[1] Dannion Brinkley „Zurück ins Leben" S. 34 - 36

soeben erlebt hatte, hatte mir deutlich gemacht, dass es für jedes gute Ereignis in meinem Leben zwanzig schlechte Ereignisse gab. Wenn Schuld Fett[1] wäre, hätte ich dreihundert Kilo wiegen müssen!

Während sich das Lichtwesen zurückzog, spürte ich, wie die Last dieser Schuld von mir genommen wurde. Ich hatte den Schmerz der Reflexion verspürt, aber ich hatte hierdurch das Wissen gewonnen, das ich einsetzen konnte, um mein Leben zu korrigieren. Ich vernahm wiederum wie durch Telepathie in meinem Kopf die Botschaft des Wesens: „Menschen sind mächtige spirituelle Wesen, deren Aufgabe es ist, das Gute auf der Erde zu schaffen. Dieses Gute entsteht in aller Regel nicht durch kühne Taten, sondern durch einzelne liebevolle Handlungen unter den Menschen. Die kleinen Dinge zählen, denn diese sind spontan und zeigen, wer man wirklich ist."

Ich kannte jetzt das einfache Geheimnis, wie man die Menschheit verbessert. Die Menge an Liebe und guten Empfindungen, die einem am Ende des Lebens zur Verfügung steht, ist gleich der Liebe und den guten Empfindungen, die man während seines Lebens anderen entgegengebracht hat. So einfach war es.

„Ich werde ein besseres Leben führen, weil ich jetzt das Geheimnis kenne", sagte ich zu dem Lichtwesen.

Dann aber wurde mir klar, dass es für mich keine Rückkehr mehr gab. Ich hatte keine Leben mehr vor mir. Ich war vom Blitz erschlagen. Ich war tot!"

Anschließend sah Dannion Brinkley[2] aber, wie er in seinem Leben etwas Gutes erreichen konnte. Und genauso, wie er es in seinem Nahtoderlebnis erzählt, geht es auch, wenn man als Seele oben

---

[1] Gemeint im Sinne von: „Jeder kriegt sein Fett wieder ab".
[2] Dannion Brinkley „Zurück ins Leben" S. 67

seinen Lebensfilm angeschaut hat und sich entschließt, wieder zur Erde zurückzukommen.

„Das Wesen (...) sagte mir, dass es meine Aufgabe wäre diese auf der Erde zu schaffen. Dann sagte es mir, die Zeit für meine Rückkehr zur Erde sei gekommen.

Ich wollte aber nicht zurückkehren Es gefiel mir an diesem Ort. Ich war erst kurze Zeit dort, aber ich hatte bereits bemerkt, dass ich hier in viele Richtungen schweifen konnte (...).

Nachdem ich diesen Ort erlebt hatte, kam mir eine Rückkehr vor, wie wenn ich mich auf eine Stecknadelkopf beschränken müsste. Aber dies war nicht meine Entscheidung. „Wir erbitten dies von Dir. Kehre zurück, um diese Mission zu erfüllen", sagte das Lichtwesen.

Dann kam ich zurück. (...) Langsam und ohne Anstrengung konnte ich mich drehen und sah, dass ich über einem Korridor schwebte. Unter mir war ein Krankenbett mit einem Körper, der mit einem Laken zugedeckt und reglos dalag. Der Mensch unter dem Laken war offensichtlich tot. (...) Liebe kann Leben spenden, dachte ich, als ich im Korridor schwebte. Liebe kann den Unterschied ausmachen. Als ich mich auf Tommy konzentrierte, spürte ich, wie ich mich verdichtete. Im nächsten Augenblick blickte ich gegen das Laken. (...) Ich blies gegen das Laken.

„Er lebt, er lebt!" schrie Tommy."

Ob eine Seele dann in einen Kinderkörper eintritt oder zurückkehrt in ihren alten Körper, macht in Wirklichkeit keinen Unterschied. In Buch 2 „Heilung von der Seele her", „Was Du säst, wirst Du ernten", erfahren wir von einer mir nahestehenden Person, **wie sie im Kreissaal genau gleich über ihrem kleinen, frisch geborenen Körper geschwebt hat und dann mit einem Ruck in den kleinen Körper einzog.**

„Ich sehe von oben herab auf einen Raum. Ich sehe meine Mutter auf einem Bett liegend ihr Kind gebären. Ich nehme den ganzen Raum wahr, ohne dass ich den Kopf hin und her bewegen muss. Plötzlich macht es einen Ruck und ich befinde mich augenblicklich im Körper des gerade geborenen Säuglings. Ich öffne zum ersten Mal die Augen meines physischen Körpers. Ich sehe und verwundere mich über alle Maßen, woraus ich denn da eigentlich jetzt schaue. Ich bemerke sofort die sehr begrenzte Sichtweise und dass ich den Kopf bewegen muss, um etwas anderes wahrzunehmen. Nun werde ich hochgehoben und auf eine Waage gelegt. Ich verstehe jedes Wort, das gesprochen wird. Es wird sich weiter um meine Mutter gekümmert, während ich für ein paar Augenblicke ohne Beachtung bleibe. Ich fange an zu weinen, denn ich will zurück zu meiner Mutter. Ich werde hochgehoben und auf den Bauch meiner Mutter gesetzt. Meine Mutter hält mich fest und wir sind überglücklich. So werden wir mit dem Bett aus dem Kreissaal hinaus in den Flur geschoben. Wir warten vor dem Aufzug, die Türen öffnen sich und wir werden hineingeschoben.

Dieses Erlebnis ist ein deutliches Zeichen der Richtigkeit, dass Reinkarnation existiert!

Jetzt kann man sagen: „Ich habe noch nie etwas über Reinkarnation gehört, und meine Kirche sagt, die gibt es nicht." Dazu muss man wissen: **Christus hat die Reinkarnation gelehrt!** Nur wurde in der Synode zu Konstantinopel **im Jahre 543** das **Wissen über die Reinkarnation** unter dem Einfluss von Theodora, der Gattin des byzantinischen Kaisers Justinian I, aus den Texten herausgeschnitten und die Lehre des Kirchenlehrers Origines (184-254) mit Bannflüchen belegt.[1] In alten Rollen im Vatikan oder

---

[1] dies und die nächsten drei Absätze teilweise nach Ronald Zürrer: Reinkarnation. Govinda Verlag, Neuhausen, Schweiz, 4. Aufl. 2000.

in Kirchen ist das Wissen noch heute gespeichert und wurde nur **nicht in die Bibel übernommen.**

Nach dem 1. Ökumenischen Konzil zu Nicäa 325, wahrscheinlich aber auch schon früher, wurden von eigens zu diesem Zweck ernannten Correctores Schrifttexte so korrigiert, wie die Machthaber es in ihrem Sinne für richtig hielten. Im Laufe der Zeit wurden immer mehr kirchliche Dogmen festgeschrieben und die Reinkarnation wurde immer wieder aufs schärfste abgelehnt, so beim 5. Konzil 553 in Konstantinopel, aber auch 1274 (Lyon) und 1439-45 (Florenz/Rom). Jahrhundertelang wurden immer wieder Anhänger des Reinkarnationsgedankens von der Inquisition zum Tode verurteilt, der berühmteste war Giordano Bruno (1548-1600).

Statt **Verantwortung und Wiedergutmachung** der eigenen Taten zu lehren, wurden im Laufe der Jahrhunderte im besonderen folgende Dogmen von der Amtskirche aufgestellt und gelehrt: Die Seele wird im Augenblick der Zeugung des physischen Körpers aus dem Nichts von Gott geschaffen (Kreationismus). Trotzdem ist die Seele nicht rein und unbelastet, sondern jedes Neugeborene ist sündhaft infolge der Ursünde Adams (Erbsünde). „Die Seelen jener, die in einer Todsünde oder im Stand der Erbsünde aus dem Leben scheiden, steigen dann in die Hölle hinab, um dort mit ungleichen Strafen belegt zu werden." (Konzil zu Lyon, 1274, Ewige Verdammnis) Kein Heil ohne christliche Taufe. „Niemand außerhalb der katholische Kirche, wird des ewigen Lebens teilhaftig, vielmehr verfällt er dem ewigen Feuer." (Konzil zu Florenz/Rom, 1439-45, Gnadenfunktion der Amtskirche) Die Prädestinationslehre (Konzil zu Trient, 1545-47) schließlich behauptete, „dass Gott durch seinen ewigen Willensratschluss bestimmte Menschen zur ewigen Seligkeit vorherbestimmt" hat. Das bedeutet, wir können vor Gott keine guten Werke tun: Für die Auserwählten sind sie überflüssig, für die von „Gott" Verworfenen vergeblich.

Von welchem Gott redet hier die Kirche? Hier ist nicht ein Schimmer von Gerechtigkeit, Barmherzigkeit und Liebe zu sehen. Ein ganz anderes Bild von Gott zeichnet Jesus Christus im Gleichnis vom verlorenen Sohn: Gott ist ein liebender Vater, der sich über sein Kind freut, das zu ihm heimkehrt (Luk 15, 11-31). Seit dem Dogma von der päpstlichen Unfehlbarkeit (1. Vatikanisches Konzil, 1870) tut sich die Kirche natürlich schwer, von alten Fehlern abzurücken.

Theodora hatte also, um für die schändlichen Taten in ihrer Vergangenheit nicht aufkommen zu müssen (sie hatte 500 ehemalige Berufsgenossinnen - Kurtisanen - misshandeln und martern lassen) darauf hingewirkt, die Wiedergeburtslehre einfach abzuschaffen. Diese sehr bösartig intrigierende und machtbesessene Frau wollte einfach nicht für ihr damaliges, widergöttliches Verhalten gerade stehen müssen, und so ließ sie kurzerhand die Lehre von der Wiedergeburt abschaffen, durch einen „göttlichen Beschluss", von dem sie selbst ganz und gar überzeugt gewesen war, was ihrem Ego ja sehr entgegen kam, da sie so schalten und walten konnte, wie sie wollte.

Nun kann man sich leicht vorstellen, wie die Wiedergutmachung dieser Kaiserin Theodora aussehen wird: Sie wird wohl in einer weiteren Inkarnation das Wissen um die Reinkarnation wieder auf die Erde bringen wollen, was auch nach einer Besinnungszeit in den Seelenebene geschah. In den Seelenebenen brennt ja ein solches Fehlverhalten sehr im Gewissen, wodurch die Seelen dann zu dem Verlangen kommen: „So nie wieder! Ich möchte wiedergutmachen!" So hat sie dann dieses Wissen wieder zu unserer Zeit sehr vehement verbreitet, aber dann doch noch einmal ihren Theodora-Machtverhaltensweisen gefrönt, die sie hoffentlich jetzt auch noch schafft zu überwinden.

Heute sind wir in einer Zeit, in der die Menschen immer mehr aufwachen und wieder beginnen, Verantwortung für ihr Leben zu übernehmen und zu verstehen, dass alles, was ihnen geschieht, mit ihnen zu tun haben muss und ihnen ihr eigenes Verhalten spiegelt, das in ihnen steckt.

So fühlen Menschen z.B. an einem Ort, an dem sie in diesem Leben noch niemals gewesen sind, genau, dass sie hier schon einmal gelebt haben. Sie kennen oft den Ort sehr genau, insbesondere die Teile, die zu jener Zeit, als sie dort lebten, schon existierten. Mit dem Wiedererkennen des Ortes tauchen auch die Gefühle mit auf, die man zu jener Zeit an diesem Ort hatte: positive, neutrale oder angstbeladene Gefühle.

Ärzte hatten einmal den Bericht eines Mädchens genauer untersucht, welches behauptete, es sei die Großmutter seiner eigenen Mutter. Sie konnte genau Szenen erzählen, die sich zwischen dem Großvater und ihr als Großmutter ereignet hatten, welche außerdem nur die Mutter wissen konnte. Und dann ist das Kind in das Haus der Großeltern gegangen, hat dort in einem Versteck einen Schatz herausgeholt, den sie als Großmutter versteckt hatte und von dem niemand sonst etwas wusste.

Die Geschichte eines weiteren Mädchens ist so passiert: Sie ermahnte ihren Vater, sich gegenüber ihrer Mutter ordentlich zu benehmen. Klein wie sie war, schimpfte sie ihn an und sagte ihm gegenüber: „Das habe ich Dir damals schon erzählt, als ich deine Mutter war". Der Vater war darauf total perplex und schaute das Mädchen ganz entgeistert an. Er meinte, sein Mädchen sei nun entgültig übergeschnappt. „Nein," behauptete die Kleine. „Komm mal mit, ich zeige Dir, dass ich das bin. Ich zeige Dir das! Ich habe damals alles, was ich brauchte, im Garten vergraben, damit die bösen Männer es nicht fanden!" Und die Kleine hieß den verdutzten Vater einen Spaten nehmen. Sie wohnten immer noch im gleichen Haus wie seine Eltern schon gewohnt hatten. Unter einem Baum hieß sie den Vater den Spaten ansetzen und ein paar Stiche machen. Auf einmal kam dort die Schatulle seiner Mutter zum Vorschein, die diese vor Hitler und seinen Compagnons versteckt hatte: Niemand wusste von dieser Schatulle und ihrem Versteck etwas. In ihr waren ihr damaliger Pass, Ausweise, Schmuck und Geld, Reichsmark, die sie damals vor Hitler versteckt hatte. „Glaubst Du mir jetzt?", fragte sie „ihren Sohn", ihren Vater, die Hände genauso in die Taille gestemmt wie damals, als sie seine Mutter war. Der Vater musste wider Willen lachen. Zugeben musste er es ja schon...

So gibt es mittlerweile genügend Hinweise zur Tatsache der Reinkarnation. Unsere Hinweise sind ständig frappierend: Fahren wir mit unseren Menschen an die Orte, an denen sie schon einmal gelebt haben, so erinnert sich die Seele wieder an das, was dort geschehen war. Dadurch kommen entweder verstärkt Unwohlsein oder Schmerzen hoch, bis der Mensch begreift, in welcher Weise er hier noch zu handeln hat. Hat er etwas angestellt, so ist der Tatort immer der beste Ort, um Vergebung zu bitten, denn hier sind oft die Opfer oder zumindestens Seelenanteile von ihnen noch gebunden.

Folgendes Erlebnis soll die Tatsache der Reinkarnation noch veranschaulichen:

Auf einer unserer Fahrten nach Ägypten waren auch zwei Menschen dabei, die bis zum letzten Tag nicht wussten, warum sie überhaupt mitgefahren waren. Die Dame hatte schon bereits vor der Fahrt auf den Armen einen solchen Ausschlag bekommen, wie ich ihn erst einmal zuvor bei einer anderen Frau gesehen hatte, die diesen wie einen ägyptischen Kragen trug. Am letzten Tag vor Abflug besuchten wir das Tal der Könige. Im Tal der Könige sind immer nur drei Gräber offen, weil die Wandmalereien zu sehr unter den Ausdünstungen der Menschen leiden. Im dritten Grab, das wir besuchen durften, geschah folgendes: Auf einmal hielt der Mann sich am Geländer des Sarkophages unten im Grab fest und taumelte und taumelte. Ich beobachtete ihn besorgt, aber er schien sich gut festzuhalten. Nach ca. 15 Minuten war das Taumeln vorbei und er stand wieder gerade da und konnte auch wieder gehen. Er erzählte mir, was ihm geschehen war: „Ich hielt mich am Geländer fest, als auf einmal mein Kopf wie aufging. Mein ganzer Geist drehte sich spiralförmig hoch und immer höher auf ein Licht zu. Oben vor diesem Licht angekommen stand ich Christus gegenüber. Er fragte mich: „Kannst Du jetzt verzeihen?" Ich war ganz verdattert und wusste gar nicht, was Er meinte. Aber ich spürte irgendwie, dass es wohl noch etwas zu verzeihen geben müsste."

Beim Herausgehen wurde es unserer Dame mit den „Streuselkuchenarmen", wie sie es selbst nannte, so schlecht, dass wir sie stützen mussten. Auf einmal ging es nicht mehr und ich bat den Herrn, sie doch auf die Toilette zu begleiten, wo sie das schöne Mittagessen wieder den Vögeln übergab.

Im Bus angekommen hatte sie das Gefühl, sie müsste sterben, so hundeelend war ihr. Aber das Mittagessen war gut gewesen, wir hatten es alle gegessen und keinem war schlecht geworden.

Ich schaute in einer Durchlichtungsanalyse nach und fand heraus, dass sie den Pharao aus dem Grab, welches wir gerade vorher besucht hatten, mit Schlangengift vergiftet hatte. So empfand sie in diesem Moment den langsamen Tod nach, mit dem der Pharao gestorben war.

Es war auch eine komische Geschichte: Historisch steht fest, dass sich der Pharao bester Gesundheit erfreute und ganz plötzlich im Alter von nur 32 Jahren verstarb.

Nun war klar, wer dieser Pharao war:

Es war der Herr, der in dem Grab das Herausdrehen seines Geistkörpers erlebt hatte und vom Vater gefragt worden war, ob er denn nun verzeihen könnte. Ich fragte ihn, ob er dieser Dame jetzt vergeben könnte. „Aber ja", antwortete er. „Es ist ja schon eine Weile her!" Es fiel ihm auch deshalb nicht so schwer, weil er die Dame heute auch sehr nett fand. Durch seine Vergebung konnten auch seine Rückenschmerzen verschwinden (siehe das

Kapitel „Ischias" in diesem Buch) und er konnte sich wieder frei bewegen.

Die Nacht hindurch weinte die Dame voller Reue über das damals Geschehene. Ihr war vor ihrer eigenen Tat hundeelend. Sie konnte sich fast selbst nicht verzeihen, dass sie das alles getan hatte. Ich tröstete sie, dass sie die Selbstzerwürfnisse jetzt ruhig aufhören könne. In dem Moment, wo der Vater vergibt, der Nächste auch vergeben hat, ist die Tat auch gelöscht und muss nicht immer wieder hervorgeholt werden. Bereits am nächsten Morgen war ihr Ausschlag viel besser und drei Tage später war er weg.

Als der Herr später einmal diese Dame besuchen fuhr, fragte er sie: „Sag mal, warum hast Du mich damals eigentlich umgebracht?" „Das weiß ich doch heute nicht mehr!", antwortete sie. „Wird so irgendeine dumme Frauengeschichte gewesen sein."

Bei allen Auflösungsreisen erleben wir immer wieder so heftige Reaktionen der Menschen, die früher dort gelebt haben, die im Anschluss immer die physische und psychische Heilung des Menschen bringen. Auflösungsreisen machen wir in alle Länder der Erde, so dass jeder auch vor Ort sein Thema lösen kann.

Die Speicherungen im Seelenkörper

Alles, was die Seele schon einmal erlebt hat und zur Aufarbeitung in diese Erdeninkarnation mitnimmt, ist in ihrem Seelenkörper (feinstoffliches Abbild des physischen Körpers) gespeichert. Wenn ein Mensch stirbt, tritt der Seelenkörper aus dem materiellen Körper aus. Mit dem Seelenkörper tritt aber auch alles aus dem materiellen Körper aus, was der Mensch einmal in seinem Leben getan hat, an Gutem und Schlechtem, auch in Gedanken.

Wenn die Seele austritt, sieht sie in einem Lebensfilm noch einmal alles, was sie getan hat, d.h. es läuft noch einmal genau das ab, was sie in diesem Leben getan hat und was ihr zugestoßen ist, nur dass sie, falls sie **Täter** war, **die Schmerzen des Opfers** miterlebt (siehe auch das Nahtoderlebnis von Dannion Brinkley, beschrieben in seinem Buch: „Zurück ins Leben", im vorigen Kapitel beschrieben). Schon viele Menschen haben solche Nahtoderlebnisse gehabt und beschrieben, wie ihr Leben wie in einem Film vor ihnen ablief. Sie kamen auf die Erde zurück, um der Menschheit von dieser Tatsache zu berichten.

Anschließend hat die Seele die Möglichkeit, ihre Handlungen, welche noch nicht so gut gelaufen sind, entweder in den Seelenreichen oder in einer erneuten Inkarnation auf der Erde, wiedergutzumachen. Auf der Erde, wo dann der Körper die Seele abdeckt, wissen wir im allgemeinen nichts mehr von unseren früheren Leben. Dieses Nichtwissen von dem, was vorher war, gibt uns die Möglichkeit, von Grund auf noch einmal neu zu beginnen und so unsere Entscheidungen frisch zu fällen und neu zu überdenken. Eine neue Chance wird uns gegeben!

Daraus ergibt sich auch die Logik des Lebens. Fragen, die immer wieder gestellt werden, wie: „Warum kommt ein Kind krank oder behindert zur Welt?" bekommen so eine logische Antwort. Wenn man die kirchliche Auffassung nimmt, müsste man sagen: es gibt einen Gott, er belohnt oder er straft, er macht gut oder er macht böse, er erschafft gesunde oder kranke Menschen; alles ist von ihm gemacht und wir können Seinen Willen nicht erkennen. — Nein, Gott, unser Schöpfer ist gut, und seine Schöpfung war immer gut. Nur was der Mensch in seinen Leben gemacht hat, war nicht immer gut und somit hat er sich die Belastungen selbst vorher erschaffen, die er sich freiwillig in dieses Leben zur Austragung mitgenommen hat (Karma). Die Begebenheiten, die wir in unserem Leben antreffen, wie z.b. eine Behinderung, stellen tatsächlich die beste Lernsituation dar, um unseren nächsten Schritt zu machen. Dies erkennen wir meist aber erst im fortgeschrittenen Alter, wenn wir auf unser Leben zurückblicken.

Gott hat nur Gutes geschaffen, und Er hilft uns durch den Körper, der eine Art „Mülleimer" für unseren „Karmaschutt" ist, dass wir unsere Belastungen aus Vorleben ablegen können.

In der Durchlichtungsanalyse konnte ich nun diese in den einzelnen Organen gespeicherten Belastungen (genauer: in der Seelenspeicherung, den Organen zugeordnet) wie einen Videofilm sehen. Wenn ich den Gottesstrahl, der durch meine Hand fließt, an den Menschen anlege, ist es, als ob wir einen Videorecorder ans Stromnetz anschließen, wodurch es erst möglich ist, die auf dem Videoband gespeicherten Bilder zu sehen. Ebenso wird dann in dem Organ, welches gerade durchlichtet wird, der aktuell zu bearbeitende Ausschnitt aus dem Lebensfilm sichtbar. Die Einstrahlung kann über die Fußreflexzonenpunkte oder direkt über den Organen erfolgen. In den nachfolgenden Kapiteln werden die einzelnen Organe mit ihren jeweiligen Themen besprochen. Jedes Organ trägt eine bestimmte Information. Jedes Organ repräsentiert auch ein anderes Thema. Daraus erkennen wir, dass es keine Krankheit ohne seelische Ursache gibt, mit wenigen zivilisationsbedingten Ausnahmen, die meist aber auch alle einen Resonanzboden aus einem karmischen Ereignis in sich tragen. Wenn Menschen krank werden, sind die Gedanken sehr oft aufgewühlt und der Mensch hat Bilder, Träume, Fieberträume und der Mensch hat Bilder, Träume, Fieberträume oder es kommen Gedanken hoch wie z.B.: „Warum habe ich so gehandelt? Warum handle ich immer wieder so?"

Auch die heutigen, sogenannten Zivilisationskrankheiten können uns nur dann berühren, wenn wir dort eine Schwachstelle haben. Wichtig ist es natürlich, nicht leichtsinnig zu sein! **Innere Warnungen zu überhören ist auch Leichtsinn!** Dann kann Gott uns nicht mehr schützen.

Wenn sich einer vollsäuft und sagt dann: „Das kann mir nicht schaden!" ist er für den Schaden selbst verantwortlich. Die Instanz, die uns sagt, was für uns gut ist und was nicht, ist unser Gewissen. Was wir durch Leichtsinn verursachen, dafür kann unser Schöpfer nichts, das fällt wieder auf uns zurück.

Der Körper trägt alle Informationen für seine Gesundung in sich. Die erste Information, die wir erhalten, ist das die Krankheit auslösende Karma, als Bild oder Kurzfilm zu sehen. Ist das Karma nach der Lösung der seelischen Ursachen gelöst, so erscheint als nächstes die darunterliegende Schicht der Heilpflanzen, die den Körper bei seiner physischen Genesung unterstützen.

Die Information aus dem Seelenkörper schlägt sich auch in der Physis nieder. Und so ist es nicht verwunderlich, dass in einer Familie Kinder völlig unterschiedlich aussehen. So kann man oft schon erkennen, welche Art von Inkarnation ein Mensch in dieses Leben zur Abtragung mitgenommen hat. In einem Leben kann man nicht immer alles abtragen, was man schon einmal angestellt hat. Man nimmt sich nur soviel mit, wie in einen „Lebensrucksack" passt, der Rest kommt zur passenden, späteren Zeit zur Bearbeitung.

So ist unsere Erdeninkarnation gut vorgeplant worden, damit optimale **Lernbedingungen** geschaffen werden. Diese Vorplanung ist aber keine Lebens-Einbahnstraße, denn unser Schicksal formt sich nach unseren Entscheidungen. Viele Schicksalsschläge müssen nicht sein, wenn man vorher erkennt und aus der Situation lernt.

Man kann durch Einsicht vieles vorher lösen. Wenn dies geschieht, erfährt der Mensch eine Reinigung, das Karma fließt schnell über den Körper aus und der Mensch erhält somit ein leichteres Schicksal für die Zukunft. Vieles muss dann nicht mehr eintreten, was sonst hätte eintreten müssen.

Wir müssen wissen, dass alles im Seelenkörper so lange gespeichert bleibt, bis wir es durch Vergebens-, Verzeih- oder Friedensarbeit aufgelöst haben. Nicht durch äußere Technik wird unser Karma gelöst, sondern nur durch das aktive Anschauen, das Bearbeiten, das Vergeben oder um Vergebung bitten, durch den Reinigungsprozess, der aus dem Kern der Seele kommt.

Schicksal und Krankheit

Wie wir jetzt aus den vorangegangenen Kapiteln gesehen haben, gibt es weder einen Zufall noch die Willkür eines Schöpfers, der einfach so die einzelnen Schicksale oder Talente verteilt, sondern alles erfolgt nach dem Gesetz von Ursache und Wirkung. Es sind mehrere Schritte, in denen sich Karma zeigt:

Man kann durch Einsicht vieles vor dem Eintreten eines Schicksalsschlages lösen, denn man wird weit vor dem Eintreten eines Schicksalsschlages gewarnt, was sich auch in dem häufig gedachten Satz äußert: „Hätte ich es doch gemacht, ich hab's doch gewusst!" Der einfachste Weg geht über die Einsicht.

Versteht oder erkennt der Mensch es innerhalb der **Zeit zur Einsicht** nicht, dann geht das Ausfließen des Karmas über die Schicksalsschläge. Diese sind dazu gedacht, dem Menschen das nahezubringen, was er einstens anderen antat. Versteht er die Botschaft und bittet bei den geschädigten Seelen um Vergebung, so kann das Karma aufgelöst werden.

Versteht er seine Lernaufgabe durch die Schicksalsschläge immer noch nicht, geht es weiter über Krankheit oder Unfälle, die den Menschen zum Nachdenken bringen sollen. **Keine Krankheit oder kein Unfall geschieht aus Zufall!** Immer liegt etwas in der Seele vor, was verursacht hat, dass diese Krankheit oder dieses Ereignis jetzt kommen musste. Will der Mensch auch in dieser Phase sich noch nicht selbst erkennen, so führt seine Haltung oft bis zum Tod. **Der Tod ist dabei nicht als Strafe zu sehen, sondern als Gnade des Vaters, damit der Mensch sich nicht noch mehr belastet,** denn sonst würde er sich ja mit jedem Tag seines Lebens mehr belasten.

Das Leben ist in verschiedene Lernstufen gestaffelt. Der frühzeitige Tod ist die letzte Stufe, wenn die Seele in diesem Leben nicht mehr bereit war, weiterzulernen.

Der Tod in einem gewissen Alter, also das Herausschlüpfen der Seele aus dem Körper, ohne dass Krankheiten vorangehen, wäre der absolute Normalfall.

Normalerweise hat der Mensch 7 x 7 Jahre Zeit, um durch alle 7 Zentren und die ihnen jeweils zugeordneten Organe die Einsicht über sein gesamtes Karma[1] zu gewinnen. Darum sind die meisten Menschen bis 49 relativ gesund. Das ist die Zeit der Einsicht.

Nach dem 49. Lebensjahr beginnen die sogenannten Alterskrankheiten. Das heißt die Zusammenhänge, die man bis dahin noch nicht begriffen hat oder nicht begreifen wollte, muss man über die Krankheiten abtragen. Darum heilen Krankheiten bei ältere Menschen schlechter, da sie die Hinweise, die sie in jüngeren Jahren bekommen haben, oft überhört haben, So haben sich Negativverhaltensweisen „eingeschliffen", und die Menschen müssen deshalb etwas länger an der Abtragung arbeiten. Ich habe aber auch schon Krankheiten bei älteren Menschen schnell heilen sehen, wenn sie die Ursache ihrer Krankheit rasch einsahen und Veränderung durch Vergebung oder Um-Vergebung-Bitten schufen.

In jüngeren Jahren kommt oft mit der Krankheit auch die Einsicht. Dann heilt die Krankheit auch schnell wieder ab. Wenn keine Einsicht erfolgt, so entsteht oft eine Serie von Krankheiten oder die Krankheit artet zu einer chronischen aus

Wir können also anhand unserer Erkrankungen erkennen, was wir irgendwann einmal gesät haben. Denn all unsere Taten müssen durch den Körper wieder ausfließen. Da durch die göttliche Gnade wirklich schon sehr, sehr viel verglüht wurde, bekommen wir nur noch einen winzigen Teil von dem, was eigentlich zur Abtragung

---

[1] Siehe auch Buch 2 von Claire La Belle: Heilung von der Seele her: Was Du säst, wirst Du ernten: Alterskrankheiten, Tod, Übergang, Kinderkrankheiten

angestanden hätte, zu spüren. Und doch ist es so, dass es für uns immer noch sehr schwer ist, diesen Anteil zu ertragen.

Wir müssen wissen, dass der freie Wille eines jeden einzelnen Menschen unantastbar ist, selbst Gott-Vater lässt uns unseren freien Willen.

Wir sollen aus freiem Willen zu Ihm zurückkehren und nicht durch Aufdrängen oder Zwang Seines Willens. Da wir immer und jederzeit unseren freien Willen haben, sind wir auch **logischerweise für alles, was wir tun, und auch für das, was wir nicht tun, selbst verantwortlich.** Deshalb wäre es für uns nur von Vorteil, wenn wir bei allem, was wir tun wollen, den Nachsatz hinzufügen: „Herr, Dein Wille geschehe!" Dann sind wir in Gottes Führung, denn Er sieht die Situationen unseres Lebens immer aus der Adlerperspektive und nicht nur aus der Perspektive unseres kleinen Willens. Wir wissen nämlich in Wirklichkeit nicht, was auf Dauer und lange Sicht für uns wirklich gut ist und was nicht, denn wir können ja kaum den morgigen Tag in seinem wirklichen Geschehen überblicken, geschweige denn Zeit und Raum über Leben und Inkarnationen hinweg!

Jeder kann frei bestimmen, was er säen will. Ernten muss er aber, was er gesät hat. Was die Menschen Schicksal nennen, ist nichts anderes als die Ernte aus ihrem eigenem Saatgut.

Man könnte jetzt sagen, dass es Ausnahmen gibt, in denen keine seelische Ursache von Krankheiten zugrunde liegt, wie z.B. bei Menschen, die durch Mangelernährung krank werden. Bei uns in den Industrieländern trifft dieses eigentlich überhaupt nicht zu. Und bei den Menschen, die in den Entwicklungsländern leben, ist es wiederum so, dass sie wegen ihrer seelischen Ursachen in solche Umstände geraten sind bzw. sich eine Inkarnation in einem solchen Lande mit diesen Umständen ausgesucht haben und deshalb ihre Erkrankungen durch Unter- oder Fehlernährung im weiteren Sinn doch wieder eine seelische Ursache haben.

Dies ist zum Beispiel der Fall bei Seelen, die in früheren Leben als Herrschertypen andere Menschen haben verhungern lassen: Sie suchen sich zur Abtragung oft eine Inkarnation in solch ärmlichen Umständen aus.

Wenn wir den wahren Grund für unsere Umstände erkennen, dann haben wir die Möglichkeit, diese zu ändern. Leider muss es bei vielen erst so weit kommen, dass eine Krankheit sie zur Einsicht bringt, bis sie etwas in ihrem Leben ändern. Es gab schon viele Krebskranke, die laut Diagnose der Ärzte nur noch wenige Wochen zu leben hatten. Plötzlich wurde ihnen bewusst, dass jede Sekunde in ihrem Leben kostbar ist. Sie fingen an, ihr Leben umzustellen, und lebten viel bewusster. Einige machten Dinge, die sie schon immer tun wollten, aber aus irgendwelchen Gründen noch nicht getan hatten. Durch die Umstellung ihres Lebens erkannten sie so allmählich den Grund für ihre Krankheit. Sie spürten wieder, dass das Leben lebenswert ist, dass sie eine Aufgabe haben und dass sie noch gebraucht werden. Denn jeder wird gebraucht, man muss sich nur seinen Platz, seine Lebensaufgabe suchen. Und als sie all das erkannt und gelebt haben, war die Krankheit plötzlich verschwunden, und sie waren, unerklärlicherweise für manche Ärzte, geheilt.

Also lassen Sie es nicht so weit kommen, bis der Arzt Ihnen sagt: Sie haben nur noch so und so lange zu leben. Fangen Sie an, an sich zu arbeiten, suchen Sie Ihre wunden Punkte, machen Sie ihre Vergebens- und Verzeiharbeit und leben Sie nach den zehn Geboten. Ich kann dazu sagen: Es lohnt sich, es lohnt sich wirklich. Denn die Belohnung ist ein Leben voller Gesundheit und wahrer Erfüllung.

Wer durch zuviel Genussgifte krank wird, der handelt hart- oder unbarmherzig sich selbst gegenüber, und so haben wir in diesem Fall auch wieder eine seelische Ursache der Krankheit zugrunde liegen.

Man sagt auch, es gibt vererbbare Krankheiten. In Wirklichkeit sind es Krankheiten, die die ankommende Seele benötigt, um etwas Bestimmtes zu erleben. Die Seele hat sich also diese Krankheit für ihre Karmabewältigung ausgesucht.

Wenn es wirklich zu einer Haltungsänderung kommt, ist jede unheilbare Krankheit heilbar. Es gibt genügend Berichte von Menschen, die unheilbar krank waren und durch ihre veränderte Lebenseinstellung und Sichtweise wieder gesund wurden, auch ohne schulmedizinische Therapieformen oder sogar dann, wenn schulmedizinisch nichts mehr zu machen war (der beste Fall für diese Tatsache bin ich ja selbst – siehe „Vorwort")

Wir können manchmal auch mit Recht sagen, dass jemand in diesem Leben wirklich ungerecht behandelt worden ist, aber: Wenn wir die Gesamtheit aller Leben betrachten, stellen wir fest, dass dahinter doch wieder die Gotteslogik von Saat und Ernte steht: Ein vielleicht einmal ungerecht gelebtes Leben kommt durch diese Austragung wieder ins Gleichgewicht und dadurch in Ordnung.

Folterungen

Viele Phantomschmerzen, denen man keine physische Ursache zuordnen kann, sind ehemalige Folterschmerzen.

Es wurde früher, hauptsächlich im Mittelalter, sehr viel im Namen der Kirche und des Staates gefoltert. Da wurden z.B. die Menschen mit Wagenrädern quer über die Wirbelsäule oder durch Zerbrechen aller Röhrenknochen gerädert. Oder sie wurden auf der Streckbank auseinandergezogen, bis ihnen alle Wirbel brachen oder nicht mehr hielten und sie gelähmt waren. Sie wurden mit Daumenschrauben zu Aussagen gezwungen, mit Nadeln durchstochen, mit heißen Eisen an der Fußsohle oder den Gliedmaßen verschmort, in einer sogenannten russischen Mama aufgespießt u.s.w. Die Liste könnte man endlos fortsetzen. Die Phantasie der Folterknechte war fast grenzenlos. Um einen kleinen Einblick in all die Grausamkeiten zu bekommen, kann man sich solche Foltergeräte in einem Foltermuseum einmal ansehen und sich auch die Direktiven der Mönche (!), die aufgeschrieben haben, wann welche Folter anzuwenden war, einmal durchlesen!

Die Opfer, die damals gefoltert wurden und **ihren Peinigern bis heute noch nicht verziehen haben, haben auch heute wieder die gleichen Schmerzen.** Warum? Sie haben ihren Tätern noch nicht vergeben, die heute die gleichen Schmerzen tragen wie sie und die diese Schmerzen zusätzlich so lange tragen müssen, bis die Opfer ihnen — den Tätern — vergeben haben. Dann könnte man doch sagen: Das ist ungerecht! **Warum muss das Opfer denn noch einmal leiden?** Dazu stellte mir Michael folgende Frage: **„Was ist der Unterschied zwischen einem Täter und einem Opfer, welches nicht vergibt?"** Ich überlegte eine Weile. Dann kam die Antwort: **„Keiner. Beide sind hartherzig!"** Also wird **das Opfer durch das nochmalige, allerdings leichtere Erleiden der Schmerzen dazu gebracht, weichherzig zu handeln** und seinem Täter zu vergeben. Daraufhin lassen die

Schmerzen durchweg auch nach. Wenn den Folterknechten und ihren Befehlsgebern von damals noch nicht verziehen wurde und sie auch noch nicht um Vergebung gebeten haben, dann müssen sie heute die Schmerzen ihrer Opfer erleiden. Und allein das Ansehen dieser geplagten Menschen bringt doch manches Opfer dazu, die Vergebung für seine(n) Täter auszusprechen.

Ich möchte nun auf ein paar Folterschmerzen eingehen:

Menschen, die in früheren Leben für die „Wahrheit" andere mit Wagenrädern entlang der Wirbelsäule gerädert haben oder Menschen, die gerädert wurden und noch nicht verziehen haben, haben heute oft Verkrümmungen an der Wirbelsäule oder zumindest immer wieder starke Schmerzen. Nach dem Verzeihen bleiben beim Opfer die Schmerzen oft weg. Durch Physiotherapie kann dann die Begradigung des Rückens vorgenommen werden. Diese gelingt dann auch. Beim Täter bleibt nach der Bitte um Vergebung die Krankheit meist stehen und geht erst allmählich in dem Maße zurück, in dem die Abtragungszeit abläuft.

Mit das Schlimmste, was einem passieren konnte, war, wenn man in eine Figur gestellt wurde, deren Innenseite mit unzähligen Spießen ausgestattet war, und diese Figur wurde dann langsam zugedrückt, bis man vollständig aufgespießt war („Russische Mama" wurde dieses Folterinstrument genannt, weil es die Form einer Matrioschka hatte). Diese Foltermethode verursacht bei den Betroffenen (Täter und Opfer) heute am ganzen Körper undefinierbare, wandernde Schmerzen. Wir hatten einmal einen Patienten, der solche Schmerzen am ganzen Körper und zusätzlich rote Flecken am ganzen Körper verteilt hatte. Niemand konnte eine Ursache feststellen. Wir konnten in einer Durchlichtungsanalyse feststellen, dass er in ein solches Instrument gesteckt und zu Tode gefoltert worden war. Es war nicht einfach, diesem Patienten zu sagen, dass er seinen Tätern vergeben möge.

Wenn die Fußsohle schmerzt und brennt, vor allem dann, wenn die Menschen starke Angst haben oder in Angst versetzt werden, so kommt dies oft daher, dass den Menschen auf den Verhörstühlen die Füße eingespannt und die Fußsohlen mit einem heißen Eisen angebrannt wurden. Wenn heute der Mensch Angst vor „Verhören" (auch Prüfungen und partnerschaftliche oder berufliche Kontrollen gehören dazu) entwickelt, dann fangen bei früher einmal so gefolterten Menschen durch die Seelenerinnerungen solange die Fußsohlen wieder an zu brennen, bis er den Tätern vergeben und Ruhe in diesen Situationen erworben hat. Dann erst lässt der Schmerz nach, weil erst dadurch das Geschehen auch aus dem Emotionalkörper gelöscht ist.

Wie viele Frauen wurden als Hexen bezeichnet und zuerst gefoltert und anschließend verbrannt? Manche Frauen mussten auch mit Gewichten an den Händen und Füßen auf einen Pfahl aufgespießt verbleiben, dessen Spitze vaginal in sie eindrang, Sie wurden so ganz langsam gepfählt, wenn sie „Kontakt mit dem Teufel" hatten, was immer sich die Inquisitoren darunter vorstellten. Solche Folterungen verursachen nicht nur unerträgliche, nicht definierbare Schmerzen, sondern verursachen noch heute Blockaden und Ängste im gesamten Liebesleben und in Beziehung zu den Menschen..

Die Folterknechte hatten damals die Vorschriften eines dicken Buches über die Foltermethoden bei „satansbesessenen" Menschen anzuwenden. Dieses Buch wurde geschrieben von einem Mönch, wohlgemerkt von einem Mönch! Man kann es heute im Museum von Carcassonne (Frankreich) in Auszügen nachlesen und die entsprechenden Foltermethoden dort, im Modell nachgestellt, besichtigen. Das Buch existiert noch und ist als Grundlagenwissen für die Einordnung von Phantomschmerzen sehr zu empfehlen.

Rückenschmerzen, die sich von unten nach oben ziehen, kommen oft von den Streckbänken. Bei diesen Patienten ist es auch so, dass die Wirbel sich immer wieder verschieben, bis die Patienten verziehen haben.

Also: Wenn irgendwelche diffusen Schmerzen auftreten, die nicht diagnostizierbar sind, sollte man nachsehen, ob ehemalige Folterungen zugrunde liegen. Es muss abgeklärt werden, ob derjenige selbst gefoltert worden ist oder ob er andere gefoltert hat oder die Anordnung dazu gab.

Das Kuriose bei vielen Folterungen war, dass die Folterknechte sich an ihren Handlungen auch noch sexuell erregten. In vielen Fällen gehen diese Männer heute zu Dominas. Denn beim Gequältwerden durch die Dominas erleben diese Männer, wie es ihren Opfern damals erging, und gleichzeitig bekommen sie so wieder eine sexuelle Stimulation. Jetzt kann man sich natürlich fragen, ja wer sind denn die Dominas? Nun, es könnte sein, dass es die Opfer von damals sind. Viele Seelen sind nach einem so gequälten Leben zu Racheseelen geworden nach dem Motto: „Warte, Bürschchen, wenn ich Dich zwischen die Finger krieg, dann...". Sie suchen nach Genugtuung. Nur ist das auch nicht der richtige Weg, um seinen Hass und Groll abzubauen.

All die SM-Praktiken (Sado-Masochistisch) wurden unter anderem aus dem Mittelalter ins Heute mitgeschleppt.

Partnerschaft

In der linken Niere eines Menschen ist der Sitz der Partnerschaft. Über dieses Thema wird im Abschnitt Niere nochmals berichtet.

Warum suchen wir eigentlich nach einem Partner? Nun, Gott hat alle seine Kinder als Mann und Frau erschaffen, als Cherubim und Seraphim. Deshalb suchen wir nach unserem Partner, um einen Gedanken Gottes wieder in der Form von Mann und Frau zu verwirklichen.

Der Idealfall einer Partnerschaft ist, wenn man mit seinem Dualpartner zusammenkommt. Viele suchen auf der Erde nach Ihrem Dualpartner. Manchmal ist er gleichzeitig inkarniert, manchmal bleibt er „oben" und fungiert als Schutzengel. Wenn sich ein Dualpaar gefunden hat, dann wirkt der eine auf den anderen wie ein Magnet und es bildet sich eine Einheit. Die emotionale Grundliebe ist unzertrennlich. Trotzdem kann es auch dort noch Reibereien geben, wenn noch unerlöste Charakterzüge vorhanden sind.

Ist der Dualpartner nicht inkarniert, dann bekommt man meistens einen Partner, mit dem man noch eine karmische Verstrickung zu lösen hat. Diese Variante hat man sich vorinkarnatorisch auch so ausgesucht. Das heißt, man bekommt jetzt die Chance, in Liebe miteinander umzugehen, und kann so die alten karmischen Strukturen aufarbeiten. Es kann auch eine Täter-Opfer Verbindung sein. Unter dem Deckmantel des Vergessens kann die Karmaaufarbeitung bestens erfolgen. Wenn dann das Karma aufgelöst ist, kann es geschehen, dass solche Beziehungen aufgrund der Andersartigkeit der Partner auseinandergehen – das muss aber nicht in jedem Fall so sein. Wenn aber einer der Partner nach Aufarbeitung des Karmas eine andere Beziehung will, dann sollte man diesen Partner auch gehen lassen. Nicht, bis dass der Tod uns scheidet, sondern bis dass der freie Wille uns scheidet, ist die richtige Ansicht. Niemand sollte den anderen an der Ausübung seines freien Willens hindern, denn sonst entstehen nur hohle Lebensgemeinschaften auf Vernunftbasis oder lügenhafte Gebilde, die jeder Liebe entbehren.

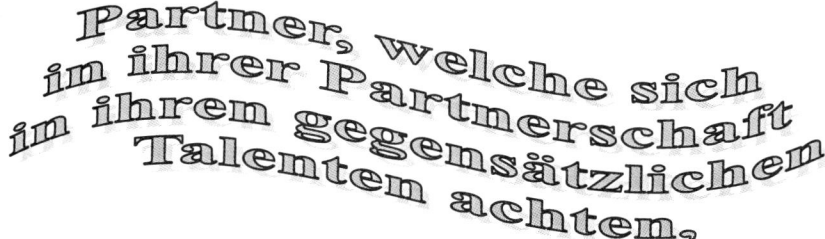

Partner, welche sich in ihrer Partnerschaft in ihrem gegensätzlichen Talenten achten,

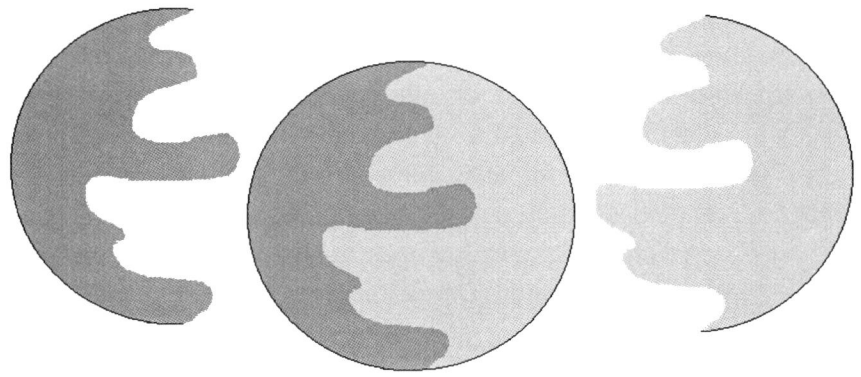

ergänzen sich harmonisch zu einer Einheit

Oft zeigt der eine dort eine Schwäche, wo der andere eine Stärke hat. Man sollte nur nicht den Fehler machen, auf der Schwäche des Partners „herumzuhacken". In gegenseitiger Achtung kann man dazu kommen, sich zu ergänzen und ein harmonisches Ganzes zu werden. Dies soll dieses Bild hier verdeutlichen, wo diese zwei völlig unterschiedlichen Hälften doch zu einem vollständigen Kreis zusammengefügt werden können.

Um eine gute Partnerschaft führen zu können, sollten wir als allererstes unsere gesamten Erwartungshaltungen über Bord werfen.

Der Partner soll ja eine Ergänzung sein und keine Kopie von mir. Im Idealfall hat der Partner da seine Stärken, wo ich meine Schwächen habe und umgekehrt, denn nur so kann man voneinander lernen und ergänzt sich optimal.

Wenn man einander achtet, wertschätzt und für kostbar hält, dann ist die Einstellung zum Partner eine andere. Sie bekommt eine viel höhere Qualität. Jede Partnerschaft, ob Ehe oder Freundschaft, ist immer genau nur 24 Stunden pro Tag lang, und sie fängt am nächsten Tag wie neugeboren wieder an. Wenn ich dann immer noch das gleiche liebevolle Verhältnis zu meinen Partner habe, den ich als Gottesgeschenk betrachte, dann gehe ich wieder frei, offen und frisch auf ihn zu. Dann entstehen nicht die bekannten Abschleifprozesse, wo man sich nach einer gewissen Zeit nur noch anödet. Denn oft merkt man erst, wie wertvoll der Partner für einen war, wenn die Beziehung auseinandergegangen ist. Wie oft haben wir schon den Ausspruch von Menschen gehört, die sich Hals über Kopf getrennt haben: Wenn ich könnte, würde ich meine Entscheidung und mein Verhalten meinem Partner gegenüber wieder rückgängig machen. Die ständigen Erwartungen an den Partner sind wie eine Baumschere, und wenn man nicht aufpasst, dann kann man auch die fruchtbaren Äste abschneiden. Die fruchtbaren Äste bei einem Menschen sind seine Talente und Fähigkeiten. Wichtig ist es also, den Partner als Geschenk zu sehen und ihn so zu lassen, wie er ist, denn gut funktionierende Paare müssen komplementär sein, sich ergänzen.

Das soll jetzt aber nicht bedeuten, dass ich alles, was mein Partner tut, tolerieren muss. Wenn der Partner z.B. fremdgeht oder zuviel Alkohol trinkt usw. dann sollte ich mich gegen solche Ausschweifungen zur Wehr setzen. Oft ist man ja auch so zusammengestellt, dass der eine Partner lernt, sich nicht mehr alles gefallen zu lassen, sondern sich auf „die Hinterbeine zu stellen", damit sich das Ego des anderen Partners nicht mehr zu sehr aufbläht. Eine Partnerschaft sollte immer ausgeglichen sein, nicht nur bei den Vergnügungen, sondern auch bei den Pflichten. „Wir Männer können gut und gerne unseren Frauen bei der Hausarbeit zur Seite stehen.", sagte ein guter Freund zu mir.

Und die Entwicklung geht mittlerweile in diese Richtung. Immer mehr Männer verrichten Hausarbeit, kümmern sich liebe- und hingebungsvoll um die Kinder. Und so sollte es in einer guten Partnerschaft sein, dass man alles teilt, ob Freud ob Leid, wie man sich ja auch bei der Hochzeit verspricht. Es ist wichtig, nicht nur in guten, sondern und gerade auch in schlechten Zeiten zueinander zu stehen. Wir sollten unseren Partner so lieben, wie er ist und nicht, wie er nach unserer Meinung sein sollte. Wir können keinen Menschen ändern, jeder kann sich nur selbst ändern.

Dazu eine kleine Anekdote:

Ein Mann suchte sein ganzes Leben lang nach seiner idealen Partnerin. Er war sehr erfolgreich und berühmt, nur blieb er sein ganzes Leben allein. Als er alt war, fragte ihn ein Reporter in einem Interview, ob denn seine Suche keinen Erfolg gehabt habe.

Und er antwortete darauf: „Doch, ich habe sie gefunden! Als ich dreißig Jahre alt war, bin ich ihr begegnet. Aber leider suchte auch sie nach dem idealen Partner!"

Vielleicht müssen wir nur einmal mit dem Herzen hinschauen, um zu erkennen, wie wertvoll unser Partner eigentlich ist.

Die Sexualität in einer erfüllten, herzverbundenen Partnerschaft kann ohne Energieverlust stattfinden, wenn beide Partner gelernt haben, ihre Lebensenergie von der höchsten Quelle zu erhalten. Siehe hierzu den Abschnitt am Ende des Kapitels „Nase – Hellriechen" beim 6. Zentrum.

Verzeih- und Seelenarbeit

Dies ist ein sehr wichtiger Teil, erstens zur Selbsttherapie und zweitens, wenn man anderen helfen möchte. Es mag sich vielleicht teilweise etwas fremd oder ungewohnt anhören, versuchen Sie es einfach. Gehen Sie an die Sache heran, wie ein neugieriges Kind, das noch frei von Vorurteilen und voller Glauben ist.

Wenn eine Seele in den Seelenreichen erkennt, dass sie einmal ein Täter war, dann nimmt sie die Schmerzen des Opfers auf sich und trägt diese in einer erneuten Inkarnation.

Daher kommen die Phantomschmerzen. Die Phantomschmerzen sind nichts anderes als Seelenschmerzen, die sich über die Organe, Muskeln oder Gelenke zum Ausdruck bringen. Es sind die physischen Schmerzen, die der andere in der früheren Inkarnation erlitten hat. Warum können jetzt sowohl der Täter als auch das Opfer diese Phantomschmerzen bekommen?

Der Täter übernimmt die Schmerzen des Opfers, um dadurch in dieser Inkarnation zu erfahren, was er angestellt hat.

Hier ist es an der Zeit, Aufklärung durchzuführen und den Therapeuten zu erklären, dass die Eltern nicht für das Schreien und den Seelenschmerz ihrer Kinder verantwortlich sind, wenn sie nicht selbst gewalttätig sind. Wenn ein Kind in der Zeit von 0 - 7 Jahren viel schreit, schreit es seine mitgebrachten Schmerzen aus der zur Aufarbeitung mitgebrachten Inkarnation heraus. Und diese Schmerzen sind sehr oft die Schmerzen, die es als Täter einem Opfer zugefügt hat, oder andersherum die des Opfers, wenn dieses noch nicht verziehen hat. Wenn ich meinem Täter nicht verzeihen konnte, habe ich einfach dieses Gesetz: „Vater, vergib Ihnen, denn sie wissen nicht, was sie tun." noch nicht umgesetzt. Deshalb ist es besonders wichtig, den Opfern zu sagen, dass auch sie nur dann ihre Schmerzen loswerden können, wenn sie ihren Tätern verziehen haben. Anders geht es nicht. Versuchen

Sie, nochmals in die Situation geistig hineinzugehen, und dort Ihren Tätern zu verzeihen. Ich weiß, dass das manchmal sehr schwer nachzuvollziehen und umzusetzen ist. Aber es ist der einzige Weg, um seine Schmerzen und auch Seelenlasten loszuwerden. Hierzu zähle ich auch Situationen, wo z.B. immer alles schiefläuft oder das Leben nach immer denselben Mustern abläuft, deren Ursache man einfach nicht ohne weiteres erkennt. Sobald das Opfer seinem Täter verziehen hat, passiert folgendes: Das Opfer verliert die entsprechende Organspeicherung und gesundet. Gleichzeitig verliert der Täter ebenfalls jenen Teil seiner Organspeicherung, der durch die Wut, die Rachegedanken und die Vergeltungssucht des Opfers gebunden war.

Es ist ja auch so, dass meistens Opfer und Täter in unmittelbarer Nähe wieder inkarniert sind oder zumindest irgendwann im Leben aufeinander treffen. Solche Beziehungen sind natürlich belastet. Man mag den anderen nicht und weiß eigentlich gar nicht so recht, warum. Wenn man hier echte Verzeih- und Vergebensarbeit durchführt, geschehen wahre Wunder. Wir hatten schon viele Menschen in den Durchlichtungsanalysen, die nach dem Erkennen der Ursache diese Arbeit leisteten. Sie erzählten dann später, dass sie ihre Schmerzen losgeworden waren und dass sich plötzlich das Verhältnis zu einer Person (früherer Täter) gebessert habe, ja sogar sehr gut geworden sei. Diese Menschen fühlen sich dann viel leichter, von einer Last befreit.

Wenn ein Mensch einmal Täter gewesen ist, so kann er seine Opfer um Vergebung bitten. Dies kann alles geistig und über die Seelenreiche gemacht werden. Denn es sind nicht alle Opfer zum jetzigen Zeitpunkt inkarniert. Solch eine Arbeit muss natürlich gewissenhaft und ehrlich durchgeführt werden.

Denn all die Seelen, die noch nicht vergeben haben, sind so lange an den Ort der Tat gebunden, bis sie vergeben haben. Das bedeutet, dass es für diese Seelen kein Fortkommen gibt. Dies kann auch mit ein Grund sein bei Menschen, die nicht richtig „in die

Gänge kommen", also auch ihr Leben schlecht auf die Reihe bekommen oder immer wieder Rückschläge erleben und oft nicht die Anerkennung erhalten, die sie im heutigen Leben eigentlich verdienten. Deshalb ist es auch für die eigene Entwicklung wichtig zu verzeihen.

Um nochmals auf die kleinen Kinder zurückzukommen, die ihre Schmerzen herausschreien: Hier können die Eltern oder geschulte Therapeuten mit der Seele des Kindes sprechen. Dies funktioniert sehr gut. Wenn man daran denkt, dass die Seele eines Kindes ja erwachsen ist, fällt das Miteinanderreden auch nicht mehr schwer. Nur muss auch diese Gedankenübermittlung genauso dosiert werden wie eine Medizin. Also sollte man der Seele des Kindes nicht mehr zumuten, als sie aufzunehmen in der Lage ist.

Viele Therapeuten gehen mit den Menschen in eine karmische Situation hinein und erklären ihren Menschen, sie sollten jetzt einfach „loslassen". Aber dieses „Nur-Loslassen" genügt nicht, es muss die Vergebensarbeit geleistet werden. Christus lehrte uns sinngemäß: „Gehe zuerst zu deinem Bruder, bitte ihn um Vergebung, mache Frieden mit ihm und dann folge Mir nach."

Ist der „Bruder" oder die „Schwester" inkarniert und geht es um ein Thema in diesem Leben, so ist es gut, wenn man zuerst gedanklich die Person um Vergebung bittet. Manchmal tut sich dann schon „automatisch" etwas an der Haltung und der Mensch kommt leichter auf einen zu. In jedem Fall ist es gut, mit dem Menschen persönlich noch einmal zu reden, um für das Aktuelle wirklich eine Aussprache zu erlangen.

Geht es um vorinkarnatorische Ereignisse, so muss ich nicht physisch zu meinem „Bruder" gehen, es geht auch über die Seelenebene, insbesondere, wenn der „Bruder" oder die „Schwester" von Reinkarnation noch nichts wissen will. Damit ist gemeint, dass ein von tiefstem Herzen ausgehendes Vergeben oder um Vergebung bitten, auch wenn es nur gedanklich geschieht, seine Wirkung beim Empfänger hat. Ohne diese Vergebensarbeit bleiben die Speicherungen in uns unerlöst.

Wie steht es nun mit der Schwere der Krankheiten? Die Täter bekommen die volle Ausprägung der Krankheit. Die Opfer haben, wenn sie noch nicht verziehen haben, die gelinderte Auswirkung. Beim Täter ist es so: Wenn das Opfer verziehen hat, bleibt die Krankheit auf einem bestimmten Level stehen und geht eventuell ganz langsam zurück, je nachdem, wie er sich jetzt verhält.

Das Opfer bekommt die Krankheit nur ansatzweise, nur zum Erinnern: „Da ist noch etwas Unverziehenes." Nach dem Verzeihen heilt die Krankheit meist vollständig ab. Es bleibt aber oft ein „Seismograph-Effekt" zurück: Das bedeutet: Wenn man noch einmal vor dieselbe Situation gestellt wird und wieder nicht vergeben kann, so meldet sich derselbe Schmerz wieder. Das dient dann dem Erinnern: „Hier hast du wieder denselben Fehler gemacht! Du hast wieder nicht vergeben können! Bitte, vergib!" Und nach dem erneuten Vergeben in der „Testsituation", die keinem Menschen erspart bleibt, verschwinden die Schmerzen wieder.

Wenn sich das Karma in Form einer Erkrankung zeigt, ist die Seele reif genug dafür, dieses jetzt auch zu bearbeiten. Sie erhält genug Kraft, das Thema anzuschauen und zu bewältigen. Oft genug hängt das Auftreten von Krankheiten oder Schmerzen mit dem Treffen einer bestimmten Person zusammen. Ein Beispiel: Ich bekomme in Gegenwart eines bestimmten Menschen Schulterschmerzen. Der Grund kann sein, dass ich irgendwann einmal von seinem Speer durchbohrt worden bin. Nun kenne ich den Täter und muss lernen, in Frieden mit ihm umzugehen und ihm zu verzeihen. Der Täter spürt dann seine Erkrankung, also die gleichen Schmerzen, noch stärker, und auch er muss lernen, in Frieden mit seinem damaligen Opfer zu leben, das er ja aus irgendwelchen Gründen verfolgt hatte, und er muss sein Opfer um Vergebung bitten. Wenn beide die Schmerzen spüren, ist es oft nicht mehr schwer, die Querverbindung herzustellen. Es geschieht auch oft, dass die damaligen Täter auch heute noch ihre Opfer verfolgen. In diesem Falle ist die Arbeit des Opfers dann beendet, wenn es dem Täter vergeben hat. Die restliche Arbeit übernimmt dann das Schicksal. Diese Vergebensarbeit ist die wichtigste Arbeit, die wir **für uns und andere tun können.**

Innere Stimme

Wie können wir denn nun wissen, was im Leben gewissenhaft ist?

Es gibt einen schönen Spruch, der besagt: „Was ich nicht will, was man mir tut, füg' ich auch keinem anderen zu." Beherzigt jeder Mensch bis ins Detail schon einmal diesen Satz, so hat er schon einen großen Teil seines Gewissens sprechen lassen. Für die Feinheiten gibt es noch die Herzensstimme, da wir oft nicht wissen können, was uns oder unserem Nächsten wirklich gut tut.

In unserem Herzen existiert unser Lebensfunke aus Gott (siehe den Bericht über den Hot Spot im Herzen des Menschen). „Die Liebe Gottes ist ausgegossen in unsere Herzen durch den Heiligen Geist, der uns gegeben ist." (Röm 5, 5) Und aus diesem Lebensfunken kommen die göttlichen Impulse. Fragt sich der Mensch: „Ich weiß nicht, was die göttlichen Impulse sind", so soll er sich fragen: „Wann habe ich das letzte Mal gesagt: Hätte ich es doch gemacht, ich habe es doch gewusst!" Wer schon einige Male im Leben diesen Satz ausgesprochen hat, der hat die Innere Stimme in seinem Herzen schon vernommen. Es ist nicht eine Stimme, die man wie in einem Telefonhörer hört. Es ist vielmehr ein Impuls, der aus dem Herzen hochsteigt und ins Bewusstsein kommt. Es ist eine Stimme, die im Schweigen spricht. Diese Impulse werden im Laufe der Öffnung für die Herzensstimme immer deutlicher.

So kann man mit der Zeit die Impulse aufschreiben. Man kann überprüfen, ob man der Stimme richtig gefolgt ist, indem man sich notiert, ob man die erfahrenen Impulse befolgt hat oder nicht. Hat man sie nicht befolgt, und das Ergebnis ist wirklich: „Hätte ich es doch gemacht, ich habe es doch gewusst!", so schreibt man sich auch diesen Fehltritt dazu, um im nächsten Falle der Inneren Stimme mehr zu gehorchen. Dieses ist die wahre Herzensstimme, die Stimme Christi in unserem Herzen. Diese Stimme ist nicht zu vergleichen mit dem sogenannten Channelling. Deswegen warnen wir oft vor Channelling, weil sich dort auch erdgebundene Geister einschalten können. Jede Seele, die sich beim Channelling meldet, kann nur etwas aus ihrer eigenen Wissensebene berichten. Und die Prüfung, ob etwas von Gott kommt oder nicht, ist sehr schwer. Es gibt viele Menschen, die medial sind und mit anderen Wesenheiten in Kontakt stehen, aber dies sind meistens Wesen aus dem Falluniversum[1]. Wenn ich sicher sein will, dass ich an die Lichtreiche angeschlossen bin, dann muss ich lernen, auf die Herzensstimme zu hören, denn diese kommt aus der Lichtwelt. Diese Herzensflamme ist die Erlöserflamme, die Christus uns nach dem Kreuzestode ins Herz gelegt hat. Diese Herzensstimme leitet uns immer richtig. Wenn ich jetzt vor einer Frage stehe und nicht weiter weiß, so ziehe ich mich an einen stillen Ort zurück und frage: „Vater was soll ich jetzt tun, kannst du mir helfen?" Und dann spüre ich, wie aus dem Herzen ein warmer Strom aufsteigt, und auf einmal habe ich die richtige Antwort im Innerohr. Die Antwort kommt auch oft in Bildern oder Gefühlen. In unserer hektischen Berufswelt wird am meisten auf dem WC gebetet. Dies ist ein Ort, wo der Mensch Ruhe finden kann; man ist normalerweise allein und kommt zum Nachdenken.

---

[1] Erklärung zum Begriff „Falluniversum" siehe Artikel im Anhang „Die Wahrheit über den Urknall"

Nachfolgend ein kleines Gedicht über das Gefühl und den Verstand[1]:

GEFÜHL KONTRA VERSTAND

Oft habe ich das Gefühl:
Das solltest du jetzt machen!
Da kommt gleich der Verstand
und fängt laut an zu lachen.

„Ich bitte dich" sagt er, „du wirst doch nicht vergeben!
Dem Gefühl ‚Verzeihen‘,
dem musst du widerstehen".

Ein anderes mal sagt mein Gefühl:
„Hier sollst du besser schweigen!"
Schon kommt der drängende Verstand:
„Hier musst du deine Trümpfe zeigen!
Hier kannst du heftig diskutieren
und die anderen kritisieren!"

Oft sagt das Gefühl: „Sei klug, gebe nach!
Streit hat keinen Sinn!"
Da schreit der Verstand:
„Oh, diese Schmach,
du musst dich beweisen!
Nachgeben bringt keinen Gewinn!"

Dann wieder sagt das Gefühl:
„Was du gestern gehört,
nimm es herein in dein Leben!"
Gleich. ruft der Verstand:
„Ich bitte dich,
du wirst doch nicht nach neuen Erkenntnissen streben!

---

[1] empfangen durch das Innere Wort von Herta Steiner, entnommen dem Buch „Weil ich Dich mag", Unipress Verlag Salzburg, ISBN 3-85419-125-1

Ein anderesmal sagt das Gefühl:
„Geh diesem Menschen entgegen mit Herz!"
Da kommt der Verstand und sagt zum Gefühl:
„Du machst wohl einen Scherz?"

Dann wieder sagt das Gefühl:
„Lass deine Vorurteile sausen!
Sie haben keinen Wert!"
Da schaltet der Verstand sich ein:
„Im Gegenteil, sie sind ganz wichtig,
sie nicht zu haben ist verkehrt!"

Wie oft sagt das Gefühl:
„Hier hast du jemanden Unrecht getan!
Gehe hin und stelle richtig!"
Gleich sagt der Verstand:
„Das ist vorbei und sicher nicht so wichtig!"

Oft sagt das Gefühl:
„Schenk der Beleidigung kein Gewicht!
Man wollte dich sicher nicht kränken!"
Schon kommt der Verstand und redet dir zu:
„So darfst du wirklich nicht denken!"

Das Gefühl sagt oft:
„Mach eine Pause, sei nicht so hektisch, ruhelos,
immer in Eile!"
Der Verstand schaltet sich ein und meint:
„Ach komm, jetzt geht das nicht,
du schaffst es noch eine Weile!"

So hat man sich das Sprachrohr der Inneren Stimme,
verstopft mit viel Verstand,
wundert sich, wenn Chaos herrscht,
meint, dieses Werk sei Gottes Hand.

Bei vielen wird er sich jetzt rühren, der Verstand,
und rufen: „Auch ich bin für dich von Gott geplant.
Hör mir doch auf mit Gefühl und Herz,

mit Freude und Glück und himmelwärts,
du brauchst mich, um richtig zu leben,
du brauchst mich unbedingt, um dein Ego zu heben!"

„Ich bitte dich", sagt still und leise das Gefühl,
„lass mich gewähren in deinem Leben,
denn ich bin dir von deinem Schöpfer,
als größte Hilfe mitgegeben!"

Alle Menschen haben denselben Schöpfer, somit hat jeder den Gottesfunken im Herzen. Egal, welcher Religion ein Mensch angehört oder ob er Atheist ist, eines ist bei allen gleich, das Gefühl: „Was ich nicht will, was man mir tut, das füg' ich auch keinem anderen zu." Und dieses Gefühl formt das Gewissen. Die Zehn Gebote kennt jeder im Herzen und keiner möchte, dass sie ihm gegenüber übertreten werden. Darum darf der Christusfunke nie an eine Religion gebunden sein, denn da wäre er falsch plaziert (siehe das Kapitel „Wer ist Jesus Christus?"). Denn das ist der Lebensfunke, den jeder von uns mit der Inneren Stimme im Herzen trägt, und die Innere Stimme ist für jeden gleich. Jeder weiß im Herzen um den Schöpfer. Wenn von der Wiederkunft Jesu Christi gesprochen wird, dann ist damit gemeint, dass man die Stimme im Herzen vernimmt, Seine Stimme. Das ist die Wiederkunft von Jesus Christus. Christus wird nicht im Fleische wiederkommen, sondern Christus wird für uns im Herzen hörbar sein und uns dadurch leiten können.

Wenn die Herzensstimme nicht durch den Verstand blockiert wird, wird der Mensch immer richtig geführt. Es werden zwar nicht alle Hindernisse aus dem Leben geräumt, aber die Herzensstimme „fährt mit uns im Slalom um die Hindernisse, damit wir uns nicht immer den Kopf anstoßen müssen." Sie zeigt uns also, wie wir die Hindernisse umgehen können und lehrt uns, das Leben göttlich zu meistern.

Wenn wir **mit dem Gefühl** unseren Verstand einsetzen, dann bildet sich eine göttliche Intelligenz heraus. Wenn wir statt **dieser** Intelligenz ausschließlich den Intellekt der Materie und das logische Denken benutzen und das Gefühl zuschütten, dann werden wir merken, dass hier eine Gefühlserkaltung und eine Hebung des Egos stattfindet, die immer dann entsteht, wenn der Mensch ausschließlich nach seinem Verstand handelt, ohne auf die Innere Stimme zu lauschen. Die Menschen, die nur nach dem Intellekt handeln, werden dann zu „seelischen Robotern", die auch vom Geistigen nichts mehr aufnehmen können. Die Herzensstimme ist eine Stimme aus der Adlerperspektive des Schöpfers und unser Verstand ähnelt einem Frosch, der nicht von Heute auf Morgen schauen kann. Da die Herzensstimme von Gott kommt, sieht sie über Raum und Zeit hinaus und kann uns so vor bevorstehenden Gefahren warnen. So kann mir die Herzensstimme besser dienen als der Verstand, der nur auf diese Dimension und auf dieses Leben beschränkt ist und nicht einmal weiß, was in der nächsten Stunde passiert.

Wie gut uns die Herzensstimme dienen kann, zeigt folgender kurzer Bericht eines Radiosenders, der nach dem schweren ICE-Unglück in Eschede eine Reportage darüber machte. Ein Mann sagte: „Ich habe meine Innere Stimme gehört, sie hat mich gewarnt, ich solle nicht in den Zug steigen. Und das habe ich dann auch befolgt - deshalb lebe ich heute noch."

Wenn ich also meine Herzensstimme höre und es notiere, es umsetze oder auch nicht, und nachher das Ergebnis betrachte, dann habe ich eine eigene empirische Forschung, die meinen Verstand wieder zur Intelligenz machen kann. Wenn ich dagegen aber mit meinem Intellekt die Herzensstimme abschalte, schalte ich die „Adlerperspektive" aus.

Dann muss meine verstandesgeleitete Art und Weise zu denken über alle Hindernisse stolpern, die mir sonst die Herzensstimme mit ihrer „Adlerperspektive" aus dem Weg geräumt hätte oder geholfen hätte zu umgehen. Frauen haben da weniger Mühe, sie sagen oft: „Ich gehe nach meinem Gefühl, da geht mein Herz auf." Männer kommen jetzt mehr und mehr nach, weil sie merken, dass das reine Verstandesdenken immer wieder in eine Sackgasse führt. Die Herzensstimme ist für andere nicht immer logisch zu erklären, warum ich jetzt z.B. dies oder jenes so oder anders mache. Erst später kann man den Mitmenschen oft erklären, dass die gefühlte Entscheidung doch die richtige war.

Wenn ich nicht auf die Innere Stimme höre, kann sie mir auch nicht helfen. Allmählich verstummt sie dann auch. Sie ertönt erst wieder dann, wenn ich den Vater inständig um Hilfe bitte.

Um die Innere Stimme richtig zu vernehmen, ist es wichtig, auf den ersten Impuls zu hören und diesen nicht mit dem Verstand zu zerpflücken, nicht wegzurationalisieren. Je mehr Vertrauen man der Inneren Stimme entgegenbringt und je öfter man auf die Innere Stimme hört, um so lieber und öfter meldet sie sich auch.

Wer der Inneren Stimme mehr und mehr vertraut, der wird innerlich ruhiger und ausgeglichener. In schwer zu bewältigenden Situationen kann er dann besonnener handeln und die Ängste werden immer weniger. Das kommt daher, dass der Mensch sein Urvertrauen zurückgewinnt: „Gottes Kraft ist die größte im Universum, und was Er nicht möchte, dass mir geschieht, das geschieht auch nicht. Was mir geschieht, das ist dazu da, dass ich daran wachse."

Ernährung

Nun kommen wir zu einem Thema, bei dem viele Menschen mittlerweile recht unsicher geworden sind. Vieles ist ungesund oder vergiftet durch chemische Dünger, Spritzmittel, Hormone oder Antibiotika. Rinder haben mittlerweile „Kannibalismuskrankheiten" (das sind Krankheiten, die entstehen, wenn Pflanzenfresser Fleisch, insbesondere arteignes, fressen müssen) wie BSE entwickelt, Schweine leiden unter der Schweinepest, Geflügel ist mit Hormonen und Antibiotika belastet. Und so entstehen Überlegungen nach dem Motto: „Ja, was können wir denn überhaupt noch essen?"

Wir tun unserem Körper einen großen Gefallen, wenn wir ihm pflanzliches Eiweiß zuführen. Es werden jetzt auch immer mehr Kinder geboren, die tierisches Eiweiß überhaupt nicht mehr vertragen. Tierische (ballaststoffarme) Nahrung enthält sehr viel mehr Zellkerne, als eine vergleichbare Menge pflanzlicher Nahrung. Beim Abbau der Zellkerne (genauer der DNS) entsteht Harnsäure, bei Fleischessern also in sehr viel größerer Menge als bei Vegetariern. Die Harnsäure ist mit verantwortlich für die Bildung von z.B. Rheuma, Gicht, Arthritis und Arthrose. Alle diese Krankheiten sind recht schmerzhaft. Der Mensch hat also die Wahl, sich zwischen einem schmerzfreien und schmerzhaften Leben zu entscheiden. Die meisten Menschen kommen erst zum Nachdenken, wenn Schmerzen vorhanden sind. Der Mensch sollte seine Ernährung auf pflanzliches Eiweiß umstellen. Es gibt sehr viele Sojaprodukte, die den Fleischprodukten in Aussehen und Geschmack ähneln, so dass der Umstieg gar nicht so schwer ist. Wichtig ist hierbei darauf zu achten, dass es keine genmanipulierten Produkte sind.

Wenn der Mensch Pflanzennahrung verzehrt hat, steigt sein Energiepegel merklich an und er ist vitaler und nicht mehr so müde wie nach Fleischgenuss. Das einzige tierische Eiweiß, welches für den menschlichen Körper gut geeignet ist, ist das Geschenk des Huhns, das Ei, wenn es von freilaufenden, artgerecht gehaltenen und gefütterten Hühnern kommt. Das Huhn stirbt ja nicht bei der Produktion des Eies, also enthält das Ei auch keine Todesinformation. Und die Todesinformation ist unter anderem das, was langsam die erwähnten Erkrankungen hervorruft.

Man muss sich auch einmal vorstellen, was mit den Tieren passiert, bevor sie als Schnitzel oder ähnliches auf dem Teller landen. Sie werden von klein auf gemästet, meist mit Hormonen, Antibiotika oder Tiermehl (auch wenn sie von Natur aus Vegetarier sind, wie z.B. die Kühe). Dazu bekommen viele Tiere Medikamente verabreicht, damit sie durch die unwürdige Tierhaltung nicht krank werden. Kaum ein Tier wird artgerecht gehalten. Mancher kann jetzt behaupten, dass er sein Fleisch direkt vom Bauernhof bezieht, bei dem all dies nicht vorkommt. Nun, was auf jeden Fall in dem Fleisch gespeichert ist, egal wo es herkommt, ist die Information der Angst. Wenn die Tiere zur Schlachtbank geführt werden, haben sie meistens einen langen Anfahrtsweg hinter sich, der ihnen sehr viel Stress bereitet. Bei Stress schüttet der Körper Hormone aus, und diese gelangen ins Blut und somit ins Fleisch.

Die Tiere erleiden nicht nur Stress, sondern sie haben auch sehr viele Ängste. Sie spüren ja, was der Mensch mit ihnen vorhat. Nicht umsonst wollen Kühe, die spüren, dass sie ins Schlachthaus gefahren werden sollen, nicht in den Transporter steigen. Wer das Drama kennt, weiß schon, wieviel Angst sie dort entwickeln. Und diese gesamten Informationen gelangen dann über das Fleisch in den menschlichen Körper. Diese Informationen kann man nicht eliminieren. Wer weiß, wie Homöopathie funktioniert (und dass sie funktioniert, wissen mittlerweile viele), der kann sich dann auch vorstellen, dass diese Informationen von dem Tier auf den Menschen übertragen werden.

Vielleicht ist ja das eine Erklärung dafür, warum es immer mehr Angstpatienten gibt. Ebenso wie in den letzten Jahrzehnten der Fleischkonsum angestiegen ist, ist auch die Anzahl der Angstpatienten angestiegen.

Vegetarier sind in der Regel viel ausgewogenere Menschen als Fleischesser. Wenn man den Urin von Vegetariern und Fleischessern untersucht, so ist der Urin von Fleischessern viel sauerer. Das ist der Beweis dafür, dass unsere Urnahrung auch unseren pH-Wert im Gleichgewicht hält. Früher oder später wird der Körper durch die Übersäuerung krank.

Nun kursiert immer noch die Meinung, dass der Mensch für seine Gesundheit Fleisch benötige und dass er ein Fleischesser sei.

Dies ist ein ungeheuerlicher Irrtum: das Gegenteil ist der Fall. Der Mensch ist sicher von Natur aus kein Fleischesser, seine Anatomie und sein Verdauungssystem zeigen, dass er sich in Millionen von Jahren auf der Basis von Früchten, Nüssen, Gemüse und Samen entwickelt haben muss. Der Darm des Menschen ist zwölf mal so lang wie sein Körper, und ist vorgesehen für die langsame Verdauung von Vegetabilem.

Fleischfressende Tiere haben andere Eigenschaften in ihrem Verdauungssystem. Der Magen der Raubtiere löst Fleisch und Knochenstücke in Stoffe auf, die verwertet werden, und in Reste, die über ihren sehr kurzen Darm, von nur etwa dem 3fachen ihrer Körperlänge, und über die Nieren schnellstens ausgeschieden werden. So können Fäulnisbakterien und Säurereste dem Körper nichts anhaben. Im menschlichen Verdauungstrakt entstehen bei falscher Ernährung gerade diese gefährlichen Fäulnisbakterien und werden dort auch wirksam.

Vergleichen wir nun die Zahn- und Kieferstrukturen, stellen wir fest, dass der Mensch aufgrund der Bauart seines Gebisses ein Früchteesser im Sinne von Obst, Samen, Nüssen, Wurzeln und Gemüse ist.

Schließlich ist es auch offensichtlich, dass unsere Instinkte nicht auf fleischliche Nahrung ausgerichtet sind. Den meisten von uns wird schlecht beim Anblick eines Schlachthofes. Was behagt uns mehr, der Gang durch einen Obstgarten oder der Geruch frischen Blutes und Todesschreie?

Ebenso ist die Widerstandskraft von Vegetariern erheblich besser als von Fleischessern. Dies wurde in zahlreichen Studien mittlerweile bestätigt.

Sehr viele Krankheiten, gerade die sogenannten Zivilisationskrankheiten, haben ihren Ursprung in der falschen Ernährung. Zusammenfassend sollten wir bedenken, dass wir zum einen mit dem Fleisch-, Fisch- und auch Wurstgenuss viele unerwünschte Stoffe uns mit einverleiben, wie Hormone, Medikamente, Düngemittel, chemische Futtermittel, auch der Stress und die Ängste der Schlachttiere hinterlassen Spuren. Zum anderen entstehen bei der Verdauung Fäulnisprodukte, Giftstoffe, Harnsäure und noch einiges mehr. Die Folgen daraus sind bekannt.

Im Endeffekt essen wir nicht die Kalorien, wie bisher angenommen, sondern das gespeicherte Licht der Pflanzen, und das erneuert unsere Zellen.[1] Wir Menschen sind im Grunde genommen reine Lichtsäuger. Das ist auch der Grund, warum Menschen, die geistig offen sind, meistens jünger wirken, da sie sich zusätzlich vom Licht ernähren. Früher hatten sich die Menschen nur von Blättern, Körnern, Früchten und Wurzeln ernährt und das ist die Nahrung, die wir benötigen. Die Urnahrung besteht aus Körnern, Pilzen, Obst, Gemüse und Wurzeln. Dass man deshalb nicht abzunehmen braucht, sieht man an den Elefanten, Kühen, Pferden und manchen Menschen. Viele starke Tiere dieser Erde sind Vegetarier. Fleisch macht aggressiv. Diese Aggressivität ist nicht

---

[1] Fritz-Albert Popp: Die Botschaft der Nahrung. 3. Aufl. 2001. Verlag Zweitausendeins, Frankfurt/M.

mehr aktuell, denn heute geht die Welt in Richtung Frieden. Darum kommen jetzt vermehrt Kinder zur Welt, die kein Fleisch mehr vertragen und auch nicht mögen. Und man sollte diese Kinder auch nicht zum Fleischkonsum zwingen. Denn eine ausgewogene vegetarische Kost versorgt den Körper mit allem, was er benötigt. Selbst manche Tiere werden langsam zu Vegetariern. Katzen, die nur vegetarisches Essen bekommen, sind viel sanfter. Und so stellen sich allmählich die Charaktere um und werden zu friedliebenden Wesen.

Außerdem sollte man noch erwähnen, dass, um 1 kg tierisches Eiweiß zu produzieren, ca. 8-10 kg pflanzliches Eiweiß vonnöten sind. Wenn man weiterhin noch bedenkt, wieviele Wälder für Weideland gerodet werden, z.B. in Südamerika, dann müsste die Entscheidung uns noch leichter fallen, Vegetarier zu werden. Nur ca. 10% des Eiweißes und der Kalorien, die wir an das Vieh verfüttern, erhalten wir im Fleisch wieder zurück. Und die Menge, mit der wir unsere Tiere füttern, ist riesig: 78% unseres gesamten Getreides fressen die Tiere. Aus 20 Millionen Tonnen von Menschen verwertbarem pflanzlichen Eiweiß, das jährlich an die Tiere verfüttert wird, werden nur 2 Millionen Tonnen tierisches Eiweiß gewonnen. Die verschwendeten 18 Millionen Tonnen würden fast das gesamte Eiweißdefizit der Erde decken.

Max Milner, Mitarbeiter für Ernährungsfragen bei den Vereinten Nationen, sagt: „Das Getreide wird dem armen Mann weggenommen, um die Kuh des reichen Mannes zu füttern."

Um den Hunger in der Welt zu bekämpfen, wäre es sinnvoll, diesen Schritt zum Vegetarier zu gehen. Jeder kann bei sich anfangen, bis es sich über den gesamten Planeten ausweitet.

Ein weiteres, sehr vernachlässigtes Thema ist das Trinken. Nachfolgend ein Bericht aus der Zeitung „Die Welt" mit der Überschrift: Schulkinder in Deutschland trinken viel zu wenig!

Erhöhtes Krebsrisiko durch Wassermangel! Wasser ist für die Ernährung des Menschen lebensnotwendig. Neue Studien zeigen einen Zusammenhang zwischen niedriger Wasserzufuhr und erhöhtem Risiko für Harnsteine, Krebserkrankungen am Dickdarm und den Harnwegen, ja möglicherweise sogar für Fettsucht. Ausreichendes Trinken von Kindheit an kann zur Vorbeugung gegen diese Erkrankungen beitragen. Der Wasserbedarf ist bei Kindern besonders groß, vor allem bei Säuglingen. Denn im Verhältnis zum Körpergewicht sind Körperoberfläche, Wasseranteil im Körper und Wasserstoffwechsel viel höher als bei Erwachsenen. Im Dortmunder Forschungsinstitut für Kinderernährung haben Wissenschaftler in den letzten zehn Jahren die Ernährungsgewohnheiten von Kindern jeweils drei Tage untersucht. In 5125 sogenannten Wiegeprotokollen haben sie genau festgehalten, was Kinder essen und trinken und daraus eine Studie erstellt. Sie zeigt, dass besonders Klein- und Schulkinder sowie jugendliche Mädchen zu wenig trinken.

Der Getränkeverzehr an Leitungs- und Mineralwasser, Tee, Kaffee, Fruchtsäften, Fruchtsaftgetränken, Limonaden, Milch nicht mit eingerechnet, - steigt mit zunehmendem Alter von 30 Milliliter pro Tag bei Säuglingen im Alter von drei Monaten auf 1,4 Liter und 1,1 Liter pro Tag bei männlichen bzw. weiblichen Jugendlichen im Alter von 15 bis 18 Jahren an.

Vor allem Klein- und Grundschulkinder trinken zu wenig. Um einen gewohnheitsmäßig höheren Getränkeverzehr zu erleichtern, sollten Eltern ihren Kinder zwischendurch kalorienfreie Getränke anbieten wie z.B. Mineralwasser ohne Kohlensäure mit etwas Zitrone oder mit Fruchtsaft oder auch ungesüßten Tee. Es sollte aber mindestens die gleiche Menge reinen Wassers getrunken werden, wie man an Tee oder Fruchtsäften zu sich genommen hat. Seien Sie jedoch bitte vorsichtig und vermeiden Sie Getränke, die mit Süßstoff gesüßt worden sind, wie alle „Light"-Getränke. Süßstoff ist in jedem Falle unverträglich und in vielen Fällen sogar auch allergieauslösend. **Viele Haut- und sonstige Allergien entstehen durch den Genuss von Süßstoffen.** (siehe Anhang: „Der Süßstoff Aspartam – einer der gefährlichsten Stoffe, welcher je als Lebensmittel zugelassen wurde", Seite 553)

Selbstverständlich trinken auch sehr viele Erwachsene viel zu wenig und leider auch oft das Falsche. Ein Erwachsener sollte je nach Bedarf mindestens zwischen zwei und drei Liter pro Tag trinken. Am besten ist ein gutes Wasser, eventuell mit Fruchtsaft gemischt, oder ungesüßte Tees. Vorsicht vor Kohlensäure!

Wichtig ist, dass man viel reines Wasser zu sich nimmt. Ein Ernährungsexperte hat mir auf Kreta erklärt, dass bereits Wasser, in dem etwas Zitronensaft ist, gesättigt ist, also nicht mehr so viel von den Eiweiß- und Fettablagerungen abbauen kann wie reines Wasser, am besten Quellwasser. Er schlug mir zum Abnehmen und meinem Mann zum guten Auswerten der Nahrung dasselbe Vorgehen vor: Trinke viel Wasser **zwischen** den Mahlzeiten, damit der Körper seinen Wasservorrat aufbauen und kristalline Strukturen abbauen kann. Trinke **aber nie zu** den Mahlzeiten, denn der Körper braucht für die Auswertung der Nahrung genau die Zusammensetzung der Körpersäfte in genau der Konzentration, die der Körper liefert.

Will man also sein Eiweiß gut auswerten, so braucht es genau die Menge und Konzentration der Salzsäure, wie sie in unserem Magen produziert wird. Wird sie weiter verdünnt, so kann der Nahrungsinhalt nicht aufgeschlossen werden und fließt halbverdaut durch den Darm ab. Unsere Eltern haben dies noch gewusst: Sie gaben uns beim Essen nie etwas zu trinken, sondern im Idealfalle erst immer danach, wenn wir Durst bekamen, dann aber genug und eben Wasser. Dadurch kann der Magenbrei, der nach der vollständigen Durchmischung genug aufgearbeitet wurde, in den Darm abgeleitet werden. Deswegen sind auch in den Ländern, in denen viel reines Wasser getrunken wird, die Frauen so schlank und die Männer so drahtig. So kann auch die Frage beantwortet werden: „Wie kann ich ohne Diät abnehmen?" Nun, zwischen den Mahlzeiten viel Wasser trinken, bei uns ca. 3 Liter, in südlichen Breiten sogar vier bis fünf Liter, und kurz vor und während der Mahlzeiten nichts trinken, damit die Konzentration der Körpersäfte für die Auswertung der Mahlzeiten erhalten bleibt.

Die 7 Zentren (Chakren) in unserem Körper

Der Mensch hat 7 Chakren. Dies sind Energiezentren, welche unseren physischen und auch die feinstofflichen Körper mit der Lebensenergie, welche wir von Gott erhalten, versorgen. Hellsichtige Menschen sehen diese Energieversorgungszentren wie kreisende Räder (aus dem Sanskrit: Chakra = Rad)

Jedes Chakra hat eine bestimmte Farbe. In weiten Kreisen der Esoterik haben sich heute Farben für die Chakren eingebürgert, welche aber nicht mit den ursprünglichen Chakra-Farben übereinstimmen. Über die tieferen Zusammenhänge, wie es zur Veränderung der Farben kam, siehe das Kapitel in dem Buch: „Heilung von der Seele her: Aufbau der Schöpfung". Das unterste, also das erste Zentrum, hat die Farbe rot, die Farbe der Gedankenordnung. Das zweite Zentrum ist schon grün, (Grün ist also nicht die Farbe des Herzzentrums, es ist die Farbe des Göttlichen Willens) und nicht orange, wie es in der Esoterik oft genannt wird. Das dritte Zentrum ist blau, es repräsentiert die Weisheit, und das vierte ist lila, die Farbe der Gewissenhaftigkeit des Herzens. Diese vier Farben entsprechen den Farben der einzelnen Ebenen unseres Universums.

Das fünfte Zentrum entspricht der Vorbereitungsebene, die kurz hinter der Lichtmauer liegt, in der die Seelen für das Lichtreich vorbereitet werden, und hat die Farbe perlmutt.

Das sechste Zentrum ist weiß mit goldenem Rand. Hier liegt eine große Gefahr: Wenn man eine andere Farbe auf das Innere Auge legt, zieht diese Farbe in das dritte Auge ein.

Jeder, der das Innere Auge natürlich offen hat, weiß, dass es weiß mit goldenem Rand ist. Nun kamen Wesen mit nicht so guten Absichten auf die Idee, auf das Innere Auge die Farbe der Nacht, indigoblau, zu legen. Was wollten sie damit erreichen? Sie wollten damit erreichen, dass die Seelen im Falluniversum gebunden bleiben und dass sie nicht hinter die Lichtmauer blicken, wo das Licht zu Hause ist und wo das Dritte Auge auf Gott, den Schöpfer, ausgerichtet ist.

Einer unserer Freunde hatte das Innere Auge natürlich offen. Auf einmal erzählte er, er könne nicht mehr mit seinem Inneren Auge sehen. Er erwähnte dann, dass er mit indigoblau auf dem Inneren Auge meditiert hatte. Er stellte sich quasi die Farbe indigoblau in seinem Inneren Auge vor. Wir erklärten ihm: „Um Gottes Willen, nimm bloß nie das Indigoblau in das sechste Zentrum, denn das führt dich in den Bereich der ‚Königin der Nacht'." Und das ist die Gefahr der gängigen esoterischen Farben. Die Farbe oben im siebten Zentrum ist nämlich **nicht** violett, violett ist die Farbe des Herzzentrums. Oben im siebten Zentrum ist die Farbe strahlend-weiß, die Farbe, die alle anderen Farben als Spektralfarben beinhaltet.

Wenn man Aurafotos von Menschen sieht, die mit Gott verbunden sind, so haben sie immer über dem siebten Zentrum eine Art weiße Flamme oder der weiße Strahl fällt auf ihren Kopf hernieder.

Nochmals kurz zusammengefasst: Die unteren vier Zentren sind dem Falluniversum und dessen Farben zugeordnet und die oberen drei Zentren den Lichtreichen.

Wenn der Mensch ganz gereinigt ist, also sein Karma vollständig aufgearbeitet hat, dann sind alle Zentren weiß. Das weiße Licht ist das einzige Licht, das alle anderen Farben enthält und vom Schöpfer kommt. Und es ist auch das einzige Licht, welches uns wirklich schützt. Wir sollten jetzt also die Farben der Chakren wieder dort hinsetzen, wo sie eigentlich hingehören.

Anordnung der Chakren mit ihren tat-sächlichen dazugehörenden Farben

Die Chakren (Zentren) sind mittig in der angegebenen Körpergegend angeordnet. Wir werden sie nachfolgend Zentren nennen:

1. Zentrum
(Steißhöhe, Beine auch hier zugeordnet):
Gottes **Gedankenordnung**, Farbe **rot**

2. Zentrum
(Nabelhöhe, Nieren, Blase):
Gottes **Wille**, Farbe **grün**

3. Zentrum
(Solarplexushöhe, Leber, Gallenblase, Bauchspeicheldrüse, Milz):
Gottes **Weisheit und Kreativität**, Farbe **blau**

4. Zentrum
(Herz, Lunge, Lymphe, Arme auch zugeordnet):
Gottes **Gewissenhaftigkeit, Ernst**, Farbe **lila**

5. Zentrum
(Hals, Schilddrüse):
Gottes **Geduld**, Farbe **perlmutt**

6. Zentrum
(Stirn, auch Gesichtssinne):
Gottes **Liebe**, Farbe **weiß mit goldenem Rand**

7. Zentrum
(Kopfbereich, Hypophyse):
Gottes **Barmherzigkeit**, Farbe **strahlendweiß**

Die 7 Zentren mit ihren spezifischen seelischen Krankheitsursachen

1. Zentrum: Thema Ordnung

- Das erste Zentrum entspricht Gottes Gedankenordnung.

- Das erste Zentrum entspricht auch dem 1. Chakra mit der Farbe rot.

- Der im Körper dazugehörige Bereich ist:

  Fuß allgemein, Knöchel, Zehen, Waden, Knie, Oberschenkel, unterer Rücken, Darmbereich, Genitalbereich, Hüfte, Leiste.

Das vernetzte Denken

Das vernetzte Denken ist die oberste Hilfe, die uns hilft, in die Gedankenordnung zu kommen.

Stellen Sie sich einmal vor, Sie haben ein Problem und Sie überlegen sich jetzt, wie dem Problem beizukommen sei. Zeichnen Sie sich das Problem in die Mitte eines Blattes. Jetzt schauen Sie, welche Menschen es geben könnte, die Ihnen bei der Lösung des Problems helfen könnten. Bevor Sie jetzt die Menschen fragen, ob sie Ihnen helfen können, überlegen Sie sich zuerst, wie Sie diese Leistung ausgleichen wollen: Kraft gegen Kraft, Zeit gegen Zeit oder das Hilfsmittel Geld als Energieausgleich. Nun klären Sie folgende Voraussetzungen: Welcher der Menschen in ihrer Umgebung ist in der Lage, Ihnen bei der Lösung ihres Problems zu helfen? Wer hat zeitlich wie viel gearbeitet und wer hat noch freie Kapazitäten? Wer ist gesundheitlich in der Lage, diesem Problem abzuhelfen? Wer ist vor Wissen her in der Lage, dieses Problem zu lösen? Wie viel Zeit wird es denjenigen kosten, dieses Problem zu lösen? Wie viel Wertschätzung gebe ich dieser Lösung und dem Menschen, der die Lösung herbeiführt?

In diesem Moment bin ich im Wir-Denken, im vernetzten Denken und betrachte alle Schicksale gleichzeitig und gleichwertig. Die Gleichwertigkeit ist ganz wichtig, sonst kommt es zu dem früher so oft gefrönten und auch heute noch nicht ganz ausgerotteten „Kastendenken": „Was ich mache, ist wertvoll, was der andere macht, ist ja bloß..." die Worte, die jetzt folgen, können Sie selbst ersetzen. Welche Folgen dieses Denken haben kann, zeigt zum Beispiel der Streik der Müllabfuhr...

Mit dem vernetzten Denken bin ich in der Einheit. Dort betrachte ich alle Menschen und deren Problematiken als gleichwertig und stelle mich mit in den Kreis deren, die empfangen und geben dürfen. Stelle ich einen Menschen über mich, so wird es mir schwerfallen, ihm wieder in die Einheit zu verhelfen, denn dann lasse ich mich kommandieren und lasse es zu, dass der andere sein Ich-Denken durch mich / über mich aufbläht. Landet dieser Mensch später in einer fürchterlichen Ebene, so kann er mir mit Fug und Recht vorwerfen: „Du hast es gewusst und Du hast mich nicht ausgebremst!" Das wird dann ein bitterschweres Erkennen sein.

Stelle ich einen Menschen unter mich und kommandiere oder putze ihn herunter bzw. fühle ich mich ihm überlegen, so habe ich mir selbst schon eine Falle gestellt: Dann muss ich das Schicksal dessen, dem ich es jetzt zufüge, einstens austragen, entweder noch im hiesigen Leben oder in den Seelenreichen. Das ist auch der Grund, warum Menschen, die tyrannisch ihre Anweisungen über 49 Jahre ihres Lebens gaben, sich langsam aber sicher das Gewitter über ihren Köpfen aufgebaut haben, was im Alter als Gehirnschlag (siehe Buch 2 „Heilung von der Seele her" „Was Du säst, wirst Du ernten" Thema Gehirnschlag) herunterdonnert und sie wieder in die Demut, Dankbarkeit und Barmherzigkeit bringen soll, indem sie sich bei ihren Pflegern bedanken für die aufopfernde Pflege, die ihnen zukommt. Aber manche lernen es auch dann erst sehr langsam, wie die Charakterzüge der Gehirnschlagpatienten oft zeigen...

Das Gegenteil des vernetzten Denkens ist das Ich-Denken. Das Ich-Denken hat den Nachteil, dass ich nicht mehr alle Menschen mit in Betracht ziehe, sondern nur mich selbst und meine Problematik sehe. Dadurch koppele ich mich von den Schicksalen und Voraussetzungen der Mitmenschen ab und werde zum Einzelgänger oder zum Tyrannen: Entweder nehme ich die Menschen nicht mehr wahr und verurteile sie oder ich benutze sie ohne „Rücksicht auf Verluste", indem ich die seelischen und physischen Voraussetzungen nicht kläre und in meinen „Ich-Vorstellungen" quasi über Leichen gehe. Ich entferne mich aus der Gedankenordnung, die nichts anderes ist als die „Was ich nicht will was man mir tu, füg ich auch keinem anderen zu"-Haltung der Mitmenschlichkeit („Seid ein Volk von Brüdern"), und damit von Gott. Die damit verbundenen Krankheiten siedeln sich alle im ersten Zentrum an. Zur Veranschaulichung möchte ich Ihnen hiermit einen Text vorstellen, der genau diese Wertigkeit einmal verdeutlicht:

ENDLICH MAL ....[1]

Ein Mann war es leid jeden Tag zur Arbeit zu gehen, während seine Frau zu Hause blieb.

Er wollte, dass sie sieht was er jeden Tag durchmachte und so betete er: Lieber Gott, ich muss jeden Tag zur Arbeit und dort 8 Stunden sein, während meine Frau zu Hause bleibt. Ich möchte, dass sie weiß, was ich durchmache. So erlaube bitte, dass wir unsere Körper für einen Tag tauschen. Amen.

Gott in seiner unendlichen Weisheit gewährte dem Mann den Wunsch - am nächsten Morgen erwachte der Mann als Frau.

Er stand auf, kochte seinem Partner das Frühstück, weckte die Kinder, legte ihnen die Schulkleidung raus, gab ihnen Frühstück,

---

[1] Quelle unbekannt

schmierte Schulbrote, fuhr sie in die Schule, kam zurück nach Hause, nahm die Sachen für die Reinigung, brachte sie in die Reinigung, hielt an der Bank um eine Überweisung zu machen, fuhr zum Supermarkt, fuhr heim um die Lebensmittel zu verstauen, zahlte einige Rechnungen.

Reinigte das Katzenklo und badete den Hund. Um 1 Uhr machte er die Betten, erledigte die Wäsche, saugte Staub, wischte Staub, fegte und wischte den Küchenboden.

Eilte zur Schule um die Kinder abzuholen, geriet auf dem Heimweg mit ihnen in Streit, gab Milch aus und Kekse und brachte die Kinder dazu, ihre Hausaufgaben zu machen.

Dann holte er das Bügeleisen und bügelte während er Fernsehen sah. Um 16:30 begann er die Kartoffeln zu schälen, das Gemüse für den Salat zu waschen, die Schweineschnitzel zu panieren und die frischen Bohnen für das Abendessen zu putzen. Nach dem Abendessen putzte er die Küche, machte die Spülmaschine leer, faltete die Wäsche, badete die Kinder und brachte sie zu Bett.

Um 21:00 Uhr war er sehr erschöpft, obwohl seine täglichen Pflichten noch nicht erledigt waren. Er ging zu Bett und es wurde von ihm erwartet, Sex zu haben, welches er durchstand ohne zu klagen.

Am nächsten Morgen, als er erwachte, fiel er sofort auf die Knie: Herr, ich weiß nicht was ich gedacht habe, ich war so falsch in den Ansichten, dass meine Frau den ganzen Tag zu Hause rumsitzt. Oh bitte, lass uns die Körper zurücktauschen.

Der Herr in seiner unendlichen Weisheit antwortete: Mein Sohn, ich denke du hast deine Lektion gelernt, und ich werde mich glücklich schätzen, die Dinge wieder so herzustellen, wie sie waren...

...aber du musst neun Monate warten. ...

... letzte Nacht wurdest du geschwängert.

Fuß allgemein

Wir wissen alle, dass an den Fußsohlen sogenannte Reflexzonen sind, deswegen haben die Füße eigentlich kein spezielles Thema. An den Fußreflexzonen spiegeln sich alle Organe und ihre dazugehörigen Themen wider. Wer Reflexzonentherapie mit Seelenbehandlung machen möchte, sollte die Patienten erzählen lassen, welche Bilder, Gedanken oder Gefühle während der Behandlung in ihm hochkommen. So hat man die Möglichkeit, mit dem Patienten zusammen zu erkennen, welches Organ welche Information zum Kopf hochgesandt hat. So kann auch der Therapeut, der nicht hellsichtig ist, zusammen mit dem Patienten die seelischen Ursachen dessen Krankheiten herausfinden. Dies stellt eine enorme Erweiterung der Reflexzonentherapie dar und diese wird somit zur holistischen (ganzheitlichen) Behandlung.

Bei Menschen, die an den Füßen Phantomschmerzen haben oder brennende Fußsohlen, ohne dass es einen erkennbaren Grund gibt, d.h. es kann medizinisch keine physische Ursache festgestellt werden, ist es oft so, dass die Ursachen in vergangenen Inkarnationen zu suchen sind. Dieses brennende Gefühl an den Fußsohlen tritt immer gekoppelt mit Angstzuständen der Patienten auf. Tritt wieder eine Situation auf, die im weitesten Sinne unsicher macht (ich weiß nicht, wie mir geschieht) oder angstbeladen ist, so melden sich diese Informationen wieder und die Fußsohle entwickelt ein brennendes Gefühl. Das rührt daher, dass früher die Menschen sehr oft gefoltert wurden, um Aussagen zu erzwingen. Es wurden z.B. die Füße in einer Vorrichtung festgespannt, zwei Bretter mit viel zu kleinen halbkreisförmigen Ausschnitten wurden immer fester um die Knöchel gespannt, bis den Patienten bald die Füße abfielen. Des weiteren wurden die Fußsohlen mit einem glühenden Eisen angeschmort. Die Fußnägel wurden mit einer Zange von den Zehen gerissen. Man braucht sich nur einmal ein Foltermuseum anzusehen, um nur andeutungsweise einen Eindruck solcher Grausamkeiten zu bekommen.

In dem Kapitel Folterungen und Verzeiharbeit wird ausführlich beschrieben, wie hier erfolgreich therapiert werden kann.

Wenn sich die Haut an der Fußsohle abschält, liegt es meist daran, dass eine *Candida albicans* Belastung vorliegt. Hier ist eine entsprechende Kur anzuraten z.b. die Darm-Kur nach Dr. Gray und eine Einnahme der Chlorella-Alge, die z.b. in dem Präparat Bio-Reu-Rella enthalten ist.

Fußpilz ist meist auch gekoppelt mit Vorgängen im Darm. Erfolg zeigte bisher eine Therapie mit Schwedenkräutern, innerlich angewandt als Darmmedizin, äußerlich auf die befallen Flächen aufgetragen, um den Juckreiz und die weitere Verbreitung des Pilzes zu stoppen.

Knöchel und Füße

Schmerzen am Knöchel haben oft eine ganz spezifische Ursache. Vielen Mädchen, die früher in China oder Japan lebten, wurden die Füße eingebunden, weil sie klein bleiben sollten. Denn das war in der damaligen Kultur ein Schönheitsideal. Kleine Füße, deren Zehen oft um 180 Grad zurückgebogen worden waren, galten als schick. Nur solche Frauen wurden gesellschaftlich geachtet, die anderen Frauen mit ihren großen Füßen galten als Bauerntrampel.

Solche Frauen haben auch heute noch ganz schwache Bänder und oft kleine Füße im Verhältnis zu ihrer Körpergröße. Wir haben festgestellt, dass in diesen Fällen die Frauen ihren damaligen Einbindern der Füße und den Männern, die dieses Einbinden forderten, noch nicht vergeben haben. Die Männer hielten dieses Ideal deswegen so hoch, weil sie wussten, dass die Frauen mit eingebundenen Füßen unterwürfiger sind als die mit großen Füßen, denn durch die Verkümmerung der Reflexzonen verkümmerte auch das „starke Auftreten".

Wenn also Patientinnen zu einem Arzt oder Heilpraktiker kommen, weil sie sehr oft umknicken und entsprechend oft Zerrungen, Knöchelrisse oder Knöchelkapselschäden erleiden und dazu noch sehr freundlich, zuvorkommend und höflich sind und auch scheinbar willig dienen, wenn man ihnen etwas sagt, so handelt es sich oft um Frauen mit solchen Vorinkarnationen.

Da sie sich heute aber oft die entgegengesetzten Programme mitgenommen haben, haben sie oft auch einen sehr starken Freiheitsdrang und können sich sehr schwer an jemanden binden. Es passiert diesen Frauen dann öfters, dass sie, wenn sie „in die Freiheit laufen wollen", umknicken. Dann kann man davon ausgehen, dass eine frühere Inkarnation als Geisha oder Konkubine vorliegt.

Die Geishas wurden früher in kleinen Räumen regelrecht eingesperrt und mussten/durften dort ihren japanischen Männern dienen. Von den japanischen Männern wurde ein Mann, der sich viele Geishas leisten konnte, für sehr reich gehalten, denn es war schon teuer, sich eine Geisha zu halten – ihre Wohnung, ihr Essen, ihre Kleidung und ihre sonstigen Lebenshaltungskosten mussten alle vom „Besitzer" übernommen werden, weil eine Geisha immer nur zu einem Mann gehörte. Auch heute noch ist es in Japan sehr teuer, sich eine Geisha zu halten, sie kostet, laut Auskunft (1999) einer japanischen Reiseleiterin, den Mann mehr als 2000 DM im Monat. Sie wurden von den verheirateten Frauen verachtet, weil sie ihnen ja, zumindestens für eine gewisse Zeit, den Mann wegnahmen. Geishas waren aufgrund ihrer weißen Puderung und dem speziellen Aussehen sehr schnell zu erkennen.

Die Konkubinen an den Höfen der Herrscher Chinas hatten in etwa dasselbe Schicksal: Auch ihnen wurden die Füße so stark eingebunden, dass sie nicht weglaufen konnten, und ihr Lebensraum beschränkte sich auf ca. 130 qm Wohnfläche mit Innenhof. Den Innenhof durften sie nie verlassen, er war auch mit einer ca.

2,50 m hohen Mauer umgeben. Nur wenn der Kaiser oder der Herrscher es ihnen erlaubte, in den Sommerpalast zu gehen, kamen sie ein wenig in eine andere Umgebung. So litten viele Konkubinen regelrecht an Klaustrophobie und haben auch heute noch einen Horror vor engen Räumen, hohen Mauern und eingesperrten Daseinsformen.

Mit unseren Interessenten fahren wir oft in die Länder, in denen sie schon einmal gelebt haben. So geschah es auch, dass eine Fahrt nach China anstand.

Eine Freundin kam vorher mit der Frage, warum sie permanent umknicken würde. Sie habe doch einen Beruf (Reiseleiterin), in dem sie viel laufen müsse, und es sei ihr unverständlich, warum sie so kleine Füße habe, mit denen sie zusätzlich auch dauernd umknickt. In der Durchlichtung kam heraus, dass sie früher als Konkubine am Kaiserlichen Hofe gelebt hatte. Gleichzeitig fragte ich sie, ob sie denn bereit wäre, ihr Karma vor Ort aufzulösen. „Du kannst mich überall hinbringen, bloß nicht nach China!!!", erklärte sie vehement. An dieser Vehemenz sah ich schon, dass eben in diesem Lande das Hauptkarma lag und ebendieses noch völlig unerlöst war. Nach einigen Wochen Überlegens teilte sie mir mit, dass sie jetzt doch nach China mitfahre.

Im Kaiserpalast brach sie plötzlich in einem bestimmten Konkubinenhof - es gab mehrere davon – fast zusammen, setzte sich auf die Baumwurzel des Innenhofes und fing bitterlich an zu weinen. Die Trauer, der Groll, der Schmerz über diese Fast-Gefangenschaft traf sie nochmals mit aller Härte, und sie konnte sich kaum beruhigen. Dann kam irgendwo bei einer der nächsten Stationen eine kleine Stufe und sie vertrat sich so dermaßen den Knöchel, dass sie sich einen Kapselriss zuzog. Schmerz, Wut, Trauer, Verlassenheitsgefühle, Vorgezogenwerden, Zurückgesetztsein, von einem Mann abhängig sein, alles kam in dem Schmerz des Kapselrisses noch einmal zum Vorschein. Wir fuhren sofort zu einem deutschen Arzt, um den Knöchel röntgen zu lassen. Eindeutig Kapselriss. Alle zwei Stunden gab ich ihr Heilkraft hinein und forderte sie auf, jetzt doch dem Kaiser, allen seinen Allüren und dem ganzen kulturellen Hintergrund dieser Zeit zu verzeihen. Unter Schniefen und Tränen schaffte sie es endlich. Am Donnerstag passierte der Unfall und am Montag flogen wir wieder heim. Zuhause angekommen ließ sie den Knöchel von einem deutschen Sportarzt noch einmal röntgen. „Kein Kapselriss!", war die eindeutige Diagnose. „Nur ein Kapselanriss!" Und er zeigte ihr, dass die Kapsel nur einen Anriss zeigte. „Doch ein Kapselriss," verkündete sie dem Arzt und zeigte ihm das Röntgenbild aus Peking. Der Arzt kam aus dem Staunen nicht mehr heraus: „Wann ist das passiert? So sieht ein Kapselriss normalerweise nach 6 Wochen aus!" „Vor drei Tagen!", verkündete sie ihm. Der verdutzte Arzt verglich die Röntgenbilder noch einmal. „Wie kann ein Kapselriss nur so schnell zuheilen?" fragte er sie. Nun, wenn die Ursache gefunden und bearbeitet wurde, dann kann eine Verletzung sehr schnell wieder heilen, wie man sieht.

Ein zweiter Grund, warum Knöchel Schmerzen verursachen können, ist die Folter. Im Mittelalter wurde sehr viel gefoltert. Die Patienten können oft Museen mit Folterinstrumenten oder auch Filme und Bilder, auf denen Folterungen gezeigt werden, nicht ertragen . Was der Mensch besonders vermeidet oder wo er besondere Vorliebe(n) zeigt, gibt einen Hinweis auf sein Karma. So kann man auch hier wieder oft Schmerzen feststellen, für die auch durch Röntgenbilder keine Deformationen des Knöchels oder andere organische Ursachen festgestellt werden können. Da nützt kein Eincremen, Einbinden, Kortison oder irgendeine andere Therapie. In diesem Fall, wenn kein Therapeut weiterkommt, kommen die Menschen in die Durchlichtungsanalyse, und dann sieht man in dem Gelenk, welche Situation die auslösende Ursache war. Wir erklären den Patienten genau, was sie ihren Tätern noch vergeben müssen. Das geht auch, wenn der Täter im Moment nicht auf der Erde ist, sondern in den Seelenreichen weilt. Für manches

Opfer ist dies nicht einfach, und ich habe oft den Satz gehört: „Das kann man doch nicht verzeihen!" Nun, das Nicht-Verzeihen ist aber genau der Grund, warum man die Schmerzen noch trägt. „Wie lange willst du die Schmerzen denn noch tragen?" frage ich dann einfach. Und dann kommt doch manch einer ins Nachdenken.

Die Gedanken erreichen die angesprochene Seele unmittelbar. Wenn dem Täter verziehen wurde, lassen in der Regel die Schmerzen des Opfers in dem Maße nach, wie er auch von Herzen verzeihen konnte, also bis das Ereignis auch aus dem Emotionalkörper gelöscht ist.

Das bedeutet, dass viele Schmerzen, die der Arzt nicht diagnostizieren kann, aus der Seele kommen. Diese Schmerzen treten dann auf, wenn ähnliche Situationen im heutigen Leben entstehen, also eine Analogsituation auftritt. Wir haben oft den Fall bei Frauen, dass sie im Knöchel oder Handgelenk ohne physische Ursachen Schmerzen spüren, wenn sie sich ungerecht behandelt oder geschunden fühlen. Es liegt kein physischer Grund vor, aus dem heraus jetzt das Organ schmerzen sollte. Die meisten Menschen schieben den Schmerz dann auf das Wetter. Aber das ist nicht der Grund. Es liegt nur daran, dass der noch unerledigte Punkt wieder aktiviert wird. In diesem Moment sollte der Mensch anfangen darüber nachzudenken, was noch zugrunde liegt: „Fühle ich mich hilflos wie ein Opfer? War ich einmal angekettet oder eingespannt wie eine Gefangene? Habe ich diese Verletzungen noch nicht verziehen?" Dieses sind die Gedanken, die man sich durch den Kopf gehen lassen sollte, wenn man sich als Opfer ansieht. Hier gilt es zu verzeihen, was einem damals passierte. Damit kann der Schmerz nachlassen, wenn man spürt, dass man dem Täter auch nichts mehr nachträgt. Doch wenn die Schmerzen immer noch nicht nachlassen, sollte man sich die Gegenfrage stellen, die auf eine eventuelle Täterinkarnation hindeutet:

„Oder fühle ich eine komische Befriedigung, gemischt mit Schuld-gefühlen, die daraus resultiert, dass ich damals z.b. dem Denken der Kirche nach „richtig" handelte, dass mir mein Gewissen aber doch sagte, dass da etwas nicht stimmt? War ich also derjenige, der die Befehle der Kirche oder des Staates ausgeführt hat?" Dann wird es Zeit, seine Opfer um Entschuldigung zu bitten. Das Verständnis, dass die Schmerzen des Opfers wie ein Bumerang auf den Täter zurückfallen und deswegen in nächsten Leben den Schmerz auslösen, hilft bei dem Um-Vergebung-Bitten. Es hilft auch, wieder vom „hohen Ross der Selbstgerechtigkeit" herunter-zukommen und wieder über den Mitmenschen als ein gleichwerti-ges Geschöpf nachzudenken.

Schmerzen im Mittelfußknochen, sowie Senk-, Spreiz-, Plattfüße oder Deformierungen stammen wiederum meist aus Folterungen. Es wurden Wagenräder auf die Füße fallen gelassen, die die Fü-ße und Mittelfußknochen brechen sollten. Meist stört dann weni-ger die physische Deformierung, aber die unverziehene Demüti-gung und der unverziehene Schmerz sowie der entsprechende Groll auf die damaligen Folterer und Verräter lassen den Schaden in diesem Leben wieder aufleben. Bei diesen Menschen melden sich die Schmerzen besonders stark, wenn sie entweder vor Ort sind, das heißt, an dem Ort, an dem ihnen dieses Unrecht ge-schah, oder in einer analogen Situation, die durch Fernsehen, Filme oder menschliche Demütigungen wieder aufgerufen wurde. So zeigen sich tatsächlich heute solche Körperanomalien, welche ihre Ursache in vergangenen Leben haben, wenn sie nicht verar-beitet wurden und die Seele sich jetzt vorgenommen hat, intensiv an dem zugrunde liegenden Thema zu arbeiten.

Im Physischen helfen Fußbäder mit Kamille. Sie lösen bis weit in die Seele hinein die Konflikte. Wenn der Mensch sich während des Fußbades auch noch mit dem Thema beschäftigt, so wirkt die Tiefenwirkung doppelt: Physis und Psyche können gleichzeitig heilen.

Hat sich eine Sehne einmal entzündet, so hilft Mohn. Blauer Mohn (Schließmohn, der übliche Backmohn) ist der „Gips" der alten Ägypter, sagte mir die Innere Stimme, und wir hatten auch gleich Gelegenheit, dieses auszuprobieren: Eine Patientin war so schwer an einer entzündeten Achillesferse erkrankt, dass sie ihrem Beruf nicht mehr nachgehen konnte. Sie rührte etwas gemahlen Mohn an, machte sich daraus einen Umschlag und trug ihn auf die entzündete Stelle auf. Nach 24 Stunden war die Stelle abgeschwollen und nach weiteren zwei Tagen konnte sie wieder schmerzfrei laufen, obwohl der Arzt ihr keine Hoffnung gemacht hatte, dass sie vor Ablauf von drei Wochen wieder würde gehen können.

Waden und Oberschenkel

Wenn sich an den Waden Krampfadern bilden, ist das immer eine Frage des Druckes. Es handelt sich um den Druck, den man sich selbst macht oder auf andere ausübt oder aber auch von anderen aufgedrückt bekommt.

Bei Krampfadern sollte man sich überlegen: „Auf wen oder was übe ich Druck aus?" Und das Gegenprogramm, welches zur Heilung führt, heißt: „Wie kann ich meine Mitmenschen oder mich selbst besser freilassen?"

Die Krampfadern bilden sich dann, wenn das Blut nicht mehr freudig ins Herz hochsteigen kann. Die Seele des Menschen hat das Gefühl: „Jetzt bekomme ich gleich wieder Druck!" Es entsteht das gewisse Gefühl von Trostlosigkeit. Das Blut wird gestaut, die Venen weiten sich und es bilden sich Krampfadern. Wenn auch noch innerlich die Tränen laufen über eine Situation, der man sich nicht gewachsen fühlt, dann bilden sich Thrombosen.

Wir haben jetzt festgestellt, dass die meisten arabischen Frauen Krampfadern haben, weil sie durch die Kultur und von ihren Männern ständig unterdrückt werden. Bei unserer älteren Generation kommen die Krampfadern auch noch häufiger vor, weil hier in vielen Fällen die Unterdrückung als normal angesehen wird.

Es können auch ganz schlanke Menschen Krampfadern bekommen. Die Bildung ist nicht, wie irrtümlich angenommen, vom Körpergewicht abhängig. Deswegen haben wir sehr oft den Fall, dass Menschen, die Übergewicht haben, aber locker mit ihren Mitmenschen umgehen und guten Herzens sind, keine Krampfadern bilden, während alle Menschen, ob schlank oder nicht, die Druck auf ihre Kinder, ihre Mitmenschen oder sich selbst ausüben, sehr häufig Krampfadern oder Venenprobleme haben.

Die beste Therapie ist hier, sich von dem Druck zu befreien: „Nein, das mache ich jetzt nicht mehr mit." In der Familie sollten ausgewogene Aufgabenbereiche bestehen, wo jedes Familienmitglied seine Aufgaben hat, damit keine Überlastungsprobleme und einseitige Auffassungen über Männer- und Frauenrollen gelebt werden, denn diese sind in einer Welt, in der beide berufstätig sind, nicht mehr haltbar.

Oft schneide ich dieses Thema in der Therapiesitzung an und rate dann zu einer Umgestaltung der häuslichen Aufgaben. Nach einer solchen Beratung, in der zumeist Frauen die Betroffenen sind, ist es oft der Fall, dass, wenn sie die Aufgaben in der Familie neu einteilen und der Druck auf ihre Person nachlässt, die Krampfadern stark zurückgehen und zum Teil ganz verschwinden.

Für die meisten Frauen ist es wichtig, dass auch sie sich ruhig einmal eine Ausruhzeit nehmen, in der sie sich verwöhnen oder verwöhnen lassen und dabei entspannen.

Ein sehr gutes physisches Heilmittel nach Beseitigung der seelischen Ursache ist die Petersilie (pur oder als Petersiliensaft oder Petersilien-Filmtabletten, die es im Reformhaus zu kaufen gibt). Die Petersilie verdünnt das Blut, macht es flüssiger und löst bereits vorhandene Thromben in den Venen langsam wieder auf. Sehr gut ist auch ein Cocktail aus reiner Petersilie: Ein Sträußchen Petersilie im Mixer ganz musig hacken und anschließend mit einer Tomate, gutem Quellwasser und etwas Salz zu einem leckeren Cocktail vermixen. Solange es frische Petersilie gibt, ist diese der gepressten natürlich vorzuziehen. Dieser Cocktail kann auch schon morgens zum Frühstück genommen werden und er wirkt dann den ganzen Tag erfrischend, blutaufbauend und die Müdigkeit verscheuchend. Man sagt ja nicht zu Unrecht: 7 Gramm Petersilie ersetzen 1 Stunde Schlaf, weil eben die Petersilie so blutaufbauend und blutverdünnend ist, dass das Blut erfrischt und dünn wird und sich wieder bis in die kleinsten Kapillaren verteilen kann. Die gepresste Petersilie ist sehr praktisch auf Reisen oder im Berufsleben.

Rudolf Breuß[1] hat eine gute Übung gegen Krampfadern entwickelt, die schon vielen geholfen hat:

Man legt sich auf den Rücken, streckt zuerst das rechte Bein senkrecht in die Höhe und hält es zunächst für 5 Sekunden. Dann schüttelt man es leicht während 8 Sekunden, bis man das Gefühl hat, dass sich alles Blut hinter den Venenklappen gelöst hat. Anschließend hält man das Bein noch 5 Sekunden aufrecht, bis es ein Gefühl von Kühle vermittelt. Dann legt man es wieder ab und lässt es einige Sekunden ruhen. Anschließend macht man dieselbe Übung mit dem linken Bein.

Zum Schluss wiederholt man dieselbe Übung mit beiden Beinen: Beide Beine 5 Sekunden hochhalten, 8 Sekunden schütteln, 5 Sekunden stillhalten, dann ablegen und das Blut wieder einschießen lassen. Anschließend, wenn man dazu in der Lage ist, die Übung noch einmal mit beiden Beinen wiederholen.

So fühlt man förmlich, wie altes, angestautes Blut wieder ausgetauscht und durch neues ersetzt wird. Diese Übung dauert noch nicht einmal 2 Minuten, aber regelmäßig gemacht, verhilft sie immer zu schlanken und gut durchbluteten Beinen. Wichtig ist diese Übung insbesondere abends, vor dem Schlafengehen, denn dort ist es ganz wichtig, dass das gestaute Blut einmal richtig ausgetauscht wird, damit der Körper sich regenerieren kann. Hat man die Kraft nicht mehr, das Bein aus eigener Kraft hochzuheben, so kann man auch einen Helfer bitten, die Schüttelübung mit einem durchzuführen. Auch das wirkt und bringt enorme Erleichterung für die Beine. Zum Einreiben eignet sich wunderbar das kühlende Roßkastanien-Gel (Hübner und andere). Das Roßkastanien-Gel zieht die Venen wieder zusammen und erleichtert so den Rücktransport des Blutes Richtung Herz. Gut ist auch Rosskastanien-

---

[1] Cornelis Moerman und Rudolf Breuß: „Krebs - Leukämie und andere scheinbar unheilbare Krankheiten mit natürlichen Mitteln heilen"

extrakt, der innerlich genommen die gleiche Funktion bewirkt. Die Massage mit Roßkastanien-Gel muss immer von der Ferse zum Herzen erfolgen, nie umgekehrt, damit in der gleichen Richtung das Blut abtransportiert werden kann. Auch Bäder mit Roßkastanienextrakt sind förderlich für die Venen und die Durchblutung. Ebenfalls sehr zu empfehlen ist Rutin, welches im Tee Fagorutin vorkommt und aus Buchweizenkraut gewonnen wird. Dieses hilft, dass das Blut wieder bis in die letzten Kapillaren dringen kann.

Wadenkrämpfe sind ein Sportlersyndrom, welches die „Ich will gewinnen!"-Einstellung zur seelischen Ursache hat. Dieses Syndrom findet man natürlich nicht nur bei Sportlern; auch Menschen, die sich sonst sehr dem Ehrgeiz verschrieben haben und gern gewinnen wollen, leiden häufig unter Wadenkrämpfen, auch wenn es nicht so sehr um das äußere Gewinnen-Wollen geht. Es kann auch ein inneres Gewinnen-Wollen sein, welches sich zum Beispiel in Konkurrenzkämpfen um die Gunst des Chefs, um den Aufstieg am Arbeitsplatz, um die Dominanz in der Familie oder in ähnlichen Haltungen äußert.

In vielen Sportarten wie den japanischen und chinesischen Kampfsportarten entsteht eine innere Verkrampfung, weil der Mensch darauf gedrillt wird, gefühllos zu werden.

Die Samuraikämpfer wurden z.B. in der Weise zur Gefühllosigkeit erzogen, indem sie übten, mit einem Schlag den reihum sitzenden Menschen die Köpfe mit einem einzigen Schwerthieb abzuschlagen, ohne auch nur ein einziges Gefühl zu entwickeln.

Durch diese bewusste Entwicklung der Gefühllosigkeit verstockt der Emotionalkörper und verriegelt sich. Durch diese Verriegelung entstehen die Wadenkrämpfe und in der Folge natürlich auch noch andere körperliche Schäden, denn nur mit Wadenkrämpfen allein ist so ein Karma nicht abgetragen. Auch sehr wichtig ist die Tatsache, dass die Philosophien, die hinter so einer Kampfsportart stehen, das Wesen sehr stark beeinflussen können. Hinter manchen Kampfsportarten stehen nämlich sehr gefährliche Einstellungen, die aus den alten Kulturen kommen und zum Teil mit Mantren noch verstärkt werden.

Werden also diese kodierten Worte (Mantren) ausgesprochen, bewirken sie im menschlichen Wesen eine Veränderung, meist eine unerwünschte, nämlich das allmähliche Absterben der Gefühle und damit des Gefühlskörpers. Ich habe schon sehr viele Ausübende östlicher Kampfsportarten erlebt, die zum Schluss nicht einmal mehr ein Gefühl für ihre Frau entwickeln konnten. Die Signale, die ihre Frau ihnen unausgesprochen sandte, erreichten sie nicht mehr – sie merkten einfach nicht, was in ihrer Partnerin vorging. Darin liegt die Gefahr der östlichen Kampfsportarten. Oft braucht es erst ein langsames Wiederverlebendigen des Gefühlskörpers, damit sie aus ihrer Haltung des „Na und?" gegenüber den Gefühlen des anderen wieder herauskommen. Es ist nämlich nicht nur so, dass ihnen die Gefühle des anderen entgehen, sie werden ihnen im Laufe der Zeit auch noch gleichgültig. Das Schicksal benutzt hier oft das umgekehrte Rollenspiel, um diese Menschen wieder aufzubrechen: Auf einmal geschieht diesen Menschen selbst etwas ähnliches, Gefühlloses, was sie ihren Mitmenschen zugemutet haben, und auf einmal merken sie, wie weh es ihnen tut. Dann erst kann von einem reifen Mitmenschen die Lektion aufgegriffen werden und demjenigen klargemacht werden: „Schau, genau so hast du mit uns gehandelt. Siehst du jetzt, wie weh du uns getan hast?"

Legt ein solcher Mensch sein gefühlloses Verhalten wieder ab und sucht im Physischen nach einer Pflanze, die ihm beim Wiederaufbau des Gefühlskörpers helfen kann, so ist das Johanniskraut geeignet. Eingerieben auf die schmerzenden Stellen (Rotöl) und als Tropfen oder Dragees (Hyperforat) genommen bringt es die Lichtkraft in den Körper zurück

Knie

Die Knie schmerzen einem Menschen immer dann, wenn er einen anderen Menschen daran hindert, das zu sein, was er ist. Kann in diesem Leben keine Ursache gefunden werden, so kann es sein, dass er in einer vorherigen Inkarnation massiv einen Menschen an der Ausführung von dessen Lebensplan gehindert hat. Man gebraucht hier oft das Sprichwort: „Jemandem einen Stecken zwischen die Beine werfen." Wenn z.B. ein Vater seinem Sohn vorschreibt, welchen Beruf er ergreifen soll, entweder den Beruf des Vaters, oder einen anderen als der Junge selbst wollte, so entstehen oft im Alter beim Vater Knieschmerzen: Das Kind hat nicht das im Leben werden können, was es sich für dieses Leben vorgenommen hat. Wenn man also irgendwie die Entwicklung eines Menschen verhindert hat und sich dadurch dessen Leben massiv veränderte, hat man sich die Ursache für dieses Knieleiden selbst geschaffen. Hier ist es bitter nötig, damit dieser Konflikt dauerhaft gelöst werden kann, zuerst einmal den Betroffenen um Vergebung zu bitten, und, so gut das noch geht, ihm eventuell die Möglichkeiten zu öffnen, noch ein zweites Studium oder einen zweiten Ausbildungsgang in der ihm liegenden Richtung anzubieten. Schon mancher hat mit Mitte dreißig, Anfang vierzig (manche sogar noch mit sechzig Jahren!) die Ausbildung zu seinem wahren Lebensziel angefangen. Bisher habe ich bei allen meinen Klienten erlebt, dass sie auch das geschafft haben, was in ihrem Leben als Lebensplan gezeigt wurde.

Es genügt auch schon, wenn man nur in Gedanken versucht, den anderen zu hindern. Auch dort entstehen die Knieschmerzen, die der Person sagen wollen: „Sei vorsichtig! Du bist hier gerade dabei, einem Menschen in sein Leben zu pfuschen!" Und schon schießt der Schmerz ins Knie hinein, meistens seitlich.

Der gehinderte Mensch entwickelt eventuell auch den Willen zum Siegen oder eine typische Trotzreaktion („Jetzt gerade! Du wirst schon sehen, was ich zu leisten vermag!" oder „Na, dann eben nicht, dann tue ich halt gar nichts!") mit einer entsprechenden Groll-Distanz zu der ihn hindernden Person. In diesem Falle bekommen oft beide Knieschmerzen. Wenn der Verhinderte nachgibt, muss er sich – oft sehr mühsam – seinen Lebensplan wieder einfädeln, wieder zurückkommen zu dem, was er wirklich ist. Deswegen ist es so wichtig, auf den Warner „Knieschmerz" zu hören, damit nicht in späteren Jahren über das Heute-Beschlossene und -Befohlene eine große Reue eintritt.

In früheren Zeiten wurden den Menschen, die sich nicht beugen wollten, oft regelrecht die Knie gebrochen. Dies geschah in Staaten, in denen der Herrscher die Religion willkürlich änderte, weil ihm die eine oder andere Kirche nicht mehr passte, und das Volk hatte nachzuziehen. Tat das Volk nicht, was der Herrscher verlangte, so wurde oft genug diese Foltermethode angewendet. Heute entstehen deshalb oft starke Reaktionen bei Bevormundung. Stellt ein Mensch diese Reaktionen bei sich fest, so kann er sich fragen, ob er hier eine ähnliche Situation noch nicht verziehen hat. Nach der Verzeiharbeit müssten sich die Knieschmerzen allmählich lösen, wenn weiterhin auf bevormundende Situationen mit Gelassenheit und nicht mit feurigen Ausbrüchen reagiert wird. Denn die Tests: „Habe ich jetzt wirklich aus tiefstem Herzen vergeben und kann auch adäquat in der neuen Denkstruktur handeln?" muss man über sich ergehen lassen und in der Folge auch bestehen!

Zusammengefasst kann man also zum Thema Knie sagen: Schmerzen entstehen immer dann, wenn man seinen eigenen Interessenplan einem anderen aufgedrückt hat oder aufdrücken möchte. Man möchte auch in dem, was man denkt und tut, der „Sieger" sein. Deswegen haben auch z.B. Fußballer so viele Knieverletzungen. Das liegt nicht nur am Sport, sondern daran, dass eine Mannschaft und ihre einzelnen Spieler über eine andere Mannschaft siegen will. Bei guten Gedanken oder bei dem Willen, nicht unbedingt siegen zu wollen, entsteht die Erkrankung nicht. Sie entsteht nur bei extremen Charakteren.

Die Knie zeigen auch den Frust der anderen an. Hier muss man sich fragen: „Wer könnte durch mich gefrustet sein?" Und warum? Dieser Frage nachzugehen löst die Knieschmerzen.

Ebenso entwickeln sich Knieschmerzen, wenn sich ein Mensch kontinuierlich Sorgen um jemand anderen macht. Die Sorgen übertragen sich auf die angepeilte Person und verursachen bei ihr eine Schwere, sie hindern diesen Menschen daran, sich einmal sorgenfrei denkend zu bewegen.

Bei einer Durchlichtungsanalyse kam folgendes heraus: Ein sehr schlanker Mensch hatte Knieschmerzen, weil er ständig seiner Frau seinen Willen aufzwang und ihr diktierte, was sie zu tun und zu lassen habe. Dadurch kam die Frau überhaupt nicht dazu, sich einmal für sich selbst zu entwickeln und etwas für sich selbst zu tun, er hinderte sie kontinuierlich daran. Seine Schmerzen kamen von seiner eigenen Haltung.

Bei allen Beschwerden an den Beinen hilft Beinwell, eine Pflanze, die sowohl in Gel- oder Salbenform als auch in Frischpflanzenauflagen sehr wirksam ist. Sie entspannt die Muskulatur und bringt das Blut-Muskelgefüge wieder in Gang. Sie hilft auch bei Verstauchungen und beschleunigt die Heilung bei Brüchen, offenen Wunden, Schürfungen und blauen Flecken.

Oberschenkelhalsbruch

Der Oberschenkelhalsbruch ist eigentlich eine Alterskrankheit, aber keine zwingende. Man kann ihn sehr gut vermeiden, wenn man die Anweisungen beachtet, wie sie in dem nachfolgenden Kapitel über Osteoporose gegeben werden, denn er gehört zu den Osteoporose-Krankheiten.

Eine Klientin, die bereits drei Oberschenkelhalsbrüche hatte und bei der alle drei ausgeheilt sind, folgte genau den Anweisungen der Osteoporosetherapie und bekam, obwohl immer wieder die gleichen Fallsituationen entstanden, nie wieder einen Oberschenkelhalsbruch. Ihre Knochen brachen nicht mehr!

Osteoporose

Da die Osteoporose häufig bei Frauen in den Wechseljahren auftritt, wo neben anderen Veränderungen auch eine Hormonumstel-
lung stattfindet, wurde von der Schulmedizin versucht, durch
Hormongaben der Osteoporose entgegenzuwirken. Diese künstlich zugeführten Hormone haben aber bei vielen Menschen zu
einer Zunahme von Beschwerden geführt, ohne die Osteoporose
wirklich zu heilen. Es kommt hinzu, dass diese Hormone auf tier-
quälerische Weise von Pferden gewonnen werden. Was soll unser menschlicher Körper mit Pferdeinformationen anfangen?

Die seelische Ursache ist von Mensch zu Mensch ganz unterschiedlich. Die Osteoporose kann eine Abtragung für eine Folterung von Menschen in einem vergangenen Leben sein (Knochen-
brecher). Wenn man in sich spürt, dass man selbst dabei gewesen sein könnte, ist es wichtig, in die Seelenreiche hinein in aller
Tiefe um Verzeihung zu bitten – ein solches Gebet kommt immer
an. In den Innenschauen gehen wir wirklich noch einmal in die
Zeit und rufen die Seelen zusammen, die in diesen Situationen
beieinander waren und gelitten haben. Die Täterseele hat anschließend die Gelegenheit, sich bei den Opferseelen zu entschuldigen. Zur Seite stehen ihr dabei Michael und Raphael, die
den Seelen die Kraft zur Vergebung einflößen. Hier arbeitet man
jetzt so lange, bis alle Opferseelen es geschafft haben, den Täter-
seelen zu vergeben und in ihre nächste höhere Seelenebene auf-
gestiegen sind. Dann sieht der Klient die „Erlösung" wirklich in
sich und schaut die erledigte Situation selbst.

Im Folgenden gehen wir jetzt auf äußere Ursachen ein, deren
Meidung zur Heilung beiträgt.

Die Osteoporose ist größtenteils eine Zivilisationskrankheit. Der
häufigste Fehler ist, dass sowohl zur Vorbeugung als auch bei
Osteoporose Milchprodukte empfohlen werden.

Doch Milchprodukte bewirken genau das Gegenteil. Weil die Milchprodukte mehr Kalzium zu ihrer Verwertung benötigen, als sie enthalten, tragen sie zur **Entkalkung** der Knochen bei! Entgegen allen ärztlichen Ratschlägen sollte man bei Osteoporose keine Milchprodukte zu sich nehmen. Die Heilung der Osteoporose erfolgt durch eine erhöhte Zufuhr von **Kieselsäure**. Viel Kieselsäure ist in der Hirse enthalten. Wenn man Hirse kocht oder als Flocken zu sich nimmt, dann wird der Knochen wieder fest, aber bleibt doch auch elastisch (er hat dann eine ähnliche Konsistenz wie Plexiglas). Anschließend kann man Kalzium zuführen, aber nur in Form von **pflanzlichem** Kalzium, z.B. durch Mandeln. Mandeln enthalten ein körperadäquates Kalzium, das genau „in den Knochen hineinpasst".

So nützt es auch nichts, Kalziumtabletten zu nehmen. Dieses Kalzium lagert sich in den Venen, Organen und dem Gehirn ab. Das Kalzium erhält erst durch die Kieselsäure die Information, dass es in die Knochen gehen soll. Die Kieselsäure ist quasi die „Lore", die das Kalzium in die Knochen transportiert.

Wir hatten eine Klientin, die zum Zeitpunkt des Beginns der Therapie bereits neunundachtzig(!) Jahre alt war. Ihre Osteoporose war so weit fortgeschritten, dass sie Glassplitterknochen entwickelt hatte. Sobald sie sich den Fuß vertrat, war er gebrochen. Innerhalb weniger Monate wurde sie von der Osteoporose geheilt. Sie teste immer die genaue Dosis aus, die sie von Tag zu Tag, von Woche zu Woche brauchte, und hielt sich auch daran. Sie hatte mit neunzig Jahren wieder die volle Knochendichte, nur durch das Einnehmen von Hirse und Mandelmus. Ihr Arzt fragte sehr erstaunt, wie sie dies geschafft habe. Und sie nannte ihm ihre Methode: Jeden Tag aß sie das sehr wohlschmeckende Osteoporose-Müsli und dazu noch 2 Schalen gekochte Hirse. Das hielt sie konsequent während 5 Monaten durch, bis sie über die Bioresonanz feststellen konnte, dass nunmehr das Osteoporose-Müsli allein genügen würde, um ihre neu erworbene, hohe Knochendichte zu halten. Wenig später fiel sie von der Treppe des Kölner Hauptbahnhofes. Wer die Treppe kennt, weiß, wie lang und steil sie ist. Helfer sprangen hinzu: „Sie haben sich sicher etwas gebrochen! Sollen wir Sie ins Krankenhaus bringen lassen?" „Nein", sagte sie, nachdem sie ihren Körper betastet hatte und spürte, dass ihr nichts fehlte. „Ich habe Hirse gegessen!"

Zwei Jahre später kam ein zweiter schlagender Beweis: Sie fiel ganz übel auf ihren Kopf. Der Arzt stellte fest, dass sie nicht nur eine Platzwunde hatte, sondern den Kopf so stark angeschlagen hatte, dass er mit einem Bersten des Schädelknochens rechnen musste. Doch es war nichts zu sehen, nicht einmal eine Fissur! Erstaunt fragte er sie, was sie denn getan habe, um so stabile Knochen zu erhalten? Sie antwortete ihm: „Ich esse täglich meine Hirse und mein Mandelmus. Durch die Mischung von Kieselsäure und Kalzium sind meine Knochen so elastisch und stabil geworden!"

Rezepte von gekochter Hirse und vom Osteoporose-Müsli:
Hirse gekocht: Hirse mit einem <u>rein</u> pflanzlichen Brühwürfel aufquellen lassen. Die Brühe aufbewahren, die gequollene Hirse in etwas Öl anbraten, nach Geschmack auch eine Zwiebel dazubraten. Anschließend mit der Gemüsebrühe ablöschen und ca. 10 – 20 Minuten köcheln lassen. Wer es nicht gebraten mag oder nicht so verträgt, kann die Hirse auch einfach 5 Minuten in Gemüsebrühe anköcheln lassen, die Platte ausschalten und die Hirse fertig quellen lassen. Rührt man nicht, so zerfällt und verklumpt auch das Korn nicht. Das beste Mittel, um die Hirse gut hinzubekommen, ist die Kochkiste. Hier kocht man die Hirse in Gemüsebrühe nur kurz auf, stellt den Topf mitsamt Inhalt in die Kochkiste und nach einer Stunde ist die Hirse fertig. Wichtig ist, dass das Verhältnis von Wasser zu Hirse (ca. 2 : 1) stimmt, was man mit einer Tasse und etwas Erfahrung leicht für seine eigenen Verhältnisse optimieren kann.

Im Anfangsstadium der Osteoporosetherapie sollte man täglich zwei Schalen Hirse zu sich nehmen, dazu das Osteoporose-Müsli zum Frühstück. Je nach Schwere der Osteoporose kann man erfahrungsgemäß nach 3 – 5 Monaten auf ein Schälchen Hirse reduzieren und bei Erreichen der nötigen Knochendichte bei dem Osteoporose-Müsli bleiben. Dieses liefert genug Kieselsäure und Kalzium, dass der Stand der Knochendichte erhalten bleibt. Verträgt man es aus irgendeinem Grunde nicht so gut, so muss aber ein Schälchen gekochte Hirse pro Tag beibehalten werden.

Das Osteoporose-Müsli wird wie folgt hergestellt:

Eine Banane (als Magnesiumspender) zerdrücken, einen Apfel (als Eisenspender) reiben und braun werden lassen, 1-2 Esslöffel <u>weißes</u> Mandelmus (als Kalziumspender) hineinrühren, 4-6 Esslöffel Hirseflocken (als Kieselsäurespender) unterheben.

Anwendung: Einmal am Tag (vor 12 Uhr) zu sich nehmen.

Guten Appetit!

Wichtig ist auch der regelmäßige Spaziergang bei Tag an der frischen Luft. Denn das Sonnenlicht ist unerlässlich für die Produktion von Vitamin D3, welches die Bildung der Knochen unterstützt und fördert. Ideal wäre es, wenn man seinen gesamten Körper von Zeit zu Zeit dem Tageslicht aussetzen könnte, zum Beispiel auf einem geschützten Balkon oder im Rahmen einer FKK-Gruppe. Manchmal genügt auch eine Matratze am Boden vor einem offenem Fenster, durch welches gerade der volle Sonnenschein einfließt. Von Solarien ist abzuraten, da dort nur ein künstliches, die Lebenskraft entbehrendes Licht verabreicht wird.

Nach den Wechseljahren kann Nachtkerzenöl das fehlende Östrogen ersetzen. Es enthält einen Stoff, der dem Östrogen ähnlich ist und leicht in dieses verstoffwechselt werden kann. So benötigt man keine Hormongaben, wie sie oft bei Osteoporose verordnet werden, die aber unter Umständen Krebs auslösen können. Es genügt ein Teelöffel Nachtkerzenöl täglich. Nimmt man es in Form von Kapseln, so sollte man diese auslutschen, da sie leider immer noch aus Gelatine bestehen, welche ja aus Knochen hergestellt wird. Das Nachtkerzenöl hat auch eine positive kosmetische Wirkung: es glättet die Falten und lässt auf ganz natürliche Art jünger aussehen. Mir ist zu Ohren gekommen, dass man es abends nehmen sollte, weil es eben ein Nachtschattengewächs ist (die Blüte öffnet sich nachts), aber gesicherte Angaben über eine verstärkte Wirkung erhielt ich noch nicht.

Um es abschließend noch einmal zu betonen: In meinen Augen ist die Osteoporose die am leichtesten zu heilende Krankheit. Sie muss in unseren Breiten auch niemanden befallen. Allerdings muss man sich rigoros von der Zivilisationskost verabschieden und alle Kalziumräuber meiden wie Weißzucker, den man durch Vollrohrzucker ersetzen kann, und Milchprodukte, die man durch Mandelmilch, Reismilch, Sojajoghurt, Tofu-Mozzarella und die vielen anderen nun im Handel erhältlichen Ersatzprodukte ersetzen kann (darauf achten, dass nicht-genmanipuliertes Soja verwendet wurde). Von großem Vorteil ist es, auch auf den Verzehr von Fleisch ganz zu verzichten, da Fleisch stark säuernd wirkt und dadurch der Abbau der Knochen gefördert wird. Auch Alkohol säuert sehr stark, und die Säure im Körper baut die Knochen ab. Cola ist hochgradig Osteoporose fördernd, so dass bei Kindern mit großem Cola-Konsum schon Osteoporose festgestellt werden kann. „Was kann ich denn dann noch essen?" mag manch einer fragen.

Nun, ich muss sagen, dass wir als Vollwertvegetarier sehr gut essen (wir sind richtige Feinschmecker), viel gesünder leben und sehr viele Krankheiten schon an der Wurzel vermeiden konnten. Ich koche auch weiterhin nach Kochbuch, auch Gerichte aus aller Herren Länder, nur die Fleischkomponente wird durch Soja ersetzt, die Milch- und Sahnekomponente durch Sojamilch, Mandelmilch und Mandelsahne (weißes Mandelmus vorsichtig mit etwas kaltem Wasser anrühren, es wird im Anfang eine fast harte Emulsion; dann langsam, fast tropfenweise, Wasser hinzugeben, bis die Emulsion immer flüssiger wird; man erhält zuerst die Konsistenz von Sahne, später dann die von Milch), die Käsekomponente wird durch Tofu-Mozzarella ersetzt, die Gemüse und Gewürze werden belassen und so erhalte ich sehr wohlschmeckende Mahlzeiten, die der Gesundheit meiner Familie und Freunde keinen Abbruch tun. Jetzt hatte ich noch ein „unfreiwilliges Testergebnis" für das Ergebnis dieser Gesunderhaltung: Mein Orthopäde bestätigte mir, dass meine Knochen, insbesondere meine Knie, aussehen wie die einer Dreißigjährigen...na, wenn das mit 55 kein Kompliment ist! Und wer mich kennt, weiß ja auch, dass ich nicht gerade eine Gräte bin...

Was übrigens ganz, ganz wichtig ist: Bei der Osteoporosebehandlung muss man regelmäßig den Ph-Wert des Morgenurins messen. Der PH-Wert muss immer über 7 liegen, wenn das Unternehmen, die Osteoporose zu besiegen, gelingen soll. Unter diesem Wert sind die Körperflüssigkeiten zu sauer und greifen aus dem Grunde die Knochen an: Sie holen sich zur Aufpufferung der Säure das basische Kalk aus den Knochen, und dadurch kommt es zu einer Entkalkung des gesamten Knochenapparates.

Hüfte

Die Hüftschäden haben als seelische Ursache, dass man zu einer Seite so und zur anderen Seite anders redet. Es handelt sich hier um ein typisches „Kaffeekränzchensyndrom", welches bei Menschen entsteht, die über Gott und die Welt lästern. Dieses Lästern nagt dann regelrecht in der Hüftpfanne und verursacht dort schwere Schäden. Tritt dieses Syndrom bei Kindern schon auf, dann handelt es sich immer um selbst ausgeübte üble Nachrede innerhalb der letzten Inkarnation. Diese Kinder leiden an einer nicht richtig angelegten Hüftpfanne und müssen eine Spreizhose tragen. Wie können Eltern nun diesen Kindern helfen? Sie müssen den Kindern klar machen, dass sie die Wahrheit — auch über andere — sprechen und auch wahr handeln. Der Leitsatz zur Hilfe aller Hüftgeschädigten heißt: „Du musst alles so aussprechen, wie Christus es getan hätte, und auch so denken." Wenn wir mit allen Menschen so sprechen würden und über sie so denken würden und jedem gegenüber auch so handeln würden, wie Christus es getan hätte, dann würde es uns allen gut gehen.

Wir hatten ein paar lustige Erlebnisse mit Hüftproblemen: Eine Gruppe Sportler machte sich nach den Durchlichtungsanalysen über ihre Hüftprobleme lustig. Von da an hieß es nicht mehr: „Wir haben zu viel trainiert", sondern: „Na, über wen habe ich wieder nicht ordentlich gedacht?"

Eine Frau erzählte uns, dass sie ordentlich Gedankenordnung geübt hatte, bis ihre Hüftprobleme wirklich weg waren(!). Doch auf einmal bekam sie wieder einen Schuss in die Hüfte, dass es nur so knallte (innerlich). Sie fragte sich, was sie denn getan hätte. Sie erzählte mir die Situation: Sie hatte nur mit ein paar Frauen zusammen gestanden, die über die Verhältnisse im Dorf sprachen. Obwohl sie nicht selbst mitredete, weil ihr dieses Geratsche zuwider war, bekam sie allein vom gedanklichen Zustimmen zu einer Situation, die offensichtlich aber in Gottes Augen anders lag, einen solchen Schuss, dass sie wieder wahnsinnige Schmerzen bekam. Ich ermahnte sie dann, sich in Gedanken bei der angesprochenen Person zu entschuldigen, das Geredete geradezustellen und den anderen auch zu vergeben, dass sie so über diese Person hergezogen haben. Und prompt war der Hüftschmerz wieder weg... Daran sieht man, dass auch die Gedanken, auch unausgesprochen, eine solche Wirkung haben.

Eine andere Klientin befragte mich nach der Ursache von Hüftleiden. Als ich ihr die Zusammenhänge erklärte, sagte sie, das könne auf ihre Mutter nicht zutreffen, sie sei immer eine so liebe Frau gewesen, die über alle Menschen nur gut gedacht habe. Die Mutter ließ sich operieren, und drei Monate später rief mich ihre Tochter noch einmal an und sagte: „Du hattest doch recht!" Und ich fragte. „Wieso?" „Nach der Operation war meine Mutter wie enthemmt. Auf einmal fing sie an, auf alle Menschen, von denen sie bisher nur lieb und entschuldigend gesprochen hatte, zu schimpfen wie ein Rohrspatz. Wenn ich das gewusst hätte, wie meine Mutter wirklich denkt!" Auch hier haben wir wieder ein Beispiel dafür, wie sehr die Gedanken die Gesundheit beeinflussen und auch genau an der bezeichnenden Stelle die Schäden auslösen!

Eine sehr hilfreiche Methode ist, wenn man sich einmal Zeit nimmt, hinsetzt und sich fragt: „Über wen habe ich schon schlecht gesprochen oder gedacht?" Diese Bilder sollte man einmal in Ruhe in sich vorbeiziehen lassen und sich überlegen, ob man auch so hätte behandelt oder bedacht werden wollen. Anschließend ist es wichtig, diejenigen im Geiste um Verzeihung zu bitten, bis man das Gefühl hat, die Seele des anderen hat einem verziehen. Das merkt man, wenn man sensibel dafür wird. Man kann den anderen ja auch einmal „wie zufällig" fragen, ob er/sie einem die damalige Situation noch nachträgt. In Zukunft muss man verstärkt aufpassen, dass so etwas nicht wieder vorkommt. Erst dann können auch Hüftprobleme heilen.

Ganz neu hatten wir einen ganz speziellen Fall:

Die Bänder in der Hüfte hielten nicht mehr, bzw. rissen bei einem Sturz. Warum mussten die Bänder reißen? Was lag dort karmisch vor? Diese Frau war wirklich so lieb, dass sie keiner Fliege etwas zuleide tun würde. Doch sie hatte eins: Sie beschönigte etwas, was der Vater selbst nicht hätte durchgehen lassen. Dadurch wurden andere Menschen in ihrer gesunden Empfindung gestört und gerieten in Verwirrung, weil sie über die Impulse ihrer Inneren Führung aufgrund der beschönigenden Aussagen in Zweifel gerieten. Und hinterher stellte es sich doch als wahr heraus, dass das, was die gottesbezogenen Menschen gefühlt und gehört hatten, stimmte. Auch für diesen Fall gilt: Bitte nicht die rosarote Brille aufsetzen, die die Sachen rosiger darstellt als sie sind. Wichtig ist es in jedem Fall, bei der Wahrheit zu bleiben und die Sachen so klar zu sehen, wie sie sind. Sonst leidet jemand, und zwar einmal der, der in seiner gesunden Empfindung an den nachfolgenden Taten gehindert wurde, aber am meisten, so kurios das klingen mag, derjenige, der die Beschönigung ausgesprochen hat. Warum? Durch sein Verhalten wurde auf den, der nicht beschönigt werden sollte, nicht adäquat bremsend reagiert, wie die Klarsehenden es sonst getan hätten, und ungebremst sauste dieser geistig gesehen in immer tiefere Ebenen ab und belastete sich immer mehr. Es ist also wichtig, bei ungöttlichem Verhalten eines anderen dieses nicht durchgehen zu lassen, sonst tut man dem Entschuldigten keinen Gefallen! Viele Menschen müssen in dieser Beziehung noch lernen, sich auf die Hinterbeine zu stellen und aufklärend zu bremsen, so gut sie es vermögen. Tut derjenige immer noch das, wovor er gewarnt wurde, dann fällt sein Verhalten voll und ganz auf ihn zurück: Er hat auf die Warnungen nicht gehört, aber ausgesprochen worden sind sie! Damit ist der, der vor dem Risiko des Hüftleidens stand, entlastet und die Bänder der Hüfte werden wieder heilen.

Zur physischen Unterstützung kann ein altes Hildegard-Rezept helfen:

Maroni, also Edelkastanien, kochen und pürieren, mit Dinkelmehl aufkochen, mit Hildegard-Suppenwürze würzen und einmal täglich vor dem Schlafengehen essen bzw. trinken, wenn man sie aus der Suppentasse nimmt. Statt Maroni zu kochen, kann man auch 4 – 5 Esslöffel Maronimehl aufkochen. Erstens ist die Suppe dann sehr schnell fertig und zweitens hat man die Pürierarbeit nicht. Das Maronimehl bekommt man in jedem Hildegardversand, zum Beispiel bei der Firma Jura in Konstanz, in der Schweiz gibt es dieses sogar auch in der Migros. Es hilft auch, wenn man die Maronis unter Vakuum verpackt kauft und jeden Abend 6 – 7 isst. Die Bestandteile der Maroni wandern genau (Form = Form) in den

Kopf des Oberschenkels und bilden dort die Knorpelmasse neu. Gleichzeitig helfen sie auch, alle anderen Knorpel und die Hüftgelenkschale wieder auszukleiden. Für die Knochen an sich hilft die Hirse und das Mandelmus, wie im Kapitel „Osteoporose" beschrieben.

Eine Klientin hatte so arge Hüftbeschwerden, dass ihr zu einer Operation geraten wurde. Sie machte diese Maronikur über 6 Monate ganz intensiv, bemühte sich aber ebenfalls um die Auflösung der Ursachen. Nach 6 Monaten untersuchten die Ärzte die Hüfte noch einmal und stellten zu ihrem Erstaunen fest, dass die Knorpel sich wieder gebildet hatten und die Knochen wieder ihre originale Form hatten. „Nun ist eine Operation auch nicht mehr nötig", war die abschließende Diagnose.

Leiste

Die Leiste hat ein altbekanntes Thema: Schwertträger. Dort saßen die Schwerter der hohen Herren, hoch zu Ross, einmal links, einmal rechts, je nachdem, ob der Träger ein Rechts- oder Linkshänder war. Schmerzt die Leiste, dann zeigt sie uns an, dass das Schwert einmal gebraucht wurde. Oft treten die Leistenschmerzen in den Situationen auf, in denen der Schwertträger „sein Schwert am liebsten wieder zücken würde" und/oder seinem ehemaligen Rivalen gegenübersteht. Wenn bereits kleine Jungen Probleme mit der Leiste bekommen, zeigen sich noch alte Kampf-Inkarnationen, meistens Ritterinkarnationen. Diese Buben tragen auch oft noch ein Schwert, kämpfen bereits im Kindergarten, spielen gern Krieg, lieben Ritterrüstungen und Schilde und brauchen von ihren Eltern dringend Friedenserziehung. Oft fragen die Eltern mich dann: „Wo hat der Bub das nur her? Von uns kann er es nicht haben, wir sind doch gar nicht so!" Das stimmt, denn diese Kinder suchen sich zur Abtragung ihres Karmas natürlich Eltern aus, die ihr Positivprogramm: „So etwas will ich nie wieder tun!" stärken und ihnen den Weg aus der Kampfhaltung heraus zeigen. Doch die Kinder kommen noch einmal mit diesen alten Kampfprogrammen auf die Welt und müssen sie hier aktiv überwinden lernen. Hier müssen die Eltern in erster Linie mit ihren Kindern Friedenserziehung machen. Am besten man fragt die Kinder direkt: „Möchtest du denn genau so behandelt (geschlagen) werden, wie du deine Kameraden behandelst?" Es ist wichtig, ihnen zu erklären, dass es ganz schön schmerzt, wenn man einen anderen schlägt. Denn die Kinder denken sich nichts dabei und finden die Kämpferei ganz normal. Spüren sie jedoch selbst einmal die Schmerzen, so sind sie oft zutiefst beleidigt. Da ist dann der Punkt erreicht, wo man mit diesen Kindern mit dem Umkehrrollenspiel: „Schau, so weh tut das, wenn du einen andern schlägst!" arbeiten kann.

Tritt ein Leistenbruch bei einem erwachsenen Mann auf, so muss sich dieser fragen: „Mit wem oder was stehe ich im Wettstreit oder sogar im Kampf?" Diese Situation ist dann ähnlich wie die in einer vorherigen Inkarnation, und durch die Seelenerinnerung tritt der Schmerz wieder auf. Oft steht der Mann in diesem Augenblick seinem — ehemaligen — Rivalen wieder gegenüber, auch wenn dieser vielleicht heute eine Frau ist.

In vielen Fällen sind die Rollen in diesem Leben umgekehrt verteilt. Das heißt, der früher Geschlagene ist heute der Chef, der ältere Bruder, der Vater...in welchen Rollen er auch immer über dem Schlagenden steht. Nun muss der, der geschlagen hat, seinen Stolz, seinen Sieg abbauen und dem Geschlagenen sich unterwerfen oder dessen Befehle befolgen. Das dient dem Stolzabbau. Das ist für den Schlagenden oft nicht ganz einfach, denn er hat das alte Rollenbild des Siegers noch in sich: „Was will der überhaupt? Der hat mir gar nichts zu sagen!" Und oft wird nach dem Schema der Hackordnung diese Aggression an den nächst Schwächeren ausgelassen, was in vielen Fällen die Frau und die Kinder sind. Statt an dem Thema des Stolzes zu arbeiten, werden oft völlig Unschuldige mit hineingezogen, die dann lernen müssen, sich adäquat-aufklärend zu wehren, was nicht immer einfach ist!

Leistenbruch-Patienten müssen zu ihrer eigenen Genesung den Stolz des Siegers abbauen und in die Demut kommen. Diese Lernsituationen haben sie sich vorinkarnatorisch ausgesucht, sind manchmal aber rechtschaffen erstaunt, wenn diese Situation in diesem Leben auch eintritt und sie viel Mühe haben, in die Demut zu kommen und dort auch zu verbleiben. Oft bricht der Stolz noch durch, aber wehe: Dann ist die Gefahr, sich neu zu belasten, groß. Und wer will das schon? Möchten wir nicht alle Altlasten abbauen, statt sie noch zu vergrößern?

Rückenschmerzen

Die seelische Ursache für Rückenschmerzen ist der Groll oder Blitzgroll. Der Blitzgroll „haut in den Rücken", man spricht im Volksmund auch vom Hexenschuss. Der Rücken spiegelt immer den Groll wieder, der entsteht, wenn man einem anderen grollt, oder den Groll anderer Menschen auf sich geladen hat. Langzeitärger verursacht die diffusen Rückenschmerzen und auf Dauer werden dadurch die Bandscheiben abgebaut. Mittlerweile sind die Rückenschmerzen zur Volkskrankheit Nummer eins geworden.

Ein Heilpraktiker berichtet: „Ich hatte schon viele Menschen mit Rückenschmerzen, die deshalb zu mir kommen, da ich unter anderem die Dorn-Methode anwende. Und wenn ich die Menschen dann fragte: „Was ist vor dem Auftreten der Schmerzen passiert?" oder: „Was haben Sie zuvor gedacht?", kommt meistens die gleiche Antwort: „Mein Mann hat mich geärgert!", „Meine Frau hat mich genervt!" „Ärger im Betrieb" oder ähnliche Situationen. Die Menschen bekommen unmittelbar Rückenschmerzen, sobald sie sich ärgern oder jemandem grollen. Hierzu zählt auch der Ärger oder Groll, den man über sich selbst hat. Viele verurteilen sich noch nach Jahren für begangene Fehler oder trauern noch verpassten Chancen nach."

Wenn die Schmerzen sich über den ganzen Rücken ausbreiten, also von unten bis nach oben ziehen, liegt die Ursache wieder in den meisten Fällen in den Folterungen aus vergangenen Leben. Hier wurden die Menschen auf eine Streckbank gelegt und der Körper wurde bis zum Zerbersten auseinander gezogen.

Wichtig bei solchen Schmerzen ist immer, dass man sich fragt: „War ich damals Opfer oder Ausführer dieser grausamen Tat?" Man kann sich erkennen, indem man Kindheitstendenzen zugrundelegt, die man am Anfang seines Lebens hatte, oder sich an Träume rückerinnert, die genau aufzeigen, ob man sich in der Opfer- oder Täterrolle befand. Und hier kann die Therapie nur

Erfolg haben, wenn man seine Opfer um Vergebung bittet oder seinen Tätern vergibt, je nachdem, was gerade vorliegt (vgl. Kapitel „Verzeih- und Seelenarbeit").

Ich selbst hatte siebzehn Jahre lang Ischiasschmerzen gehabt und ich hatte den Menschen gegrollt, die mich einmal auf dem Scheiterhaufen verbrannt hatten. Und mir wurde klargemacht, dass ich diese Täter lange Zeit verfolgt hatte und im Geiste immer noch verfolge. Dadurch konnte ich nicht freiwerden vom Groll, und die von mir Verfolgten konnten auch nicht in schönere Ebenen aufsteigen. So bin ich ihnen über 500 Jahre lang in den Seelenebenen nachgeritten! Es war meinen Schutzengeln nicht möglich, mich zum Verzeihen zu bewegen. So musste ich wieder und wieder auf die Erde zurück, um das Vergeben zu lernen. In diesem Leben litt ich lange Zeit unter elenden Rückenschmerzen, bis ich endlich so weit war, dass ich meinem damaligen Scheiterhaufenanzünder, meinem König und sogar den Inquisitoren vergeben konnte. Das dauerte insgesamt etwa 17 Jahre. Doch dann, als endlich alles vergeben war, konnte ich auch genesen, was für mich eine Wohltat und Erlösung war. Doch ich verstand: Meine Folterknechte hatten alle ausnahmslos die gleiche Rückenkrankheit wie ich, nur litten sie viel stärker an ihr, und mich erbarmte ihrer. Mir war klar, dass sie so lange gelitten hatten, weil ich es nicht geschafft hatte, ihnen vorher zu vergeben. Einer der Folterknechte saß im Rollstuhl und hatte bereits eine Operation der Brustwirbelsäule hinter sich, um die aufrichten zu lassen. Eine Platte hielt seine Brustwirbelsäule aufrecht, damit er überhaupt noch atmen konnte. Ein zweiter hatte einen so steifen Bechterew, dass seine Wirbelsäule einschließlich der Hüfte so arg versteift war, dass er nur noch auf einem Tripp-Trapp-Stuhl sitzen konnte und wie ein Brett ins Bett zurück fallen konnte. Das Mitleid in mir überwog so dermaßen, dass mir die Verzeihung nicht schwer fiel, obwohl die Szenen, die in der Durchlichtungsanalyse zu sehen waren, für mich entsetzlich gewesen waren. Es ist nicht leicht, seine eigene Folterung vor ca. 500 Jahren noch einmal zu erleben. Weil ich nicht verzeihen konnte, musste ich jetzt noch einmal kurzzeitig ihre Schmerzen ertragen, damit mir bewusst wurde, welchen Schmerzen sie aufgrund meines Nicht-Verzeihens ausgesetzt waren. Mir tat meine starre Haltung leid, und ich bat sie inständig um Vergebung für mein langes Zögern. Nach meiner Genesung blieb aber eine kleine Steifheit und eine Anfälligkeit im Iliosakralgelenk zurück. Sie hat die Funktion eines Seismographen. Die Folge ist, dass ich nun immer einen Ischiasschmerz verspüre, wenn ich jemandem grolle. So muss ich mir sofort, wenn der Schmerz auftaucht, überlegen: „Auf wen oder was habe ich jetzt einen Groll?" Wenn ich die Ursache sofort finde und behebe, geht der Schmerz auch gleich wieder weg." Mein letzter Schmerz dauerte genau fünf Sekunden, als ich durch ein Zimmer schritt, in dem ein ehemaliger Angreifer und Gegner von mir war, der mich wieder attackierte. Doch der Gedanke: „Kind, Du hast Dir doch vorgenommen, allen zu verzeihen", ließ mich sofort wieder „umkehren", und der Schmerz war weg. Heute bin ich nur noch traurig, wenn ein solcher Mensch seine Haltung beibehält: „Vater, vergib ihnen, denn sie wissen nicht, was sie tun!"

So muss man auch gerade bei älteren Menschen schauen, wenn sie einen Ischiasschmerz bekommen, über wen sie sich ärgern oder wem sie grollen. Der Ischiasschmerz kann zwar durch Spritzen unterdrückt werden, wenn aber die seelische Ursache nicht beseitigt wurde, kommt der Schmerz immer wieder. Wenn er sich richtig festgesetzt hat und die seelische Ursache erst allmählich erkannt wird, dann kann der Heilungsprozess durch pflanzliche Mittel unterstützt werden. Ein gutes Mittel ist Phytodolor, welches die Schmerzen lindert, ohne Nebenwirkungen zu erzeugen. Ein naher Verwandter von mir, der ebenfalls an Rückenschmerzen leidet, muss dieses Mittel jeden Morgen einnehmen, um schmerzfrei zu bleiben. Vergisst er es einmal über einen längeren Zeitraum, so stellen sich die schleichenden Schmerzen wieder ein

und es braucht mindestens vierzehn Tage, bis er sie wieder losgeworden ist.

Darm allgemein

In erster Linie wird der Darm dem ersten Zentrum, also der Gedankenordnung, zugeordnet. Der Darm hat die Aufgabe, die Gefühle des Menschen aufzunehmen. Wenn der Mensch z.B. nervös ist, entsteht sehr oft Durchfall. Bei Durchfall sollte man sich dann fragen: „Warum bin ich nervös? Habe ich nicht genug Urvertrauen?" Wenn ich wirklich Urvertrauen habe, dann weiß ich, dass es keine Kraft im Universum gibt, die größer und höher ist als die Gotteskraft. Ich brauche keine Nervosität zu entwickeln, außer ich bin nicht richtig vorbereitet. In diesem Falle läge die Schuld für meine Nervosität bei mir. Wenn ich aber gut vorbereitet bin (bezogen auf Prüfungen) dann kann mir nichts passieren. Mit diesen Gedanken kann ich Stück für Stück die Unruhe bewältigen, die mich immer wieder beschleichen will und die sich in Prüfungsängsten oder Lampenfieber ausdrückt. Sehe ich mein Gegenüber auch als ein Gotteskind an, einen Menschen, vor dem ich keine Angst zu haben brauche, weil er vor Gott nicht mehr und nicht weniger zählt als ich, dann lässt allmählich diese Prüfungsangst nach und der Darm beruhigt sich. Diese Einstellung ist auch sehr wichtig für partnerschaftliche und geschäftliche Beziehungen. Wie viele Darmprobleme entstehen durch einen „Dauerprüfungsstress", wenn man sich den Aufgaben oder Anforderungen im beruflichen und privaten Bereich nicht gewachsen fühlt! Wie oft klagen mit Darmproblemen belastete Frauen darüber: „Ich kann so viel machen, wie ich will, es ist nie genug. Er sieht immer nur das, was ich nicht mehr geschafft habe." Mein Rat für diese Frauen heißt: „Sagen Sie Ihrem Mann: ‚Mein Tag war voll genug, ich habe nicht gefaulenzt, und wenn du meinst, dass dieses noch gemacht werden müsse, nun, so sieh es als deine Aufgabe an. Du bekamst ja den Impuls, dass es noch zu machen fehlt." Entweder er fügt sich willig und tut es, oder, nach einigen Probedurchläufen derselben Art, hört er wenigstens auf zu kritisieren, so dass man den verbleibenden Abend auch einmal in Ruhe und ohne Dauermeckereien genießen kann. Ich weiß, wovon ich rede. Einer meiner Partner war von dieser Art. Als wir dann die Aufgaben anders verteilten (wir waren ja beide berufstätig und kamen abends zur gleichen Zeit nach Hause) blieb kurioserweise das früher immer so Angemahnte noch länger liegen, bis <u>ich</u> es schon nicht mehr sehen konnte – es war ja zu seiner Aufgabe geworden – und nun merkte er erst, wie ungern er es selbst tat. Er hatte auch ständig Darmprobleme.

Morbus Crohn, die Darmentzündung, hat eine weitere tiefe Ursache: Diese Menschen sind nicht bereit, auch andere Ansichten oder Lebensweisen neben sich gelten zu lassen. Alles muss so sein, wie sie sich das denken und wünschen. Deswegen entzündet sich der Darm. Die Mitmenschlichkeit und das Stehenlassen der Vorteile des anderen ist nicht gewährleistet. Nichts wird anerkannt, was andersartig ist. Dazu kommt noch ein gerüttelt Maß Selbstmitleid, was man immer wieder erfährt, wenn man Morbus-Crohn-Patienten behandelt. Statt sich einzureihen in die große Kette der Menschheit, möchten sie speziell gesehen, speziell behandelt und speziell gewürdigt werden, aber das ist genau die Haltung, die ihre Seele eigentlich abzubauen wünscht. Wenn sie das Prinzip: „Seid ein Volk von Brüdern" erkennen und jeden mit seinen Schwächen und Fehlern nehmen, wie er ist, und ebenfalls anerkennen, dass sie selbst auch Schwächen und Fehler haben, die andere auch tangieren, sind sie auf dem besten Wege, das zu lernen, was sie noch zu lernen haben.

Vielleicht verhilft auch die Geschichte „Endlich mal", die eingangs erzählt wurde, ein wenig zum Nachdenken.

Grundregel ist und bleibt: **Man verlange nie von anderen etwas anderes oder mehr, als was man selbst zu tun bereit ist! Man sehe auch andere nie strenger als man selbst gesehen werden will!** Das ist die Voraussetzung für einen gut und regelmäßig funktionierenden Darm (und darüber hinaus auch für gut funktionierende Beziehungen in Partnerschaft und Beruf!). Natürlich dürfen ausgesprochene Workaholics vom Mitmenschen nicht das gleiche verlangen, da jeder Mensch anders geartet ist. Hier ist das Einfühlen und Wahrnehmen des Wesens seiner Mitmenschen gefordert. Arbeitswütige Menschen können durch die kleine Geschichte **„Die wichtigen Dinge im Leben ...“** am Ende dieses Buches zum Nachdenken angeregt werden.

Verstopfung hat ein anderes Thema: Ist der Mensch so, dass er nichts abgeben kann, dass er Angst hat zu teilen und alles für sich selbst behalten will, so entsteht Verstopfung. Diese Menschen sind zurückhaltend, sie fordern auch viel Aufmerksamkeit und Energie vom anderen, geben aber wenig ab. Ihnen muss man zeigen, dass alles im Fluss bleiben muss, dass Liebe wie ein magischer Pfennig ist: Je mehr du gibst, desto mehr erhältst du. Urvertrauen, Liebe und die richtige Ernährung bringen die Verdauungsarbeit wieder in Fluss, wobei Urvertrauen und Liebe wirklich an erster Stelle stehen, denn die Nahrung allein kann dies nicht bewirken.

Wichtig für eine gute Darmfunktion ist auch die richtige Ernährung, d.h. es sollte normalerweise nur die sogenannte Urnahrung zu sich genommen werden. Die Urnahrung besteht aus allen für das Gebiss und die Darmlänge geeigneten Nahrungsmitteln, die frisch gewachsen sind, sich im vollen Reifezustand befinden und sich selbst verkompostieren würden, wenn sie länger in der Natur verblieben: Blätter (Salate und Kräuter), Früchte, einschließlich der Nüsse, Gemüse ober- und unterhalb der Erde, essbare Pilze und Samen (also auch alle Getreidearten und Kerne). Damit lässt sich eine sehr abwechslungsreiche Kost zubereiten, die unserem Darm sehr wohl bekommt und uns auf die Dauer sehr gesund erhält. Für die Urnahrung ist unser Gebiss und unser gesamtes Verdauungssystem auch ausgelegt.

Wenn der Speisebrei im Darm ankommt, ist er natürlich mit den Informationen des gesamten Verdauungstraktes vermischt. Es kommen also vom Magen, Leber-Galle-System und der Bauchspeicheldrüse die jeweils dazugehörigen Themen vermischt im Darm an. Um seinen Darm zu pflegen, gilt es zuerst für den Magen, die Gallenblase, Leber und Bauchspeicheldrüse richtig zu sorgen und dann zu versuchen, nicht nervös zu werden und anstehende Konflikte sachlich und **unter Berücksichtigung des Rollentausches** zu lösen, damit sich das vegetative Nervensystem beruhigen kann. Der Rollentauschgedanke gilt auch für alle, die Prüfungen abnehmen: Man sollte nie eine Prüfung anders gestalten, als man selbst geprüft werden will! Nur so erhält man sich als Prüfender eine belastungsfreie Darmtätigkeit und lädt sich keine neue Schuld auf sein Karma. Ist der Darm einmal durch falsche Denkweise geschwächt, so können sich auch schnell Pilze und Parasiten im Darm bilden.

Um Pilzbefall zu vermeiden, ist es wichtig, sich vorhandenes Amalgam aus dem Munde nehmen zu lassen. Aus dem Amalgam geht ständig Quecksilber in geringen Mengen in Lösung und muss aus dem Darm wieder ausgeleitet werden. Doch diese Aufgabe können nur gewisse Pilze erledigen, die sich bei erhöhter Quecksilberzufuhr im Darm ansiedeln und ausbreiten. Vermehren sich die Pilze zu stark, so werden sie zu störenden Parasiten des Körpers. In diesem Falle kann nur Bio-Reu-Rella, die Chlorella-Alge, helfen: Sie reduziert wiederum den Pilz und leitet das Quecksilber aus. Auch nach einer Entfernung aller Amalgamfüllungen sind noch für ca. ein halbes bis ein ganzes Jahr Quecksilberreste aus dem Körper auszuleiten. Auch Schachtelhalmtee (Zinnkrauttee) hilft, die Amalgamfolgen auszuleiten und den Darm wieder aufzubauen.

Hämorrhoiden

Ein spezielles Thema sind die Hämorrhoiden. Sie haben, so das Resultat einer jeden meiner Durchlichtungsanalysen, immer etwas damit zu tun, dass man als Mann in irgendeinem früheren Leben etwas mit Homosexualität zu tun hatte (vgl. das Kapitel Geschlechterwechsel). Ich habe bisher noch keinen anderen Grund in einer Durchlichtungsanalyse gesehen. Wenn Frauen Hämorrhoiden haben, dann haben sie früher einmal eine Männerinkarnation gehabt, in der diese Praktiken gepflegt wurden. Dieses Handeln ist nicht im göttlichen Sinn, denn Gott schuf den Menschen als Mann und Frau. Es gibt in der Geschichte sehr viele Epochen, wo die Männer unter sich waren, z.B. in Sparta: Dort sind viele Männer von 16 Jahren bis zum Lebensende in der Kaserne gewesen. Dort entstand, aufgrund des Gefühles, was sich einfach mit der Pubertät einstellte, mangels Partnerinnen der Kontakt zum gleichen Geschlecht. Ähnliche Lebensbedingungen hat es auch in den Männerklöstern gegeben, und mangels Kontakt zum weiblichen Geschlecht, nicht wissend, wohin mit der Sexualkraft, wurde dann der arme Anus missbraucht. Dass da heraus mancher Riss entstanden ist, der nur schwer wieder zuheilte und sich im nächsten Leben als Verwachsung, Hämorrhoide, wieder zeigt, ist unschwer zu erkennen. Um eine Heilung einzuleiten, war es immer notwendig, dem Vater zu versprechen, in diesem Leben gottgewollt zu leben. (Bei Geschlechterwechsel gibt es da schon manchmal kuriose Konstellationen, denen der Vater auch Rechnung trägt.)

Dies gilt auch für den Analkontakt zwischen Mann und Frau. Auch dieser Kontakt ist nicht nach Gottes Gesetz und führt zu Hämorrhoiden, die gleich in diesem oder erst in einem nächsten Leben zu Tage treten. Wenn die seelische Ursache erkannt worden ist und man bei Gott-Vater für sein Verhalten um Vergebung gebeten hat, bilden sich in der Regel die Hämorrhoiden wieder zurück.

Unterstützend kann man hier sehr gut mit Venenmitteln oder Sitz-bädern einwirken.

Darmausgangsschmerzen

Darmausgangsschmerzen und das undefinierbare Brennen am Darmausgang rühren wieder einmal aus früheren Inkarnationen her. Eine weitere, sehr geläufige Foltermethode ist früher die gewesen, den Menschen ein heißes Eisen in den After einzuführen. Dies wurde als „Strafe" dafür benutzt, wenn Männer mit Männern Verkehr hatten, aber oft genug ist es auch auf reine Intrigen hin angewandt worden, so dass manches unschuldige Opfer dieser Foltermethode zum Opfer gefallen ist. Auch Frauen sind auf diese Art gequält worden, wenn „bewiesen" worden war, dass sie „Kontakt mit dem Teufel" gehabt hatten.

Dieses Brennen macht sich heute noch bemerkbar, wenn man seinen Peinigern noch nicht vergeben hat. Nicht immer ist es nötig, dazu die gesamte Situation noch einmal zu durchleben. Man muss dazu nur die Situation von zwei Seiten verstehen: Einmal von der Seite des Peinigers, der einmal sein gesamtes Tun im kulturellen Kontext vollzog: Er bekam den Befehl. Heute muss er die Schmerzen genauso austragen wie ich selbst. Vielleicht schaffe ich es mit diesem Gedanken, ihm zu vergeben? Andererseits sollte ich die Situation von meiner Seite verstehen: Wenn ich ihm nicht verzeihe, so bleibe ich an ihn gebunden und füge mir selbst Schaden zu, weil ich dann entweder mit ihm ihn die Ebene des Unverziehenen rutsche (diese ist grau und matschig) und entsprechend auch mein Bewusstseinszustand auf Erden „grau", freudlos bleibt, oder weil ich mit ihm in dem unverziehenen Zustand noch einmal inkarnieren muss, um das Thema aufzuarbeiten. Das könnte dann eine Inkarnation mit viel Streit geben. Will ich das?

Es macht sich ebenfalls bemerkbar, wenn man als Täter noch nicht um Vergebung gebeten hat. Bei den Tätern entsteht dann auch sehr oft ein Enddarmkrebs. Dies hat sich in mehreren Fällen herausgestellt, in denen zuvor Enddarmkrebs diagnostiziert worden war. Nach der Vergebensarbeit hat sich der Krebs aber sehr oft zurückgebildet oder wurde so verkapselt, dass er nicht weiter zu einer Gefahr für den Menschen wurde.

Wie bittet der Täter nun richtig um Vergebung? Wichtig für den Täter ist es, sich die Situation und damit die Schmerzen seiner Opfer in Gedanken noch einmal heranzuholen. Aus diesen Gedanken heraus kann die tiefe Reue entstehen: „Wie hätte ich mich damals gefühlt? Kann ich nachvollziehen, wie es meinem Opfer ging? Hätte ich dasselbe an mir vollzogen haben wollen?" Diese Gedanken sind wichtig, weil sich immer wieder herausgestellt hat, dass bei den Tätern selbst in der Innenschau die Selbstherrlichkeit noch überwiegt: „Ich habe alles richtig gemacht!" Erst, wenn man den Täter heute auf sein Gewissen anspricht, kommt so etwas wie Reue auf. Und diese Reue bringt ihn erst dazu, zu hinterfragen, ob wirklich alles so richtig gelaufen ist, wie Gott es wollte? Dann erst kann der Täter die tiefe Reue empfinden, die zur Vergebung durch das Opfer nötig ist. Die Opfer erkennen nämlich sofort, ob eine Reue nur geheuchelt ist und nicht wirklich aufrichtig gemeint ist oder nicht. Auch das sehen wir in den Innenschauen immer wieder: Täter, die nur in die Reue gehen, um ihre Schmerzen loszuwerden, und nicht wirklich ihre Tat bereuen, werden von den Opfern als Heuchler erkannt. Denen können die Opfer durchweg nicht vergeben. „Da fehlt noch was!", ist dann die tiefe Antwort. Ja, was noch fehlt, ist das tiefe Erkennen von Schuld, die man sich aufgeladen hat, weil man so selbst nicht hätte behandelt werden wollen. Wenn diese vom Täter erkannt wurde, dann kann das Opfer meistens vergeben – und dann ist die Tat auch vor Gott gelöscht und damit aus dem „Bilderbuch des Lebens", der Chronik und dem Körper, gestrichen. Wobei der Täter manchmal noch etwas warten muss, bis die Schmerzen ganz nachlassen, weil er sich eine gewisse Abtragungszeit vorgenommen hat. Doch der seelische Schmerz ist damit schon einmal gelöscht!

Genitalbereich

Wenn Schwierigkeiten im Genitalbereich, egal ob bei Mann oder Frau, auftreten, handelt es sich immer um ein Partnerschaftsproblem. Wir haben schon oft Frauen gehabt, die Schwierigkeiten beim Verkehr hatten und sich den Grund des Problems nicht erklären konnten, weil sie ihren Partner sehr liebten. Diese Schmerzen resultieren, sichtbar gemacht in Durchlichtungsanalysen, fast immer aus Vergewaltigungen in Vorleben. Diese Frauen können beim Verkehr auch nicht unten liegen, fühlen sich dabei ausgeliefert. Oft ist das Gefühl so stark, weil sie damals bei der Vergewaltigung angekettet waren, wie es oft in den Kerkern vorkam. Dort durfte jeder, der die oft mit gespreizten Armen und Beinen angeketteten Frauen liegen sah, sich an ihnen „verlustigen", wie es damals so hieß, egal, welchen Standes er war, ob Gefängniswärter, Priester, Bischof oder Staatsbeamter. Es gab für dieses Verbrechen keine Strafe, im Gegenteil, es wurde als ganz normal angesehen. In diesem Fall ist es für die Frau auch wichtig, im nachhinein diesen Tätern aus den Vorleben zu verzeihen. Denn erst dann lässt der Schmerz wieder nach. Oft ist der damalige Täter der heutige Ehemann. Warum? Von unserem Schöpfer werden Opfer und Täter wieder zusammengestellt, um in Liebe dieses Thema aufzulösen. Das geht oft leichter, wenn man im abgedeckten Zustand der Materie ist als in den Seelenreichen, wo es kein Vergessen gibt. So bekommen Opfer und Täter noch einmal eine Chance: Das Opfer darf lernen, dem Täter in Liebe zu vergeben und der Täter darf beweisen, dass er willig ist, wiedergutzumachen, indem er das Opfer ein Leben lang annimmt, so wie es ist, es in den entstehenden Schwachpunkten oder Krankheiten, die aus seiner Tat resultieren, zu pflegen und zu unterstützen, um seinem Opfer allgemein ein schönes, geliebtes und unterstützendes Leben zu bieten.

In Durchlichtungsanalysen wird dieses Thema nur dann aufgedeckt, wenn es um die Frage geht: Handelt der Täter wieder nach seinem alten Muster, also misshandelt er wieder seine Partnerin, oder ist er gerade im Umbruch, also auf dem Weg der Liebe? Wie wir gesehen haben, ist den Partnern die Chance gegeben, ein einmal in Qualen abgelaufenes Leben wiedergutzumachen. Dennoch verfallen immer wieder Täter in ihre alte Rolle und misshandeln ihr Opfer von neuem.

Wenn die Ehe auseinandergehen muss, dann nur, wenn der Partner sie wieder misshandelt. Die Frau sollte nicht weiterhin leiden müssen. Die Seele der Frau merkt es daran, wenn der Körper sich verweigert. In dem Moment ist eine Ehe praktisch beendet.

Die Seele weiß mehr als der Verstand. Vom Verstand her sagen viele Frauen: „Eigentlich mag ich ihn ja, aber es geht von der Seele her nicht mehr." In diesem Falle sollte um therapeutische Hilfe angesucht werden, um feststellen zu lassen, ob die Aversion aus einem Vorleben kommt. In diesem Falle lässt sich durch die Verzeiharbeit eine heutige Verbindung auch wieder geradebiegen. Oft kommen die Partner nach einer gemeinsam besprochenen karmischen Aufdeckung wieder ganz liebevoll zusammen. Bleibt jedoch der eine Partner unnachgiebig und in der Aversion gegen den anderen, dann hat es keinen Sinn mehr weiterzumachen.

Das soll jetzt nicht bedeuten, dass wir grundsätzlich für Scheidung sind, sondern vielmehr, dass man eine Beziehung beenden soll, wenn sie sowieso schon innerlich vorbei ist. Vor Gott gilt: Nicht bis der Tod Euch scheidet (der physische Tod), sondern der eigentliche Tod ist der Tod der Ehe durch den freien Willen eines der Partner. Will einer der Partner, durch seinen freien Willen getrieben, weg oder absichtlich seinen Partner/seine Partnerin misshandeln, so ist die Ehe auch vor Gott beendet.

Möchte die Frau es dennoch und immer wieder versuchen, auch wenn der Mann schon längst nicht mehr will, so wächst auch die Aggressionsbereitschaft im Mann und er führt vielleicht die Handlungen durch, die er sonst nicht machen würde, wie Misshandlungen oder Fremdgehen. Nach der Trennung erhält der Mann dann sehr oft eine Frau, die ihn dann in dem schult, was er noch lernen muss (natürlich unbewusst), und dies ist dann oft die härtere Schule! So kommt es, dass oft die zweiten Frauen dieser Männer die sehr viel durchziehenderen sind, die nichts mehr durchgehen lassen. Hier lernt der Partner auf einmal, wie er sich wohl zu verhalten haben sollte.

Bleibt die erste Partnerin generell liebesbereit, ohne allzu viel Groll und Aversion auf die gesamte Männerwelt zu entwickeln (leider kommt auch das immer wieder vor), erhält auch sie einen Partner, der zu ihrem Niveau passt. Der ist meistens sanfter und eingängiger als der vorherige, karmisch bedingte Partner, der nicht hören und sich ändern wollte.

Wichtig für einen erfüllten Kontakt ist, dass man die Erfahrungen aus der früheren Partnerschaft nicht in die neue hineinprojiziert. Man muss praktisch von Null anfangen, um dem neuen Partner nicht ungerecht zu begegnen. Oft ist es erst in der zweiten Partnerschaft möglich, dem Partner aus der ersten zu vergeben, weil man dann wieder geliebt wird, und in der Liebe ist es leichter zu vergeben, als in der Distanz des Hasses. Aber egal, ob man mit dem Partner noch zusammen ist oder nicht, wichtig ist zu vergeben, um die eigenen Schmerzen loszuwerden. Zu diesen Schmerzen gehören auch Verengungen und die Problematik, dass viele Frauen per Kaiserschnitt entbinden müssen. Der Körper kann sich nicht mehr öffnen. Wenn wir uns die Weltgeschichte anschauen, dann wissen wir, in wie vielen Epochen, Kulturen und Kriegen bis in unsere Zeit hinein Frauen immer wieder missbraucht und vergewaltigt wurden. So kann man dann auch erklären, warum es so schwierig ist, junge Frauen dazu zu bewegen, ihren Tätern zu vergeben, wenn es Übergriffe in der Kindheit gab. Solange sie diese Übergriffe nicht vergeben haben, können sie keine gesunde Partnerschaft führen.

Es bleibt immer eine Reservehaltung zurück, auch wenn die Frau ihren Partner sehr liebt. Mit dem Vergeben hören diese Probleme auf.

Es sind schon Frauen in die Praxis gekommen, die erklärt haben, dass nach dem Vergeben etwas wie eine Bleiplatte von ihrer Bauchdecke verschwunden wäre. Jetzt hätten sie keinen Schmerz mehr beim Kontakt.

Auch Untreue in einer Partnerschaft verursacht immer Schäden im Genitalbereich. Bei der Frau entsteht oft ein Pilz, der anzeigt, dass eine Eiweißunverträglichkeit vorliegt. Das Kleinklima der Vagina stellt sich auf den einen Partner ein und weitere Partnerschaften werden mit Unverträglichkeitsreaktionen beantwortet.

Im Physischen helfen bei all den Weiblichkeitsprozessen Pfirsiche. Sie unterstützen die Weiblichkeit und helfen, hartherzige Reaktionen aufzuheben, die oft auch darin bestehen können, dass man es einfach nicht schafft, seinem jetzigen oder früheren Partnern zu vergeben.

Vorsicht vor Überstimulierungen in der Partnerschaft! Sie entwickeln sich mehr und mehr zum Problem. Ein großer Energieverlust entsteht, wenn beide Partner nicht mehr aufeinander warten können, bis ihr jeweiliges Seelenbecken sich natürlich mit dem Liebepotential gefüllt hat. Dort wird oft zu Medikamenten oder Getränken, heute oft auch mit Taurin, dem Stierhormon versetzt, gegriffen, welches potenzstimulierend wirken soll. Die Nebenwirkungen bestehen darin, dass eine Auszehrung entsteht, die sich aber erst sehr viel später bemerkbar macht. Der natürliche Rhythmus zwischen Mann und Frau ist natürlich auch altersbedingt, kann aber in einem gesunden Mittelmaß von 2 mal pro Woche angesiedelt werden.

Gebärmutterkrebs

Krebs generell hat als seelische Ursache immer eine Selbstaufgabe: Die Seele hat nicht die Aufgaben erfüllt, die sie sich im Leben vorgenommen hat. Das kann aus zweierlei Gründen passieren. Der eine Grund ist, dass der Mensch selbst die falsche Entscheidung getroffen hat, die ihn von seinem Lebensplan abgebracht hat. Der zweite Grund ist, dass er sich durch das Umfeld oder die ihn umgebenden Personen von seinem Lebensplan hat abbringen lassen. In beiden Fällen kommt es zu einem Stau der göttlichen und menschlichen Liebesenergien, weil diese nicht entsprechend ihrem original vorgesehenen Fluss fließen konnten.

Die Liebesenergie staut sich, weil es nicht zu der Auslösung der dafür vorhandenen Energie kommt. Der Stau bewirkt dann die Schmerzen und in Kombination mit der Selbstaufgabe kommt es zum Krebs. Hier ist es ganz wichtig, dass man sich in der Beziehung richtig ausspricht, seine Wünsche und Vorstellungen dem Partner gegenüber äußert und probiert, sein Leben in das Lebensgefüge der anderen so zu integrieren, dass man nicht zu kurz kommt, dass der eigene Lebensplan noch seine Erfüllung findet. Dazu gehört oft auch eine Umverteilung der Aufgaben, die es der Mutter oder Frau erlaubt, ihr Leben erfüllt zu leben und nicht nur in Haushalt und Kindern aufzugehen. Dazu gehört auch eine Umverteilung des Einkommens, dass nicht die Mutter neben Haushalt und Kindern noch arbeiten muss, um für das tägliche (Über-)Leben zu sorgen. Menschen, die an Krebs erkranken, haben sich für irgend etwas zu stark aufgegeben und sich damit von ihrer eigenen Seele entfernt. Es muss also immer wieder dafür gesorgt werden, dass jeder neben den Pflichten auch seine Erfüllung findet, auch einmal wieder in die meditative Ruhe, Besinnung und Selbstfindung zurückfindet oder seine Talente entsprechend seinen Neigungen ausüben kann.

Zur Behebung des Gebärmutterkrebses ist es wichtig, dass man vor allem wieder einen Sinn in der Partnerschaft findet. Oft ist es nötig, sich von dem abgeschliffenen Bild des Partners zu lösen und in ihm wieder das Positive zu sehen, das, was man einst geliebt hat und weswegen man ihn ja geheiratet hat. Wenn man seine Mühen um das tägliche Überleben auch wieder beginnt positiv zu werten und dabei entstandene Verhaltensmuster wieder in den Hintergrund rutschen lässt, so fühlt auch er sich vielleicht wieder verstanden und kann frisch auf einen selbst zugehen. Wenn man dann wieder einen Sinn in der Partnerschaft sieht, sich Liebe zufließen lässt, selbst auch Liebe empfängt und auch die neuerwachte Liebe zu seinem Partner wieder mit dem Sinn des eigenen Lebens kombinieren kann, dann kann eigentlich der Heilung nichts mehr im Wege stehen.

Vor kurzem ist eine Klientin in unsere Praxis gekommen, die stark an Gebärmutterkrebs gelitten hat. Sie hat mir erzählt: „Ich hatte immer das Gefühl, ich würde die Belastung zwischen den Kindern und dem Mann nicht schaffen, und ich wünschte mich tot. Als dann der Krebs ausbrach, machte ich mich selbst zu meinem eigenen Gewissen und sprach zu mir: ‚Siehst du, jetzt hast du dir so lange den Tod gewünscht, und nun steht er vor der Tür!' Da wurde mir bewusst, dass ich den Tod überhaupt nicht wollte, und ich fing an, froh über meine gesunden kleinen Kinder zu sein und mich an meinem Mann zu freuen." Ich gab der Klientin viele gute Ratschläge, wie sie Herr des Krebses aus seelischer Sicht werden könnte, und ich hoffe, sie lebt heute noch, nachdem sie den Sinn des Lebens wiedergefunden hat: Die Freude am Sein und an den Meinen, auch wenn es im Moment alles etwas schwer erscheint. Doch unerledigte Aufgaben lassen sich ohne Körper, nur als Seele, noch viel schwieriger lösen als mit dem Körper, so viel ist sicher! Auch hier gilt also wieder das alte Sprichwort: „Pass auf, was du dir wünschst, deine Wünsche könnten in Erfüllung gehen!" (nur dann meistens nicht so, wie du dir das denkst).

Prostata und Impotenz

Die Probleme an der Prostata im Alter rühren daher, dass sich der Stau der Sexualenergie im Genitalbereich materialisiert hat.

Nun gibt es zwei Möglichkeiten: Entweder man fördert wieder die körperliche Liebe zu seiner Frau oder man transformiert sie in etwas Geistiges, wobei die Energie hochgezogen werden kann ins Herz und in den Kopf. Dies kann durchaus in der Morgen- und Abendmeditation geschehen. Nur sollte die Energie nicht so extrem verlagert werden, dass für die Frau gar nichts mehr übrigbleibt, wenn sie noch Kontakt zu ihrem Manne wünscht.

Deswegen kommt auch oft der weise Rat der Urologen: „Gehen Sie wieder einmal zu ihrer Frau." Warum eigentlich nicht? Liebe kennt keine Grenzen, auch keine Altersgrenzen. Oft genug sehnt sich die Frau eigentlich auch nach Kontakt mit ihrem Mann. Nur weil er ihr in der Phase des Alterns vielleicht einmal zu verstehen gegeben hatte „Du bist jetzt nicht mehr schön genug für mich!" hat sie sich vielleicht zurückgezogen nach dem Motto: „Dann sollst du auch ganz auf mich verzichten müssen!" Nun, bei ehrlicher Prüfung im Spiegel geht das Alter am Kopf und Körper des Mannes auch nicht spurlos vorbei, und das fortschreitende Alter sollte kein Grund sein, seine Frau wie einen gebrauchten Putzlappen wegzuwerfen: Sie hat immerhin einen Großteil ihres Lebens dafür geopfert, den Mann zu versorgen, eventuell die Kinder aufzuziehen, Haushalt und oft noch Beruf unter einen Hut zu bringen und hat es bei weitem nicht verdient, so behandelt zu werden.

So machte eine Frau auch kurzerhand, nach langen Jahren der Diskriminierung und des Übergangenwerdens, einen Schnitt. Sie zog aus in eine kleine Eigentumswohnung, die sie sich zuvor gemeinsam gekauft hatten. Er verkündete, dass sie von nun an nicht mehr das gemeinsame Haus zu betreten brauchte. Er würde sich jetzt eine andere Frau ins Haus holen, eine Freundin. Doch siehe da, einige Zeit nur ging das gut, und er musste leider feststellen, dass er Prostataschmerzen bekam, verbunden mit einer wachsenden Impotenz in Form von Erektionsschwierigkeiten. Kein Arzt konnte ihm helfen, und aufgrund dieses Umstandes zog seine Freundin auch bald wieder weiter. Auf einmal besann sich der Mann, dass er ja noch eine Frau hatte, die er nur allzu selbstverständlich behandelt hatte, und er wagte es, ausgestattet mit einem großen Strauß roter Rosen, wieder an ihre Türe zu klopfen. Sie war leicht keck erfreut, und ließ ihn, aber nicht zu nahe kommen lassend, wieder hinein. Er erzählte ihr von seinem neuen Leid. Einige Monate ließ sie ihn zappeln, doch dann verführte sie ihn, als sie sich wieder genug geachtet fühlte, und siehe da, es klappte! Und einige Zeit später verführte sie ihn noch ein zweites Mal, und es klappte wieder! Daraus lernte und wusste sie, dass sein Körper gar keine andere Frau akzeptieren wollte, und sein „Kleiner" ihm unmissverständlich bei der zweiten Freundin zu verstehen gab: „Die? Ne, die nicht. Das ist nicht meine Frau! Rückzug in die Schlafmütze!" So baut der Körper manchmal auch mit seinen Reaktionen einer von der Seele her gesehen unverantwortlichen Handlung vor: Statt sich um seine Frau zu bemühen, wählte der Mann den leichteren Weg des Partnerinnenwechsels und musste sich dann gefallen lassen, dass sein Körper da nicht mitmachte und über die Prostata streikte.

Viele Schäden könnten in dieser Richtung vermieden werden, wenn der Mann seine Frau weiterhin achtet, auch wenn sie im Laufe der Jahre ihre taufrische Körperstraffung verloren hat und nun, wie eine Blume im Herbst, verblüht, aber dafür Früchte trägt und reift. Mit einer gesunden Haltung und einem liebevollen Anerkennen der Partnerin ist dieser Krankheit sehr gut vorzubeugen und sie ist auch wieder zu heilen. Gesunden muss im Grunde nur die Haltung zur Partnerin, dann heilt der Körper auch. (siehe auch den Artikel" Die Ehefrau – eine „Göttin" im Vorspann.

Zur Impotenz möchte ich noch hinzufügen, dass es eine Untersuchung aus New York gibt, in der festgestellt wurde, dass kohlensäurehaltige Getränke jeglicher Art die Potenz herunterschrauben und die Beweglichkeit der Spermien verringern. Vielleicht ist das ja auch der Grund, weswegen heute so viele, auch junge Männer, mit der Erektion und der Potenz und auch der Zeugungsfähigkeit ihre liebe Mühe haben. Ob der Prozess allerdings reversibel ist, also wieder ausgeheilt werden kann, wussten die Wissenschaftler nicht zu berichten, aber es ist, wenn man sich selbst ändert, schon vieles ausgeheilt worden. Um das Ganze selbst auszutesten, sollte „Mann" ruhig einmal eine längere Zeit einlegen, in der er keine Getränke mit Kohlensäure trinkt, oder diese gleich für immer von der Getränkeliste streichen.

Ein zweites Thema wird in diesem Zusammenhang immer aktueller: Die Frequenz des Computers. Wissenschaftliche Untersuchungen haben ergeben, dass, seitdem so exzessiv am Computer gearbeitet wird, die Spermien der Männer immer „unbrauchbarer" werden und aus dem Grunde die Zeugungsfähigkeit nachlässt. Die Spermien der 60 – 80-jährigen sind im Moment intakter als die der 20 – 40-Jährigen, obwohl diese ja gerade im naturgemäß zeugungsfähigen Alter sind. Deswegen ist es unbedingt notwendig, folgende Tipps zu beachten:

- Lassen Sie nie einen Computer im Schlafzimmer stehen! Selbst das elektromagnetische Feld, was sich um einen Computer herum aufgebaut hat, braucht nach dem Ausschalten Stunden, um sich wieder abzubauen.

- Lassen Sie nie einen Computer über Nacht angeschaltet in einem Raum stehen, der an Ihr Schlafzimmer angrenzt. Die Strahlung wird durch die Wände nicht so abgepuffert, dass Sie sie nicht tangieren würde.

- Probieren Sie, den „roten Knopf" zu finden! Der Aus-Knopf schenkt Ihnen wieder Zeit mit dem Partner/der Partnerin! Mittlerweile gibt es dermaßen viele Computerscheidungen, in denen der Richter immer wieder fragt: „Wen würden Sie vorziehen, Ihren Mann/Ihre Frau oder Ihren Computer?" Und immer mehr Antworten lauten: „Meinen Computer!" Diese Ehen werden sofort geschieden, weil jeder Richter weiß, dass der Partner/die Partnerin gegen diese Sucht nichts ausrichten kann.

- Belassen Sie die Arbeit am Computer auf einem Minimum! Aus unserer Welt sind sie im Moment ja nicht mehr wegzudenken. Deswegen ist auch der Arbeitsbereich eigentlich geschützt. Das heißt, Vater weiß, dass wir daran arbeiten müssen, und so schützt er den Menschen vor den Computerstrahlen, solange sie nichts dafür können, dass sie daran arbeiten müssen. Nur wenn der Mensch zusätzlich noch Stunden daran verbringt, um privat Dinge darauf herunterzulanden, anzuschauen, und dadurch den ater und dem Partner die Zeit stiehlt, dann bündeln die Strahlen sich im Körper und wirken zerstörerisch. Faszination Computer: Das ist es ja genau, was die Gegenseite damit bewirken will: Weg von der Natur, hin zur hochtechnisch-zivilisierten Welt mit ihrem zerstörerischen Aspekten.

- Gehen Sie immer wieder in die Natur und laden sich dort wieder mit frischer Ätherkraft = Schöpferkraft auf! Sie hilft Ihnen, eventuell schon entstandene Computerschäden auszugleichen.

(Während ich dieses schreibe, sitze ich ebenfalls draußen an der frischen Luft. Im Zimmer am Computer zu schreiben fällt mir unendlich schwer, und ich kann es auch nur kurzzeitig aushalten. Dann kriege ich die Krise und muss raus!)

Insbesondere sollte man, wie auch in den Themenbereichen Magen und Darm beschrieben, darauf achten, dass „Mann" keine kohlensäurehaltigen Getränke zu sich nimmt, denen Phosphorsäure zugesetzt ist. Es gibt diese Getränke in vielen Farbschattierungen von farblos bis dunkelbraun. Phosphorsäure „belebt" dadurch, dass sie den Körper zwingt, alle Reserven einzusetzen, um sie wieder auszuscheiden. Der negative Effekt besteht darin, dass die Spermien ihre Vitalität verlieren und die Männer immer häufiger unter Potenzstörungen zu leiden haben. Phosphorsäure gehört in kein Getränk und in kein Lebensmittel. Sie gehört verboten!

Cola und Wasser - ein Vergleich[1]

Coca Cola:

1. Die aktive Zutat in der Coke ist Phosphorsäure. Deren pH-Wert ist 2,8. Sie kann einen Nagel in etwa 4 Tagen auflösen. Phosphorsäure löst auch das Calcium aus Knochen und trägt bedeutend zu dem zunehmenden Anstieg der Osteoporose bei.

2. Die Tankwagen, die den Coca Cola- Sirup (das Konzentrat) transportieren, müssen mit einer Gefahrgut-Plakette für hochkorrosive Materialien gekennzeichnet sein.

3. Die Vertreiber von Coke benutzen diese schon seit zwanzig Jahren, um die Motoren ihrer Trucks zu reinigen!

1. In vielen Staaten (der USA) führen Highway-Patrouillen zwei Gallonen Coke im Wagen mit, um nach einem Highway-Unfall das Blut von der Straße zu entfernen.

- Legen Sie ein T-Bone-Steak in eine Schüssel mit Coke, und es wird nach zwei Tagen aufgelöst sein.

- Um die Toilette sauber zu bekommen: Leeren Sie eine Dose Coca Cola in die Toilettenschüssel und lassen Sie dieses "wahre Wundermittel" eine Stunde ziehen, dann sauber spülen. Die Ascorbinsäure in der Coke entfernt Rückstände von der Keramik.

---

[1] Quelle: http://www.hackemesser.de/Wasser.html

- Um Rostflecken von der verchromten Stoßstange eines Wagens zu entfernen: Reiben Sie die Stoßstange mit einem zusammengeknüllten Stück Aluminiumfolie ab, welche Sie in Cola getränkt haben.

- Um die Korrosion an den Anschlüssen der Autobatterie zu entfernen: Gießen Sie eine Dose Cola über die Anschlüsse, um die Korrosion wegblubbern zu sehen.

- Eine rostige Schraube lösen: Legen Sie für einige Minuten ein in Coca Cola getränktes Stück Stoff auf die rostige Schraube.

- Um Schmierfett aus der Kleidung zu entfernen: Leeren Sie eine Dose Cola in die Wäscheladung, fügen Sie Reiniger bei und lassen Sie das reguläre Programm fahren. Die Dose Cola hilft, Fettrückstände zu lösen. Sie beseitigt auch den Straßenschmutz von der Windschutzscheibe.

Wasser:

1. 75 Prozent aller Amerikaner sind chronisch dehydriert (Was auf die Hälfte der Weltbevölkerung zutrifft).

2. Bei 37 Prozent aller Amerikaner ist der Durstreiz derart schwach, dass er häufig mit Hunger verwechselt wird.

3. Selbst geringe Dehydrierung verlangsamt den Stoffwechsel schon um 3 Prozent.

4. Ein Glas Wasser befriedigt nächtliche Hungeranfälle bei fast 100 Prozent der Diätler, die in einer Studie der Universität Washington untersucht wurden.

5. Wassermangel ist der Auslöser Nummer Eins für Tagesmüdigkeit.

6. Anlaufende Studien zeigen an, dass acht bis zehn Glas Wasser pro Tag Rücken- und Gelenkbeschwerden bei bis zu 80 Prozent der Leidenden lindern.

7. Schon 2 Prozent Flüssigkeitsverlust des Körpers können ein gestörtes Kurzzeitgedächtnis, Schwierigkeiten bei den Grundre- chenarten und Probleme bei der Fokussierung eines Bildschirms oder einer gedruckten Seite auslösen.

8. Mit dem Genuss von 5 Glas Wasser pro Tag reduziert das Risiko von Dickdarmkrebs um 45 Prozent, reduziert außerdem das Risiko für Brustkrebs um 79 Prozent, und man hat ein um 50 Prozent geringeres Risiko, Blasenkrebs zu bekommen.

Trinken Sie jeden Tag soviel Wasser, wie Sie sollten?

Bleibt noch die Frage offen: Möchten Sie nun ein Glas Wasser oder eine Coke?

(Zitat Ende)

Alles in allem: Ein naturgemäßes Leben ist die beste Garantie für eine gesunde Potenz. Wenn eines Tages unsere Erde sich wieder „rückwärts bewegt haben wird" und es keinen Strom und damit keine Computer und keine Wirtschaft im heutigen Sinne mehr geben wird, wird die Potenz der Männer auch wieder ansteigen und damit die Schöpfung sich auch wieder regenerieren.

Geschlechterwechsel

Geschlechterwechsel ist eine bewusste Entscheidung der Seele. Wir Seelen sind geschaffen jeweils als zwei Partnerseelen, als Mann und als Frau, und wir kommen im Normalfall auch in der entsprechenden Erscheinungsform in unser weltliches Kleid.

Wenn aber eine Seele, so wie z.B. bei Soldaten aus dem zweiten Weltkrieg, sich vornimmt: „Um so etwas nicht noch einmal erleben zu müssen, komme ich lieber als Frau auf die Welt, denn dann kann mich keiner mehr in den Krieg schicken.", dann resultieren aus diesem Vorsatz oft gegengeschlechtlich inkarnierte Seelen. Und so haben wir heute viele gegengeschlechtlich inkarnierte männliche Seelen, die heute eine Frau sind. Dies erkennt man auch am Körperbau und dem Verhalten der männlichen Seelen im weiblichen Körper. Diese suchen sich dann logischerweise eine Frau, weil sie ja Männerseelen sind und so entstehen dann die lesbischen Beziehungen. Nach außen hin spürt man dann oft, welcher Teil einer lesbischen Beziehung die wirkliche Frau ist und welcher die im weiblichen Körper inkarnierte männliche Seele. Oft geht es den weiblichen Seelen im weiblichen Körper dann auch so, dass sie sich in Wirklichkeit gar nicht auf eine „Frau" einlassen würden, aber ihre Seele hat den männlichen Partner in dem weiblichen Körper erkannt und kann aus diesem Grunde eine Beziehung aufbauen, auch wenn ihr in körperlicher Beziehung etwas fehlt.

Der andere Fall ist natürlich, wenn eine Frau sagt „Ich bin als Frau so unterdrückt worden in einem gewissen Zeitalter, wenn ich noch einmal auf die Erde komme, dann aber als Mann." Und das sieht man wieder am Körperbau und Verhalten dieser Männer. Das sind dann die sehr feinsinnigen Männer, die gerne kochen, gerne weben, gerne sticken und sich auch gerne anlehnen. Und was suchen sich diese „Männer"? Selbstverständlich einen starken Mann an ihrer Seite. Wenn man sich solche Paare ansieht, erkennt man oft, dass ein Partner aussieht, handelt und empfindet wie eine Frau und der andere wie ein Mann. Auch in diesen Fällen habe ich oft erlebt, dass Männer mit involviert waren, die zuvor nie an einen Kontakt zu Männern gedacht haben. Weil sie jedoch in den Körpern der Männer die weibliche Seele empfanden, konnten sie sich manches Mal auf einen Kontakt einlassen, insbesondere, wenn sie diese Seele schon einmal als Frau gekannt hatten. Da heraus entstehen dann oft auch Beziehungen mit eheähnlichem Charakter, in denen die Partner einander treu bleiben, bis wirklich der Tod sie scheidet.

Wir haben also festgestellt, dass die Menschen, in denen Seele und Körper übereinstimmten und die einen gleichgeschlechtlichen, aber seelenunterschiedlichen Partner hatten, in diesem ihren anderen Lebenspartner erkennen, d.h. sie erkennen die Seele des anderen, auch wenn diese in einem gegengeschlechtlichen Körper steckt.

Oft entstehen durch diesen Geschlechterwechsel kuriose Zustände: Einmal sind die Berufe der männlichen Seelen im weiblichen Körper oft so gelagert, dass sie sich einen typischen Männerberuf aussuchen und weibliche Berufe ablehnen. Zum zweiten haben sich die weiblichen Partner aufgrund des Geschlechterwechsels oft männlich inkarniert, um irgendwie das Gleichgewicht wieder herzustellen. So hatte ich einmal einen Klienten, der wirklich sehr, sehr weiblich empfand und auch Kinder wollte. Dadurch, dass er aber einen männlichen Körper gewählt hatte, ging das nicht. Er suchte aber eine starke Schulter, an die er sich anlehnen konnte. So suchte er diese bei Männern. Dass aber sein „Starke Schulter" in einer Frau inkarniert war, ein Hüne, breite Achseln, Lederhose, Kettengürtel, kurze Haare, Brusttasche, wollte nicht in sein Bild passen. Für sie ging es auch nicht: Dadurch, dass sie sich „ihre Partnerin" immer als zartes Mädchen, bereit zu empfangen und für sie da zu sein, vorgestellt hatte, passte er, obwohl er ihr eigentlicher Lebenspartner (im seelischen „seine" Lebenspartnerin) war, auch nicht in ihr Weltbild. So kommt es, dass zwei gegenge-schlechtlich Inkarnierte sich dennoch verpassen, weil sie „den Draht zueinander" aufgrund ihrer verschiedenen Vorstellungen nicht finden.

Geschlechterwechsel wird also auch vor Gott anders gesehen als reine Homosexualität, insbesondere, wenn diese nur auf Leiden-schaft und Flucht vor Verantwortung beruht.

Beim Erkennen eines Geschlechterwechsels kommt meistens bei dem Klienten auch die Erkenntnis auf: „Ach, deswegen!", und er/sie kann viele Charakterzüge, die ihn/sie zu der Frage bewe-gen: „Warum bin ich so?" auf einmal richtig einordnen. Dann er-kennt der Klient/die Klientin meistens auch, dass es auf Erden doch nicht so einfach ist, sich gegengeschlechtlich zu inkarnieren, und dass es oft nicht den erhofften Erfolg brachte. Man(n) hätte es im Originalkleid auch anders lösen können, zum Beispiel als frustrierter Soldat durch Wehrdienstverweigerung. Aber in ihnen regierte noch die Vorstellung: „Wenn ich den Wehrdienst verwei-gere, werde ich an die Wand gestellt!"

Zysten und Myome

Die Zysten und Myome haben als seelische Ursache einen Stau der weiblichen Energien. Das heißt die Frau möchte ihre Weiblichkeit gerne ausgiebiger leben, aber der Mann will nicht. Wichtig für den Mann zu wissen ist: Eine Frau ist immer liebenswert, egal in welchem Alter und mit welcher Figur!

Für den philosophisch orientierten Mann ist es ebenfalls wichtig zu wissen, dass die Enthaltsamkeit in der Partnerschaft nicht eine „höhere geistige Evolutionsstufe" nach sich zieht. Vater hat nichts dagegen, dass der Mann bis ins hohe Alter zu seiner Frau kommt – im Gegenteil! Ich hatte einmal einen Klienten, der sich diese Tatsache in der Innenschau selbst sagen lassen durfte: Das weiße Licht schien auf seinen Unterleib und zeigte ihm dort die gräulichen Punkte. Er fragte, woher diese denn stammten. Das Licht antwortete ihm: „Enthaltsamkeit". Was daran denn falsch sei, wollte er wissen. „Nun, Deine Frau fühlt sich abgelehnt und das macht ihr das Herz schwer. Das wiegt schwerer als die scheinbare Höherentwicklung durch Enthaltsamkeit." Ein leises Engellachen, glockenhell, im weißen Licht, zeigte ihm noch an, dass diese „Klausel" nicht vom Himmel kommt und auch nicht von dort gewünscht wird. Gewünscht ist die lebendige Liebe, die bis ins hohe Alter fließen kann und beide Partner glücklich, zufrieden hält und die Wertschätzung anzeigt, die diese füreinander empfinden. Dieses ist die richtige partnerschaftliche Liebe, die der Himmel bevorzugt. In dieser Liebe bleiben Mann und Frau gesund und es entstehen auch keine Zysten und Myome.

Fühlt sich die Frau nicht mehr geliebt, so staut sich ihre Energie und es entsteht Wildwuchs. Hält ein Paar seine männlichen und weiblichen Energien bis ins hohe Alter im Gleichgewicht und liebt sich wirklich, dann entstehen keine Zysten, Myome und auch kein Unterleibskrebs.

Dazu gehört auch ein Thema, was viele Frauen betrifft, wenn die Figur ihnen nicht mehr passt: Sie stauen selbst die Energie. Wenn eine Frau sich sagt „Ich bin wie ich bin, ich bin nun keine 25 mehr" und sich so annimmt wie sie ist, dann bleibt sie gesund. Die Energie kann weiter rundfließen, ohne gestaut zu werden. Mit so einer Einstellung kann man dann auch eher sein Gewicht halten. Im allgemeinen verschwinden Zysten und Myome nach Durchlichtungsanalysen, wenn der Mensch sich wieder annimmt und auch wieder angenommen wird. Zur psychischen und physischen Entspannung hilft dann ein Heublumenbad, welches einen wieder in die Welt der Natur abtauchen und wie „Heidi auf der Alm" fühlen lässt.

Heute haben schon viele junge Frauen Zysten und Myome, das kommt auch daher, dass heute ein so starkes Idealbild von einer schlanken, attraktiven und verführerischen Frau kursiert, dass die meisten Mädchen sich nicht genügen und starke Minderwertigkeitsgefühle entwickeln. Man sollte sich so akzeptieren, wie man ist. In der Natur ist es ja auch so, dass eine schlanke Tanne neben einer stabilen Eiche steht! Und nicht nur das: Setzt nicht jeder Baum naturgemäß Jahresringe an? Wer würde dagegen etwas sagen?

Oft entstehen Zysten und Myome auch dann, wenn ein Kind kommen möchte, der Körper eigentlich bereit ist, die Seele auch, aber der Verstand der Eltern dazwischenfunkt: „Nein, noch nicht, erst Karriere machen, Beruf abschließen, ein Häuschen bauen, die Partnerschaft genießen ... und dann vielleicht irgendwann..." Oder wenn die Eltern ihre Stützkinder, das sind die Kinder, die erst in späteren Jahren kommen, um den Eltern im Alter eine Stütze zu sein, nicht mehr zulassen: Diese Kinder sind meistens sehr aufopfernd und bleiben bei den Eltern, um ihnen das Älterwerden zu erleichtern. Manches Mal sah ich schon so ein Kind in der Aura und fragte die Familie, warum sie dieses Kind nicht zugelassen hat: „In meinem Alter doch nicht mehr... Was sollen die

Leute denn von uns denken?" Na ja, sie dürfen ruhig denken, dass Sie noch richtig aktiv sind und sich auch mit 40 – 60 Jahren noch nicht zu alt vorkommen, um Windeln zu wechseln und das Kind zur Schule zu begleiten! Diese Kinder sind ein richtiger Sonnenschein für das älter werdende Paar und geben ihm neue Frische und Vitalität! Die Kinder danken es meistens mit einer sehr großen Hingabe an die Eltern und bleiben ihnen meistens bis ins hohe Alter treu.

In der Zwischenzeit ist aber die Zeit für das Kind, wo es sich mit seinen Gefährten hätte inkarnieren können, schon abgelaufen, und aus der Bereitschaft der Seele und des Körpers entsteht diese merkwürdige Form des wachsenden Myoms, welches oft die gesamte Gebärmutter ausfüllt, fast wie eine Fruchtblase. Einer Klientin sagte ich dieses. Sie entschuldigte sich bei der Seele des Kindes, dass sie sie nicht zugelassen hatte, und siehe da, zwei Tage vor der Operation platzte dieses Myom auf und sie brauchte nicht mehr operiert zu werden. Es kam mit der nächsten Regel einfach heraus. Diese Regel war zwar dann sehr stark, aber das Myom war verschwunden und kam auch nicht mehr wieder.

Zysten entstehen auch dann, wenn der Eisprung künstlich unterdrückt wird. Wie lange nehmen junge Mädchen oft die Pille oder ein anderes Hormonpräparat (Pflaster oder die Dreimonatsspritze oder die Spirale mit Hormoneinlage). Alles dies sind künstliche Eingriffe in ein natürliches Gefüge von Liebe und Empfängnis, die naturgemäß zu einer bestimmten Zeit stattfinden möchten. So hat man sich auch mit den ankommenden Seelen oben verabredet. Nun entsteht durch die Empfängnisverhütung eine Verschiebung, die die Seelen of sehr traurig macht, weil sie sich nicht zu dem verabredeten Zeitpunkt auf der Erde treffen können[1]. Diese Trau-

---

[1] siehe auch Buch 2: Claire La Belle: „Heilung von der Seele her – Was Du säst, wirst Du ernten" das Kapitel: „Neuplanung", in dem all diese Zusammenhänge ausführlich beschrieben werden.

er schlägt sich in der Seele der Mutter nieder und verursacht die „Tränensäckchen" an den Eierstöcken, die ihre Aufgabe nicht erfüllen können. Das sind die Zysten, die so wasser- oder serumgefüllt an den Eierstöcken hängen. Später bekommen diese Mütter, wenn sie endlich Kinder zulassen und oft sogar auf einmal sehr vehement wollen, die größten Schwierigkeiten, weil der Eisprung sich nicht mehr automatisch einstellt. Auf einmal wird die Andersherum-Medikation gebraucht: Eisprungfördernde Mittel, Gelbkörperhormone zur Bildung einen starken Gebärmutter-Innenwand, damit das Empfangene sich auch einnisten kann, bis hin zur Ovulations-Entnahme und zur künstlichen Befruchtung „In Vidrio", im Reagenzglas. Und anschließend kommt die Prozedur des Einsetzens mit dem Bibbern: Bleibt das Kind? Wie wird es? Wird es normal? Wird es nicht wieder abgestoßen?" Das Leid, welches durch diese Prozeduren entsteht, habe ich schon bei mancher Familie erlebt. Da ist es doch wirklich besser, die Kinder dann kommen zu lassen, wenn sie es wollen und wenn sie wissen, dass für sie das gesamte Umfeld stimmt.

Meistens stellt man hinterher fest, dass es genau so auch am besten war: Selbst wenn ein Kind mitten in der Ausbildung, mitten in der Bauphase oder wo auch immer kommt, es hat seinen Grund dafür, es hat es sich so ausgesucht und wächst mit den Eltern an dieser Situation. In Liebe getragen, auch wenn es in der Kinderkrippe seine Kameraden schon sehr früh kennen lernt, entsteht ihm weniger Schaden als zur falschen Zeit und unter unmenschlichen Umständen gezeugt und geboren zu werden.

Lassen wir doch unsere Kinder wieder so kommen, wie sie es wünschen, und legen wir ihnen keine Steine in den Weg, dann bleiben wir selbst an Leib und Seele gesund und es entsteht keine „umgekehrte Pyramide", eine Überalterung der Menschheit, wie wir es zur Zeit in Deutschland zu verzeichnen haben. „Wer zahlt den später unsere Renten?", wird doch so oft gefragt. Ja, wer, wenn wir unsere Kinder nicht zulassen und wenig zur Unterstützung der (werdenden) Mütter und Väter tun?

Kinderlosigkeit

Für die Kinderlosigkeit gibt es vier Ursachen:

Erstens: Man hat sich vor der Inkarnation mit keiner Seele abgesprochen. Weil die Absprache vorinkarnatorisch getroffen wird, kommt es in diesen Fällen zu keiner Befruchtung oder, selbst wenn es zu einer künstlich erzeugten Schwangerschaft kam, werden die Kinder oft tot geboren: Es war keine Seele für den kindlichen Körper vorhanden, die hätte einziehen können und wollen. In diesem Fall kann die Frau nichts dafür, dass das Kind stirbt. Es war einfach keine Seele da, die zu dieser Familie kommen wollte, zumindest nicht zu diesem Zeitpunkt. Oft stellt man dann später auch fest: „Es war wirklich besser so!" Viele dieser Paare gehen nach dem vehementen Kinderwunsch nämlich auseinander, weil sie merken, dass nicht eine wirkliche Grundharmonie in der Partnerschaft besteht, die ein Kind mit allen Anforderungen, die es an eine Partnerschaft stellt, auch durchgetragen hätte.

Zweitens: Manche Fehl- und Todgeburten haben die Ursache, dass eine Seele die karmischen Folgen eines früheren Mordes möglichst schnell ablegen möchte. Dieser Fall ist in Buch 2: „Heilung von der Seele her", Kapitel Neuplanung ff., noch ausführlicher beschrieben

Der dritte Grund ist ein physischer: Nimmt eine Frau zu lange die Pille, so können die Eileiter verkleben und das Ei kann nicht in den Uterus (Gebärmutter) wandern. Wenn dann die Frau trotzdem spürt, dass eine Seele kommen möchte, dann kann über die künstliche Befruchtung das geliebte und erwartete Kind noch kommen. Dieses Kind hat dann, entgegen manchen anderen Theorien, auch eine hochschwingende Seele, weil es ja von seinen Eltern in Liebe erwartet wurde. Zur Anregung einer gesunden Eierstocktätigkeit ist die Christrose zu empfehlen, entweder homöopathisch oder als (selbstgemachte) Bachblüte. Die Bachblüte „Helleborus niger", die als Christrose im Handel ist, wird nämlich aus dem Wurzeln der Christrose gemacht und hat nicht dieselbe Wirkung. Das mussten wir bereits feststellen, als eine Frau diese Empfehlung bekam, der auch nachging, aber keinen Erfolg verspürte. Eine weitere Therapeutin testete es aus und fand den Fehler: Die Wurzel der Helleborus niger hat einen anderen Wirkkreis als die der Blüte. Nachdem sie eine Bachblütenessenz aus der Blüte hergestellt hatte, stellte sich der gewünschte Erfolg ein.

Der vierte Grund ist, wenn Frauen sehr oft abgetrieben haben. Oft ist es so, dass die gleiche Seele immer wieder versucht, sich zu inkarnieren. Und nach zwei oder drei Aborten hat sie wirklich Angst, zu der Mutter zu kommen, sie traut sich nicht mehr.

Abtreibung

Manche Seelen versuchen es auch nach mehreren Abtreibungen nochmals, werden dann aber sehr zurückhaltende und ängstliche Kinder oder eben Kinder, die sich sehr stark an ihre Mutter klammern, oder manchmal auch im Gegenteil eine sehr vorwurfsvolle Haltung einnehmen. Ich habe schon Kinder erlebt, die regelrecht ihre Mutter verweigern, bis zu dem Punkt, wo sie auch die Brust verweigern. Erst das Reden mit der kleinen Seele und die Bitte der Mutter um Vergebung brachten das Kind wieder dazu, die Mutter zu akzeptieren.

Diese Kinder sind meistens auch sehr schmerzempfindlich, weil der Fötus die Schmerzen der Abtreibung spürt. Was die meisten Frauen nämlich nicht wissen ist, dass bei der Abtreibung der Fötus in kleine Scheiben zerschnitten wird. Und diese Zerschneidung spürt hinterher das Kind, wenn es sich doch noch einmal inkarniert. Es bleibt also oft ein Phantomschmerz in dem dann geborenen Kind zurück. Dieser Schmerz äußert sich so, dass das Kind, wenn es dann noch einmal kommt, oft ein Schreikind wird. Wie übel das für eine Familie ist, wenn Kinder nächtelang durchschreien und durch nichts zu beruhigen sind, wissen all die Eltern, die dies bei einem Kind schon einmal miterlebt haben.[1]

Deswegen wollen wir Ihnen Mut machen, nicht abzutreiben, da jede Seele einen Grund hat, sich zu der bestimmten Zeit bei der Mutter zu inkarnieren, auch wenn die Mutter noch ledig ist.

Das soll auch folgendes Beispiel klar erläutern:

Eine Frau, die ein Modegeschäft führte, wollte ein junges Mädchen von ca. 16 Jahren ausbilden, sie suchte auch jemanden, der

---

[1] Genaueres über das Wiederkommen abgetriebener Kinderseelen lesen Sie auch in Buch 2: Claire La Belle „Heilung von der Seele her – was Du säst, wirst Du ernten"

ihr im Laden helfen würde. Ich sagte zu ihr, „Kannst du nicht deine Tochter als Lehrmädchen in den Laden nehmen? Sie hat doch dieselben Talente wie du! Hast du nicht eine Tochter?" Da fing die Frau an zu weinen und sagte: „Ich hätte jetzt eine Tochter von 16 Jahren, wenn ich damals nicht abgetrieben hätte." Jetzt hätte sie ihre Tochter gebraucht. Das war mit der Grund, warum sich jene Seele vor 16 Jahren inkarnieren wollte. Sie wollte zu diesem Zeitpunkt der Mutter zur Seite stehen und sie entlasten und später, zu gegebener Zeit, die Boutique ihrer Mutter übernehmen und weiterführen. So haben wir ganz oft Frauen, die erst mit 50 oder 60 Jahren den Sinn erkennen, warum in früherer Zeit ein Kind bei ihnen inkarnieren wollte, welches ihnen nun eine große Hilfe geworden wäre. Die Kinder wissen bereits vorinkarnatorisch um ihre Aufgabe, weil sie ja in ihrem Lebensplan alles sehen. Und sie rechnen die Zeit zurück, in der sie sich inkarnieren müssen, um dann zur entsprechenden Zeit für ihre Eltern oder ihre Aufgabe da zu sein! Nur der Mensch auf der Erde, die in diesem Fall bereits inkarnierte Mutter, überblickt ja Zeit und Raum nicht und weiß nicht, dass sie ihre Tochter / ihr Kind in 16, 20 oder wie viel Jahren so dringend brauchen wird. Das ist die „Kurzsichtigkeit" aus dem Denken im Hier und Heute, wenn nicht weiter nachgedacht und eventuell auch beim Vater nachgefragt wird: „Vater, hast Du mir das Kind gerade jetzt geschenkt, weil ich es zu einer gewissen Zeit dringend brauchen werde? Auch wenn es mir gerade jetzt nicht „in den Kram passt", bin ich bereit, es anzunehmen, denn Du wirst schon wissen, warum sich dieses Kindchen gerade jetzt bei mir inkarniert." Die Kinder ordnen sich auch gut in das bestehende Lebensgefüge ein, egal, wie ärmlich es im Moment auch sein mag, und werden zu richtig „pflegeleichten" Kindern.

Wir haben schon oft den Fall bei Frauen, die ein Kind abgetrieben hatten, gehabt, dass sich dieses Kind dann in unmittelbarer Nähe, also in der Nachbarschaft oder Verwandtschaft, inkarniert hat, meistens aber nur dann, muss man einschränkend sagen, wenn die Mutter sich bei der Seele des Kindes für die Abtreibung entschuldigt hat oder von dritter Seite zu der Abtreibung gezwungen wurde. So haben dann diese Kinder oft eine bessere Beziehung zu ihrer Nachbarin oder Tante als zu der eigenen Mutter. Die eigene, physische Mutter ist in diesem Fall nur die „Gebär-Mutter" und die seelische Mutter ist die andere, verhinderte Mutter, die das Kind vormals abgetrieben hat. So entstehen auf Umwegen oft die engsten Seelenverbindungen.

So sieht man, dass in Wirklichkeit keine einzige Zeugung von der ankommenden Seele her ungewollt ist. Wenn keine Seele dahinter steht, dann wird auch kein Kind gezeugt. Aber wenn eine Zeugung stattfindet, hat die Seele einen Grund, genau jetzt zu kommen und sich in die Situation einzugebären, die sie sich jetzt für dieses Leben – oft auch aus Gründen der Abtragung – ausgesucht hat.

Nicht-Zulassung von Kindern

Oft ist es so, dass ab einem gewissen Alter die Frau keine Lust mehr hat, Kinder zuzulassen. Oder der Mann möchte keine mehr, weil er genug „Mäuler zu stopfen hat", wie es früher oft hieß. So bleibt oft die eine oder andere Seele, mit der man sich in diesem Leben verabredet hat, in der Atmosphäre hängen. Diese Seelen versuchen oft verzweifelt, doch noch zur Welt zu kommen. Irgendwie – irgendwo...

Sie möchten aber doch einen Verbund zu ihrer geliebten Mutter haben und suchen sich so eine Situation aus, in der sie der Mutter möglichst nahe sein können.

Oft genug kommt es dann vor, dass sie als Pflegekind kommen, wie vorher schon beschrieben als Nachbarskind, aber auch, und der Fall ist nicht zu unterschätzen – als das frühe Kind der eigenen Tochter!

In diesem Falle sollte die werdende Oma, die dann ja automatisch die Arbeit der Pflege und Erziehung übernehmen muss... meistens..., bevor sie ihrer Tochter einen schweren Vorwurf wegen zu frühen oder unpassenden sexuellen Verkehrs macht, sich fragen, ob da nicht ein von ihr nicht mehr gewolltes Kind endlich eine „Einflugschneise" gefunden hat und sich nun endlich(!!!) doch bei ihr inkarnieren kann. Diese Kinder erkennt man an einigen Kriterien ganz leicht:

-   Ihre Oma ist ihnen viel mehr wert als ihre Mutter.

-   Wenn Oma dann stirbt, geht für sie fast die Welt unter. Es ist schlimmer, als wenn die Mutter gestorben wäre.

-   Der Kontakt zu der Mutter ist fast wie zu einer eigenen Schwester, es gibt vielmehr „Zoff", die leibliche Mutter wird als Autoritätsperson überhaupt nicht akzeptiert und fühlt sich in der Folge leicht übergangen. Das kann bis zu dem Punkt gehen, dass dann, wenn die leibliche Mutter das

Kind in späteren Jahren zu sich nehmen will, dieses es gar nicht will, sondern bei der Oma bleiben möchte. Da geht ein richtiger Zerreißprozess los!

In diesem Falle ist es wichtig, das Kind, so lange wie es geht, bei der Oma zu belassen. Ist diese dann eines Tages so weit gealtert, dass sie das Kind nicht mehr bei sich haben kann, so sollte, wenn möglich, ein häufiger Kontakt weiter gewährleistet sein.

Wesentlich in diesen Fällen ist die Haltung der leiblichen Mutter: Absolut kontraproduktiv wäre es, wenn die Mutter ihre Haltung zum Kind in Eifersucht auf ihre eigene Mutter umschlagen lassen würde. Sie hat sich nun einmal bereit erklärt, ihr eigenes Geschwisterchen zu gebären, und dieses hat nie dieselbe Haltung zu ihr wie ein wahrhaft eigenes Kind, welches sie auch als Mutter wünschte. Daher wird das Verhältnis immer ein kumpelhaftes bleiben, und beide müssen sich mit dieser Form des Lebens abfinden. Zwischen dem „Kind" und der leiblichen Mutter geht es dann wohl eher darum, ein gutes, friedliches kameradschaftliches Verhältnis aufzubauen, was für beide Teile manchmal auch ganz schön anstrengend sein kann.

Adoption

Statt abzutreiben ist es auch besser, das Kind auszutragen und nach der Geburt zur Adoption freizugeben, wenn man es wirklich nicht behalten kann. Die Seele kann leben und ihre Aufgabe erfüllen, denn es hatte einen Grund, warum sie sich genau zu diesem Zeitpunkt inkarnieren wollte. Adoptierte Kinder haben die Chance, ihr Leben entsprechend ihrem Lebensplan zu führen.

Durchweg konnten wir auch feststellen, dass die Adoptivkinder mit ihrer Adoptivfamilie seelisch enger verbunden sind als mit der leiblichen Familie. Das liegt daran, dass die Seelen der Kinder um die Möglichkeit der Freigabe zur Adoption wissen und sich dann oft zu einer Familie hingezogen fühlen, mit der sie karmisch noch etwas auszuhandeln haben. Sehr oft ähneln sie auch der Adoptivfamilie mehr als der leiblichen Familie, weil sie sich aus dem vorhandenen Erbgut das heraussuchen, was zu ihrer Adoptivfamilie optimal passen würde. So hatten wir den Fall eines Adoptivkindes, welches mittel- bis dunkelblond war wie seine Adoptivmutter. Dieses Mädchen hatte ein rundliches Gesicht und eine etwas stabilere Figur. Als es dann seine leibliche Familie kennenlernte, stellte es fest, dass alle Geschwister schwarze Haare hatten, sehr hagere Gesichter, und ihm überhaupt nicht ähnelten. Die anfängliche Faszination des Wiederfindens ließ bald nach, und es war in kurzer Zeit sehr froh, dass es seine Adoptivmutter zur Wahlmutter ausgesucht hatte. Denn dies ist ebenso die vorinkarnatorische Entscheidung des Kindes: Es sieht alle Wahlmöglichkeiten, die sich bei der Zeugung ergeben, auch die der Adoption, und es schaut auch seine Adoptivfamilie und inkarniert sich dann so, dass es auch in die von ihm ausgesuchte Familie kommt.

So ist auch die Liebe zu den Adoptiveltern meist die größere, weil das Gefühl: „Ich wollte ja zu meiner Adoptivfamilie" einfach dominiert. Deswegen kommen Kinder selbst dann, wenn sie ihre „Gebärfamilie" kennen lernen, meistens wieder zu ihrer Adoptivfamilie zurück.

Plötzlicher Kindstod

Plötzlicher Kindstod hat die Ursache, dass in diesem Fall die Seele nur eine kurze Inkarnation brauchte. Die Seele wusste von Anfang an, dass sie nur sehr kurz inkarniert, um durch diesen schnellen Tod eventuell ein großes Karma abzulegen. Eine wunderbare Geschichte passierte dazu in meiner unmittelbaren Nähe: Ein Kind starb auch den plötzlichen Kindstod. Die Eltern waren sehr traurig, weil sie sich sehr auf das Kind gefreut hatten. Kurze Zeit darauf wurde die Frau wieder schwanger und gebar wieder ein Mädchen. Als dieses dann zu einem prächtigen, fünfjährigen Kind herangewachsen war, ging sie mit ihm einmal auf den Friedhof, um, wie sie sagte, ihrem Schwesterchen einen Blumenstrauß auf das Grab zu stellen. Da sagte das Kind, ganz entrüstet darüber, dass die Mutti das nicht schon längst verstanden hatte: „Aber Mutti, das bin doch ich! Ich weiß doch noch ganz genau, wie Ihr mich in dieses Grab gelegt hattet, weil ich so krank war. Aber ich bin wiedergekommen! Ich wollte doch wieder zu dir!" So gab dieses Kind ein lebendiges Zeugnis seiner eigenen Reinkarnation. Sehr oft kommen die Kinder, die den plötzlichen Kindstod gestorben sind, ziemlich schnell wieder, wenn die Eltern dieses zulassen. Anschließend können sie in der Folgeinkarnation ruhig und oft ohne Schwierigkeiten und Schwachheiten weiterleben.

Für die Eltern ist es wichtig, dass sie den plötzlichen Kindstod nicht als Strafe Gottes sehen oder als Unterlassungssünde auf sich beziehen, falls sie dem Kind keinen Schaden zugefügt haben. Eher ist es wichtig, dass sie dieser Seele noch einmal die Chance zur Wiederverkörperung geben – falls sie will. Und oft wollen diese Selen gerade das am dringendsten. (siehe auch „Heilung von der Seele her" Band 2, wo das Thema „Plötzlicher Kindstod" von der Seite des Kindes her beleuchtet wird.)

Nicht mehr gewollte Kinder

Was geschieht nun, wenn sich nun die Eltern vorher mit einem Kind abgesprochen haben und das Kind nicht geboren wird, weil der Mann nun doch nicht will oder die Frau in einer Karriere steht, innerhalb der es unmöglich scheint, Kinder zu empfangen und großzuziehen? In solch einer Situation haben wir schon sehr kuriose Fälle erlebt. Die Kinder inkarnieren sich nach Möglichkeit trotzdem, weil für sie ja die Zeit gekommen ist, in der sie sich auf dieser Erde inkarnieren wollen, um etwas bestimmtes zu erleben oder wiedergutzumachen. Oft suchen sie sich die Möglichkeit der Geburt in der befreundeten Nachbarschaft oder als Patenkind. Hier möchte ich einen aktuellen Fall erzählen: Eine Frau wollte kein drittes Kind mehr gebären, aber das Kind war bei ihr in der Aura zu sehen. Da gebar eine zweite Frau, die über ihr wohnte, ein Kind. In späteren Jahren meinte diese Frau: „Also, ich weiß gar nicht, was ich mit diesem Kind soll. Erstens ähnelt es uns überhaupt nicht, es sieht genauso aus wie du, und zweitens benimmt es sich ganz anders als meine anderen Kinder. Es ist das einzige Kind, das ordentlich ist, denn alle anderen sind Chaoten, einschließlich uns Eltern. Und das Kuriose daran ist, dass das Kind, wenn es von der Schule nach Hause kommt, zuerst zu dir geht und dort auch die meiste Zeit verbringt! Es will gar nicht richtig zu uns gehören! Es sieht aus wie du, es denkt wie du, du kannst dich wirklich gut mit dem Kind unterhalten!" (Die erste Frau war eine geistige Denkerin und das Kind auch.) „Wir verstehen gar nicht," fuhr die Mutter fort, „von was es oft redet". In der Durchlichtungsanalyse sahen wir dann, dass die unten wohnende Frau die eigentliche Mutter des Kindes sein sollte und in dem Kind die Seele des Kindes war, welches zu ihr als drittes Kind kommen wollte. Sie verstand sich mit diesem Kind wirklich auch einmalig gut, sehr im Gegensatz zur leiblichen Mutter, die oft überhaupt nichts von dem verstand, was das Kind ihr erzählen wollte.

Die Seele hat sich somit einen anderen Weg gesucht, um zu seiner eigentlichen Mutter zu kommen. So kann eine Seele trotzdem den Anschluss an seinen Lebensauftrag finden.

Es gibt auch Beispiele genug, wo trotz Empfängnisverhütung die Frau schwanger wurde. Manche Frau erzählte mir schon: „Vom Termin her hätte es überhaupt nicht klappen können, aber auf einmal war ich schwanger, obwohl ich dieses Kind überhaupt nicht wollte." In diesen Fällen wollte der Verstand das Kind oft nicht, aber die Seele der Mutter war mit der Ankunft durchaus einverstanden und setzte sich gegenüber dem Verstand durch. In solchen Fällen ist es besonders wichtig, das Kind auszutragen, denn dann hat das Kind noch eine spezielle Bedeutung im Leben der Mutter, die diese oft nicht sofort überblicken kann, weil sie erst im späteren Leben auf diese Bedeutung aufmerksam wird. Schon manche Mutter bestätigte: „Zum Glück habe ich das (ungewollte) Kind trotzdem bekommen! Jetzt bin ich froh darüber! Wer weiß, in was ich sonst in meinem Leben noch hineingeraten wäre!" So üben die Kinder oft schon seit dem Zeitpunkt der Zeugung eine Lebensweg-korrigierende Funktion für die Eltern, insbesondere auch für die Mutter, wenn diese alleinerziehend ist, aus. Manche junge Mutter hat schon durch die Ankunft eines Babys vom Rauchen, Trinken und von den Drogen losgelassen und sich einer solideren Lebensweise zugewandt. Für die Väter stellen diese Kinder oft eine Herausforderung dar: „Bin ich jetzt erwünscht oder nicht? Akzeptierst du mich jetzt oder lässt du mich wieder töten (abtreiben)?" In solch einer Situation werden, wenn der Vater das ankommende Kind akzeptiert, oft alte Rivalitäten wiedergutgemacht. Dann treffen oft alte Fechter wieder aufeinander, die sich in diesem Leben wieder vertragen lernen sollen.

Nun zum Abschluss des Themas „Gedankenordnung" und zur Überleitung auf das Thema „Gottes Wille – linke Niere – Partnerschaft" folgenden Text aus Russland, der die Wandlungsmöglichkeit ins Positive sehr schön aufzeigt: Das Wort „Göttin" wird hier natürlich im Sinne von „Gottestochter" oder „Engel" gebraucht.

Die Ehefrau – eine „Göttin"[1]

Es lebte auf der Welt vor langer Zeit ein ganz gewöhnliches Ehepaar. Die Frau hieß Elena, der Name des Mannes war Ivan.

Wenn der Mann nach der Arbeit nach Hause kam, setzte er sich in seinen Sessel dem Fernseher gegenüber und las Zeitung. Seine Ehefrau Elena bereitete wie gewöhnlich das Abendessen zu. Beim Servieren des Essens brummte sie ständig herum, er sei im Haushalt ein Nichtsnutz und außerdem wäre sein Verdienst viel zu gering ... Das ewige Brummen der Ehefrau ärgerte Ivan. Er antwortete seiner Frau nicht mit Grobheit. Doch jedes Mal kam in ihm der Gedanke hoch: 'Schau dich doch selbst einmal an, du ungepflegte Schachtel. Willst du mir heute noch erzählen, was ich zu tun habe? Direkt nach der Heirat warst du ganz anders — schön und zärtlich.'

Eines Tages, als seine unzufriedene Ehefrau von ihm verlangte, er möge doch den Müll heraustragen, riss er seinen Blick vom Fernseher los und ging lustlos in den Hof. Auf dem Rückweg hielt er vor der Eingangstür an und wandte sich mit seinen Gedanken an Gott: '0 mein Gott, mein Gott! Wie ungeschickt sich doch mein Leben eingerichtet hat. Muss ich denn wirklich mein ganzes Leben lang mit dieser ständig nörgelnden, hässlichen Frau verbringen? Das ist doch kein Leben, sondern eine ewige Qual.'

---

[1] Quellenangabe: entnommen aus Wladimir Megre, „Anastasia", Bd. 3
(aber Vorsicht mit Anastasia,
siehe hierzu den Artikel http://gandhi-auftrag.de/wer_ist_anastasia.htm)

Und plötzlich hörte Ivan die leise Stimme Gottes:

'Ich könnte dir ja in deiner Not helfen, mein Sohn, und dir eine schöne „Göttin" als Ehefrau schenken. Doch denke mal an deine Nachbarn. Wenn sie eine so große Veränderung in deinem Leben sehen, werden sie sehr verblüfft sein. Ich schlage vor, wir machen es anders: Ich werde deine Frau Schritt für Schritt verändern, ihr den göttlichen Geist und die Schönheit schrittweise verleihen. Du darfst aber auf keinen Fall vergessen, wenn du mit einer „Göttin" zusammenleben willst, musst du deine Lebensweise auf ein der „Göttin" würdiges Niveau anheben.'

'Ich danke dir, mein Gott! Jeder Mann würde sein Leben für eine „Göttin" komplett verändern. Sag mir nur eins: Wann fängst du an, meine Frau zu verändern?'

'Ein wenig verändere ich sie gleich jetzt. Und du wirst sehen, wie sie sich mit jeder weiteren Minute zum Besseren verändert.'

Ivan ging zurück nach Hause, setzte sich in seinen Sessel, nahm die Zeitung in die Hände und schaltete den Fernseher wieder ein. Er wollte aber gar nicht mehr lesen und mochte auch keinen Film mehr anschauen. Ihn plagte die Frage, ob und wie weit sich seine Frau schon verändert hätte.

Er stand auf, ging in die Küche, lehnte sich mit der Schulter an den Türrahmen und begann, seine Frau ganz genau zu betrachten. Sie stand mit dem Rücken zu ihm und spülte das Geschirr vom Abendessen ab.

Als Elena seinen Blick spürte, drehte sie sich zur Tür um. Ihre Blicke trafen sich. Ivan schaute seine Frau an und dachte: 'Nein, ich sehe an ihr noch keine Veränderungen.'

Die ungewöhnliche Aufmerksamkeit ihres Mannes entging Elena nicht. Obwohl sie den Grund seiner Neugier nicht verstand, legte sie ihre Haare zurecht, ihre Wangen wurden rot und sie fragte ihn:

'Warum schaust du mich so aufmerksam an, Ivan?'

Ihr Ehemann wurde ebenfalls rot, und ihm fiel keine bessere Antwort ein als:

'Ich dachte nur gerade, ob ich dir eventuell beim Abspülen helfen könnte? Ich weiß auch nicht, warum.'

'Abspülen? Mir helfen?', fragte die überraschte Ehefrau leise nach. Sie legte ihre verschmutzte Schürze ab und fügte hinzu: 'Das habe ich doch schon erledigt.'

'Das gibt es doch nicht', dachte Ivan, 'sie verändert sich ja direkt vor meinen Augen, sie ist schon etwas schöner geworden.'

Dann half er ihr beim Abtrocknen des Geschirrs.

Am nächsten Tag beeilte sich Ivan, nach der Arbeit nach Hause zu kommen. Er konnte es nicht erwarten, zu sehen, wie seine brummige Ehefrau schrittweise in eine „Göttin" umgewandelt wurde. 'Und wenn sie schon viele Eigenschaften von einer „Göttin" übernommen hat? Dann darf ich auf meinem alten Niveau nicht verweilen. Ich besorge für alle Fälle ein paar Blumen, sonst blamiere ich mich ja völlig.'

Die Haustür öffnete sich und ein völlig verblüffter Ivan erstarrte vor dem Anblick seiner Frau. Elena stand vor ihm in ihrem schönen Sonntagskleid, dass er ihr vor einem Jahr gekauft hatte. Mit einer tollen Frisur und einem Band im Haar. Ohne seinen Blick von ihr abzuwenden, streckte er ungeschickt, etwas unsicher, seine Hand aus und gab ihr die Blumen.

Sie nahm die Blumen entgegen, seufzte leicht, schloss ganz kurz ihre Augen und errötete.

'Ach, wie schön sind doch die Wimpern von Göttinnen! Wie sanft sind ihre Charaktere. Es ist so ungewöhnlich, ihre innere und äußere Schönheit zu erleben!'

Nun musste Ivan erst durchatmen, als er den Tisch mit zwei brennenden Kerzen sah, gedeckt mit dem schönsten Geschirr des

Hauses, verziert mit zwei Weingläsern und einem göttlich duftenden Essen.

Als er sich an den Tisch setzte, sprang sie plötzlich auf und sagte: 'O verzeih mir bitte, ich habe vergessen, den Fernseher einzuschalten. Und hier sind noch ein paar Zeitungen für dich, die ich frisch gekauft habe.'

'Ich brauche keinen Fernseher und ich habe auch keine Lust, die Zeitungen zu lesen', antwortete Ivan. 'Es wird doch jeden Tag sowieso nur das Gleiche berichtet. Erzähle mir lieber, wie du den morgigen Samstag am liebsten verbringen möchtest.'

Endgültig verwirrt fragte Elena nach: 'Und du?'

'Na ja, ich habe uns für den Samstagabend zwei Eintrittskarten ins Theater besorgt. Und am Tage, natürlich nur, wenn du nichts dagegen hast, machen wir einen kleinen Stadtbummel durch die Läden. Wenn wir schon ins Theater gehen, dann bietet es sich doch an, zuerst ein geeignetes Theaterkleid für dich auszusuchen.'

Beinahe wäre Ivan der Ausdruck herausgerutscht: 'Ein Kleid, das einer „Göttin" würdig ist.' Er wurde verlegen, schaute Elena an und seufzte wieder. Direkt vor ihm am Tisch saß eine „Göttin". Ihr Gesicht strahlte Glück aus, ihre Augen leuchteten. In ihrem Lächeln ließ sich der Hauch einer Frage erahnen.

'O Gott, wie schön sind doch diese „Göttinnen"! Und wenn sie von Tag zu Tag immer schöner und vollkommener wird, werde ich es schaffen, mit ihr Schritt zu halten?', dachte Ivan. Plötzlich durchbohrte ihn der Gedanke: 'Ich muss es schaffen! Solange sie noch bei mir ist, werde ich sie bitten, sogar anflehen, ein Kind von mir zu bekommen. Ich stelle mir dieses Kind schon vor, ein Kind von mir und der schönsten „Göttin" von allen.'

'Worüber denkst du nach, Ivan, bedrückt dich etwas?', fragte ihn Elena.

Und er saß aufgeregt vor ihr, wusste nicht, wie er seine Gedanken ausdrücken sollte. Es ist ja schließlich kein Spaß, eine „Göttin" um ein gemeinsames Kind zu bitten! Diese Art vom Geschenk hatte ihm Gott nicht versprochen. Er stand auf, zupfte mit seiner Hand an der Tischdecke herum, suchte gedanklich immer noch nach der richtigen Formulierung, wurde dabei rot und drückte schließlich heraus: 'Na ja, ich weiß nicht

Ob ich es darf ... Aber ich ... Ich wollte sagen ... Schon längst ... 0 ja, ich will ein Kind von dir, du schöne „Göttin".'

Da drückte sich Elena mit ihrem Körper ganz fest an ihren Ivan. Ihr Blick war voller Liebe, eine glückliche Träne verließ ihre Augen und rollte langsam über ihre glühende Wange. Sie legte ihren Arm um seine Schulter und er spürte ihren heißen Atem auf seinem Gesicht.

'Ach, war das eine Nacht! Und was für ein Morgen folgte danach! Und der darauf folgende Tag! 0 wie schön ist doch das Leben mit einer „Göttin"!', dachte Ivan, während er seinen zweiten Enkel für einen Spaziergang ankleidete...

2. Zentrum: Thema Wille

- Das zweite Zentrum entspricht Gottes Willen.
- Das zweite Zentrum entspricht dem 2. Chakra mit der Farbe (blau)grün, türkis.
- Der im Körper dazugehörige Bereich: Harnblase und Niere.

Harnblase

Das Übergangsorgan vom 1. Zentrum in das 2. Zentrum ist die Harnblase. Die Blase ist sehr oft entzündet bei Menschen, die Angst haben, da die Blase Ängste speichert. Sie speichert auch die aus den Partnerschaften und kollegialen Problemen kommenden Ängste. Die Urängste stecken ebenfalls in der Blase.

Ein häufig gebrauchter Ausdruck heißt: „Ich mache mir vor Angst in die Hose." Blasenentzündungen entstehen, wenn diese Angst verstärkt aufgetreten ist. Die Auslöser sind nicht immer Bakterien oder Viren. Bakterien oder Viren befinden sich die ganze Zeit im Körper und der Körper ist im gesunden Zustand in der Lage, sie ohne weiteres abzuwehren. Bakterien und Viren könne sich nur dann über die Maßen vermehren, wenn im Körper eine Prädisposition, eine Schwachstelle sozusagen, vorliegt. Diese Schwachstelle ist immer durch eine heutige oder eine frühere Haltung bedingt.

Lang anhaltende Angstzustände verursachen Harninkontinenz. Oft ist es die Angst vor unberechenbaren Reaktionen des Partners, die ja mit wachsendem Alter zunehmen. Oft ist es die Angst: „Was passiert mir, wenn ich nach Hause komme? Ist mein Partner nüchtern? Gibt es wieder Geschrei?" Menschen, die in solchen Situationen leben müssen, eben auch Kinder, sind öfter und länger Bettnässer als Menschen aus ausgeglicheneren Familien.

Viele Kinder und auch Erwachsene, die Angst vor Prüfungen haben, sind oft jahrelang Bettnässer. Mit diesen Menschen arbeiten wir immer so, dass wir versuchen, ihnen Vertrauen einzuflößen. Es ist unnötig, vor irgend etwas Angst zu haben. Wer gut vorbereitet ist, kann in jede Situation, auch in Prüfungssituationen, hineingehen und es wird ihm auch vom Schutzengel geholfen. Es ist wichtig, zu seinen Fähigkeiten Vertrauen gewinnen. Dazu gehört, dass man sich optimal (nicht maximal, das erzeugt nur ein Gefühl von Ungenügen) vorbereitet hat und dass man weiß, dass das gut Vorbereitete auch wieder abrufbar ist. Damit gewinnt man Vertrauen und anschließend wird auch z.B. die Klassenarbeit, die Prüfung, das Examen gut. Ohne Angst hört auch das Bettnässen auf. Dasselbe Phänomen entsteht auch oft bei Frauen mittleren Alters. Die „Prüfungsangst" besteht dort aus der kontinuierlichen Angst, vom Partner nicht mehr geliebt zu werden, so wie man ist.

Der einzige Satz, der einen andersdenkenden Partner aufbrechen kann, ist folgender: **„Möchtest du auch so behandelt werden, wie du mich gerade behandelst?"** Das ist der Satz, der den Eigenwillen aufbricht und der in den Menschen das Gottes-Bewusstsein öffnet: „Liebe deinen Nächsten wie dich selbst, nicht mehr und nicht weniger." Eigentlich heißt der Satz: „Liebe Deinen Nächsten so, wie Du selbst geliebt werden willst!" Der Satz ist gleichbedeutend mit dem nachfolgenden: „Was ich nicht will, was man mir tut, das füg' ich auch keinem anderen zu" oder in der Umkehrung „Wie ich möchte, dass man mich behandelt, so behandle ich den anderen zuerst". Das ist auch der Grundsatz für die Niere und eigentlich auch das Grundgesetz, um mit allen Menschen gut und in Frieden zu leben.

Wenn ein Mensch die Anerkennung bzw. die Akzeptanz vom eigenen Partner nicht mehr bekommt, sollte er sich sagen: „Gut, dann liebt mich auf jeden Fall immer noch Gott." In dem Moment fühlt sich der Mensch wieder unendlich geliebt. Die Angst kann wegfallen und die Inkontinenz hört wieder auf.

Manchmal muss man sich ein wenig durch Einlagen schützen. Es gibt heute in einigen Bio-Versandhäusern unbehandelte Baumwolleinlagen, die sich gut kochen lassen und doch optimal vor kleinen Inkontinenzen schützen.

Zu dem Thema Angst und Inkontinenz haben wir ein schönes Beispiel erlebt:

Eine Klientin berichtete, dass sie immer panische Angst davor hatte, es nicht mehr bis zu ihrer Wohnung im ersten Stock zu schaffen, wenn sie aus der Stadt heimkehrte. Und prompt, sobald sie den Hausschlüssel umdrehte und ihre Angst, es nicht mehr zu schaffen, sich steigerte, lief alles das Bein hinab. Jedes Mal brach sie fast in Tränen der Verzweiflung aus, was den Gesamtzustand auch nicht gerade verbesserte und ihre Angstbereitschaft noch steigerte. Ich empfahl ihr, es doch einmal mit einer kleinen, wasserundurchlässigen Einlage zu probieren. Kurze Zeit später hatte ich die glücklichste Stimme am Telefon, die man sich denken kann: „Denk nur," sagte sie, „meine Inkontinenz ist weg!" „Wie ist denn das geschehen?" fragte ich sie. „Ich weiß jetzt, dass mir nichts mehr passieren kann, ich habe ja meine Einlage. Und seitdem ist nie wieder ein Tropfen gelaufen! Ich kann jetzt in Ruhe meine Türe öffnen und denken: ‚Ob jetzt etwas läuft oder nicht, ist doch egal, meine kleine Einlage hält alles zurück.' Seitdem bin ich frei von der Angst, es nicht mehr bis nach oben zu schaffen, und seitdem ist auch nie wieder etwas passiert!" Wie einfach Angst in manchen Fällen doch abzubauen ist und welch große Probleme – auch Konflikte seelischer Art – damit wieder abgebaut werden können!

Ähnliche Gründe bestehen auch bei Jungen, die in Schullandheimen oder Trainingslagern wieder einnässen, nachdem sie zuhause schon trocken geworden sind. Aus Unsicherheit steigert sich die Angst, nachts einzunässen, geht ins Unterbewusstsein über und bedingt so das Einnässen. Gibt man einem solchen Jungen einfach ein wasserdichtes Moltontuch mit und sagt ihm: „So passiert dir nichts, du kannst es ruhig laufen lassen, denn das Molton hält alles von der Matratze zurück!", so bleibt meist alles trocken. Denn was sie ja am meisten fürchten und auch in den Schlaf mitnehmen, ist die Angst vor dem Spott der Mitschüler. In das sichere Gefühl gebettet, dass nichts schief gehen kann, lässt die Angst nach und es kommt nicht zum Einnässen.

Bettnässen kann auch nach längerer Zeit der Trockenheit wieder auftauchen, wenn angstbedingte Konflikte neu erstehen. So erleben wir das Phänomen oft bei Erstgeborenen, die bereits trocken waren, wenn ein Geschwisterchen geboren wird. Aus Angst, nicht mehr geliebt zu werden und von dem nachkommenden Geschwisterchen verdrängt zu werden, nässt das Erstgeborene wieder ein. Die Hilfe für dieses Kind besteht in erster Linie darin, dass es erfährt, dass es immer noch gleich geliebt wird und das zweite Kind in sein Leben einbeziehen kann. Es muss spüren, dass es trotz der naturgemäß dichteren Nähe des Säuglings zur Mutter immer noch genauso geliebt wird, Dann lässt dieses spontane Einnässen meistens auch wieder nach.

Das gleiche Phänomen entsteht bei Frauen mittleren Alters, wenn sie merken, dass sich ihr Mann einer jüngeren zuwenden möchte. Hier gilt es, die ganze Weiblichkeit wieder zusammenzunehmen und aufzufrischen und dem Mann zu zeigen, dass man sehr wohl noch konkurrenzfähig ist. Außerdem nützt oft auch ein Gespräch, in dem man dem Partner erklärt, wie viel der Körper und die Seele bisher geleistet haben und dass es einfach unrecht ist, einen jetzt zum alten Eisen werfen zu wollen. Zum Dritten ist es oft sehr hilfreich, dem Partner aufzuzeigen, dass eine jüngere Partnerin oft nicht die gewachsene Durchhaltekraft hat und schneller wieder Schluss macht, wenn der Partner ihren Ansprüchen nicht mehr genügt. Und dann? Dann ist Einsamkeit angesagt. Vor der haben viele Partner Angst.

Wichtig ist auch noch, dass man weiß und sich immer wieder sagt: „Ich bin jemand, der es wirklich wert ist, ohne Angst und ohne Kritik zu existieren." Dass durch diesen Satz natürlich die Arbeit an sich selbst nicht unterbunden werden soll, versteht sich von selbst. Durch diese Haltung wird man souveräner und verliert allmählich die Angst.

Niere

In den Nieren ist der Wille Gottes vertreten. Gottes Wille ist immer gekoppelt mit Gottes Liebe. Zu großer Eigenwille schlägt sich in der Niere nieder und schädigt sie. Es ist ganz wichtig, dass wir immer den freien Willen jedes anderen Menschen beachten. Unser Schöpfer beachtet immer den freien Willen jedes einzelnen.

Jede Niere steht für einen bestimmten Bereich. In der linken Niere ist die Partnerschaft, also der Lebenspartner, gespeichert. Die rechte Niere steht für die Kollegialität, für den Umgang mit unseren Mitmenschen, für alles, was außerhalb der Partnerschaft steht.

In der **linken Niere** kann man den Lebenspartner sehen, mit dem man sich für dieses Leben verabredet hat. Die partnerschaftlichen Karmaverbindungen liegen jedoch obenauf. In dem Maße, wie das Karma aufgelöst wird und man sich mit den karmischen Partnern vertragen hat, kommen immer tiefere Schichten zum Vorschein, bis man dann den Lebenspartner strahlend weiß in der Niere sieht. Wir hatten schon oft den Fall, dass wir einen Partner in der Niere sahen und ihn ganz genau beschrieben haben. Und so konnte dann ein Single schneller den Partner erkennen, mit dem er/sie sich vorinkarnatorisch verabredet hatte. Manchmal konnten dadurch auch Verbindungen, die keine Qualität hatten, zugunsten von Verbindungen, die Qualität hatten, gelöst werden. Beide waren dann glücklicher, weil sie nun die Verbindung eingegangen waren, die sie ja eigentlich leben wollten.

Wenn das Karma in einer Partnerschaft abgetragen ist **und sich ein Partner lösen möchte**, so sollte der andere Partner ihn gehen lassen. Denn es gilt nicht „Bis dass der Tod euch scheidet", (das wäre nur im Idealfalle einer lebenslangen Liebe der Fall, und dann scheidet nicht einmal der Tod!), sondern Christus sagte sinngemäß: Bis dass der freie Wille euch scheidet. Er hat es so erklärt:

[27]Ihr habt gehört, dass gesagt worden ist: *Du sollst die Ehe nicht brechen.* [28]Ich aber sage euch: Wer eine Frau auch nur lüstern ansieht, hat in seinem Herzen schon Ehebruch mit ihr begangen. (Mat 5, 27-28)

Eine gebrochene Ehe ist vor Gott aufgehoben, es bringt auch nichts, sie fortzusetzen, wenn der freie Wille des anderen nicht mitmacht. Niemand darf dem anderen seinen Willen aufzwingen, ihn auch nicht dazu bringen, **wider Willen bei ihm zu bleiben**, wenn dieser es nicht will, denn dann entsteht nur lebenslanges Leid auf **beiden** Seiten.

Wenn eine Trennung eingetreten ist und der Verlassene sich einem neuen Partner zuwendet, ist es ganz wichtig, dass er auf diesen nicht die alten Programme des vorigen Partners überträgt. Man muss absolut bei Null anfangen und nichts, keine Haltung, keinen Charakterzug und keine Äußerlichkeit, mit dem alten Partner vergleichen. Deshalb ist es oft besser, wenn man nach einer Trennung zuerst eine gewisse Zeit allein verbringt und in dieser Zeit an seinen Charakterzügen arbeitet und versucht, seine Vorstellungen davon, wie ein Partner idealerweise sein muss, abzulegen. Mir ging es so, bevor ich meinen jetzigen Partner kennen lernte. „Kind,", sagte mir Vater, „wenn Du Deinen richtigen Partner kennen lernen willst, musst Du ohne Vorhaltungen sein. Du darfst nichts von den alten Partnerschaften auf ihn übertragen, sonst tust Du ihm mit jeder Übertragung Unrecht!" Oh, da hatte ich noch eine Weile zu arbeiten. Ich sah immer wieder mein Seelenbecken wie ein Güllefass, noch voll mit schmutzigem Wasser. Je mehr ich meinen vorherigen Partnern verzeihen konnte, was sie mir angetan haben, desto sauberer sah ich dieses Seelenbecken. Bis eines Tages, nach zwei Monaten intensivster Arbeit an mir selbst und an meinen Vorhaltungen das Güllefass total blitzblank aussah, wie eine frisch geschrubbte Badewanne, in der es Spaß machte, sich zu baden.. Und bald darauf konnte ich meinen „richtigen Mann" kennen lernen.

Es ist absolut wichtig, ohne Erwartungen in die neue Partnerschaft hineinzugehen, zumindest es zu versuchen. Denn die Idealbilder von einem perfekten Partner sind ja tagtäglich in den Medien zu sehen und erzeugen oft eine gewisse Unzufriedenheit, wenn der eigene Partner/die Partnerin nicht diesen Idealen entspricht.

Hier möchte mein Mann Ihnen seine Geschichte erzählen:

„Die Geschichte, wie ich meine Frau kennen lernte, ist schon sehr lehrreich, weil hier bereits durch Fügungen das ganze Register gezogen wurde, um mich aus alten Verhaltensmustern heraus zu katapultieren.

Meine Traumfrauvorstellungen waren so angelegt, dass sie mindestens dem Model einer Zeitschriften-Titelseite entsprechen mussten. Mein Inneres spürte die Gefahr, mich im Äußeren, Leidenschaftlichen zu verlieren und so machte ich 33 Jahre einen Bogen um jede Frau, die sich mir annähern wollte.

Erst mit 33 öffnete ich mich für eine Partnerschaft und prompt zog ich als erstes eine Frau an, welche Liebe mit Leidenschaft verwechselte, und keinen Zugang zu einer Liebe von Herz zu Herz fand. Solche Art Frauen gibt es natürlich auch, aber meistens ist es umgekehrt. Und jeder Mann sollte am Besten erst einmal den umgekehrten Fall auf seinem Weg der Selbsterkenntnis annehmen.

Meine Seele sehnte sich aber nach einer Herzensverbindung, weil sie sich vorgenommen hatte, das Verhalten, was nur äußerlich leidenschaftlich orientiert ist, zu überwinden.

Mein Lebensweg ging weiter, indem nach dieser ersten Partnerschaft eine zweite Frau in mein Leben trat, welche, wie ich nach kurzer Zeit erstaunt feststellte, die gleichen Verhaltensweisen, aber haargenau, wie die erste Frau, an den Tag legte. Liebe kann blind machen, so dass man einfach nicht erkennt, wie man immer wieder die gleichen Situationen anzieht, bis man den Lernschritt vollzogen hat.

Kurz nachdem ich diese zweite Partnerschaft angefangen hatte, erhielt ich einen Anruf von einer Frau, welche über viele Umwege und Fügungen eine Broschüre, welche ich herausgab, in die Hand bekommen hatte und nun den starken Impuls verspürt hatte, mich anzurufen.

Sie war an einem Austausch der geistigen Informationen interessiert, welche ich in dieser Broschüre behandelte, und wollte die 500 km von der Schweiz her auf sich nehmen, um mich zu treffen.

Bei diesem Telefongespräch hatte sich in meiner Vorstellung ein Bild von ihr geformt in Gestalt einer zarten schlanken Frau mit schulterlangen blonden Haaren. Mein Inneres sagte von der 1. Sekunde an, wo ich ihre Stimme am Telefon hörte, ja zu ihr. Nur dachte ich, ich kann doch nicht schon wieder eine neue Beziehung anfangen, ich möchte doch meiner jetzigen Partnerin treu bleiben und ich liebe sie doch auch.

Der Termin kam, zu dem ich mich mit ihr verabredet hatte. Als es klingelte und ich die Türe öffnete, war die erste Reaktion: „Huch". Denn vor mir stand nicht die erwartete schlanke Frau, sondern eine Frau mit etwas gerundeten Formen, aber nicht dick. Aber eben nicht ein „Model-Titelseite-Typ". Das Treffen ging im gegenseitigen Austausch vorüber und ich hatte keinen Gedanken an eine Partnerschaft mit ihr. Wir verabschiedeten uns, sie fuhr noch zu einem Termin nach Gütersloh, während ich mich auf den Weg zu meiner Freundin nach Bielefeld machte, wie jedes Wochenende.

Die weiteren Fügungen gestalteten sich dann so, dass meine Freundin gerade einen wichtigen Termin wahrnehmen musste und keine Zeit für mich hatte. Sie hatte versäumt mich anzurufen. So stand ich da und überlegte: Was jetzt? Ich entschloss mich dann einen Abstecher nach Gütersloh zu machen, um zu sehen, ob ich meine Bekannte von unserem Treffen noch einmal treffen könnte.

Nachdem ich nach einigem Durchfragen den Ort ihres Aufenthaltes gefunden hatte, kam ich genau zu der Sekunde dort an, wo sie im Begriff war dort aufzubrechen. Als sie mich kommen sah, schaute sie mir höchst erstaunt entgegen. Sie hatte um nichts in der Welt damit gerechnet, mich hier zu treffen und ihr Herz machte einen Freudenhüpfer, da sie mich bereits von Herzen lieb gewonnen hatte. Dies konnte sie natürlich nach außen hin nicht zeigen, da ich ja noch an einer anderen Frau hing.

Wir übernachteten in Gütersloh und am folgenden Tag begann ein schmerzhafter Loslösungsprozess von meiner Bielefelder Freundin, in deren Verlauf ich begann, meine Verhaltensmuster tiefer zu erkennen. Mein ganzes Sein wollte eigentlich keine äußere „Leidenschaftskiste" mehr, sondern eine Herz-zu-Herz-Verbindung, wie ich sie hier eigentlich gefunden hatte, aber noch nicht zulassen wollte.

An diesem Tag trennte ich mich innerlich von meiner Freundin, konnte aber zu dieser hier gefundenen Frau noch nicht ja sagen, weil ihr Äußeres nicht meinen Idealen von meiner Traumfrau entsprach und weil ich einfach in einem gewaltigen Neuorientierungsprozess steckte. Es dauerte 3 Wochen, bis in mir dieser Reifeprozess an dem Stand angekommen war, welcher eine Herzensverbindung als wertvoller erachtet als äußeres Aussehen. Dies war im Grunde ein Lebenstest für mich mit meinen zu überwindenden Verhaltensmustern: Ob es mir gelingt, die inneren Werte über die Äußeren zu setzen, ob es mir gelingt zu erkennen, dass wirkliches tiefes Glücklichsein in einer Partnerschaft nur bei einer Herzensliebe möglich ist. Dann ist alles Äußere nebensächlich.

So begann das Leben mit meiner jetzigen Frau, wie im Märchen Aschenputtel: „Ruckedigu, Ruckedigu, Blut ist im Schuh, der

Schuh ist zu klein, die rechte Braut sitzt noch daheim", so dass erst die 3. Frau die richtige war. Die letzten 12 Jahre mit ihr waren für mich überreich an Erfahrungen, welche ich leicht in 2-3 Erdenleben hineinpacken könnte. Unsere Liebe ist dauerhaft geblieben, weil wir gelernt haben, uns jeden Tag von neuem zu achten und wertzuschätzen. Eine Ehe dauert immer nur 24 Stunden, d.h. man muss jeden Tag von neuem achtsam miteinander umgehen. Es darf nicht zu einem eingefahrenen Trott degenerieren, wo man seinen Partner kaum noch wahrnimmt. Aber dies ist ein Lernprozess, den vor allem noch viele Männer zu vollziehen haben, indem sie sich erst noch einmal von Grund auf klar werden, was wirkliche Partnerschaft eigentlich bedeutet. Lieber Leser, schreibe ruhig einmal auf, wie Du denkst, dass eine Partnerschaft aussehen sollte.

Mein Weg mit meiner Frau begann, indem mir Stück für Stück bewusst wurde, was in mir noch für Verhaltensweisen aktiv sind, die es eigentlich zu überwinden gilt, welche ich aber in meiner Ansicht, wie vollkommen ich bereits wäre, wie „erleuchtet", beiseite schob und blind dafür wurde. Bei anderen mag es andere Beweggründe geben, warum sie sich nicht ändern wollen, z.B. weil sie merken, dass es bei ihnen noch an einigen Ecken hapert, und es ihnen deshalb zu mühsam ist, überhaupt sich erst einmal auf den Weg zu machen. Diese Haltung können sie vielleicht eine Zeitlang einnehmen, aber irgendwann wird auch bei ihnen, wie bei mir, der Leidensdruck so stark, dass sie den starken Wunsch verspüren, nicht mehr vor sich wegzulaufen und sich allen Ernstes ehrlich anzuschauen."

Mein Mann hatte also ebenfalls eine Vorstellung von seiner Partnerin. Mindestens Top-Modell-Titelseite sollte sie sein, eine perfekte Figur, dazu eine geistige Denkerin, hochspirituell und natürlich auch in allen praktischen Fähigkeiten bewandert. Das zweite, dritte und vierte konnte ich schon abdecken, aber das erste ließ, gestehe ich mir selbst ja auch ein, zu wünschen übrig, auch krankheitsbedingt (man erinnere sich, ich hatte ja einen Morbus Bechterew). Deswegen kam zunächst einmal für ihn keine Partnerschaft in Frage. Doch nach drei Wochen merkte er, dass es seine Seele dennoch zu mir zog. Und nun haben wir gerade die Rosenhochzeit gefeiert...

Das Interessante ist, dass der Partner fürs Leben schon ab dem ersten Lebenstag in der linken Niere zu sehen ist. Wenn ein Mensch nicht mit seinem vorgesehenen Partner zusammenkommen kann, weil dieser nicht will, entsteht in der Niere eine Leere. Diese Leere geht oft Hand in Hand mit schweren depressiven Verstimmungen, weil die Person das Gefühl hat, es gäbe keinen Sinn mehr im Leben, der verabredete Lebenspartner scheint unerreichbar und verloren. Zum Trost kann dann ein anderer Partner kommen, der dann aber oft in einem anderen Organ zu sehen ist. So ist erklärbar, wodurch eine Niereninsuffizienz entsteht. Die linke Niere hat immer etwas mit der Partnerschaft zu tun, im Sinne von Liebe schenken, aufeinander achten, nicht eigenwillig sein und in der Nächstenliebe sein. Der Mensch, der Niereninsuffizienz hat, muss sich fragen: „Wo verschließe ich mich zu sehr gegenüber meinem Partner? Warum verschließe ich mich, wie kann ich mich wieder öffnen?" Erst mit dieser inneren Öffnung kann die Niere wieder arbeiten. Im Physischen hilft nach der Bearbeitung der seelischen Ursachen bei diesen Menschen die Narzisse. Als Bachblüte oder homöopathisch genommen öffnet sie die Niere wieder,

Wenn die Partnerschaft stark belastet ist, entstehen links Nierensteine. Steine entstehen besonders dann, wenn die Gedanken über den Partner kontinuierlich negativ sind. Man muss sich also prüfen: „Wie denke ich über meinen Partner, denke ich positiv über ihn, oder kritisiere ich ihn ständig in meinem Kopf?" Das ist der seelische Grund für Nierensteine: „Wie verhalte ich mich meinem Partner gegenüber?"

Bitterstoffe, die entstehen, wenn wir uns schlecht behandelt fühlen, können ebenfalls zur Schädigung der Niere führen. Zuerst sollten wir uns fragen: „Warum werde ich in diesem Leben so schlecht behandelt? Habe ich mich meinem Partner gegenüber auch einmal so benommen? Oder wenn es in diesem Leben guten Gewissens nicht der Fall war, habe ich vielleicht früher jemanden so behandelt?" Bei reiner Prüfung des Gewissens steigen oft Ahnungen auf, die einem bei der Spurensuche weiterhelfen, denn die Ahnung, ob eine Haltung einmal in einem existiert hat, aber vielleicht heute nicht mehr gelebt wird, ist immer noch vorhanden. In diesem Falle, sobald man sich selbst gegenüber ehrlich ist und die Bitterkeit abgelegt hat, helfen Schwarzwurzeln. Sie entfernen die Bitterstoffe aus der Niere und lassen sie wieder „durchatmen", ohne ständig das alte „Geröll" mitzuschleppen.

Der physische Grund für Nierensteine entsteht dann, wenn wir eine schlechte Qualität unseres Trinkwassers haben. Es sollte nicht zuviel Chlor und Mineralien enthalten. Am besten ist es, das Trinkwasser durch einen guten Kohlefilter fließen zu lassen (Perivital, NSA oder andere). Zum Ausleiten der Giftstoffe und Ablagerungen aus dem Körper über die Niere hilft Brennnesseltee. Er ist wunderbar im Rahmen einer Frühlingskur geeignet, bei manchen Menschen muss er sogar jahrelang genommen werden, bis alle Giftstoffe ausgeleitet sind. Auch Tomaten helfen bei der Ausleitung von Giften und Schwermetallen und haben schon sehr gute Ergebnisse gezeigt.

Wichtig für die Gesundheit unserer Niere ist auch die Haltung, die wir unserem Partner gegenüber haben. Wir müssen uns dessen bewusst sein, dass unser richtiger Partner komplementär zu uns geschaffen wurde, das heißt, dass er die starken Seiten da hat, wo wir die schwachen Seiten haben. Also hat es gar keinen Sinn, auf den schwachen Seiten unseres Partners herumzuhacken, denn das sind ja unsere starken Seiten, die wir erfüllen müssen. Dafür hat unser Partner wieder andere starke Seiten, die unsere schwachen Seiten sind, und die wir an ihm (oder an ihr) achten und lieben und auch ruhig einmal loben sollten. Die meisten Ehezwiste entstehen dadurch, dass man sich gegenseitig nicht genug achtet. Man nimmt sich für selbstverständlich hin, zollt weder Anerkennung noch Dank, doch ohne dies lebt der Mensch wie eine Blume mit wenig Wasser – er leidet und welkt. Dabei ist es zunächst nicht wichtig, ob der andere mir dankt – ich kann immer nur bei mir selbst anfangen und dem anderen danken. Vielleicht merkt er einmal auf und beginnt auch, für Sachen, die ich für ihn tue, dankbar zu sein, wobei er vielleicht seinen Dank so oder anders ausdrücken mag. Dadurch kommt dann bei beiden die Niere wieder ins Fließen, und sowohl Trauer als auch Selbstverständlichkeit mit ihren Nebeneffekten hören auf. Das löst Staus in der Niere. Zur physischen Hilfe in diesem Fall dient das Vergissmeinnicht, als Bachblüte oder homöopathische Essenz genommen. Wie der Name schon sagt, hilft es, dass man sich nicht vergessen fühlt und dadurch auch die anderen nicht vergisst.

Kommt ein Mensch mit **zwei linken** Nieren auf die Welt, von denen meistens die eine kleiner ist als die andere, so hat es in einem Vorleben einmal zwei Partner gegeben. Je nachdem, wie groß die Nieren sind, war die Liebe ungleich verteilt. Dadurch entstanden in dem Leben Heimlichkeiten, eventuell Zorn, Trauer, Eifersucht bei den Partnern, die sich im nächsten Leben in den zwei mehr oder weniger gut funktionierenden linken Nieren ausdrücken. In meiner gesamten Praxistätigkeit hatte ich schon viele Menschen mit zwei linken Nieren, aber erst einmal jemanden mit zwei rechten Nieren. Daran erkennt man, wie stark doch Untreue oder die Nichtbeachtung der beiden Gottesgesetze „Du sollst nicht ehebrechen" und „Du sollst nicht begehren deines Nächsten Weib (oder Mann)" bis in die Organbildung zu Buche schlägt. Oft regeln sich die Nierenfunktionen erst dann wieder ein, wenn der Mensch sich bei beiden ehemaligen Partnern oder Partnerinnen dafür entschuldigt, dass er nicht eindeutig gelebt hat. Das geht natürlich bei vorinkarnatorischer Untreue nur über die Seeleninnenschau.

Die **rechte Niere** hat ein anderes Thema. In der rechten Niere ist der Beruf zu sehen und die Nächstenliebe zu den Kollegen. Die Frage dort heißt: „Wie klappt es im Team?" Wenn die rechte Niere Probleme aufweist, sehen wir viele Felsen, durch die nur wenig Wasser fließen kann. Macht man die Menschen auf dieses Thema aufmerksam, so findet der Mensch oft selbst die Probleme, die er mit dem Beruf oder den Kollegen hat. Die rechte Niere zeigt oft ehemalige Gegner auf, die sich in diesem Leben wieder gemeinsam inkarniert haben, um etwas zu lösen. Sie wollten sich nicht in einer Familie inkarnieren, sondern in einem gemeinsamen Berufsfeld, um etwas gemeinsam wiedergutzumachen oder um die Rollen einmal zu tauschen. Das ist der häufigste Fall bei Kollegialproblemen: Frühere Knechte und Mägde werden zu heutigen Chefs und behandeln ihre Untergebenen genauso, wie sie damals von ihren Herren behandelt worden sind – wobei sich meistens herausstellt, dass die heute leidenden Untergebenen die früheren Herren, Herzöge, Fürsten oder Könige waren! Sie leiden durch das herrschsüchtige Verhalten ihres Chefs oder ihrer Chefin das ab, was sie ihren ehemaligen Untergebenen angetan haben.

Jedes Verhalten ist ein Bumerang, der fliegt und kommt irgendwann wieder zurück, meistens gerade dann, wenn man ihn nicht erwartet. Doch Menschen, die erwacht sind, nehmen dann ihr Schicksal an und lösen auf, was sie können, begegnen dem tyrannischen Mitmenschen in der Liebe, die sie eigentlich hätten ihren damaligen Untergebenen zukommen lassen sollen – und das löst dann langsam deren Verhalten auf. Mit dieser Einstellung sind schon viele tyrannische Chef-Untergebenen-Beziehungen korrigiert worden und friedlich geworden.

Die rechte Niere zeigt auch das soziale Umfeld. Hier geht es um die Frage: „Wie blockiert ist mein Kontakt zu den Kollegen oder zu der Familie?" Wenn ich akzeptiert werde und akzeptiere, ist die

Niere wie ein ruhiger See. Das ist der Idealzustand. Wenn die Niere ein starkes Strömen zeigt, heißt das, dass das Leben etwas sehr hektisch verläuft, im Arbeitskreis und mit den Kollegen. Und wenn die Niere Felsen zeigt, heißt das, dass dort Blockaden existieren, die unbedingt gelöst werden müssen, damit die Niere keinen Schaden nimmt. Auch in den weiter entfernten Familienkreisen haben sich oft Menschen inkarniert, die etwas miteinander zu tun haben und frühere Gegner waren. Durch die Liebe innerhalb der Familie sollen diese alten Zwiste beigelegt werden und die Menschen wieder zu dem Zustand zurückfinden, der sie befähigt, allen Menschen einst wieder begegnen zu können.

Um diese Blockaden zu lösen, muss man sich bemühen, ins Gespräch zu kommen. Unterdrückungsmechanismen durch Hierarchiestrukturen und angstmachende Mechanismen müssen sichtbar gemacht werden, auch dem, der vielleicht früher einmal unterdrückt worden ist. Denn dieser belastet sich ja in diesem Leben neu, wenn er nach dem Motto „Auge um Auge, Zahn um Zahn" die einst erlebte Unterdrückung in derselben Form an seine jetzigen Untergebenen weitergibt. Dann ist er ja um nichts besser als sein früherer „Herr". Gandhi sagte dazu: **„Auge um Auge, Zahn um Zahn führt nur dazu, dass die ganze Welt erblindet!"**

Man muss auch den Mut besitzen, den Mund aufzumachen und das Unrecht ans Licht zu bringen, wenn etwas unangenehm ist. „Man muss das Unrecht sichtbar machen und bereit sein, dafür wie ein Soldat zu sterben", sagte Gandhi, als er immer wieder das Unrecht, das den Indern angetan wurde, sichtbar machte. Das geht oft nur mit dem Gedanken: „Vor Gott sind alle Menschen gleich." Das gibt uns den Mut, auch einem Chef zu sagen: „Möchten Sie auch so behandelt werden, wie Sie mich behandeln?" Im Grunde hilft man damit der Seele des Chefs, weil sie dann anfangen kann nachzudenken. Die eigene Seele hat jetzt den Auftrag verstanden, dass sie den Chef „aufbrechen" solle. Und man wird merken, dass oft folgendes passiert: Man wird vom Chef mehr

geachtet, wenn man die Wahrheit sagt, und die eigenen Nieren-
probleme und Blockaden verschwinden.

Auch der Arbeitsplatz kann in der rechten Niere gesehen werden:
Ist es wirklich die Arbeit, die ich mir für dieses Leben vorgenommen habe oder sitze ich auf dem falschen Platz? In der Niere
sieht man auch die Gottesalternative, was die Seele sich eigentlich für dieses Leben zu tun vorgenommen hatte. Man muss nur
manchmal den Mut entwickeln, etwas eigenes zu tun. Talente und
Lebensplan passen auch in der Physis auf einen Arbeitsplatz. Oft
gehört auch nur der Mut dazu, in die Selbständigkeit zu gehen,
um seine Talente zu einem Beruf zu machen. Merkt man, dass
man mit dem Beruf, den man gelernt hat oder gerade ausübt, am
falschen Platz ist, so ist es auf jeden Fall gesünder, einen anderen, entsprechenderen Beruf zu lernen oder auch in fortgeschrittenem Alter eine neue Arbeit zu beginnen, als in dem unpassenden Beruf zu bleiben. Dies würde, insbesondere wenn dort schon
erste Schmerzen entstanden sind, unweigerlich zu einer weiteren
Schädigung der rechten Niere führen: Der Lebensauftrag wird ja
in diesem Leben nicht erfüllt!

Im Physischen hilft nach einer Umstellung des Berufes der Spargel. Er entschlackt, nimmt die restlichen Schadstoffe aus der Niere und befreit sie wieder, schafft also dadurch ein ganz neues
Potential. Auch wenn man vielleicht noch nicht alles Berufliche
ändern konnte, schafft es der Spargel doch, einige verhärtete
Stellen und damit auch Haltungen aufzuweichen und auszu-
schwemmen.

Wie kann man sich jetzt erklären, dass Kinder schon mit einer
kranken Niere zur Welt kommen? Diese Kinder haben durchweg
ein belastetes Vorleben geführt, welches sie jetzt zur Auflösung
mitgebracht haben. Oft sind es Kinder, die früher sehr hohe Posi-
tionen im politischen oder militärischen Bereich hatten. Sie haben
dann gegen das Gesetz: „Du sollst nicht töten" verstoßen. Sie
haben dadurch stark die Nächstenliebe verletzt. Um diesen Ver-

stoß gegen das Gesetz der Nächstenliebe auszutragen, haben sie sich vorgenommen, mit einem Nierenschaden auf die Welt zu kommen und dieses Karma durch die Niere ausfließen zu lassen. Es geht dabei mehr um die Art, mit den Kollegen oder mit den sogenannten „Feinden" umzugehen. Die richtigen kriegerischen Szenen sehen wir dann in der Lunge. Im Normalfall haben sich diese Kinder ein kurzes Leben ausgesucht. Ohne Technik kann man mit defekten Nieren nicht lange leben. In Naturvölkern würden diese Kinder nach 3-4 Jahren sterben, wenn das Karma abgetragen ist. Heute ist es so, dass diese Kinder zur Dialyse kommen. Für viele Kinder ist das ein Anlass, dass sie gar nicht mehr leben wollen. Sie fühlen, dass die Dialyse ihnen gar nicht gut tut, sie sind oft auch mit Nierentransplantationen nicht einverstanden bzw. stoßen einmal transplantierte Nieren wieder ab. Die Transplantation hat ja sowieso den Nachteil, dass man mit dem transplantierten Organ dem Empfänger auch die Programme des Spenders einpflanzt, mit denen dessen Seele oft gar nicht umgehen kann. Das ist auch der wahre Grund, weshalb Nieren und andere Organe wieder abgestoßen werden: Jeder Mensch kommt mit anderen Programmen zur Welt, und diese können eigentlich von keinem anderen Menschen übernommen werden. Darum muss der Mensch in einen künstlichen Immunschwächezustand versetzt werden, damit das Organ von den körpereigenen Zellen nicht abgestoßen wird. Dieser wird herbeigeführt durch die Medikamente, die gegen die Organabstoßung verabreicht werden. Eine im medizinischen Bereich tätige Klientin sagte einmal zu mir: „Ist es nicht irre, dass die Immunschwächekrankheit AIDS gerade in der Zeit auftauchte, als der Mensch anfing, Organe zu verpflanzen und damit zugleich künstliche Immunschwäche verabreichte?"

DON CAMILLO SPRICHT MIT JESUS[1]

[Einen guten Eindruck von einer „Kollegialniere" vermittelt folgendes Zwiegespräch zwischen Don Camillo und Jesus Christus]:

CAMILLO: Herr, ich muss etwas beichten. Ich habe Schuld auf mich geladen. Ich habe in einem Anfall von Zorn dem jungen Cinetti weh getan. Ich bitte um Vergebung.

JESUS: Hast du vergessen, dass deine Hände gesalbt sind?

CAMILLO: Nein, Herr, deshalb habe ich ihm ja auch einen Fußtritt gegeben.

JESUS: Camillo, du hast dich mal wieder nicht beherrschen können.

CAMILLO: Herr, dieser Cinetti ist so rechthaberisch und gibt an wie ein geölter Pfau.

JESUS: Und dein Recht, Camillo. Hast du es nicht mit dem Fuß durchsetzen wollen?

CAMILLO: Gewiss, Herr. So ist es. Versteh mich doch, dieser Lümmel muss endlich erfahren, dass es so nicht geht.

JESUS: Camillo. Du bittest Mich um Vergebung, und dann fängst du an, deine Tat zu rechtfertigen.

CAMILLO: Er hat mich vor allen Leuten gedemütigt und schlecht gemacht.

JESUS: Versetze dich in die Lage der anderen, nicht die anderen mit Gewalt in die deine.

---

[1] Folgender Text ist entnommen dem Buch „Don Camillo spricht mit Jesus" von Jörg Müller. Jörg Müller ist Psychotherapeut und Pallottinerpater. Erschienen ist dieses Buch im J.F. Steinkopf Verlag, Stuttgart, ISBN 3-7984-0738-X.

CAMILLO: Er macht mich wütend und zieht die Lacher stets auf seine Seite.

JESUS: Wenn du dein Gesicht verlierst, Camillo mach weiter. Verlierst du aber den Kopf, hör auf! Und vergiss nicht, dass das Zusammenleben mit dir manchmal genügen kann, sich den Himmel zu verdienen.

CAMILLO: Herr, ich gebe zu, dass ich hin und wieder ausraste, wenn man mich nicht respektiert.

JESUS: Gib den Menschen deine Liebe Camillo. Warte nicht, bis die anderen damit anfangen.

CAMILLO: Ich bemühe mich immer wieder darum, Herr. Aber darf ich dich daran erinnern, dass auch du einmal mit dem Strick reingefahren bist und die Händler rausgeworfen hast?

JESUS: Du darfst, Camillo. Es ist wichtig, die Ehre Gottes zu verteidigen, nicht die eigene.

CAMILLO: Zugegeben, das verwechsle ich bisweilen.

JESUS: Schön, dass du das einsiehst, Camillo. Und wenn du mir einen Gefallen tun willst, dann übe dich in der Tugend der Selbstbeherrschung.

CAMILLO: Herr, ist die Sünde die mich weckt, nicht besser als die Tugend, an der ich einschlafe?

JESUS: Gewiß, Camillo. Doch befürchte ich kaum, dass du einschlafen wirst.

CAMILLO: Dasselbe befürchte ich auch, Herr.

Er wendet sich zur Seite, um wegzugehen, zögert etwas und wendet sich erneut dem Kreuz zu:

Was sage ich jetzt dem Cinetti?

JESUS: Entschuldige dich einfach! Öfter als du denkst, tun dir Menschen das an, wozu du sie herausgefordert hast.

CAMILLO: Ich werde mich mehr in der Demut üben, Herr.

JESUS: Bravo Camillo. Du hast dein wirkliches Problem gut erkannt.

CAMILLO: Hilfst du mir dabei?

JESUS: Sicher, Camillo. Wenn du klein werden willst, verachte nicht die Größe der anderen!

CAMILLO: Danke für den Tipp, Herr.

JESUS: Nichts für ungut, Don Camillo.

Was zeigt uns dieser Text? „Erwarte nie von anderen, was du selbst nicht bereit bist zu geben." Oder: „Was du nicht in dir erschlossen hast, kannst du auch nicht von anderen erwarten und auch nicht einmal lehren, es sind hohle Worte, die keinen gelebten Gehalt haben." Aber auch, dass das, was einen am anderen stört, oft Fehler sind, die man selbst hat.

Eine andere Gefahr, die von den Nieren ausgeht, ist das Wasser in den Beinen. Das Wasser in den Beinen entsteht immer bei Menschen, die zuviel Mitleid mit sich selbst haben und so eine Schwere in sich haben. Wenn man diese Menschen sprechen hört, sagen sie immer: „Ich kann nicht mehr, alles ist so schwer." Durch diese Worte und Programmierungen entsteht ein immer noch größerer Wasservorrat in den Beinen, bis man tatsächlich nicht mehr laufen kann. Ich rate diesen Menschen, mehr Lebensfreude zu entwickeln und den Mut zu haben, jetzt einfach zu laufen, voller Mut und Freude. Durch die Freude fängt die Niere an, das Wasser vermehrt auszuleiten, und so geht das Wasser in den Beinen langsam wieder zurück. Unterstützend für diesen Prozess ist der Spargel. Wenn möglich, sollte man ab und zu eine Spargelkur durchführen. Um das Blut rein zu halten, gibt es Asparagus-Petersilie Komprimetten. Asparagus hält das Blut rein und die Petersilie hält es flüssig. Das Thema: „Wasser in den Beinen" heißt immer: „Nimm dich wieder an und nimm alles nicht so schwer, nimm alles etwas leichter!"

Einst hatten wir eine Klientin, die sehr stark Wasser in den Beinen hatte. Bei ihr kam in der Innenschau heraus, dass sie in früheren Zeiten Menschen mit Steinen beworfen hatte. Dass diese Handlungsweise nicht dem Willen des Vaters entspricht, liegt klar auf der Hand. Sie trug ihr Karma auf diese Weise ab, war aber zum Schluss ganz licht und hell.

Eine andere Klientin klagte auch immer über Wasser in den Beinen. Sie stellte das Salz um vom Kochsalz auf Vollgesteinssalz. Dieses enthält alle 84 Elemente, Kochsalz dagegen nur eins, das Natriumchlorid. Dadurch wird Kochsalz als ein Gift identifiziert, und da der Körper es nicht ausscheiden kann, lagert er es, mit viel Wasser verdünnt, im Gewebe ab. Sie nahm nun jeden Morgen einen Esslöffel Salzsole und nach einigen Wochen war die Schwellung weg. Der Vorgang ist eigentlich ganz einfach zu erklären: Durch das Vollsalz, welches alle 84 Elemente der Erde enthielt, konnte das freischwebende Kochsalz allmählich gebunden werden und Stück für Stück ausgeschieden werden. Seitdem hat sie wieder wohlgeformte Beine.

Bei Menschen, deren Nieren so geschädigt sind, dass sie zur Dialyse müssen, ist die seelische Ursache durchweg, dass sie sich ganz stark gegen Gottes Willen aufgelehnt haben. Entweder führen sie eine Schein-Partnerschaft, wo im Grunde der eine den anderen gar nicht liebt (Grund für die Dysfunktion der linken Niere), oder man hat an seinem Auftrag vorbeigelebt (Dysfunktion der rechten Niere). Bei ungelösten Partnerschaftsproblemen kommt dazu, dass man bei einer Zeugung Seelen anzieht, die aus einem ihrer Leben ungelöste Partnerschaftsprobleme mitbringen und oft aus diesem Grunde ebenfalls zur Dialyse müssen – schon als Kinder! Bei diesen schweren Störungen hilft der Enzian. Es gibt ihn als Schweizer Bachblüte oder auch als Schnaps (tropfenweise verabreichen!). Er hilft der Niere, sich wieder zu regenerieren, auch bei schwersten Störungen, wobei natürlich auch hier der göttliche Wille als erstes beachtet werden muss.

Eine physische Ursache entsteht durch den Genuss von phosphorhaltigen Getränken. Phosphorsäure ist besonders in verschiedenen Limonaden enthalten. Die Phosphorsäure zerstört die Zellen und schädigt auch die Darmflora. Eigentlich müsste man nach jedem Glas einer solchen Limonade eine komplette Darmsanierung mit aufbauenden Bakterien durchführen.

Für die braune Limonade gibt es nur eine legitime Verwendung, nämlich um stark verschmutzte Metallteile zu reinigen. Werden die in dieses Getränk gelegt, so werden sie wieder blitzblank. Nur wenn man einen schweren Magen-Darminfekt hat, kann man zur Not dieses Getränk als Medizin einsetzen, aber dann auch nur die Dosis einer Medizin.

Was ebenfalls die Nieren schädigt, ist das Rauchen. Ich denke, wir müssen nicht näher darauf eingehen, wie schädlich das Rauchen für den Körper ist. Heutzutage ist jeder Mensch darüber informiert, wie viele Giftstoffe und vor allem **suchtmachende Stoffe** (siehe Spielfilm „Insider") in den Zigaretten enthalten sind. Beim Inhalieren werden diese Stoffe im Speichel gelöst und wandern damit über den Darm ins Blut oder sie gelangen über die Lunge ins Blut, und somit auch in die Leber und in die Niere, wo sie ihre schädigende Wirkung ausüben. Wenn man sich einmal plastisch vorstellen will, was der Körper da schlucken muss, so sollte man nur einmal ein paar Kippen in Wasser aufkochen und testen, wie die Lösung riecht (oder schmeckt!).

Eine besondere Erfahrung beim Gebet des Vaterunser[1]

Vater unser im Himmel...

Ja?

Unterbrich mich nicht! Ich bete.

Aber du hast Mich doch angesprochen!

Ich habe dich angesprochen? Äh... nein, eigentlich nicht. Das beten wir eben immer so: Vater unser im Himmel.

Da, schon wieder, du rufst Mich an, um ein Gespräch zu beginnen, oder? Also, worum geht´s?

Geheiligt werde dein Name.

Meinst du das ernst?

Was soll ich ernst meinen?

Ob du meinen Namen wirklich heiligen willst. Was bedeutet denn das?

Es bedeutet... es bedeutet... meine Güte, ich weiß es nicht, was es bedeutet! Woher soll ich das wissen?

Es heißt, dass du Mich ehren willst, dass Ich dir einzigartig wichtig bin, dass dir Mein Name wertvoll ist.

Aha. Hm. Ja, das verstehe ich. - **Dein Reich komme, Dein Wille geschehe wie im Himmel so auf Erden...**

Tust du etwas dafür?

---

[1] Dieser Text und mehr ist zu finden im Internet unter der Adresse:
http://home.t-online.de/home/Karolin.Paulus/gebet.htm

Dass dein Wille geschieht? Natürlich! Ich gehe regelmäßig zum Gottesdienst, ich zahle Gemeindebeitrag und Missionsopfer.

Ich will mehr. Ich will, dass dein Leben in Ordnung kommt, dass deine Angewohnheiten, mit denen du den anderen auf die Nerven gehst, verschwinden, dass du von anderen her und für andere denken lernst, dass allen Menschen geholfen wird und sie zur Erkenntnis der Wahrheit kommen, auch dein Vermieter, auch dein Chef. Ich will, dass Kranke geheilt, Hungernde gespeist, Trauernde getröstet und Gefangene befreit werden. Denn alles, was du diesen Leuten tust, tust du doch für Mich.

Warum hältst Du das ausgerechnet mir vor? Was meinst Du, wieviel stinkreiche Heuchler in den Kirchen sitzen? Schau sie doch an!

Entschuldige, ich dachte du betest wirklich darum, dass Mein Herrschaftsbereich komme und Mein Wille geschehe. Das fängt nämlich ganz persönlich bei dem an, der darum bittet. Erst wenn du dasselbe willst wie Ich, kannst du ein Botschafter meines Reiches sein.

Das leuchtet mir ein. Kann ich jetzt weiterbeten?

Unser tägliches Brot gib uns heute...[1]

(...) Deine Bitte beinhaltet die Verpflichtung, etwas dafür zu tun, dass die Millionen Hungernden dieser Welt ihr tägliches Brot bekommen.

Und vergib uns unsere Schuld, wie auch wir vergeben unseren Schuldigern...

Und dein Studienkollege oder dein Arbeitskollege?

---

[1] Mit Brot ist nicht nur die physische Nahrungsaufnahme gemeint, sondern vor allen Dingen die geistige Nahrung, d.h. die Lebenskraft, die wir jeden Tag vom Vater erhalten.

Jetzt fang auch noch von dem an! Du weißt doch, dass er mich öffentlich blamiert hat, dass er mir jedes Mal dermaßen arrogant gegenübertritt, dass ich schon wütend bin, bevor er seine herablassenden Bemerkungen äußert. Das weiß er auch! Er nimmt mich nicht ernst, er tanzt mir auf dem Kopf herum, dieser Typ hat...

Ich weiß. Ich weiß. Und dein Gebet?

Ich meine es nicht so.

Du bist wenigstens ehrlich. Macht dir das eigentlich Spaß, mit soviel Bitterkeit und Abneigung im Bauch herumzulaufen?

Es macht mich krank.

Ich will dich heilen. Vergib ihm doch und Ich vergebe dir. Vielleicht vergebe Ich dir auch schon vorher. Dann sind Arroganz und Hass seine Sünde und nicht deine. Vielleicht verlierst du Geltung; ganz sicher verlierst du ein Stück Image, aber es wird Frieden ins Herz bringen.

Hm. Ich weiß nicht, ob ich mich überwinden kann.

Ich helfe dir dabei!

Und führe uns in der Versuchung und erlöse uns von dem Bösen...[1]

Nichts lieber als das! Meide bitte Personen oder Situationen, durch die du versucht wirst.

Wie meinst du das?

---

[1] im Original: „..und führe uns nicht in Versuchung..." Der Vater führt uns nicht in Versuchung, die allgemein bekannte Fassung beruht auf einem Fehler.

Du kennst doch deine schwachen Punkte. Unverbindlichkeit, Finanzverhalten, Sexualität, Aggression, Erziehung. Gib dem Versucher keine Chancen!

Ich glaube, das ist das schwierigste Vaterunser, das ich je gebetet habe. Aber es hat zum ersten Mal mit meinem alltäglichen Leben zu tun.

Schön! Wir kommen vorwärts. Bete ruhig zu Ende.

Denn Dein ist das Reich und die Kraft und die Herrlichkeit in Ewigkeit. Amen.

Weißt du, was ich herrlich finde? Wenn Menschen wie du anfangen, Mich ernst zu nehmen, echt zu beten, Mir nachzufolgen und dann das tun, was Mein Wille ist. Wenn sie merken, dass ihr Wirken für das Kommen Meines Reiches sie letztlich selbst glücklich macht.

3. Zentrum: Thema Weisheit

- Das dritte Zentrum entspricht Gottes Weisheit und Kreativität.

- Das dritte Zentrum entspricht auch dem 3. Chakra mit der Farbe hellblau.

- Der im Körper dazugehörige Bereich: Magen, Bauchspeicheldrüse, Milz, Leber und die Gallenblase.

Magen

Der Magen ist das Zentrum der Weisheit. Was bedeutet das: Weisheit? Nun, es bedeutet, dass der Mensch weise seinen Mitmenschen gegenüber handelt, sich nicht aufregt, und dadurch die andern aus dem Gleichgewicht bringt, nicht sauer wird und dadurch seinen Magen übersäuert. Zur Weisheit gehört auch der Rollenwechsel: Erst wenn ich mich in die Situation des anderen so hineinversetzt habe, dass ich dann noch merke: „Hier stimmt etwas nicht", sollte ich dem anderen gegenüber eine Bemerkung machen. Vorher ist die Frage zu stellen: „Was will dieses Ereignis mir sagen? Bekomme ich hier vielleicht etwas zurück, was ich selbst einmal ausgeteilt habe?" Weisheit vergibt, aber sie übersieht nicht alles! Sie kann und soll sehr wohl ruhig reagierend bei der Wahrheit bleiben und diese auch nennen.

Warum sind die Magenprobleme oft auch eine typische Managerkrankheit? Manager setzen ihre Angestellten unter Druck. Sie möchten, dass alles so funktioniert, wie das System ihres Betriebes es erfordert – der Mensch wird zum Teil der Maschine oder des funktionierenden Ganzen. Er wird als Mensch gar nicht mehr beachtet. Die Konditionen werden immer unmenschlicher, unter denen die Menschen arbeiten müssen. Wessen Schuld ist das? Nun, die dessen, der den Befehl dazu gibt. All das Leid, welches er in seinen unweisen Entscheidungen verursacht, fällt auf ihn zurück und betrifft seinen Magen. Deswegen ist nicht das Essen das, was ihm wirklich schadet – das könnte so perfekt sein, wie es wollte, - sondern die hinter seinem Auftreten stehende Haltung. Man spürt oft, wenn man im Gespräch mit Menschen ist, ob derjenige ehrlich ist in dem, was er sagt, oder ob er nur seinen Vorteil herauszuschinden versucht und einen „übers Ohr hauen will". In diesem Falle reagiert der Magen des Gegenüber und man spürt auch selbst, wie sich als Gegenreaktion im eigenen Körper „alles im Magen umdreht". Hier sollte man auf sein Organ hören – es ist der beste Seismograph im Körper, solange man keine Vorurteile hat. Vorurteile würden allerdings die gesunde Funktion des Seismographen verändern. Gehe ich auf einen Menschen mit offenem Herzen zu und reagiert mein Körper mit einer Warnreaktion, muss ich diese Warnung ernst nehmen. Dann liegt eine Gefahr in der Person, die mir gegenübertritt.

Menschen, die einen starken Eigenwillen haben und probieren, diesen anderen Menschen aufzuzwingen, leiden sehr oft an Magengeschwüren. Der Druck, den sie auf die anderen ausüben, ohne zu prüfen, ob das, was sie gerade tun, wirklich für den andern gut ist, führt zu Magengeschwüren. Der Magen nimmt den ausgeübten Druck feinstofflich auf und reagiert mit dieser Krankheit. Diese Menschen empfinden, bevor sie Magengeschwüre bekommen, zuerst eine ganze Zeitlang immer einen starken Druck, wenn sie wieder in ihrem Denkmuster die Anforderungen auf die Mitmenschen übertragen. Genügt diese Warnung nicht und bleibt der Drückende bei seiner Haltung, so ändert sich der Druck und wird zum Nagen, welches schlussendlich die Magengeschwüre auslöst.

Werden wir uns der Tiefe des Wortes wirklich bewusst: **„Nicht das, was durch den Mund in den Menschen hineinkommt, macht ihn unrein, sondern was aus dem Mund des Menschen herauskommt, das macht ihn unrein."** (Mat 15, 11) Warum? Weil feinstofflich in der Atmosphäre alle Bemerkungen gespeichert werden und etwas wie eine Belastungssäule, die feinstofflich einem Zylinder gleicht, über uns bildet. Diese Belastungssäule entleert sich eines Tages in unseren Körper, weil die Seele sie ja nicht in die Ebenen mitnehmen will, in die sie nach diesem Leben geht. Aus diesem Grunde rutscht die gesamte Belastung – natürlich immer zuerst nach einigen Vorwarnungen, in denen man eigentlich spüren sollte, wo man gefehlt hat – im Krankheitsfalle in einem Rutsch in den Körper und verursacht dort an der zum Thema passenden Stelle die entsprechende Krankheit. Viele Krankheiten sind verursacht durch das Ausfließen irgendeiner Belastung, die auf anderem Wege (z.B. durch die Einsicht) nicht aufgelöst werden konnte.

Ein weiterer starker Magenzerstörer ist das Hängen an Philosophien, die nicht von Gott in die Welt gesetzt wurden (also solche, die nicht das Handeln nach den Gottesgesetzen proklamieren), sondern von Menschen eingeführt wurden. Diese Philosophien machen dann Unterscheidungen, deklarieren die einen für unwürdig, die anderen für würdig, postulieren Auf- und Abwertungen oder Hierarchien. Nein, da wird es wichtig, mit dem Auge des Schöpfers hinzuschauen, der uns lehrt: „Vor Gott sind alle Menschen gleich!" Erst diese Anschauung kann uns die richtige Einstellung zu allen Mitmenschen lehren. Ein wunderbares Beispiel gab uns hierzu Gandhi: „Man muss das Unrecht sichtbar machen", sagte er, aber er verurteilte die Engländer nicht, die dieses Unrecht taten, sondern nur ihre Taten selbst wollte er auf friedlich Weise gewandelt wissen. Das war sein Einsatz für die ganze Erde, in diesem Sinne als Vorbild zu fungieren, und sein Vorbild war ein großes: „Wenn die christliche Kirche nicht so eine Blutspur hinter sich gezogen hätte," sagte er sinngemäß „würde ich sagen, ich bin Christ; so aber sage ich, ich bin Hinduist!", wobei man wissen muss, dass im Hinduismus einfach alles erlaubt ist zu glauben, ohne irgendwelche Unterscheidungen zu machen. Gandhi war Christ im Herzen, einer der größten Christen, die es je auf dieser Erde gab, nur hatte er damit der Kirche auch die größte

Lehre der Liebe erteilt: Dass eben sie, die das Christentum predigt, mit ihren Taten genau das Gegenteil gezeigt hat. Gandhi lebte genau das, was Christus sagte, ohne dass er Schaden erlitt, auch wenn er vierzig Tage hungerte und sich dann kaum noch auf den Beinen halten konnte, bis der Krieg im Lande zu Ende war.

Ein wichtiges Magenthema sind die Übertragungen von Erwartungen: Erwarten Eltern von ihre Kindern, dass sie sich nach einem gewissen Muster verhalten (z.b. schulisch), so entsteht in den Kindern ein Druck, dem sie bald nicht mehr auszuweichen in der Lage sind. Eine Klientin, weit über die Lebensmitte hinausgeschritten, klagte, dass sie an Magenschleimhautentzündungen litt, und dass diese besonders stark in der Schulzeit aufgetreten waren. Ursache war ein wahnsinniger Leistungsdruck, der durch ihren Vater auf sie ausgeübt wurde, und so schaffte sie, weil sie das Gefühl hatte, sie könne diesem Leistungsdruck nie genügen, das Abitur nicht, obwohl bei weitem genügend Intelligenz vorhanden war. Ihre Brüder, die alle unter demselben Thema litten, schafften es ebenfalls nicht. Meine Therapie aus der Privatlehrerzeit war hierbei immer, den Eltern bewusst zu machen, dass Druck überhaupt nichts bewirkt, außer dass der Gegendruck noch stärker wird und dass das Kind dann immer weniger leistungsfähig wird. Dann probierte ich, das Kind freizusetzen, ihm Vertrauen zu schenken in seine eigenen Fähigkeiten und es dann, bei verstandenem Stoff und geschafften Arbeiten zu belohnen – eine gute Arbeit verdient auch einen guten Lohn. So schaffte auch mein Sohn schließlich gut das Abitur: 20 DM für eine Eins, 10 DM für eine Zwei, für eine Drei gab's nur noch 5 DM und bei einer fünf mussten 10 DM zurückgezahlt werden, bei einer Sechs 20 DM. Die Zensuren stiegen kontinuierlich, vielleicht half auch der chronische Mangel an Taschengeld etwas nach und die Perspektive, bei schlechten Noten etwas zurückgeben zu müssen.

Als Reaktion passiert folgendes: Die Wirkung eines von außen auf den jungen Menschen ausgeübten Druckes kehrt sich im Laufe des Lebens gegen den Verursacher. Das in der Jugendzeit der Kinder aufgebaute Belastungspotential fällt im Alter auf den Vater, die Mutter, den Chef oder den sonstigen Verursacher zurück. Dann entstehen bei ihnen die Magenbeschwerden, die sich meistens erst nach dem fünfzigsten Lebensjahre zeigen. Dies passiert besonders dann, wenn Väter von ihren Söhnen (oder Töchtern) verlangen, eine bestimmten Beruf zu erlernen, entweder den Beruf, den sie selbst haben, um später den Betrieb zu übernehmen, oder einen Beruf, den sie sich für ihr Kind vorgestellt haben, obwohl das Kind für diesen Beruf überhaupt nicht geeignet ist. Solche Fehllenkungen des Lebensplanes der Kinder führen zu gravierenden Magenschmerzen bei den Verursachern, weil die kontinuierlichen Konflikte der Kinder, die diese in dem fehlgeleitetem Beruf erleben, laufend auf sie zurückfallen. Wirklich weise handelt also nur der, dessen Kind das werden darf, wozu es wirklich geschaffen ist und was es als Lebensaufgabe in sich spürt. Es ist auch für den Erzieher gesünder, denn so erspart er sich Schäden am Magen und in der Magengegend, die ihn für den Rest seines Lebens ganz schön bedrücken können!

Die Therapie für Magenkranke heißt demnach ganz einfach: Ehe ich meine Vorstellungen, Wünsche und Erwartungen an meine Mitmenschen weitergebe, prüfe ich zuerst „Würde ich gern in dieser Situation einen solchen Ratschlag erhalten? Würde ich gern so behandelt werden, wie ich gerade dabei bin, meinen Mitmenschen zu behandeln?" Wenn nicht, so lasse ich diesen Gedanken lieber fallen, ehe er sich zu einer Belastung für mich ausweitet, oder ich frage meinen Mitmenschen in freundlichem Ton, ob er das möchte, ob nach gründlicher Prüfung seines Selbst er diesem Vorschlag auch zustimmen möchte und sich dafür geschaffen denkt. Der Rollentausch, das Hineindenken in den Nächsten, beruhigt die Gemüter, gibt Verständnis und beruhigt damit auch die Mägen aller Beteiligten. Dadurch wird auch das vermieden, was den Menschen am meisten zu schaffen macht, dass sie über eine

Situation „sauer werden", also der Magen sauer reagiert, egal, was vorher gegessen wurde. Spannungen und Unverständnis machen weit mehr kaputt als die Nahrung. Die beste Nahrung, in einer spannungsgeladenen Atmosphäre verzehrt, kippt ins Saure und kann kaum wieder umgewandelt werden, weil die Spannung bei Tisch diese Veränderung bewirkt. Der Magen schüttet so viel Säure aus, dass der gesamte Nahrungsbrei übersäuert.

Dasselbe geschieht auch, wenn Mahlzeiten bei anstrengenden Gesprächen oder Verhandlungen eingenommen werden. Auch hier kann der Körper nicht zwei Dinge gleichzeitig verkraften: Entweder reagiert er mit Übersäuerung oder im Gegenteil, mit Lähmung. Übersäuerung führt bei vielen Menschen zur Abnahme an Körpergewicht. So entsteht die konstitutionell und psychisch bedingte Anorexie[1] (Magersucht). Die Lähmung führt zur Verlangsamung des vegetativen Nervensystems, die Nahrung wird nur noch langsam verdaut und schwer werden die Reste wieder ausgestoßen. Dieser Vorgang führt zur konstitutionell bedingten Adipositas[2] (Übergewicht) mit gleichzeitiger Verstopfung. Wir sehen also, dass dieselbe Ursache, je nach Typ des Menschen, oft genau die gegenteilige Wirkung haben kann.

Junge Menschen kommen oft zu mir und fragen: „Was habe ich mir in diesem Leben vorgenommen?" Diese Information findet man auch im Magen. Oft tauchen dort Bilder auf, was der junge Mensch (oder ein Mensch in der Umbruchphase seines Lebens) sich vorgenommen hat und was er wirklich in diesem Leben erledigen oder erfüllen wollte, gerade auch durch seinen Beruf. Dort sieht man, mit welchem Berufswunsch ein Mensch auch sein eigenes Karma aufarbeiten wollte. Dazu muss man wissen, dass es zwei Wege gibt, das Karma aufzuarbeiten. Der erste ist über die

---

[1] Siehe auch Band 3: Heilung von der Liebe her – Über allem steht die Liebe, Kapitel „Anorexie"
[2] Siehe auch Band 3: Heilung von der Seele her – Über allem steht die Liebe, Kapitel „Adipositas"

Krankheit und das Leid, in dem alles abgetragen wird, was an Belastungen vorliegt: Die Seele schüttet praktisch ihren Seelenschrott in den Müllkübel Körper, der Körper wird dann genau an den Stellen krank, mit denen der Mensch einmal Unfug getrieben hat, bzw. die Organe werden krank, die diese Verhaltensweisen speichern. Viele Menschen wünschen sich aber vorinkarnatorisch einen anderen Weg: Sie bitten dann darum, ihr Fehlverhalten durch Dienstleistungen am Nächsten wiedergutmachen zu können, und diesem Wunsch wird auch meistens stattgegeben. Sie erfüllen dann einen eifrigen Dienst am Nächsten, als Krankenpfleger, Altenpfleger, in der Behindertenpflege, als Erzieher oder Kindergärtnerin, manchmal auch als Lehrer und sehr oft als Arzt. Eine weise Frau meinte einmal lachend: „Viele alte Generäle sind heute Chirurgen. Erst haben sie die Menschen auseinandergeschossen, und heute flicken sie sie wieder zusammen." Nun, wenn man den Ton im Operationssaal hört, kann man sich vorstellen, dass dieser Vergleich nicht weit hergeholt ist, zumal er oft auch nachweisbar stimmt. Für die vielen Opfer, die ein General auf dem Gewissen hat, hat er sich oft vorgenommen, ebenso viele Leben durch eine lebensrettende Operation zu erhalten, was ja der Wiedergutmachung am ehesten entspricht.

Ein großes Magenrisiko besteht aber bei diesen sogenannten „ungerechten" Situationen, in denen Menschen viel arbeiten, um viel wiedergutzumachen und dabei meistens nicht entsprechend ihrer Leistung verdienen oder gerade an der Grenze ihrer Körperkraft stehen, sich fast ständig überfordert fühlen: Da besteht die Gefahr des Fluchens. Erst, wenn man sein Schicksal still angenommen hat, weil man um das Gesetz von Ursache und Wirkung weiß, werden die berühmten Schimpfworte oder ~gedanken nachlassen. Flüche schlagen sich enorm im Magen nieder und verursachen etwas, das aussieht wie ein Schleudergang in einer Waschmaschine. Alle Gedanken werden durcheinandergewirbelt, und der Mensch bekommt sie nicht mehr geordnet. Dadurch wird die Magenwand zersetzt und die Nahrung die Magenwand zersetzt und die Nahrung kann nicht mehr richtig aufgenommen und in Ruhe verdaut werden, was wiederum zu Flüchen führt – dadurch werden die Magenprobleme immer mehr. Ein Klient hatte damit Schwierigkeiten. Ich riet ihm, die Flüche durch die Bitte um Hilfe zu ersetzen: „Vater hilf, ich weiß nicht mehr weiter!" Eine Zeitlang war der Magen dann gut, bis der Klient wieder anfing zu fluchen. Doch als die Ursache das zweite Mal im Magen analysiert wurde, verstand er es endlich und ließ das Fluchen bleiben. Daraufhin heilte der Magen unmittelbar. Er wurde in der Folge auch ruhiger und besonnener mit seinen Gedanken, was nicht heißt, dass er langsamer wurde – ganz im Gegenteil, denn von nun an klappte alles eher auf Anhieb. Dies ist auch so, wenn man seine Arbeit unter Gottes Schutz stellt. Daraus erkennt man, dass jede Art von aggressivem und nervösem Verhalten den Magen enorm schädigt und ihn von seinem ruhigen Tun abhält. Jede Art von Aggression oder Nervosität schlägt sich im Magen nieder.

Ein Problem, das immer weiter um sich greift, ist der Angriff auf die Magenschleimhaut durch kohlensäurehaltige Getränke. Kohlensäure an sich ist schon aggressiv. Ich bekam, nachdem ich jahrelang keinerlei kohlensäurehaltige Getränke mehr zu mir genommen hatte, nach dem Trinken eines Glases Mineralwasser so starke Schmerzen, dass ich sofort Medizin nahm und eine Wärmflasche auflegte, woraufhin die Kohlensäure sofort aus dem Magen entwich. Schlimmer noch wird es, wenn man Getränke mit Phosphorsäure versetzt zu sich nimmt. Glücklicherweise gibt es nach dem deutschen Lebensmittelgesetz eine Deklarationspflicht. Auf jedem Behältnis muss draufstehen, welche Inhaltsstoffe das Getränk enthält. Lesen Sie dort Phosphorsäure, dann stellen Sie um Ihres Magens willen bitte dieses Getränk wieder zurück ins Regal. Die Phosphorsäure ist der größte Zerstörer, der je in Lebensmittel gemixt wurde. Legt man ein Stück blutiges Fleisch in ein phosphorsäurehaltiges Getränk, so ist es nach zwei Stunden käseweiß und faserig, das Blut ist zersetzt, nach einer Nacht ist nichts mehr da – es wurde aufgelöst (im Falle von Cola getestet). Nun kann man sich leicht vorstellen, dass durch solch ein Getränk der Magen, die Leber, die Nieren und auch der Darm in Mitleidenschaft gezogen werden, wie ich es in den Durchlichtungsanalysen schon oft sehen konnte. Wenn ich ein Getränk aussuche, achte ich immer zuerst auf die Zusammensetzung, egal, was die Reklame mir erzählt, und dann erst kaufe ich mir nach gründlicher Prüfung das Getränk. Informationen über den Gehalt und die Gefahren der zugesetzten Stoffe erhält man in jeder Verbraucherzentrale, sowie auch eine Liste der zugesetzten Stoffe, die meistens mit E ... bezeichnet werden. Einige sind schädlich, andere, wie z.B. Rote Bete-Saft, völlig unschädlich oder sogar gut.

Wenn der Mensch immer weise handelt, hat er einen gesunden Magen. Die natürlichsten Getränke für unseren Körper sind reines Wasser, alle 100%igen Fruchtsäfte und Tees.

Ebenfalls belasten Zigaretten den Magen. Denn über den Speichel gelangen die Giftstoffe in den Magen und entfalten in der Magenschleimhaut ihre zerstörerische Wirkung. Der Magen eines Rauchers ist meistens dunkelbraun.

Will man etwas Gutes für den Magen tun, so ist Eubiona zu empfehlen. Dieses Präparat beruhigt und baut auf.

Sodbrennen entsteht, wenn man auf etwas sauer reagiert oder wenn man mit einer Situation vollkommen überfordert ist. Man kann manchmal eine Mahlzeit gut essen und gerade in dem Moment, wo einen etwas ärgert oder aufregt, kippt der Mageninhalt um und wird sauer. Im Volksmund heißt es ja auch: „Ich bin sauer". Wenn das Essen und die Gespräche in Ruhe und Harmonie verlaufen, dann entsteht normalerweise kein Sodbrennen. Erst, wenn ein Streitthema aufkommt, entsteht im Magen zuviel Säure, die dann hochkommt. Natürlich muss man auch auf seinen Körper achten und nicht zuviel essen, und auch das nicht, was nicht vertragen wird. Süßigkeiten säuern ganz enorm. Wenn man sie durch basisch wirkende Trockenfrüchte und Nüsse ersetzt, so bekommt man das Sodbrennen ganz natürlich in den Griff. Tierische Fette lösen auch Sodbrennen aus, weil der Magen mehr Magensäure produzieren muss, um die Fette zu spalten. Gefährlich ist Natriumglutamat, es treibt das Sodbrennen hoch. Natriumglutamat ist oft auch als Geschmacksverstärker auf der Verpackung deklariert. Natriumglutamat, heute in fast allen nichtbiologischen Lebensmitteln vertreten, ist dazu noch krebserregend und kann Magen- und Darmkrebs erzeugen. Bitte lesen Sie deswegen die Liste der Inhaltsstoffe ganz genau durch und legen Sie lieber ein etwas Geld drauf, um etwas Biologisches zu holen, welches dann auch wirklich ein „**Lebens**mittel" genannt werden kann, da es keine Geschmacksverstärker und künstliche Aromastoffe enthalten darf, statt sich diese unendlich vielen „**Sterbe**mittel" einzuverleiben, die Natriumglutamat, künstliche Aromastoffe und weitere krebserregende Stoffe enthalten. Bei häufigem Genuss dieser Nahrung ist Ihnen der vorzeitige Tod nämlich gewiss! (siehe Anhang: „Gehirnzerstörer Natriumglutamat", Seite 546)

Die biologisch gezogene Nahrung wird heute so scharf kontrolliert, dass wirklich nur die Umweltgifte drin sein dürfen, die der Bauer einfach nicht vermeiden kann, weil sie in der Luft und im Wasser schwingen. Aufpassen muss man heute bei pseudobiologischen Waren wie Bio-Bio, die den Namen missbrauchen, oder auch bei Waren, bei denen draufsteht: Aus kontrolliertem Anbau. Das ist noch lange kein kontrolliert biologischer Anbau. Das Bioland-Zeichen und das Ecocert-Zeichen bürgen für gute Qualität, die auch dem empfindlichsten Magen nichts ausmacht. Der Vorteil der rein biologisch gezogenen Nahrung ist: Man braucht weniger, und deswegen ist sie wirklich billiger. Man isst im Grunde das Licht, was die Nahrung erhält, und das sättigt Körper und Seele. Wissenschaftler wollten einmal testen, wie viel Licht in der Nahrung enthalten ist. Sie fotografierten einen Bio-Apfel. Die-

ser eine Bioapfel hatte eine größere Lichthülle als ein Kilo in Koh-
lensäurehallen gelagerter Supermarktäpfel, die gespritzt und behandelt waren. Also ernährt den Menschen der eine Apfel aus
dem Bioladen mehr als ein Kilo behandelter und bestrahlter Äpfel
aus dem Supermarkt. Da ist der eine Bioapfel wirklich billiger! So
ist es mit der gesamten biologischen Nahrung.

Bauchspeicheldrüse

Das Thema der Bauchspeicheldrüse heißt: Anerkennung. Krankheiten an der Bauchspeicheldrüse entstehen in erster Linie, wenn man um Anerkennung ringt und sie nicht bekommt. Sie entstehen oft bei Menschen, die ein ganzes Leben lang für jemanden gearbeitet, sich aufgerieben, alles eingesetzt haben, was sie körperlich und seelisch bieten konnten, und dann nur Undank ernten. Diese Menschen sind für Diabetes besonders anfällig. In diesem Falle hilft nur ein Rat: „Mache dich nie von der Anerkennung der anderen Menschen abhängig. Sei, was du bist, sei, wer du bist; und was du tust, das tue freiwillig oder gar nicht. Nur dieses Gefühl des bedingungslosen Einsatzes kann dich über Wasser halten und von der Diabetes verschonen." Menschen, die Anerkennung erwarten und dann nicht bekommen, können nicht glücklich werden. Erst, wenn ich mein Glück von innen suche, in meiner Aufgabe, auch in meiner Zufriedenheit mit dem mir gegebenen Schicksal, werde ich unabhängig von äußeren Faktoren wie Anerkennung durch die Mitmenschen, und dadurch auch weniger frustanfällig. Denn was sich wirklich in die Bauchspeicheldrüse hineinnagt, ist der Frust. Ich kann auch nur Ruhe und Gelassenheit ausstrahlen, wenn ich selbst die Ruhe und Gelassenheit bin – und erfahrungsgemäß kommt dann eher einmal ein Kompliment oder eine Zuwendung, als wenn ich es erwarten würde. Das ist der Grund, weswegen so viele Menschen im Alter Diabetes bekommen: Sie haben das Gefühl, sie haben sich das ganze Leben für die anderen aufgerieben und Jugend und Schönheit geopfert und werden im Alter weggeworfen wie ein alter Putzlumpen. Sie selbst werden wegen dieser Haltung, die sie von ihren Mitmenschen spüren, unwillig oder trostlos, werden dadurch auch immer schwerer zu haben für die Umwelt, aber es ist schon richtig, dass wir, die jungen Menschen, auch ruhig einmal mit Dank an ein so aufgeopfertes Leben eines mittlerweile älteren Menschen denken sollten, denn er war ja auch einmal jung und hatte sich vom Leben vielleicht mehr erhofft, als er bekommen hatte.

Der zweite seelische Fall ist genau das Gegenteil: Menschen, die sehr viel Anerkennung bekommen, wie z.B. Stars auf einer Bühne, und die diese Anerkennung nicht abgeben können, indem sie sich nicht bewusst sind, dass der Dank nur Gott gebührt, weil Er uns die Stimme oder das Talent gab, erkranken oft an Diabetes. Ein Manager hat es auch einmal so beschrieben, dass die Berühmtheiten oft nach ihren Konzerten die Nach-Auftritts-Depression bekommen und damit auch das Risiko der Diabetes. Ist es für die Seele so schwer, diese Anerkennung zu verarbeiten oder ist es der Frust, dass die Anerkennung mit Ende des Konzertes vorbei ist und der Künstler dann wieder in ein großes Loch fällt? Auch hier hilft auf jeden Fall: Der Dank gebührt dem Schöpfer, und wenn Er uns mit diesen Gaben ausgestattet hat, so können wir nur gesund bleiben, wenn der Dank weitergeht und wir uns von dem befreien, was wir ja nicht aus uns selbst heraus haben. Die berühmte Sängerin Mahalia Jackson verließ immer weiterhin Gospel-singend die Bühne: Ihr Dank an den Vater ging auch nach dem Bühnenauftritt weiter. Unser Auftrag ist es, Freude zu bereiten, aber der Dank gebührt dem, der uns die Talente dafür gab.

Ich konnte einmal den Fall eines jungen Saxophonisten mitbeobachten, der seinen ersten großen Fernsehauftritt hatte. Auf einen Schlag war er berühmt mit seiner Gruppe und die Mädchen ringten sich um ihn. In derselben Nacht hatte er einen solchen Brand, dass er nur noch trank und aufs WC rannte, die ganze Nacht hindurch. Ihm wurde immer schlechter und gegen vier Uhr wurde er notfallmäßig ins Krankenhaus eingeliefert. Dort wurde sein Blutzucker festgestellt: 540. Der Arzt meinte, es sei ein Wunder, dass er noch nicht im diabetischen Koma liege. Ich besuchte diesen jungen Mann einige Tage später und klärte ihn über den Sachverhalt auf. Ich riet ihm, den Dank immer an den Schöpfer weiterzugeben und sich und seine Aura dadurch von diesen „süßen Klebstoffen" zu befreien, die letztendlich seinen Diabetes ausgelöst hatten. Er hörte es sich an, tat es auch eine Weile, wobei dann der Blutzucker sich senkte, wollte sich aber weiterhin im Glanze des Ruhmes sonnen und blieb schließlich doch an der Insulinspritze.

Menschen, die sich in dieser Beziehung umgestellt hatten, waren aber sehr schnell vom Insulin befreit. Die Energie kann im Körper wieder fließen, wenn man nicht alles in der eigenen Aura staut. So geschehen z.b. auch bei einem Privatpiloten, der von seinen Gästen immer viel Dank erntete. Als er gelernt hatte, den Dank weiterzugeben an unseren Schöpfer und Beschützer, hörte die Insulininsuffizienz auf und er konnte wieder ohne Diabetesmittel leben.

Physische Hilfen bei Diabetes sind:

Aquamarinwasser: Ein Aquamarin, möglichst roh und ungeschliffen, wird in einen großen Glaskrug mit Wasser gelegt, den man einen Tag lang an die Sonne oder zumindestens ins Licht stellt. Der Krug sollte so groß sein, dass er den täglichen Wasserbedarf fasst (1,5 - 2 l). Das tägliche Trinken dieses so aktivierten Wassers regt die Bauchspeicheldrüse zu erhöhter Insulinproduktion an und kann so manche Tablette oder Spritze ersetzen.

Das zweite Mittel ist Heidelbeerblättertee. Dieser Tee, vor dem Essen getrunken, treibt den Blutzucker wieder in normale Bereiche. Man muss beim Heidelbeerblättertee testen, um wie viel der Blutzucker durch einen Schluck oder 20 ml sinkt, damit man ausrechnen kann, wie viele Milliliter man braucht, um nicht in Unterzucker zu geraten. Denn der Heidelbeerblättertee wirkt sehr stark, und wer zuviel trinkt, kann leicht in Unterzucker geraten.

Auch Haferflocken sollen blutzuckersenkend sein, aber damit habe ich selbst noch keine Erfahrung und ich habe sie auch noch nie als Heilmittel auf dem Organ gesehen.

Das größte Problem, das in der Bauchspeicheldrüse entstehen kann, ist der Krebs. Dieser entsteht dann, wenn jemand absolut an seinen Möglichkeiten oder seiner Berufung vorbeilebt. Diese Menschen sind sehr bissig und giftig, weil sie spüren, dass der Körper etwas völlig anderes macht, als die Seele eigentlich will. Dadurch entsteht dieses Gefühl von ständiger, zerknirschter Selbstaufgabe, welches den Nährboden für den Krebs in der Bauchspeicheldrüse bietet.

Der Bauchspeicheldrüsenkrebs hat teilweise auch eine physische Ursache, nämlich Abgase in der Luft. Wenn diese sich in den Körperflüssigkeiten lösen, greifen sie auf Dauer auch die Bauch- speicheldrüse an. Wer davon betroffen ist, sollte sich einen Luft- reiniger in die Wohnung stellen, der zumindest dort die Abgase herausfiltert. Man kann mit einem Filter auf Wasserbasis ganz gut testen, wie viele wasserlösliche Rückstände in der eingeatmeten Luft sind. Im Wasser des Filters kann man die Rückstände dann ganz gut sehen und auch riechen. Ebenso schädigt auch der Ta- bakrauch die Bauchspeicheldrüse. Bläst man den Rauch mit ei- nem Strohhalm in ein wassergefülltes Gefäß, so ist bald zu sehen, wie sich das Wasser verändert. Genau so sieht der Speichel aus, den man beim Rauchen hinunterschluckt. Ich rate allen Rauchern, dies einmal zu versuchen, damit ihnen das Abgewöhnen leichter fällt.

Die Spülmittel, die Fettlöser enthalten, zerstören ebenfalls die insulinbildenden Zellen (Auszug aus **raum&zeit** 94/98 über die Forschungen von Dr. Nieper):

„Unsere 1973 begonnenen Untersuchungen führten zu der Er- kenntnis, dass der Diabetes II mit großer Wahrscheinlichkeit durch den Effekt von Detergentien (in Geschirrspülmitteln [die Fettlöser]) insbesondere am Essgeschirr, bedingt sein könnte. Japanische Forscher hatten herausgefunden, dass selbst nach viermaligem Spülen eines mit Detergentien gereinigten Tellers

bis zu 4 ppm an Detergentien im Harn der Person auftraten, die von einem solchen Teller gegessen hatte.

1981 habe ich unsere Erkenntnisse in der kardiologischen Abteilung der Universität in Dallas vorgetragen. Dies deswegen, weil ein dortiger Wissenschaftler, Kern Wilderthal, herausgefunden hatte, dass in Kuwait die zivilisierten, mit Geschirrspüler ausgerüsteten Bewohner gravierend an Diabetes II und Fettstoffwechselstörungen erkranken, während die Beduinen, die unter einfachen Verhältnissen in der Wüste leben, von diesen Leiden völlig verschont bleiben.

Weitere Untersuchungen über die erschreckenden Anhäufungen von Diabetes II bei Hotelpersonal in Mauritius und in den Hotels von Nordaustralien beschuldigen ebenfalls den Kontakt mit Detergentien bei der Erzeugung dieser Erkrankung. Es werden in diesen Hotels einfache Leute, die aus Zentralindien oder Zentralafrika rekrutiert wurden, beschäftigt. Diese Personen sind offenbar besonders empfindlich.“

In den meisten Fällen reicht es vollkommen aus, mit reinem, heißem Wasser abzuspülen. Ein Paar Gummihandschuhe und eine Spülbürste tun da gute Dienste, so dass man mit dem heißen Wasser gar nicht richtig in Berührung kommen muss. In die Spülmaschine kann man etwas Essig und Soda einfüllen anstelle des normalen Spülmittels, um so seine Insulinproduktion aufrechtzuerhalten und die Bauchspeicheldrüse zu schonen.

Leber

In der Leber sitzt die Lebensaufgabe. Die Leber hat eine wichtige Funktion für unseren Seelenkörper, denn sie regiert die ganze Kreativität. Wenn ein Mensch richtig schöpferisch sein kann, der Mensch sich richtig entfalten kann oder sogar sein Hobby zum Beruf gemacht hat, dann ist die Leber frei und kann fließen. Das Thema der Leber ist: „Mache etwas aus dem, was du bist, aus deinen Talenten, forme sie und bringe dich zum Blühen." Dieses ist der wichtigste Schritt, der die ganze Kreativität in der Leber freisetzt. Und wenn die Leber richtig durchflossen ist, sieht sie in der Durchlichtungsanalyse aus wie ein weißschäumender Bergbach aus. So sah die Leber einer Musikerin, die voller Liebe ihr Instrument spielte, aus. Wird die Kreativität ständig unterdrückt, wie zum Beispiel bei dem alten Leiden vieler Hausfrauen, die das Gefühl haben, sie müssten immer nur dienen, dies und jenes machen und sie könnten nicht das tun, was sie eigentlich möchten und was in ihnen liegt, so fängt die Leber an, sich zu stauen. Aus diesem Grund entsteht ein erhöhter Cholesterinspiegel. Daher lässt sich erklären, warum der Cholesterinspiegel auch bei sehr dünnen Menschen sehr hoch sein kann. Die verbreitete Hypothese ist ja noch immer, dass der Cholesterinspiegel bei übergewichtigen Personen eher hoch ist. Doch das Übergewicht ist nicht die Ursache, denn auch normal- oder untergewichtige Personen können bei dem beschriebenen Charakterbild einen erhöhten Cholesterinspiegel aufweisen. Oder umgekehrt: Bei übergewichtigen Personen, die dieses Charakterbild nicht zeigen, kann der Cholesterinspiegel auch eher niedrig sein. Die Leber ist immer dann gut intakt, wenn sie frei fließen kann. Wenn ein Mensch seelischen Kummer empfindet, staut sie sich und es entsteht Kummerspeck. Die Fettleber entsteht durch zu starkes Zurückhalten der Kreativität. Deshalb haben Menschen, die in kreativen Berufen sind, normalerweise durchweg eine gesunde Leber.

Bei Drogenabusus zersetzt sich die Leber natürlich auch bis zur Zirrhose. Dasselbe kann passieren, wenn ein Mensch sich ständig ärgert. Durch das Ärgern werden Stoffe freigesetzt, welche die Leber zersetzen. Das Positivprogramm für die Leber ist Kreativität und Lebensfreude, die möglichst so gelebt werden sollten, dass man sie zu seinem Beruf machen kann. Dann wird auch wieder die Leber gesund. Menschen, die in Rente gehen, sollten sich, wenn möglich, nach einem Hobby oder einer anderen Aufgabe, die ihnen Spaß macht und sie erfüllt, umsehen.

Der Leberkrebs entsteht, wenn sehr viel Ärger besteht und die Kreativität extrem unterdrückt wird. Auf der physischen Ebene entsteht er durch eine Überlastung an Giftstoffen oder durch Infektionen.

Wenn die Seele sich regeneriert und der Mensch die Giftstoffe vermeidet, regeneriert sich die Leber ebenfalls wieder. In diesem Falle ist als physisches Hilfsmittel der Shiitake-Pilz zu empfehlen. Er leitet Giftstoffe und Schwermetalle aus. In Japan ist bekannt, dass man, um gesund zu bleiben, jeden Tag eine kleine Handvoll Shiitake-Pilze essen sollte, nicht mehr, nicht weniger. Ein Shiitake-Pilz liegt auch bei jedem japanischen Frühstück auf dem Teller. In Zeiten, wenn er nicht frisch zu bekommen ist, kann man ihn getrocknet kaufen und dann einweichen und kochen. Er macht auch freie Radikale unschädlich und ist deswegen sehr für Menschen zu empfehlen, die in belasteten Gebieten wohnen.

Ein sehr gutes physisches Mittel für die Leber ist Phönix-Tartarus, die Mariendistel. Sie leitet Giftstoffe aus und hilft der Leber, sich wieder selbst zu regenerieren.

Schäden, welche die Leber durch Drogen erlitten hat, können sehr gut durch Süßlupinen regeneriert werden. Das Süßlupinen-eiweiß ist das beste, um sich von Leberschäden wieder zu erholen. Es wurden auch schon Heilungsfälle von Hepatitiden gemeldet. Es gibt Brotaufstriche aus Süßlupinen z.B. unter dem Namen

„Lopino". Die Süßlupinen werden heute auch in der Drogenszene zur Heilung eingesetzt und sind dort bekannt als eine Art Geheimmittel zur Regenerierung der Leber. Sie haben die Eigenschaft, die Giftstoffe, die durch den Genuss von Drogen entstanden sind, aus der Leber zu transportieren und dabei gleichzeitig die Leber neu aufzubauen – ein totales Regenerierungslebensmittel also!

Jede Art von Schwermetallbelastung, die sich in der Leber festgesetzt hat, kann auch sehr gut mit der Chlorella-Alge ausgeleitet werden. Zur Ausleitung der Schwermetalle kann ebenfalls Kupfer in homöopathischen Verdünnungen beitragen.

Der Stein, der durch sein aktiviertes Wasser die Leber am besten reinigt und wieder aufbaut, insbesondere wenn man schon Altersflecken bekommen hat, ist der Carneol. Der Carneol gegen das Licht gehalten zeigt, dass er die Struktur der Leber hat. Wir hatten schon große Erfolge bei Menschen über 50 Jahren, die große Flecken hatten. Die Menschen tranken regelmäßig morgens nüchtern ¼ Liter Wasser, in dem ein Carneol für 24 Stunden gelegen hatte. Nach einem halben Jahr dieser Therapie mit Carneolwasser sind die Altersflecken fast vollständig verschwunden. Wichtig ist, immer einen Naturstein, also einen rohen Stein zu verwenden, weil die Trommelsteine durch den Prozess in der Trommel schon sehr viel von ihrer Kraft verloren haben.

Die Aubergine ist auch eine sehr gute Frucht für die Leber, sie beruhigt und reinigt.

Zum Entgiften und Aktivieren der Leber ist auch die Artischocke gut, die ich schon öfters in der Durchlichtungsanalyse auf den entsprechenden Lebern gesehen habe. Die Artischocke regt die Leberfunktion an und ist deswegen vorteilhaft vor dem Essen einzusetzen. In früheren Zeiten, trank man gern einen Cynar, heute bekommen wir den Artischockensaft oder -sirup auch alkoholfrei im Reformhaus. Oft hilft schon ein Schnapsgläschen voll, um die Leber wieder in Schwung zu bringen.

Als reinigender Tee ist Stiefmütterchentee sehr zu empfehlen, er reinigt und hilft die Leber wieder aufzubauen. Blüten und Knospen können auch als Salat gegessen werden, sie schmecken sehr gut. Brombeeren entgiften nicht nur, sie helfen auch beim Wiederaufbau der Leber.

Fassen wir also noch einmal zusammen: Das Thema der Leber ist die Kreativität, die Entfaltung, die mit einem guten Fließen der Leber einher geht. Gram, Trauer und Zorn, auch innerer, verkniffener Zorn zum Beispiel auf eine Reaktion oder eine Arbeit, stauen die Leber und lassen Reaktionen entstehen, die entweder die Leber zersetzen oder zur Fettleber führen. Es ist also sehr wichtig für die Pflege der Leber, dass man alles, was einen bewegt, ausspricht, und zwar in einer Art, die den anderen zwar zum Nachdenken anregt, aber nicht trifft oder verletzen will. Auch hier gilt wieder das Grundgesetz: Was ich nicht will, was man mir tut, das füg' ich auch keinem anderen zu. Sagen kann ich alles, aber in einer Form, wie ich es auch hören will, denn nur so kann ich sicher sein, dass der andere, der es ja sicher nicht bös gemeint hat, sein „Vergehen" auch einsieht oder zum Nachdenken gebracht wird. Deswegen sind Zornesausbrüche auch völlig unnütz – sie verschleudern nur die eigene Kraft, bringen die Leber in Aufruhr, schüchtern den anderen ein, bringen aber nie und nimmer ein kreatives und positives Ergebnis, mit dem der andere etwas anfangen kann.

Gallenblase

Die Gallenblase hat ein spezifisches Thema und das heißt: "Mir läuft die Galle über, wenn ich mich ärgere". Die Gallenblase ist das Auffangorgan für das Mittelding zwischen Zorn und Ohnmacht, den Gram. Der Gram entsteht, wenn existentielle Probleme vorliegen, die für denjenigen nur schwer zu lösen sind oder unlösbar scheinen. Wenn der Gram zu stark und zu oft auf die Gallenblase einwirkt, entstehen auf die Dauer Gallensteine. Das wichtigste Mittel gegen Gallensteine ist also: Gelassen bleiben, nicht ärgern und nicht aufregen. Wenn man aber schon Gallensteine hat, gibt es ein Mittel, das die Gallensteine vollständig auflösen kann, ebenso wie Nierensteine, nämlich Phönix-Tartarus. Phönix-Tartarus treibt die Steine nicht aus, sondern löst sie langsam auf. Was wir nicht empfehlen wollen, ist die Austreibung der Gallensteine durch eine Ölkur. Die Ölkur hat einen großen Nachteil: Haben die Gallensteine eine gewisse Größe, so können sie beim Austreiben den Gallengang verstopfen. So ging es mir selbst: Ich habe probiert, meine Gallensteine mit einer Ölkur auszutreiben. Diese blieben dann im Gallenausgang stecken und verstopften ihn. In kürzester Zeit war meine Galle so voll mit Gallenflüssigkeit, dass sie zu platzen drohte. Eine Operation in letzter Minute konnte dieses verhindern. Der Chirurg konnte während der Laparoskopie die Gallenflüssigkeit zum Glück mit einer großen Spritze absaugen, so dass die Galle gefahrlos entfernt werden konnte.

Die Ölkur kann zwar gelingen, aber auch kleine Steine können sehr spitze Kanten haben und dadurch den Gallengang aufschlitzen. Deswegen ist es wesentlich günstiger, eine wie oben beschriebene Auflösung der Gallensteine anzustreben und gegebenenfalls ein entzündungshemmendes Mittel einzunehmen, z.B. Cosmochema Entzündungstropfen, damit die Entzündung abschwillt und die Gallensteine sich langsam auflösen können. Was der Gallenblase aber dennoch hilft, ist die Zubereitung der Mahlzeiten mit einem guten Öl, am besten kaltgepresstes, biologisches Olivenöl, welches weder durch Lösungsmittel gewonnen noch durch Filtern verarmt ist. Olivenöl leitet Gifte aus der Gallenblase aus.

Selbst nach einer Operation der Gallenblase ist es wichtig, das Thema anzuschauen und das Kernthema, welches zum „Überlaufen der Galle" geführt hatte, dennoch in Ruhe zu bearbeiten. Wenn wir den Vater fragen, wird Er uns eine Lösung durch die Inneren Impulse zusenden. Bearbeiten wir das Thema nicht, so verlagert sich das Gallenproblem auf die Bauchspeicheldrüse und führt zu Bauchspeicheldrüsenentzündungen Diese Verlagerung ist sogar auch unseren Ärzten bekannt, ohne dass sie genau wissen, warum.

Das wichtigste Thema der Galle ist und bleibt aber doch:

„Mensch, ärgere dich nicht!"

Milz

Die Milz reguliert unser ganzes Immunsystem. Wir müssen auf-passen, dass wir die Milz richtig mit Vitaminen versorgen, ent-sprechend der Jahreszeit. Deswegen benötigt die Milz im Frühjahr mehr Vitamine, die aus frisch gewachsenem Grünem oder Keim-lingen kommen. Die Milz hat wie eine Art Kalender in sich, wo sie jahreszeitlich genau anzeigt, was sie wann auswerten kann und was sie braucht, um das Immunsystem zu stärken.

Im Moment gibt es leider sehr viele Faktoren, die das Arbeiten der Milz erschweren. Was die Milz am meisten schädigt, sind die Strahlen von Röhrenbildschirmen. Wir haben schon viele Immun-systemzusammenbrüche gehabt bei Menschen, die zu lange vor dem Computerbildschirm saßen. Ebenfalls entstehen diese Schä-den bei Kindern und Erwachsenen, die zuviel fernsehen. Eine ganze Familie litt unter einem schwachen Immunsystem. Die Kin-der waren Computerspezialisten. Sie hatten in einem Raum meh-rere Computer stehen, an denen sie stundenlang saßen und spielten oder arbeiteten. Es wurde eine hohe Strahlung gemes-sen. Erst, als sie diese entstört hatten, gesundeten sie innerhalb kurzer Zeit wieder (wie entstören: siehe nächste Seite).

Ich habe aber je nach dem Motiv für die Bildschirmtätigkeit schon große Unterschiede gesehen. Wenn der Computer für die Arbeit unabdinglich ist und ein Familienvater oder eine Mutter damit den Unterhalt verdient, so ist der Körper besser geschützt, als wenn der Nutzer Computerspiele macht, vor allen Dingen aggressive. Aggressive Computerspiele öffnen die Aura des Menschen durch die eigene, aggressionsbereite Haltung, und dort können die Strahlen dann tiefer eindringen, als wenn jemand ganz in Ruhe seine Hausaufgaben, seine Buchhaltung oder seine Vokabelpro-gramme erledigt. Dasselbe gilt natürlich auch für gewisse Inter-netseiten, deren Einflüsse tiefer dringen, je emotionsbereiter der Mensch für diese Information ist.

Die Milz sollte also vor Verstrahlungen geschützt werden. Und ein guter Strahlenschutz ist der Rosenquarz, den man so neben den Computer stellt, dass er die Strahlung aufnimmt. In Zimmern mit einem Fernseher stellt man den Rosenquarz am besten zwischen sich und das Fernsehstrahlenbündel, also am besten auf den Couchtisch. Nur muss man den Rosenquarz, damit er die aufgenommene Strahlung nicht wieder zurückgibt, alle 2 Tage 10 Min. unter fließendes Wasser stellen.

Wir sollten uns in der Strahlenbekämpfung wirklich zusammentun und wehren: Wenn man in Berichten glaubwürdiger Wissenschaftler liest, dass eine total abgedeckte Feststation für schnurlose Telefone mit nur noch 0,1 % der Strahlung die gleiche Empfangs- und Sendequalität hat wie eine unabgedeckte, dann versteht man nicht mehr, warum die Strahlung bei diesen Geräten überhaupt so hochgefahren wird, außer es hätte jemand Interesse daran, die Menschheit zu schwächen. In Wirklichkeit hat jeder, der sich ein schnurloses Telefon in die Wohnung stellt, mit der Feststation eine Sendeanlage in seiner Wohnung, die bis 200 m strahlt, davon bis 9 m in gefährlichen, gesundheitsbedrohlichen Mengen. Die Strahlung ist ähnlich wie die, die aus einer defekten Mikrowelle kommt: Der bestrahlte Körperbereich wird deutlich überwärmt.

Und wenn nun noch erkannt wird, dass Handys auch strahlen, wenn sie nur auf empfangsbereit geschaltet sind, versteht man die Welt nicht mehr. Außer der Milz werden auch noch andere Organe geschädigt, und der Körper reagiert am Anfang mit Schlafstörungen.

Die Milz (Thema Weisheit) zeigt uns durch ihre Reaktionen, wie weise wir mit unserem Körper umgehen. Sie will uns auch helfen, weise zu sein in der Wahl unseres Wohnortes. Sie nimmt nämlich auch die Strahlen eines Radarturmes oder jedes anderen Sendemastens auf. Durch eine solche Bestrahlung wird ihr Gewebe zerstört. Deshalb muss darauf geachtet werden, dass keine solche Anlage in der Nähe steht. Ganz wichtig ist natürlich das Verhalten jedes einzelnen Menschen: Je mehr und je längere Gespräche über das Handy abgewickelt werden, desto größer ist der Bedarf an Sendemasten, desto enger „muss" das Netz geknüpft werden. Die Auswirkungen von Hochspannungsleitungen schädigen weniger die Milz, sie legen eher die Nerven bloß, weil sie die Lipidschicht rund um die Nerven zerstören.

Eine sehr hellfühlende Frau, die jeden Sendemasten, Radarturm und sämtliche Hochspannungsleitungen spürt, sagte einmal zu mir: „Im Anfang habe ich geglaubt, ich sei krank, weil ich alles so stark empfinde und dann nicht schlafen oder dort leben kann. Mittlerweile weiß ich, dass die krank sind (im Kopf), die die Umwelt und die Menschheit so krank machen, denn auf die Dauer hält das ja niemand aus. Was mich schon heute krank macht, macht auf die Dauer jeden Menschen krank. Ich bin nur ein Seismograph für die Menschheit." Und das stimmt. Ihre Untersuchungen ergaben, dass wir bis auf ganz wenige Stellen kaum noch unbelastete Flecken in ganz Deutschland, Österreich, Schweiz und Frankreich haben. Überall stehen strahlende Sendemasten, Radartürme und Fernsehtürme. Für sie ist es fast unmöglich, noch ein ungestörtes Plätzchen zum Leben zu finden. Ob es uns bald allen so geht?

Ohne Gottes Schutz, um den wir immer bitten sollten, ist es wirklich nicht möglich, sich selbst vor all diesen Einflüssen zu schützen.

Jede Art von Drogen schädigt die Milz und schwächt das Immunsystem. Nur ein totaler Entzug kann die Milz retten bevor sie „kaputtgeht" und dann nicht mehr zu regenerieren ist.

Ein weiterer großer Schädiger der Milz ist das Glücksspiel! Ich war einmal sehr erstaunt, als ich das Zeichen des Lottospiels als Ursache für die Schädigung in der Milz einiger Menschen sah. Die Mischung aus Hoffnung und Neid – eigener Neid wenn andere gewinnen, Neid anderer wenn man selbst gewinnt – schlagen sich in der Milz als absolut schädigend nieder. Diese Personen hörten dann auf meinen Rat mit dem Lottospielen auf und die Milz regenerierte sich. Sie sparen heute lieber den Betrag, den sie sonst verspielt hätten, und sind sich am Ende des Jahres „Ihres" Gewinnes sicher – und die Milz bleibt gesund. Denn jahrelang schleppten sie sich schon mit dieser undefinierbaren Schwäche herum und wussten nicht, welche Ursache zugrunde liegt.

Dass dies kein Einzelfall ist, berichtete sogar eine Zeitung (Nürtinger Zeitung) die über die seelischen Folgen des Lottospieles schrieb:

Der Reichtum macht vielen dänischen Lottomillionären Angst (von Thomas Borchert) So gab bei der Umfrage mehr als ein Viertel an, dass sie aus Furcht vor Missgunst oder Raffgier anderer niemandem von ihrem Millionengewinn erzählen. Diese Menschen leiden darunter, dass sie weder ordentlich feiern noch ihr Glück sonstwie mit anderen teilen können. Wie etwa ein älteres dänisches Ehepaar, das sich an Bertelsen mit der dringenden Bitte wandte, den Millionengewinn vom Lottozettel doch wieder zurückzunehmen. Man sei ohne Erben und habe auch nach langer Überlegung keine Verwendung für das Geld gefunden. „Ich konnte ihnen nur mit Mühe erklären, dass das Glücksspiel nun mal das Risiko des Gewinns in sich birgt", berichtete der Millionärsratgeber. Als Kompromiss einigte man sich auf eine wohltätige Spende in voller Höhe des Gewinns.

Diese Menschen müssen wohl gespürt haben, dass Lottogewinne neidbesetzt sind, und ehe sie sich auf die Annahme einließen, haben sie es lieber gleich weitergegeben in der Hoffnung, dass das Geld, für einen wohltätigen Zwecke verwandt, dem Segen des Vaters übergeben werde und ihnen dann nicht mehr schaden möge. So ist es auch.

Welche Faktoren zerstören die Milz noch? Unbedachte Vorwürfe, Kränkungen usw. sind ein großer Zerstörungsfaktor, denn ihre Wirkungen gehen nicht nur in die Seele des Nächsten ein, sondern schlagen zurück auf den Sender. Dieser empfängt sie dann in seiner Milz.

Das Immunsystem stärkt, wer auf die Worte achtet, die er ausspricht, und eine gute Art und Weise wählt, wie er mit seinen Mitmenschen umgeht. Das Immunsystem schwächt, wer unweise handelt, wer sich gehen lässt im physischen, aber auch im zwischenmenschlichen Bereich. Es ist also ganz wichtig, dass man sich selbst die Frage stellt: Wie hätte Gott (oder Christus) in diesem Falle gehandelt?

Wichtig für die Milz ist eine umfassende Versorgung mit Sauerstoff. Wenn Menschen nicht mehr vor die Türe gehen, träge werden und ihnen alles zuviel ist, dann sagt sich die Milz: „Ich mag auch nicht mehr" und wird faul. In diesem Falle hilft es nur, dass man sich wieder selbst überwindet und auf eine langsame, spielerische Weise mit einem Training anfängt in Gebieten, die einem Spaß machen und nicht zu schwer fallen, wie zum Beispiel das Joggen am Balkongeländer: Man hält sich am Balkongeländer fest und läuft sachte auf der Stelle, wobei man durch ein leichtes Hochdrücken die Rückenmuskeln mittrainiert. Diese Übung macht die Beine fit, entspannt die verkrampften Adern, lockert die Muskeln und versorgt den Körper mit dem so dringend benötigten Sauerstoff. Der Vorteil dieser Übung ist: Man kann sie jeden Tag ein wenig länger ausdehnen, ohne einen langen Rückweg befürchten zu müssen, und man ist unabhängig von Wind und Wetter und setzt sich doch den Witterungen so weit aus, dass das Immunsystem gestärkt wird. Ein weiterer Tipp: Man lege sich einen kleinen Hund zu – oder besser noch zwei, damit sie einander zum Spielen haben. Hunde müssen Gassi gehen, und auf diese Weise kommt Frauchen/Herrchen auch einmal vor die Türe – egal welches Wetter ist. Menschen, die mit ihren kleinen Vierbeinern laufen, haben selten Milzprobleme.

4. Zentrum: Thema Ernst, Gewissenhaftigkeit

- Das vierte Zentrum entspricht Gottes Ernst, d.h. der Gewissenhaftigkeit.

- Das vierte Zentrum entspricht auch dem 4. Chakra mit der Farbe lila.

- Der im Körper dazugehörige Bereich: Rippenfell, Lunge, Herz, Herzkranzgefäße.

Rippenfellentzündung

Wenn sich zwischen dem Rippen- und Lungenfell Wasser ansammelt, dann bedeutet das immer, dass sich dort die Tränen sammeln, die ein anderer um einen geweint hat. Auch die Tränen der gequälten Tiere sammeln sich dort.

Wir hatten einmal einen Menschen in der Durchlichtungsanalyse mit einer solchen Wasseransammlung zwischen Rippen- und Lungenfell. Diese rührte aus einem früheren japanischen Leben her. Damals war er ein Shogun und brachte durch sein Verhalten viele Geishas zum Weinen. Wenn sie ihm nicht mehr gefielen, ließ er sie einfach beseitigen. Auch kam es vor, wenn sie in „Ungnade" gefallen waren, dass sie sich hässlich zu machen hatten, indem sie sich die Augenbrauen rasieren und die Zähne schwarz färben mussten. Diese Geishas weinten erbärmliche Tränen. Er hatte auch einfach ziellos Menschen umgebracht, die ihm unbequem waren oder einfach nicht gepasst hatten, unter anderen eine seiner Frauen, die ein Kind durch eine Fehlgeburt verloren hatte. Diese Frau musste sich dann in ein aufgestelltes Schwert stürzen. (Harakiri-Selbstmord)

Heute bitten ihn diese Menschen um Rat, denn er ist heute ein Seelenberater. Und je mehr Menschen er nun half, um so mehr verschwand das Wasser zwischen seinem Rippen- und Lungenfell.

Er fuhr auf einer Reise nach Japan mit und hatte dann vor Ort nochmals sehr große Schmerzen. Da gab es also die Bestätigung, es war eine japanische Karmabelastung. Er bat dort vor Ort all die Seelen, die er schlecht behandelt hatte, um Verzeihung. Von da an spürte er, wie die Rippenfellentzündung immer mehr heilte und dann auch sehr schnell ganz ausheilte - und das alles ohne physische Medikamente, trotz vorheriger jahrelanger Schmerzen! Hier sieht man wieder ganz deutlich, wie wichtig es bei einer Erkrankung ist, die seelische Ursache zu finden und zu behandeln. Denn nur dann kann eine wirkliche Heilung eintreten.

Für den Täter gilt also: Alle um ihn und seine Haltung und Handlungen geweinten Tränen sammeln sich bei ihm zwischen dem Rippen- und Lungenfell. Vor kurzem hatten wir jedoch auch eine Klientin, die als „Opfer" diese Schmerzen zwischen Lungen- und Zwerchfell hatte und deren Tränen wie ein Säckchen an dieser Stelle herunterhingen. Sie hatte oberflächlich zwar ihrem verstorbenen Mann seine Grausamkeiten vergeben, doch in ihrem Emotionalkörper waren diese noch gespeichert. Sie kamen auch von Zeit zu Zeit als Erinnerung wieder hoch. Hier sieht man, wie tief das Vergeben gehen muss: Es nützt nichts, nur von der Oberfläche, dem Verstand her, zu vergeben, es muss tief aus der Seele, dem Emotionalkörper, vergeben werden. Testen kann man sich so: Erst wenn ich keine Bitterkeit mehr spüre, während ich an die Situation denke, habe ich wirklich vergeben.

Auch Menschen, die Massentierhaltung betreiben und die Tiere nur als Ware und Profitmöglichkeit ansehen, bekommen Schmerzen in diesem Bereich, denn die Tiere empfinden ja Angst und Trennungsschmerzen, wenn sie zum Schlachthof gefahren werden.

Dazu ein Fall: Ein Mensch hatte große Schmerzen und Wassereinlagerungen zwischen Zwerch- und Bauchfell. In der Durchlichtungsanalyse kam heraus, dass er früher Fischer war und die jungen Fische, die eigentlich noch weiterleben und sich vermehren sollten, nicht ins Meer zurückgeworfen hatte. Nur alte Tiere sind, wenn überhaupt, für den Menschen zum Verzehr gedacht, sie opfern sich ja auch gern, da ihr Leben sowieso bald beendet sein würde. Christus rief auf dem See Genezareth bei dem wunderbaren Fischfang die alten Tiere, die sich zum Teil zum Sterben schon im Schlamm verbuddelt hatten, zusammen. Deswegen war der Kahn so voll, dass er den Fang nicht mehr fassen konnte und beinahe untergegangen wäre, hätten die anderen Jünger mit ihren Kähnen den Fang nicht mit aufgenommen.

Nun, die Tränen dieser Fische hatten sich in dem Menschen festgesetzt und waren dort als Wasser zwischen Zwerch- und Bauchfell zu sehen. Sein Arzt meinte: „Diese Geschichte ist langwierig. Sie werden mindestens drei Wochen damit zu tun haben, bis das wieder abgeklungen ist." Der Junge ging den Weg der Verzeihensarbeit, entschuldigte sich bei dem Kollektiv der Fische für sein Fehlverhalten. In der Durchlichtungsanalyse wurden auf der entzündeten Stelle Algen als Heilmittel sichtbar. Drei Tage lang verzehrte er Algen als Salat, im Reis, wozu immer er sie essen konnte, und am vierten Tag war die Entzündung abgeklungen. Erstaunt stellte der Arzt seine schnelle Heilung fest und schüttelte nur den Kopf. „Spontanheilung" vermerkte er auf seinem Blatt.

Nach der Beseitigung der seelischen Ursache kann noch unterstützend mit einem homöopathischen Mittel, dem Fucus-Vesiculosus, gearbeitet werden. Dies ist eine aus der Kelp-Alge hergestellte Urtinktur und sie hilft in vielen Fällen, das Wasser auch dauerhaft zurückzuhalten. **Aber noch wichtiger ist es, weder Mensch noch Tier weiterhin einen Grund zum Weinen zu liefern!**

Lunge

Die Lunge ist unterteilt in zwei Lungenflügel, die beide von einer anderen Bedeutung erfüllt sind. Der linke Lungenflügel zeigt auf, wo der Mensch noch emotional gebunden ist, das heißt, welche Ereignisse in seinem Leben er noch nicht wirklich vergeben hat. In diesem Flügel sieht man oft, ob der Mensch sich aufgrund von negativen Ereignissen, z.B. in der Kindheit, „einen Panzer um sein Herz gelegt hat." Dieser Panzer verhindert, dass man gute, freie Kontakte zu Menschen knüpft und ihnen vorbehaltlos begegnen kann. Oft verhindert diese Art von Panzer, dass man zu gewissen Menschen, die einem eigentlich gut gesonnen sind, einen guten Kontakt aufbauen kann, weil immer wieder alte Erinnerungen – Speicherungen – die zu Vorurteilen geworden sind oder dazu geführt haben, dass man sich abgekapselt hat, in das Verhalten mit einfließen. Der gutwillige Gegenüber merkt dieses und fühlt sich unbewusst abgelehnt, weiß aber zurecht nicht warum, da er ja selbst nie den Anlass für diese Ablehnung geliefert hat. In diesen Fällen zeigt die Durchlichtungsanalyse eine Vergrauung der Lunge, die darauf hinweist, dass alte Vorurteile oder Erinnerungspotentiale noch aktiv sind und der arme Gegenüber mit dem jetzigen Zustand des Menschen nichts zu tun hat, ihm begegnen nur dessen alte Programme. Oft hilft dem Menschen eine Durchlichtungsanalyse, um diese alten Gebundenheiten zu erkennen und abzubauen, denn er ist ja selbst unglücklich genug darüber, dass er keinen freien Kontakt zu Menschen aufbauen kann und seine Mitmenschen nicht so lieben und im wahrsten Sinne des Wortes ins Herz schließen kann, wie er es gern möchte.

In der linken Lunge etwas aufzudecken ist oft seelisch schmerzhaft, weil all die alten, gut verkapselten Situationen hervorkommen, an die man gar nicht mehr denken möchte. Aber wie überall im Körper ist es auch dort so: Solange etwas schwärt, ist es nicht abgelöst und schafft neues Übel, neue Anfälligkeiten. Erst, wenn man das Thema mutig angeht und es wirklich bearbeitet, bis es endgültig verziehen und vergeben ist, verschwinden auch die Reste aus dem eigenen Körper und man ist wieder in der Lage, jemanden frei und vorurteilslos zu lieben, so wie er einem gegenübersteht.

Die linke Lunge speichert ebenso die Gefühllosigkeit. Es gibt auf der Erde gewisse Techniken, die gefühllos machen, wie die Erziehung mit asiatische Methoden, zum Beispiel die der alten Samurais. Um sein Schwert auszuprobieren, schlug der Samurai kurz einmal einen Sklaven in viele Stücke, vom Kopf über den Rücken bis zu den Füßen. Verbeugte ein Bauer sich nicht tief genug vor ihm, so war der Kopf ab. Ohne mit der Wimper zu zucken, nahmen die Samurais solche Handlungen vor und hatten anschließend noch nicht einmal Gewissensbisse, weil ihre Erziehung zur Gefühllosigkeit ihnen dieses so vorgab. Nachlesen kann man dies wirklich in alten Büchern über die Lebensweise der Samurai. Bei unserer Reise nach Japan wurde uns dies auch genau so berichtet, so dass wir zutiefst erschrocken waren. Kurz darauf hatte ich so einen wiedergeborenen Samurai in meiner Durchlichtungsanalyse. Er kam mit einer total zusammengefallenen linken Lunge, die die Ärzte gerade herausoperieren wollten. Die Mutter des Kindes wandte sich hilfesuchend an mich, denn eine herausoperierte Lunge bedeutet doch eine sehr starke Einschränkung der Lebensqualität, da für die zweite Lunge dann sehr oft das Risiko zur Hyperventilation steigt und die volle Leistungsfähigkeit fehlt. Ich sah dann sein Leben als Samurai in Japan, und die Skrupellosigkeit, die sich in seinem Verhalten damals gezeigt hatte. Dass dies im jetzigen Leben zu den genannten Schwierigkeiten führte, war kein Wunder. Ähnliche Verhaltensweisen im Umgang mit seiner kleinen Schwester oder anderen Kindern im Kindergarten bahnten sich schon an. So bat ich für den Jungen, ob es nicht doch noch eine Lösung und Rettung für seine Lunge geben könnte. Zuerst einmal sah ich eine konsequente Friedenserziehung, die die Mutter mit diesem Kinde durchziehen musste: Er musste merken, dass es weh tat, wenn er seine Kameraden so unbedacht schlug oder trat. Das war ihm nicht bewusst. Er nahm den Schmerz der anderen Kinder bis dahin nie wahr, wohl aber den eigenen, und zwar so, dass er sich dann immer hochgradig beleidigt und geschändet vorkam und auch dementsprechend reagierte. Nachdem ihm die Mutter mehrere Male erklärt hatte, dass die anderen Kinder den Schmerz aber genauso stark empfinden wie er selbst, begann er zu begreifen und sich anders zu benehmen. Seine Lunge richtete sich allmählich auf. Zum Zeitpunkt der angesetzten Operation arbeitete die linke Lungenspitze wieder, was die Ärzte überhaupt nicht verstanden. Sie nahmen daraufhin Abstand von der Operation und warteten ab. Mit wachsender Verständniszunahme des Kindes wurden immer mehr Teile der Lunge wieder aktiv, bis heute einer der beiden Lungenlappen wieder voll funktionstüchtig geworden ist und somit der linke Lungenflügel wieder zur Hälfte funktioniert. Die zweite Hälfte, so wurde mir gesagt, wird dann wieder aktiv werden, wenn er es geschafft hat, seine kriegerische und gefühllose Mentalität so weit zu schulen, dass er den Kriegsdienst verweigert und sich von ganzem Herzen dem Zivildienst und damit dem aufbauenden Dienst am Nächsten widmet. Das wird aber erst im Erwachsenenalter sein. Nun, solange keine Operation dieses noch zu regenerierende Teil entfernt, besteht immer noch die Hoffnung, dass sich entsprechend Seinen Worten die Lunge wieder aufrichtet, denn Gott ist sehr wohl in der Lage, auch tot geglaubte Teile wieder aufzurichten, wenn sich der Mensch in seinem Verhalten ändert, wie man am Beispiel dieses Jungen sieht. Am Beispiel dieses Jungen sieht man auch, dass Gott nicht immer sofort alles heilt, sondern dass erst nach Erfüllen der zugrundeliegenden Lernaufgabe eine Heilung aus dem Geist erfolgen kann. Nun, so wie Gott Wort gehalten hat bei dem Versprechen, dass die Lunge des Jungen wieder ihre Funktion aufnehmen kann, so wird Er auch Sein Versprechen einlösen, dass bei von Herzen übernommenem Zivildienst und bewusstem Absagen des Dienstes am Töten der zweite Lungenlappen seine Funktion wieder übernehmen wird.

In der letzten Zeit hatte ich auch verstärkt Fälle, in denen die linke Lunge grau war, weil sich der Mensch von Gott abgewandt hatte. Dort mussten wir oft erst lange nach dem Kern, der Ursache suchen: In welchem Leben habe ich mich so von Schöpfer abgewandt, dass ich Seine Stimme im Herzen nicht mehr vernehme und die Lunge grau wird? Habe ich mit Ihm gehadert, weil ich eine Austragung meinerseits als Strafe Gottes ansah? In diesen Fällen ist es absolut wichtig und unumgänglich, sich zuerst bei Vater zu entschuldigen, ehe dass man mit der Lunge überhaupt in irgendeiner Weise weitermachen kann. Sie heilt sonst nicht.

Die rechte Lunge hat zum Thema: Krieg, Kriegsdienst, Kampf, Ritterspiele, Kreuzzüge. Immer wieder sehe ich solche Szenen in der rechten Lunge, die dann zu Bronchialasthma oder chronischer Bronchitis führen. Diese Menschen sind auch heute noch sehr angetan von Waffen aus dieser Zeit, sehen sich fasziniert Filme aus der Zeit an, in der sie gelebt und ebenso gehandelt haben. Oft ist diese Faszination eine doppelte: Auf der einen Seite mag der Mensch vom Herzen her diese Themen gar nicht sehen, doch irgend etwas fasziniert ihn, dem er nicht entweichen kann. Das ist für den geschulten Therapeuten immer ein Zeichen, dass in diesem Falle eine Gebundenheit an das Thema vorliegt, aber schon gekoppelt ist mit dem Gegenprogramm: So will ich nie wieder handeln! Ich habe mir vorgenommen, es in diesem Leben besser und im göttlichen Sinn zu machen! Kinder, in denen solch eine Inkarnation noch aktiv ist, spielen sehr oft noch Ritter, wobei Schwert und Schild nicht fehlen dürfen, aber natürlich setzen sie sich immer für das Gute ein, wie es den echten Rittern ja auch stets weisgemacht wurde! Turniere sind etwas Ehrenhaftes, Ritter sein zur Verteidigung seines Volkes ist etwas Gutes! Dass dabei doch der Bruder, der Mitmensch, sein Leben lassen musste, war eben ein unliebsamer Nebeneffekt, der sich nicht immer vermeiden ließ.

Ritter zu sein war schwer, denn zu schnell war man in der Ächtung, heraus aus den Gepflogenheiten des Staates und der Tradition, damit auch dem Adelsstand enthoben. Viele Ritter haben dabei ihr Gewissen auf der Strecke gelassen und nur dem Stande nach gehandelt. Hier ein Auszug aus dem Buch „Die Ritter" [1] (S. 148):

Die Adeligen, die als „turnierfähig" ausgemustert wurden, hatten nicht nur das Recht, an einem Turnier teilzunehmen – sondern auch die Pflicht. Wer sich vor einem Turnier zu drücken versuchte, der riskierte, aller ritterlichen Ehrenzeichen beraubt zu werden.

Man kann ihnen nur zugute halten, dass der Stand und die Gesellschaft es so verlangten. Das ist auch der Grund, warum sich ihr Vergehen „nur" in der Lunge niederschlägt und nicht im Gehirn. Die Lunge trägt nämlich als Thema die Gewissenhaftigkeit und die Gewissenlosigkeit aufgrund von Kadavergehorsam. Das heißt, der Mensch wurde aufgrund von Traditionen oder Befehlen zu diesem Verhalten gezwungen, tat es nicht aus freien Stücken heraus, hat aber sein Gewissen dieser Tradition oder diesem Befehlsgeber geopfert. Im Gegensatz dazu schlagen sich solche Verhaltensweisen, die ein Mensch als Befehlsgeber an seine „Untertanen" oder „Soldaten" weitergegeben hat, in dessen Gehirn nieder: Gehirnbluten, Gehirnschlag oder Gehirntumore sind dann die Folge im nächsten Leben, in dem der Mensch dieses Thema austrägt.

---

[1] Walter Hansen: „Die Ritter", eine Reportage über das Mittelalter, Verlag W. Ludwig (Ilmgau Verlag), Pfaffenhofen/Ilm

Die Lungenerkrankungen hingegen beziehen sich auf die Befehlsempfänger, weswegen es auch relativ leicht ist, sie zu heilen. Als erstes muss der Mensch, und sei er noch so klein, sein Verhalten ändern. Der Stock, das Schild und das Schwert müssen in ihrer Funktion, dass sie weh tun und sogar töten können, sehr bekannt gemacht werden und von dem Kind bewusst abgelegt werden. Erst, wenn es diese Objekte selbst entsorgt, ist das geistige Thema des Ablegens dieser Verhaltensweisen in ihm mitgewachsen und hat sich entwickelt.

So hatten wir den Fall eines Kindergartenjungen, der sich mit seinem Opa Schwert und Schild gebaut hatte und mit diesem kräftig Ritter spielte. Sein Bronchialkatarrh war mittlerweile chronisch geworden, und aufgrund dieses Problems kam auch seine Mutter zu uns. Als wir ihm die Zusammenhänge zwischen den Ritterspielen, dem, was er früher wirklich getan hatte, und seinem heutigen Bronchialkatarrh auf kindliche Art klarmachten, brauchte es noch einige Tage, bis sich sein Bewusstsein geschärft hatte und er die Zusammenhänge richtig verstand. Dann kam die Jubelmeldung seiner Mutter: Er hat sein Schwert und Schild selbst verbrannt und seit diesem Tag ist sein Bronchialkatarrh geheilt! So konnte ein seit Jahren hustender Junge nach der Einsicht in kürzester Zeit geheilt werden.

Dasselbe gilt natürlich auch für Erwachsene, die ihre Tendenzen oft hinter einer Sammlerleidenschaft verstecken und dadurch das alte Thema und dessen Faszination zu kaschieren wissen. Solange sie dieses Thema nicht bearbeiten und die sie immer wieder an dieses Thema erinnernden Objekte behalten und hochhalten, werden sich wohl kaum Veränderungen in ihrer Lunge zeigen. Wen beschleicht nicht ein Unwohlsein, wenn er in einem Wohnzimmer, die Wände voll gesammelter Säbel und Schwerter, sitzen muss?

Erst, wenn dieses Thema bewusst abgelegt wird und auch die dazugehörigen Erinnerungsstücke aus dem Bewusstsein des

Menschen verschwinden bzw. wertlos oder sinnlos werden, kann eine Heilung des Asthmas oder des Bronchialkatarrhs erfolgen. Man muss sich ja auch darüber klar werden, dass an diesen historischen Objekten noch die Schwingung des Tötens anhaftet, während neue Objekte dieses Ziel einem Menschen immer noch vor Augen führen.

Als Heilmittel kann man Chiliöl benutzen, das es in italienischen Läden zu kaufen gibt. Dieses Öl, vorsichtig in nicht zu hoher Dosierung äußerlich auf die Lunge aufgetragen, bewirkt durch die Einatmung der scharfen Dämpfe eine Entschleimung der Lunge. Viele Asthmakranke konnten durch rechtzeitiges und regelmäßiges Auftragen des Chiliöls gut von ihren Anfällen geheilt werden.

Zusätzlich sind Packungen mit Heilerde zu empfehlen. Dabei hat sich bewährt, einen Tag die warme Erde auf die Brust aufzutragen, 2 Stunden mit einer Plastikfolie und warmen Tüchern bedeckt liegenzubleiben und sich dann abzuduschen und anschließend mit Chiliöl oder Calendulaöl einzureiben, damit es schön warm bleibt. Am nächsten Tag wiederholt man die gleiche Prozedur, indem man dem auf dem Bauch liegenden Menschen eine solche Packung auf dem Rücken macht. Ein seit über 40 Jahren an Bronchialasthma leidender Klient wurde innerhalb von drei Wochen gesund.

Unterstützend wirkt die Petersilie, diese fördert die Lungendurchblutung dadurch, dass sie das Blut verdünnt und neue Blutbildung anregt. Ein Schnapsglas voll reinem Petersiliensaft jeden Morgen hilft, gesundes, helles, dünnflüssiges Blut zu erhalten. Man kann sich auch einen Cocktail bereiten aus 2-4 Tomaten, einem Bund kleingemixter oder entsafteter Petersilie und Kräutervollsalz. Dieser Trunk, morgens oder mittags getrunken, erfüllt denselben Zweck. Ihn abends zu sich zu nehmen würde ich abraten, denn Petersilie entwässert auch etwas und könnte deshalb den Schlaf stören.

Ein weiterer Grund, der natürlich auch „Hartherzigkeit" ist, in diesem Falle gegen sich selbst, ist das Rauchen. Bei Inhalieren des Tabakrauches, der fast nur Kohlenmonoxid enthält, gehen die roten Blutkörperchen mit dem Kohlenmonoxid eine feste Verbindung ein. Sie können keinen Sauerstoff mehr aufnehmen und sterben dadurch ab. Dadurch kommt es zu den Durchblutungsstörungen, die auch später in den Venen („Raucherbein") sichtbar werden und nicht selten zu einer Amputation eines Fußes oder Beines führen. Kohlendioxid geht eine lockere Verbindung ein und wird in der Lunge leicht gegen Sauerstoff ausgetauscht.

Bei vielen Durchlichtungsanalysen zeigten sich als weiteres Faktum die zerstörerischen Wirkungen der Zusatzstoffe in den Zigaretten. Eine Marke enthält Harze, die die Lunge verkleben, und in diesem Falle ist es sehr schwierig, mit dem Rauchen aufzuhören. Die Person, die dieses probierte, hatte selbst nach ½ Jahr noch Mühe, nicht wieder anzufangen, weil die Harze in ihrem Körper noch so stark wirkten. Eine weitere Marke war zu sehen als mit Fliegenpilzgiften oder Giften, die ähnlich wie Fliegenpilze wirken, versetzt. Fliegenpilzgift ist ein Halluzinogen und bei den Drogensüchtigen als billige und wildwachsende Alternative zu den handelsüblichen Drogen bekannt, jedoch sehr schädigend wirkt es in der Lunge. Eine weitere Marke hatte einen lustigmachenden Effekt beigemischt bekommen, irgendein chemisches Aufheiterungsmittel, ein Psychopharmaka, und auch Menschen, die von dieser Marke loskommen wollten, hatten ihre liebe Mühe – es zog sie immer wieder hin, selbst wenn sie schon jahrelang aufgehört hatten.

Um die Giftigkeit der Zusatzstoffe deutlich zu machen, verweise ich gerne auf den Film „Insider", der dieses in aller Deutlichkeit aufzeigt. Auch ein Bericht, welcher durch die Presse ging, machte die Gefährlichkeit der Zusatzstoffe deutlich. Ein junger Mann arbeitete in einer Zigarettenfabrik. Er war selbst Nichtraucher und hatte nur die Aufgabe, die Mischmaschine für Zusatzstoffe nach jedem Mischvorgang zu reinigen. Mit 27 Jahren war er Vollinvalide: Muskelausfälle, Muskelzuckungen, ständiges Schlechtwerden und viele andere Erscheinungen verließen ihn nicht mehr. Er klagte gegen die Zigarettenfirma und bekam Recht – aber dadurch wurde sein Leiden natürlich nicht geheilt.

Dass alle Zigarettenmarken krebserregende Stoffe beinhalten, ist ja auch ein offenes Geheimnis, und wer das qualvolle Leiden eines an Lungenkrebs erkrankten „Abenteuerreiters" miterlebt hat, der gegen seine Firma auf Schadensersatz klagte aber doch qualvoll hustend sterben musste, der kann sich wirklich fragen, ob es sich lohnt, dieses Geld in die Glimmstengel zu investieren oder ob man es sich nicht lieber für den nächsten Urlaub ins Sparschwein steckt. Denn für den Jahresverbrauch eines Rauchers bekommt man einen schönen Urlaub.

So möchte ich alle Menschen bitten, die irgendwie mit dieser Sucht zu tun haben, doch möglichst schnell aufzuhören und dabei um Schutz für ein Gelingen der Entwöhnung zu bitten. Denn durch die verstärkende Gotteskraft, die im Moment auf der Erde wirkt, wird beides verstärkt: die Heilung wie auch die Zerstörung des Körpers. Das Fortschreiten der Krankheiten geht rapider voran, ebenso wie auch die Heilung der Gesundenden.

Der feste Entschluss aufzuhören kann durch physische Mittel unterstützt werden. Einmal hilft zur Totalregenerierung des Blutes der Petersiliensaft, den man pur oder mit Tomate und Sellerie gemischt zu sich nehmen kann. Er reinigt das Blut und stimuliert die Neubildung von roten Blutkörperchen. Als weiteres Mittel, um die Lust zu rauchen loszuwerden, hilft, unter Aufsicht eines Homöopathen, „Tabacum" in homöopathischer Verdünnung einzunehmen. Dadurch verschwindet die Lust auf das Nikotin. Um die Zusatzstoffe und deren einen ständigen Reiz setzende Wirkung aus der Leber herauszubekommen, hilft Apfelpektin, denn dieses schließt die Zusatzstoffe ein und schafft sie aus der Leber heraus. Apfelpektin kann man in der Form von Apfelpektin-Gummibärchen (im Bioladen erhältlich, aber auf die Inhaltsstoffe genau achten, da im Bioladen auch oft Gummibärchen mit Gelatine angeboten werden) oder als Getränk oder Geliermittel in hausgemachten oder Biomarmeladen zu sich nehmen, je nachdem, wie man es am liebsten mag. Als Heilmittel ist das Präparat „Cactus" zu empfehlen, denn durch seine Zusammensetzung wirkt es auch herzstärkend, und dadurch erleichtert es die Lust, sich zu bewegen statt zu rauchen. Oft bewirkt ja viel Bewegung, dass die Lust aufs Rauchen vergeht, weil man dann den Körper mit genügend Sauerstoff vollgepumpt hat, der wie ein Gegenspieler zum Kohlenmonoxid des Rauches wirkt.

Asthma

Der Grund für Asthma ist schlicht und einfach Hartherzigkeit. Asthma hat ein ähnliches Thema wie die Herzfehler, es bezieht sich immer auf frühere hartherzige Handlungen. Hartherzige Handlungen in einem früheren Leben drücken sich durch Asthma in der Kindheit aus: Das Kind kommt schon als Asthmatiker auf die Welt. Bei diesen Kindern sieht man oft, ähnlich wie bei den Bronchialbeschwerden, Kriegsszenen, Schwerter und Schilde, nur dass diese Kinder oft die Anführer der Heere waren. Wohlgemerkt, nicht jene, die den Befehl gaben, denn der kam oft noch von einer höheren Stelle, sondern jene, die die Ausführung dieses Befehls als Anführer umsetzten und das Heer in den Krieg führten oder eben sich sehr stark mit dem Befehl zum Töten und Erobern identifizierten. Diese Belastung trägt das Kind möglichst früh und möglichst unmittelbar aus, damit es nach dem Abtragen schnellstmöglichst frei ist. Deswegen verschwindet in manchen Fällen das Kindheitsasthma nach einer gewissen Zeit wieder – und kein Arzt kann sich erklären, warum. Der Grund ist der: Die Belastung, die das Kind in dieses Leben mitgebracht hat, hat zu dem Zeitpunkt ihren Endpunkt gefunden, die Krankheit kann nun weichen.

Ein Klient hatte seit der Kindheit Asthmaanfälle. In seiner Lunge waren die Menschen zu sehen, die durch ihn ums Leben gekommen waren. Michael hieß mich sie durchzählen, und ich kam auf eine gewisse Summe. Ich wunderte mich, warum ich sie durchzählen sollte. Als ich meinem Klienten dann die Anzahl sagte, war er sehr erstaunt und sagte: „Genau so viele Asthma – Anfälle habe ich gehabt, und fast jeder war tödlich. Ich musste jedes Mal ins Krankenhaus. Aber seitdem hatte ich nie wieder einen Asthma – Anfall." Na also, des lieben Gottes Buchhaltung ist doch perfekt. Er lässt kein Kind auch nur eine Sekunde länger leiden als nötig, um das abzutragen, was unbedingt abgetragen werden muss.

Daher ist es auch verständlich, dass das Altersasthma größtenteils auf den Ereignissen dieses Lebens beruht. Haltungen aus Vorinkarnationen können den Menschen zwar mitbeeinflusst haben, doch statt diese abzulegen, hat dieser Mensch wieder in der gleichen Art und Weise gehandelt. Anstatt sich in der gegebenen Situation zu schulen und die karmische Belastung aufzulösen, wurde diese weiter verstärkt, indem der Mensch wieder nach demselben alten Muster gehandelt hat: Er hat wieder seine Autorität eingesetzt, um etwas zu erwirken, von dem er überzeugt ist. Dies sind dann die typischen Situationen, in denen Kinder und Enkel angehalten werden, „den Opa nicht aufzuregen, sonst bekommt er wieder einen Asthmaanfall". Asthmatiker sind die Menschen, die unmittelbar verlangen, dass ihr Wille so geschieht, wie sie ihn sich denken, noch nicht einmal, wie sie ihn ausdrücken. Es hat so zu geschehen, wie sie es sich immer gedacht haben. Dadurch üben sie eine wahnsinnig starke innere Autorität aus, die kein anderes Verhalten zulässt als das selbst gedachte. Ihre hauptsächlichen Worte sind: „Das musst du doch so machen!", „Das ist nicht normal!", „Wieso hast du das jetzt schon wieder anders gemacht?", ohne zu prüfen, ob die andere Version dem Kind, dem Enkel oder dem Mitmenschen nicht angemessener wäre. Weil ihr Autoritätsanspruch in all dem, was sie denken und sagen, so groß ist, werden sie oft auch nicht gern von ihren Angehörigen besucht und leiden dann wieder darunter, dass niemand sie besucht, also sie die Zuhörer, die sie für ihren Autoritätsanspruch brauchen, nicht haben. Dadurch verbauen sie sich aber auch den Kontakt zur Umwelt, zu den Menschen, zu denen sie auch noch etwas Liebe empfinden und deren Nähe sie eigentlich schätzen oder schätzen wollen.

Asthmatiker reagieren sehr oft auf Umweltgifte oder werden auch in die Kategorie der Allergiker eingeordnet, weil das Asthma auch in Zusammenhang mit gewissen Stoffen auftritt. Die Prädisposition trägt der Mensch als Schicksal, verursacht durch seine eigene

Belastung, mit sich. Dadurch ist eine Schwäche im Körper vorge-
prägt, die durch die Auslöser zu einer Krankheit oder Allergie aus-
wachsen kann.

Es gibt ein sehr schönes Kinderbuch von einem Asthma-Typ und
das heißt „Leo der Löwen König". In diesem Buch wird erzählt,
dass die Tiere den Leo als König abgewählt haben, weil er zu
tyrannisch gewesen war. Als er dann seinen Thron verlassen hatte, war er ganz traurig und überlegte sich: „Was habe ich in der
Vergangenheit alles falsch gemacht und was muss ich ab jetzt
sofort besser machen?" Daraufhin fing er an, seinem Volk zu helfen und kümmerte sich liebevoll um alle, die ihm auf seinem Wege
begegneten und denen er in irgendeiner Art und Weise helfen
konnte. Als die Tiere das sahen, wurde er wieder zum König gewählt.

Das Asthma ist der Zustand, „wo der König abgewählt wird". Der
Mensch muss sich überlegen: „Was hindert mich daran zu leben?
Denn meine Lungen sind mein Leben. Habe ich andere Men-
schen nicht leben lassen?" Wenn wir mit den Menschen diese
Fragen durchgehen, ihnen die Bilder aus der Lunge erklären und
sie dazu anhalten, die Seelen um Verzeihung zu bitten, wird das
Asthma sehr bald besser.

Im physischen kann das Asthma sehr gut mit Heilerde behandelt
werden. Die Heilerde muss warm angerührt und auf die Brust aufgetragen werden, man belässt die Heilerde zwei Stunden darauf.
Dies wird im täglichen Wechsel von Brust und Rücken über einen
längeren Zeitraum durchgeführt (siehe Lunge). Die Heilerde zieht
regelrecht die Verschleimungen heraus und man kann anschließend das Sputum besser abhusten, alles was die Lungen verklebt
und die Asthma - Anfälle auslöst. Nach dieser Behandlung wird
der Oberkörper mit einer Calendulasalbe eingecremt. Während
eines Asthmaanfalles kann man den Lungenbereich mit Chiliöl
einreiben. Dies hilft übrigens auch sehr gut bei verstopfter Nase.
Bei einem Anfall sollte man den Menschen nach oben schauen

lassen. Dies lässt den Mensch ruhiger werden und besser atmen. Das scharfe Chiliöl, eingeatmet, löst die Verschleimungen auf.

Bei normalem Husten helfen sehr gut Zwiebelwickel oder Senfmehlwickel.

Zwiebelwickel: Die Zwiebeln schneiden und in Sonnenblumenöl in der Pfanne wärmen, bis sie glasig sind, aber nicht braun gebrannt. Einen Brustwickel machen (die Zwiebeln auf ein dünnes Tuch legen, ein Handtuch darüber legen und darüber noch ein Plastik, um das Bettzeug zu schützen, das Ganze so warm, wie der Mensch es vertragen kann, auf die Brust legen) und ca. zwei Stunden auf der Lunge belassen. Die Zwiebel enthält viel Naturpenicillin und viele Öle, die den Schleim lösen.

Senfmehlwickel: Ein ca. 50-60 cm breites Baumwolltuch mit Papiervlies (Küchenrolle) abdecken, in die mittlere Hälfte Senfmehl streuen und das Tuch von oben und unten je zu einem Viertel umschlagen. Das Tuch von den beiden anderen Seiten einrollen und mit heißem Wasser (ca. 60°C) gut anfeuchten. Das Tuch wird von der Mitte des Rückens beginnend abgerollt und um den Oberkörper des Menschen gewickelt. Im Bett liegt bereits ein großes Handtuch, das nach dem Zurücklegen des Menschen um den Oberkörper gerollt wird. Den Senfmehlwickel je nach Empfindlichkeit des Menschen drei bis maximal zehn Minuten auf der Brust belassen, die Brustwarzen vorher einfetten! Nach dem Wickel die Haut einölen und den Menschen warm eingepackt im Bett ruhen lassen.

Ein weiteres Rezept bei Husten: Eine geschnittene Zwiebel in Wasser kochen und abseihen, den Sud mit Honig süßen und trinken. Das hilft, den Husten zu lösen.

Zusammenfassend gesagt: Egal, ob es sich um ein allergisches Asthma handelt oder nicht, das wichtigste ist immer die Friedenserziehung. Wenn ein Mensch die Prädisposition nicht hat, dann

reagiert er auf bestimmte Pflanzen oder andere Stoffe (die sogenannten „Allergene") auch nicht allergisch.

Die Friedenserziehung besteht auch darin, dass man seine eigene Hartherzigkeit anschaut und sich genau Rechenschaft darüber
ablegt: „Wo handele ich noch hartherzig? Wo schiebe ich noch
den anderen die Schuld in die Schuhe? Wo benutze ich noch den
Satz: Die Anderen sind schuld?" Therapeuten und Angehörige
sollten ruhig einmal den Mut aufbringen und Asthma- und Lun-
genkranken sagen: „Schau einmal auf deine Haltung, auf deine
Gedanken, oder wie du mit den Menschen gedanklich und mit
Worten umgehst. Wie viele Menschen kritisierst du? Wenn dir
jemand solche Worte sagen würde, wie du sie denkst und
sprichst, wie würdest du dann reagieren? Schau einmal, wie
weichherzig deine Worte sind, sind sie denn das?" Weichherzig-
keit dem Menschen nahe zu bringen, befreit die Seele und lässt
die Familie, die mit diesem Menschen zu tun hat, aufatmen.

Für Asthmatiker, die dieses Kapitel lesen: Achten Sie einmal beim
nächsten Asthmaanfall darauf, welche Gedanken und Gefühle in
Ihnen hochkommen. Bearbeiten Sie auch die Gedanken, welche
anders sind, als Sie über sich von anderen gedacht haben wollen.
Und probieren Sie die Haltungen zu ändern, von denen Sie wissen, dass Sie so auch nicht hätten behandelt werden wollen.

Tuberkulose

Die Tuberkulose (Tbc), ist eine Krankheit, die immer dann auftritt, wenn in einem Land vorher Gewalt ausgeübt worden ist. Die letzte große Tuberkulosewelle gab es bei uns, als viele Menschen Hitler nacheiferten und seine Aktionen für gut befanden. Die Tuberkulose erinnert den Menschen daran, dass es wichtig ist, nicht mit dem Strom zu schwimmen und Ungerechtes durchgehen zu lassen, wogegen das Gewissen anschlägt, sondern lieber den Mut zu haben, aufzustehen und gegen die Ungerechtigkeiten anzugehen, wie Gandhi es tat. Er wurde ja auch einmal befragt, ob Hitler denn mit Gewaltlosigkeit zu begegnen wäre und seine Antwort lautete: „Nicht ohne Opfer bringen zu müssen, aber gibt es in diesem Krieg nicht auch genug Opfer?" Menschen, die aufstehen und sich gegen die Gewissenlosigkeit auflehnen, bekommen keine Tuberkulose. Nur die Menschen, die Kadavergehorsam ausgeübt hatten, also blind gehorcht hatten, bekamen Tbc.

Deswegen war Gandhi der Mensch während des zweiten Weltkrieges, der uns gezeigt hat, wie man nie Tbc bekommt. Gandhi sagte ja gerade, dass man das Unrecht mit aller Kraft sichtbar machen müsse. Das Gegenprogramm für Tbc lautet: „Habt den Mut, ein reines Gewissen zu behalten. Das ist besser als ein weiterführendes Leben mit anschließenden Belastungen führen zu müssen." Gandhi sagte dazu auch: „Sie können zwar meine Freiheit bekommen, vielleicht auch meinen Körper, aber nicht meinen Gehorsam!" Er wusste, worauf es ankommt: Der Gehorsam zieht einen in jene Ebene, in welcher der Gehorsamfordernde sich nach diesem Leben befindet. Bleibe ich also im Gehorsam zu Gott, gehe ich nach diesem Leben zu Ihm. Werde ich einem anderen gehorsam oder hörig, so binde ich mich an dessen Bewusstseinsstand und damit dessen Ebene, in die ich dann unweigerlich nach diesem Erdenleben hineinrutsche. So muss man Tbc-Menschen dazu bringen, dass sie aussprechen, was sie empfinden und als gerecht empfinden. Sie sollten keine Befehle, die sie empfangen, und die nicht im göttlichen Sinn sind, unbedacht ausführen. Sie haben nämlich alle einmal Befehle ausgeführt, die gewissenlos waren, oder gewissenlose Taten mitunterstützt. Wenn das den Menschen einmal klar wird, kann die Tbc ausheilen. Oft mag man sich fragen, wieso denn auch zu der besagten Zeit Kinder an Tuberkulose gestorben sind. Diese Kinder hatten oft eine noch tieferliegendere, aus früheren Inkarnationen resultierende Ursache in sich, die sie dazu bewogen hat, in der Zeit Hitlers zu inkarnieren, um dann zu beweisen, ob sie die Kraft haben, sich ihm und seinen Ansprüchen jetzt zu widersetzen. Waren sie im Innersten, in ihrer Seele, für seine Pläne, so hat die grassierende Tuberkulose sie oft mitgerafft, denn sonst hätte ja jeder weitere Tag auf der Erde eine verstärkte Belastung für sie bedeutet. So kam die Austragung schnell und verhinderte weitere Belastungen. Menschen, die in diesem Leben an Tuberkulose erkrankt waren und ausgeheilt wurden, erleben oft eine enorme gedankliche Umstellung. Sie werden zu sehr friedliebenden Menschen, die jeden belassen, wie er ist und die Großherzigkeit besitzen, jeden Menschen da abzuholen, wo er steht. Sie gehen über die Charakteränderung und die Wiedergutmachung, welches ja die Alternative zur Austragung ist.

Auch wenn man für seine Entscheidung, sich gegen den Kadavergehorsam aufzulehnen, das Risiko eingeht, sein Leben zu verlieren, so ist das immer noch besser, als hochbelastet in niedrigschwingende Seelenebenen einzugehen (siehe George Ritchie, „Rückkehr von Morgen", wo diese Seelenebenen beschrieben werden). Es ist immer unbequem, gegen den Strom zu schwimmen. Doch es ist der einzige Weg zurück ins Vaterhaus. **Man kommt nur zur Quelle, indem man gegen den Strom anschwimmt!** Und schlussendlich ist doch eine reine Seelenweste das, was uns bleibt, der Körper ist wie ein Kokon für den Schmetterling: Er bleibt liegen, wenn der Schmetterling ausgeschlüpft ist, aber der Schmetterling fliegt weiter.

Herz

Das Herz ist genau genommen, so wie wir sagen, das Zentrum der Herzlichkeit. Wenn die Herzlichkeit im Menschen gut ausgebildet ist, bewirkt sie, dass man nie Probleme mit dem Herzen bekommt. Das Herz repräsentiert den inneren Ernst, d.h. die Gewissenhaftigkeit. Ein absolut gesundes Herz erhält man auch dann, wenn man in jeder Minute seines Lebens auf die Innere Stimme zu hören gelernt hat (siehe auch den Abschnitt über die Innere Stimme und die Entdeckung des Hot Spot im Herzen des Menschen), denn die Innere Stimme leitet uns jederzeit so, dass wir immer in der Gottesherzlichkeit, die auch ruhig einmal Strenge und Liebe miteinander verbindet, handeln.

Wenn man die anderen Menschen sich entwickeln lässt, ihnen ihren Freiraum lässt, bleibt das Herz bis ins hohe Alter fit. Das Herz bekommt nur dann Probleme, wenn der Mensch möchte, dass der eigene Willen auch in anderen stattfindet, z.B. ein Vater überträgt seinen Berufswunsch vehement auf den Sohn. Ein solcher Vater ist prädestiniert für einen Herzinfarkt, denn er gestattet seinem Sohn nicht, sich selbst zu entpuppen entsprechend seinen Talenten und Anlagen. Er ist also nicht nur, wie als Problem im Magen beschrieben, derjenige, der dem Sohn vorschreibt, was er zu werden hat, sondern unterstützt dieses noch durch Strafen oder Ablehnung, wenn es nicht genau nach seinem Willen läuft, und reagiert dadurch hartherzig.

Frühe Herztode, die aufgrund von Herzfehlern, Herzinfarkten, verengten Herzkranzgefäßen usw. erfolgen, sind oft ein Zeichen dafür, dass der Mensch in seinem bisherigen Leben nichts in dieser Richtung dazu gelernt hat. Er würde in seinem Gedankengebäude bleiben und sich dadurch noch mehr belasten. Um dieses zu verhindern, tritt der frühe Tod ein.

Herzinfarkt

Wenn also Menschen mit Herzinfarkt im Krankenhaus liegen, oder die Gefahr für einen solchen besteht, kann man zuerst einmal schauen, ob die folgende Ursache zugrunde liegt, indem man ihn fragt: „Hast du einmal jemanden gezwungen, jemand zu sein oder etwas zu werden, was er gar nicht werden wollte? War das überhaupt der Lebensplan des jungen Menschen, diesen Beruf zu ergreifen, den du wolltest, dass er ihn ergreift?"

Oft wird dadurch ein ganzes Leben fehlgeleitet und manch einer kann dann sein Leben nicht mehr so leben, wie es seinem Inneren Impuls entspricht. Sollte so ein Fall nicht vorliegen, muss man den Menschen fragen, ob noch Hass auf einen Menschen vorliegt, der **ihn** eventuell fehlgeleitet hat. Dann muss man ihn dazu auffordern, seinem Vater oder Mutter oder der entsprechenden Person zu verzeihen, mit der inneren Einsicht: Denn sie wussten nicht, was sie tun. Meistens gibt es dann noch eine Möglichkeit, den Beruf zu wechseln, oder in seinem Beruf zufriedener zu werden.

Ein zweiter Grund für Herzinfarkt liegt in der Herzlosigkeit gegenüber seinen Mitmenschen. Wenn Lehrer in der Schule mit scharfen Worten auf die Schüler „schießen", oder sie als ihre Untergebenen ansehen, sind schon die Prädispositionen gelegt. Auch der Arzt, der seine Menschen nur als sogenannte „Fälle" betrachtet, ohne im Gegenüber den Menschen zu sehen, hat sich selbst zum künftigen Herzinfarktpatienten gemacht. So entsteht die sogenannte Managerkrankheit: Der Herzinfarkt entsteht nie durch zuviel Arbeit, denn viel Arbeit macht das Herz nicht krank. Das einzige, was das Herz krank macht, ist die Art und Weise, wie ich mit meinen Mitmenschen umgehe. Es gibt Menschen, die können bis Mitternacht fröhlich und gesund arbeiten und es macht ihnen überhaupt nichts aus. Und es gibt Menschen, die sind sieben Stunden tyrannisch und sind deshalb dauernd krank.

In den Durchlichtungsanalysen wurde dann oft aufgezeigt, dass in diesen Fällen die alten Herrscher oder Sklaventreiber inkarniert sind: Sie haben wieder die Möglichkeit, in einer ähnlichen Position Güte und Wohlwollen zu zeigen. Tun sie es nicht, so ist der Herzinfarkt für sie die unausweichliche Folge.

Dies ist also das Hauptproblem, das der Therapeut mit dem Menschen behandeln muss: „Wem oder was gegenüber handle ich herzlos? Sind meine Angestellten für mich nur Zahnrädchen innerhalb eines großen Getriebes oder behandele ich sie auch als Menschen?" Eine große Firma in Amerika, die Maisflocken herstellt, hat dieses Problem genau erkannt: Sie hat die Sprechfreiheit für alle Angestellten innerhalb der Firma an bestimmten Sprechtagen eingeführt. An diesen Sprechtagen, zu denen sich alle Mitarbeiter treffen, gilt das Wort der Putzfrau genauso viel wie das Wort des Chefs. Dadurch fühlten sich die Angestellten geachtet und wertgeschätzt und die Chefs und Manager konnten, neben den aufgezeigten Missständen, auch einiges an ihrem Verhalten ändern, was ihnen sonst unweigerlich den Herzinfarkt gebracht hätte: Geringschätzung der Angestellten. Sie lernten, dass auch manche Putzfrau durchaus in der Lage ist, klar und logisch zu denken und sich auch entsprechend auszudrücken, wenn sie darf (!), und damit auch entsprechend zum Gelingen des Betriebes beizutragen, auch Fehler und Unpässlichkeiten aufzudecken, die sonst irgendwann einmal zum Eklat geführt hätten. Heute sagt der Chef über diese Trefftage: „Hätten wir sie nicht eingeführt, dann wären ich und meine Firma schon längst den Bach hinunter gegangen." Seitdem ist auch die Krankheitsrate innerhalb der Firma enorm gesunken. Die Krankmelderate ist enorm zurückgegangen, weil sich jeder wieder geachtet und beachtet fühlt und dadurch auch gern zur Arbeit geht. Deswegen ist der Trend, wirklich Teamarbeit auszuführen und keine Minderwertigkeitsgefühle in den Mitarbeitern, egal welcher Berufssparte, aufkommen zu lassen, so vital für die Menschen, insbesondere für die, die auf der

Stufenleiter etwas „höher" stehen. Man muss sich immer wieder bewusst werden, dass es bei Gott keine Unterschiede gibt.

Ist nun ein Mann ein solcher Berufstyrann mit Herzinfarktprädisposition und legt er diese Degradierungsverhaltensweisen nicht ab, dann ist oft genug im fortgeschrittenen Alter die Frau die Leidtragende. Wenn so ein Manager oder Chef in Rente geht, hat er keine Mitarbeiter mehr zum Tyrannisieren. Dann lässt er es an seiner Frau aus. Deswegen sagen so viele Frauen: „Mir graust es schon vor der Zeit, wenn mein Mann in Rente geht." Diese Frauen müssen dann standhaft bleiben und mit ihrem Mann eine regelrechte Mitmenschlichkeitserziehung anfangen, damit das Verhalten des Mannes nicht ausufert und sie die Sklavin werden. Im dritten Lebensabschnitt ist es wichtig, dass man sich die Hausarbeit aufteilt, denn jeder muss in die Lage versetzt werden, den anderen bei auftretenden Gebrechen auch voll versorgen zu können.

Das ist für viele Männer ein großer Schritt, denn ein Leben lang sind sie nur bedient und umsorgt worden, und jetzt, im Alter, sollen sie mit anfassen müssen? Viele empfinden das Ausführen von Haushaltstätigkeiten als eine Demütigung, der sie schnell wieder entfliehen wollen - und werden dann oft dadurch wieder an sie herangeführt, dass das Schicksal ihnen ihre Frau „flachlegt", dass sie auf einmal nicht mehr kann und er dann zupacken muss. Doch bevor dies geschieht, kann man sich das Leben zum Schutze aller Herzen besser so einrichten, dass beide alles übernehmen können und ein schöner Lebensabend entsteht. Geteilte Arbeit – halbe Arbeit, sagt schon ein altes Sprichwort. Doch es gehört auch die Haltung dazu: Empfindet man Freude am Dasein des Nächsten, so wirkt die Freude wie eine doppelte Freude: Geteilte Freude, doppelte Freude, was auch stimmt, denn die Freude ist einer der größten „Herzensputzer" dieser Welt. Menschen, die Freude empfinden, bekommen seltener oder nie einen Herzinfarkt: Ihr Leben ist von innen durchsonnt und sie verstehen auch Mühsal und Schicksalsschläge im Lichte dieser Sonne zu sehen. Deswegen sollte sich jeder bemühen, seine mäkelnden und knurrenden Verhaltensweisen zu entsorgen und sich wieder zum freundlichen Mitmenschen zu gestalten. Es geht, und bringt viel Freude, auch für einen selbst!

Herzkranzgefäßverengung

Die Herzkranzgefäße zeigen, wie engherzig oder wie weitherzig jemand ist. Die Herzkranzgefäßverengung entsteht immer dann, wenn ein Mensch an seine Mitmenschen Erwartungen hegt und diese Erwartungen nicht erfüllt werden.

Dieser Mensch besteht aber innerlich auf der Erfüllung seiner Erwartungen und verengt sich dann, wenn trotz Bestehens diese Erfüllung ausbleibt. Sein Herz verhärtet zusehends und verengt sich bis zu dem Punkt, dass kaum noch ein Durchkommen des Blutes in den Herzkranzgefäßen möglich ist. Mental entsteht bei diesem Prozess ein Panzer um das Herz, der auch Herzverengung auslösen kann. Der Mensch wird im Laufe der Zeit kaltherzig.

Die Lösung für dieses Problem besteht darin, dass der Mensch sich fragen muss: „Wo handle ich noch kaltherzig? Wo denke ich in Scheuklappen? Wo muss ich mein Denken noch erweitern?" Bevor dieser Mensch einen Mitmenschen aufgrund seines Verhaltens kritisiert, sollte er sich fragen: „Wie hätte denn ich in dieser Situation gehandelt?" Diese Menschen müssen lernen, viel Verständnis für ihre Mitmenschen aufzubringen und die Sachen auch einmal aus der Warte der Anderen zu betrachten.

Mit dem Erweitern des Denkens erweitern sich auch die Herzkranzgefäße wieder und das Blut kann wieder fließen. Damit kommt auch die Liebe und das Verständnis zum Nächsten wieder in Schwung.

Das Motto für Menschen mit Herzkranzgefäßverengung sollte sein: „Leben und leben lassen."

Im Physischen gibt es für die Erweiterung der Herzkranzgefäße und verengten Venen ein Mittel: Coronar homocent. Es enthält Arnica, Viscum album und Cactus. Es reguliert die Durchblutung der Herzkranzgefäße und hilft bei Herzrhythmusstörungen

Herzfehler

Herzfehler beziehen sich ebenfalls auf Hartherzigkeit. Wenn wir also Kinder mit einem Herzfehler haben, so liegt immer ein Leben vor, in dem sie einmal sehr hartherzig gehandelt haben und welches sie jetzt durch den Herzfehler austragen möchten.

Je nachdem, wo der Herzfehler liegt, kann er verschiedene Ursachen haben. Einer der häufigsten Herzfehler bezieht sich auf die Beziehung zu den Mitmenschen: Es ist auch eine Form der Hartherzigkeit, wenn ein Mensch außer seinem Partner noch andere Geliebte unterhält und sich dadurch nicht für eine „Herzlichkeit" entscheiden kann. Dieser Mensch handelt gegenüber seinem wirklichen Partner herzlos, denn er sieht in dem Akt, mehrere PartnerInnen zu haben, nur sich selbst und seine Gelüste. Menschen, die in dieser Beziehung zweideutig handeln oder gehandelt haben, kommen oft mit einem Loch in der Herzscheidewand zur Welt. Statt dass das venöse Blut zuerst durch den Lungenkreislauf erneuert wird, fließt es direkt in die linke Herzhälfte und mischt sich dort mit dem arteriellen, sauerstoffangereicherten Blut und verdünnt dieses so, dass es nicht genug Sauerstoff an den Körper abgeben kann. Daher entstehen die zu frühen Erschöpfungszustände.

Wir hatten einmal eine Klientin mit einem Loch im Herzen, welche dieses Problem aufwies. Ich hielt sie dann an, ihre Partner um Vergebung zu bitten und musste dies in erster Linie über die Seelenkommunikation tun, da sie noch sehr klein war. Doch ihre Seele verstand mich, das Kind fing an zu weinen, bereute bitterlich. Die Mutter, die diesen Prozess verstand, betete mit der Seele des Kindes um Vergebung. Was geschah? Das Loch in der Herzscheidewand, welches vorher so groß war, dass man mit einem normalen Stethoskop das Rauschen des Blutes von einer Herzkammer zur anderen gut hören konnte und welches nach dem Ermessen der Mediziner hätte unbedingt operiert werden müssen, schloss sich, bis nur noch 0,8 mm offen waren. Der Kranz, der sich an frischem Gewebe um das Loch gebildet hatte, war auf dem Röntgenbild gut sichtbar und die Ärzte verstanden gar nicht, wie sich innerhalb so kurzer Zeit ein so starker Kranz frisch zugewachsener Herzwand bilden konnte. Die neu zugewachsene Herzwand war als heller Doppelkreis in dem Röntgenbild zu sehen. Das Ganze geschah innerhalb von drei Wochen zwischen der Ankündigung der Operation und dem Kontrollröntgen kurz vor der geplanten Operation

„Dieses Loch", meinten die Ärzte dann lakonisch, „brauchen wir auch nicht mehr zu operieren. Das wird sich von allein verwachsen." Warum bleiben manchmal so kleine Reste? Ist der Schöpfer nicht fähig, einen Menschen ganz zu heilen? Nun, das wäre Vermessenheit, so zu denken, aber der Vater hat eine ganz bestimmte Absicht dahinter: Es dient dem Schutz, dass der Mensch nicht wieder in den gleichen Fehler verfällt. Dieser junge Mensch muss im Laufe seines Lebens erst selbst beweisen, dass er durchgängig eindeutig handelt und die Liebe und Treue lebt. Erst dann wird der Rest der Herzscheidewand zuwachsen. So arbeitet das Gesetz von Ursache und Wirkung: Durch Gnade wird nach dem Bitten um Vergebung das Alte weitestgehend gelöscht. Aber der Mensch muss schon seine neue Standfestigkeit unter Beweis stellen: „Gehe hin und sündige fortan nicht mehr!", damit alles heilen kann.

Ein weiteres Faktum, aus dem im nächsten Leben ein Herzfehler entstehen kann, ist eine tyrannische Haltung gegenüber seinen

Untergebenen, auch gegenüber Hausangestellten, Mägden oder Bediensteten. Wie viele Hausangestellte wurden früher herumgescheucht, nichts war den Herrinnen gut genug, oft wurden sie verfolgt und geschlagen oder mundtot gemacht, bis sie sich nur noch duckten und nicht mehr wagten, sich auszudrücken. Dass diese Haltungen sich früher oder später im Herzen des Herrschsüchtigen ausdrücken müssen, ist eigentlich eine logische Folge.

Pericarditis

Eine Krankheit, die zwar nicht allzu oft vorkommt, die aber hier doch Erwähnung finden sollte, ist die Pericarditis. Sie soll deswegen Erwähnung finden, weil sie als unheilbar gilt, aber doch sehr leicht geheilt werden kann. Die Pericarditis hat als Ursache eine starke Auflehnung gegen den Willen Gottes, eine starke Auflehnung wider besseres Wissen gegen die Stimme des Herzens, die uns gemahnt hat, anders zu verfahren. Wenn man diese Ursache beseitigt und wieder auf die Herzensstimme hört, so greifen auch die Mittel, die sich als heilend für diese Krankheit erwiesen haben.

In einem konkreten Fall war das Heilmittel Rhabarber, und da diese Pflanze weder zu der Zeit in ausreichender Menge zur Verfügung stand noch frisch von unserer Klientin gegessen werden konnte, entschied sie sich für die homöopathische Lösung „Rheum". Sie testete jede Woche aus, welche Potenz sie von diesem Mittel brauchte und kam von ganz niedrigen Potenzen bis zu Hochpotenzen. Das Wasser (vorher 1,3 dl) in ihrem Herzen war am Ende ganz und gar verschwunden. Ihr Herz heilte dann so gut, dass es bei einer Routineuntersuchung den Aufschrei des Arztes hervorrief: „Herr Kollege, kommen Sie einmal, eine Patientin mit einundneunzig Jahren – und voller Herzton!" Das war ihm unbegreiflich, wie man mit 91 Jahren noch einen vollen Herzton haben konnte. Aber noch mehr fiel er ins Staunen, als die Patientin ihm offenbarte, dass sie ja bis anhin noch eine Pericarditis gehabt habe. „Unmöglich!" war die eindeutige Antwort beider Ärzte.

Sie zog das Gutachten eines bekannten Arztes in Deutschland heraus, der die Pericarditis eindeutig bestätigt hatte – und gegen diese Diagnose konnten nun beide Ärzte nichts einwenden. Sie erzählte ihnen dann die Heilung über „Rheum", welches, was Rhabarber eben kann, das gesamte Wasser aus dem Herzen geschleust hatte. Erstaunt blickten die zwei Ärzte sich an und mussten aber anerkennen, dass sie eindeutig geheilt worden war – der Herzton ließ keinen anderen Schluss zu! Wichtig ist allerdings, das betonte sie immer wieder, dass „Rheum" zum richtigen Zeitpunkt in der richtigen Potenz und Menge eingenommen werde, denn Homöopathie, in falscher Dosis oder falscher Potenz eingenommen ist manchmal eher schädlich als nützlich. So plädiert sie dafür, dass die Potenz und die Menge mindestens einmal wöchentlich ausgetestet werden müsse (Pendeln, Bioresonanz) – eher sogar noch öfter, wenn man spürt, dass sich eine laufende Verbesserung einstellt.

Herztransplantationen

Herzfehler entstehen auch dann, wenn viele Menschen durch die Schuld eines Menschen zu Tode gekommen sind. In diesem Falle trägt dieser Mensch oft ein atrophiertes (verkleinertes oder verkümmertes) Herz und wird oft für eine Herztransplantation vorgeschlagen. Der Denkfehler bei diesem Vorgehen ist jedoch, dass der Mensch sich karmisch dieses Herz ausgesucht hat und oft dementsprechend vorsichtig leben muss. Es ist gleichzeitig ein Schutz, damit er in seiner Lebensweise nicht wieder ausufert. Uns wurde folgender Fall über einen Menschen mitgeteilt, der sich aus einem karmischen Grunde ein verkleinertes und verkümmertes Herz ausgesucht hatte. Ihm wurde eine Herztransplantation vorgeschlagen, die im äußeren auch erfolgreich durchgeführt. Nun bemerkte er aber plötzlich Verhaltensweisen an sich, welche er vorher nicht hatte und aufgrund derer er sich am liebsten das Herz wieder herausgerissen hätte (siehe hierzu am Ende dieses Buches den Schluss des Kapitels Organtransplantation).

An diesem Beispiel sieht man zwei Dinge: Selbst die Auswahl des Zustandes der Organe zur Zeit der Geburt ist von der Seele selbst ausgesucht entsprechend ihres Karmas und es zeitigt sehr schwerwiegende Folgen, ein Organ mit anderen Programmen in einen solchen Körper zu verpflanzen. Nun, die Entscheidung obliegt jedem selbst, aber man sollte sich dessen bewusst sein, dass man die Organinformationen des Spenders mit übernimmt und mit denen zurechtkommen muss.

Unter Umständen kann man in dem so gewählten Leben mit der Herzverpflanzung diese Inkarnation gar nicht zur Austragung richtig gebrauchen und die eigentliche Austragung steht noch einmal in einem anderen Leben oder in den Seelenreichen an. Das bedeutet „Aufgeschoben ist nicht aufgehoben!", außer der Mensch schafft es, auch mit dem transplantierten Herzen auf irgendeine andere Art und Weise, z.B. durch Hinwendung zu Gott und durch Wiedergutmachung, unter Umständen in einem pflegenden Beruf, sein Karma aufzulösen. Dies ist aber nach einer Transplantation sehr viel schwieriger, da ja mit der Entnahme des eigenen Herzens die körpereigenen Informationen, die Erinnerungen an unsere Aufgaben, herausoperiert wurden.

Zusammenfassend möchte ich sagen, dass man sich sehr gut überlegen sollte, ob man sich das Organ, das den eigenen Lebensfunken trägt, wirklich transplantieren lassen möchte. Man übernimmt faktisch wirklich den Lebensfunken einer anderen Person und ist damit gar nicht mehr man selbst. Ich möchte niemandem die Entscheidung abnehmen, möchte aber auf alle Fakten, die damit in Zusammenhang stehen, aufmerksam machen.

Bluthochdruck

Bluthochdruck hat im Grunde eine ganz einfache Ursache. Menschen mit Bluthochdruck setzen sich oder andere zu sehr unter Druck. Der Bluthochdruckpatient muss sich überlegen: „In welcher Beziehung setze ich mich oder andere zu sehr unter Druck?" Oft sind es die ungeschriebenen Erwartungen, die man auf sich lasten spürt, die Mahlzeiten zur rechten Zeit fertig zu haben, ständig schön und repräsentativ zu sein, den Haushalt entsprechend der Toleranzschwelle des anderen ordentlich genug zu haben, genug Leistung zu erbringen und vieles mehr. Aus diesen drückenden Vorhaltungen sollte man sich schnellstens befreien, denn sie schaffen die Voraussetzung für Bluthochdruck. Es ist wichtig, sich so anzunehmen, wie man ist, denn dann ist man auch schön, auch wenn man im Laufe des Lebens vielleicht einige Kilogramm zugenommen hat. Man sollte lernen, in jedem Lebensabschnitt den eigenen Rhythmus zu beachten: Ab 50 muss man eben etwas mehr ruhen und kann nicht mehr so springen wie mit 36 oder jünger. Also wird der Lebensrhythmus bedächtiger, langsamer, aber qualitativ mindestens ebenso wertvoll. Auch „das bisschen Haushalt" macht sich eben nicht von allein, aber da in fortgeschrittenem Alter die Kinder meist schon aus dem Hause sind oder zumindestens in einem Alter, in dem sie ruhig zu gleichen Teilen mit zupacken können, ist es wichtig, auch dort etwas mehr Ruhe einkehren zu lassen und entsprechende Strategien zu entwickeln, die überflüssige Hausarbeit vermeiden hilft, wie zum Beispiel: „Schuhe aus an der Haustüre. Von da an gibt es Pantoffeln!" oder „Jeder verlässt die Küche so ordentlich, wie er sie vorgefunden hat!" Durch einfache Richtlinien, auf die man sich innerhalb einer Familie unter Nennung der neuen Gegebenheiten einigen sollte, wird oft viel Arbeit von den Schultern des meist sowieso überlasteten Bluthochdruckpatienten genommen und er kann es selbst einmal ruhiger angehen lassen. Nur muss er sich auch daran gewöhnen, den anderen so machen zu lassen, wie der es im Moment kann, und diesen nicht zu überfordern. Das ist nämlich oft ein Innerer Druck, den sich Bluthochdruckpatienten machen: „Ich allein kann es gut genug. Niemand anders macht es so gut wie ich. Also, bevor ich alles nachputze, mache ich es lieber selbst!" Diese Patienten müssen lernen, etwas toleranter mit dem Können der anderen umzugehen und sich zu sagen: "Kein Meister ist je vom Himmel gefallen. Auch ich habe einmal klein angefangen, es zu lernen. Warum sollte ich meinen Mitmenschen diese Lernzeit jetzt nicht auch lassen, auch wenn sie schon etwas älter sind?"

Auch übersteigertes Leistungsdenken kann zu Bluthochdruck führen. Oft ist es besser, ein Kind das machen zu lassen, wozu es sich hingezogen fühlt, als etwas zu fordern, was seinem Inneren gar nicht entspricht oder es zu sehr überfordert. Wenn es sich „um der Eltern willen" zu stark überfordert, entwickelt es ein Minderwertigkeitsgefühl, weil es befürchtet, es nicht zu schaffen.

Der Bluthochdruck hängt nicht allein vom Körpergewicht ab, denn es gibt viele Übergewichtige, die normalen oder niedrigen Blutdruck haben, und umgekehrt gibt es Unter- oder Normalgewichtige, die Bluthochdruck haben. Auch die Heilungen zeigen, dass hier eine andere Ursache vorliegt: Sobald der Druck aus dem Leben des Menschen entfernt wurde und er weder Druck ausübt noch auf sich ausüben lässt, gesundete der Bluthochdruck und der Mensch konnte mit einem normalen Blutdruck weiterleben. Nur ist es bei dieser Krankheit wie bei allen anderen auch: Sobald wieder die alte Haltung eingenommen wird, steigt der Blutdruck. Der Bluthochdruckmensch muss gelassener werden, mehr zulassen. Er sollte sein Leben harmonischer und rhythmischer gestalten.

Rezepte gegen Bluthochdruck:

Ein warmes Kräutervollbad entspannt den Körper und das Herz. Das beste natürliche Mittel gegen Bluthochdruck ist Knoblauch. Knoblauch erweitert die Blutgefäße und nimmt somit den Druck weg.

Blutniederdruck

Menschen mit niedrigem Blutdruck lassen zuviel Druck von anderen Menschen auf sich ausüben und haben sich auch oft selbst aufgegeben. Sie sind zu nachgiebig und machen alles um des lieben Friedens willen. Dies wird insbesondere kritisch, wenn der Blutdruck unter 100 mmHg fällt. Diese Menschen müssen sich überlegen, ob es nicht richtig wäre, sich aufzulehnen und zu sagen: „Stop! Bis hierher und nicht weiter". Oft fällt ihnen aber genau diese Haltung sehr schwer, weil sie die Tendenz haben, sich selbst aufzugeben und in den Hintergrund zu stellen, was im Grunde bedeutet, dass sie alle anderen einschließlich deren Ansprüche für wichtiger nehmen als sich selbst. Erst wenn sie sich selbst genauso ernst nehmen wie den Nächsten, sich auch dementsprechend durchsetzen und die anderen auch mal etwas allein gestalten lassen, statt sich für alles selbst verantwortlich zu fühlen, wird ihr Blutdruck wieder normal werden. Statt sich unterdrücken zu lassen, nachzugeben und allein den Abwasch von einer z.B. fünfköpfigen Familie zu machen, sollte eine Blutniederdruckmutter diesen nach getaner Zubereitungsarbeit ruhig ihrer Familie überlassen und in dieser Zeit lieber selbst einmal spazieren oder joggen gehen. In beiden Fällen, Bluthochdruck wie niedriger Blutdruck, besteht ein enormer Bedarf an Sauerstoff. Gerade bei niedrigem Blutdruck ist es sehr wichtig, aktiv zu werden, herauszugehen und auch soziale Kontakte zu pflegen.

Lymphstau

Die Lymphe durchzieht den gesamten Körper und wird meistens durch zu wenig Bewegung gestaut, bedingt durch zu viele sitzende Tätigkeiten: am Schreibtisch, beim Autofahren, Fernsehen oder vor dem Computer. Für die Gesunderhaltung des Lymphsystems ist es wichtig, sich genug Bewegung zu verschaffen. Ein gutes Hilfsmittel für solche Probleme ist, sich einen kleinen Hund anzuschaffen, wenn der Beruf das erlaubt. Zweimal am Tag muss man mindestens mit dem Hund spazieren gehen, egal welches Wetter draußen ist. Diese Bewegung bei jedem Wetter tut dem Körper gut und regt auch das Lymphsystem zur Weiterarbeit an. Gerade „schlechtes" Wetter ist oft das bessere, weil es ein Reizklima darstellt, welches uns einmal aus dem üblichen 23-Grad-Klima unserer Räume herausholt und durch Kältereize einen Handlungsreiz in die Lymphbahnen gibt.

Die zweite Ursache, geradezu Gift für die Lymphe, sind Milch und Milchprodukte. Diese verdicken die Lymphe. Wir Menschen können eigentlich überhaupt keine Milch verdauen, weil uns das Lab fehlt, welches im Körper der Kälber die Verdauung des Milcheiweißes übernimmt. Im gesamten Tierreich gilt, dass kein einziges ausgewachsenes Tier noch Muttermilch trinkt. Milcheiweiß ist ein starkes Allergen und die Fallzahlen der betroffenen Menschen steigen ständig. Alternativen zur Kuhmilch sind: Mandelmilch, angerührt aus weißem Mandelmus (hergestellt von Rapunzel oder Granovita), Reismilch (diese ist aber nicht so reichhaltig wie die Mandelmilch) und Sojamilch (gibt es in verschiedenen Geschmacksrichtungen, zum Teil mit Vanille oder mit Mandelmilch gemischt). Mittlerweile gibt es jetzt auch Hafermilch, sehr wohlschmeckend, und die Mandelmilch auch bereits fertig angerührt. Alle diese Milcharten können ebenso wie Kuhmilch in der Küche, zum Frühstück und zum Weißen des Tees oder Getreidekaffees eingesetzt werden. Auch Milchersatzprodukte gibt es in verschiedenen Variationen: es gibt Tofumozzarella, Sojasahne, Sojapuddings, Sojajoghurts. Die Palette solcher vollwertiger Produkte nimmt laufend zu, so dass niemand zu sagen braucht, dass es schwer sei, auf Kuhmilchprodukte zu verzichten. Der Verzicht wird um so leichter, je mehr sich der Körper regeneriert und der Mensch sich dadurch auch leichter und beweglicher fühlt.

Um Lymphstaus zu vermeiden, ist also nötig, sich so viel es geht zu bewegen. Hilfreich ist auch eine unterstützende Lymphbahnmassage. Dafür gibt es spezielle Massagebürsten, die sachte (ohne zu rubbeln) von den Fußspitzen über die Beine bis zum Oberkörper und von den Handspitzen bis zum Brustkorb gezogen werden. Dieses Lymphanregungssystem einmal täglich durchgeführt hilft auch, fehlende Bewegung teilweise zu ersetzen. Wichtig ist es, immer **zum** Herzen zu bürsten, nie in Gegenrichtung.

Ein sehr gutes physisches Heilmittel bei Lymphproblemen und auch bei offenen Beinen ist das Mittel Lymphomyosot der Firma Heel. Es bringt die Lymphe wieder in Schwung und hilft, Staubildungen zu vermeiden.

Lymphkrebs

Lymphkrebs entsteht, wenn der Körper zu stark verstrahlt ist. Bisher hatten wir Lymphkrebspatienten, die alle in der Nähe von stark ausstrahlenden Radartürmen, Fernsehtürmen oder militärischen Sendetürmen lebten. In einem Fall von Lymphkrebs sind alle drei Türme auf demselben Berg und strahlen unter anderem auf das darunter liegende Dorf. In diesem Dorf ist die Lymphkrebsrate sehr hoch, und in der Durchlichtungsanalyse war auch der zerstörerische Aspekt dieser Sendetürme zu sehen. In diesem Fall hilft keine weitergehende Therapie mehr, weil die zerstörerische Tätigkeit der Radar- und anderer Sendestrahlen nicht zu unterbinden ist. Selbst wenn man dort ein Haus besitzt, ist es für die Gesundheit und das Leben besser, in ein weniger verstrahltes Dorf zu ziehen, welches diese direkte Gefahrenquelle nicht bietet. Ein anderes Heilmittel war im Falle von Lymphkrebs nicht zu sehen.

Eine weitere seelische Ursache von Lymphkrebs entsteht durch Geschmacksverstärker. Dieser enthält stark krebsfördernde Mittel, die Schilddrüse und die Lymphe schwellen an, so dass man nach Genuss von Nahrungsmitteln mit Geschmacksverstärkern versetzt oft das Gefühl bekommt, es schnürt einem die Kehle zu.

Einmal hatte ich einen Fall von Lymphkrebs, bei dem das Problem der Abwertung der Mitmenschen vorlag. Auch da müssen wir schauen, ob Diskriminierung der Mitmenschen gepflegt wurde und daher das Zentrum der Geduld/Mitmenschlichkeit in Mitleidenschaft gezogen wurde.

Brustkrebs

Die allgemeinen seelischen Ursachen von Krebs sind in Band 2 dieses Buches ausführlich beschrieben.

Der Brustkrebs hat oft als seelische Ursache, dass man nicht den Mut aufbringt, die Kinder von sich seelisch abzunabeln. Man möchte sie am liebsten die ganze Zeit behalten. Nun meldet sich die Brust, weil sie nicht mehr emotional weiter ernähren möchte.

Bezeichnend war der Fall einer Klientin, die genau in dem Monat Brustkrebs bekam, in dem ihr Sohn anfing, in einer weit entfernten Stadt zu studieren, als es unmöglich war, ihn weiterhin täglich zu sehen. Bis dahin hatte er immer im Hause gelebt. Es war schwer, diese Mutter zum Loslassen ihres Sohnes zu bewegen. Die Gedanken, die sie sich um ihn machte und die Sorgen, die sie schürte, waren fast nicht zu überwinden. Dennoch war genau das die wichtige Voraussetzung für die Genesung, denn was nützen alle Sorgen, wenn sie schließlich nur zur Selbstzerstörung führen? Zwei Monate nach dem Auszug wurde schon Brustkrebs diagnostiziert. Es handelt sich hier also um Frauen, die ihre Kinder am liebsten noch mit zwanzig „stillen" würden. In diesem Fall verursacht die Trauer über das verlorene Kind Knoten in der Brust. Als sie dann verstanden hatte, was ihr seelisches Thema war, und daran gearbeitet hatte, wurde der Knoten nicht mehr größer und kapselte sich ein. So konnte er operativ entfernt werden, ohne dass die gesamte Brust entfernt werden musste.

Mütter, die sich endlos Sorgen machen, ob die Schwiegertochter denn nun auch gut genug für ihren Sohn ist, neigen ebenfalls zu Brustkrebs. Im Grunde wollen sie ihn ja noch selbst „weiterernähren" und trauen niemand anderem zu, diese verantwortungsvolle Aufgabe übernehmen zu können. Das ist auch der Grund, warum so viele Jungen so lange im „Hotel Mama" bleiben, wenn keine Schwiegertochter in spe für gut genug befunden wird und alle dadurch sich wieder zurückziehen, ehe dass sie einen lebenslangen Eifersuchtskampf gegen die Schwiegermutter auf sich nehmen.

Wenn die Mutter dann gelernt und akzeptiert hat, dass der Sohn mit seiner Frau ein eigenständiges Leben im eigenen, neuen Nest führt, dann ist die Prädisposition für den Brustkrebs nicht mehr gegeben. Die Mutter sollte sich sagen: „Die zwei sind versorgt, sie haben jetzt ihr eigenes Nest. Jetzt bin ich wieder für mich selbst (und gegebenenfalls für meinen Mann) da, ich tue etwas für meine Fitness, ich baue meinen Körper auf, jetzt werde ich kreativ, jetzt fange ich meinen zweiten Lebensabschnitt an".

Kurioserweise entstehen diese Probleme vor allem in Bezug zu den Söhnen. Anscheinend sind Mütter eher in der Lage, ihren Töchtern zuzutrauen, dass sie ihr Leben selbst meistern, weil ja auch sie ihr Leben gemeistert haben. Noch nie war in einer Durchlichtungsanalyse zu sehen, dass Brustkrebs aus dem Überbehüten einer Tochter entstanden war, was aber nicht ausschließt, dass dies auch der Fall sein könnte.

Unterstützend wirken auch hier sanfte Bürstenmassagen, die den Lymphfluss wieder anregen, und das Gefühl, ich bin wieder für mich da oder gegebenenfalls auch für andere Menschen, die meine Hilfe jetzt gebrauchen könnten. Damit ist die Grundvoraussetzung für Brustkrebs nicht mehr gegeben.

Bei Frauen, die keine Kinder haben und trotzdem Brustkrebs bekommen, haben wir oft den Fall, dass es Frauen sind, die in einer vorherigen Inkarnation so bindend waren, dass in diesem Leben keine Seele kommen wollte. Dieses Karma kommt jetzt über den Krebs zum Ausfließen.

In anderen Fällen kann es auch einen physischen Grund dafür geben, z.B. überhöhte Gaben von Hormonen. Wichtig ist, dass betroffene Frauen überlegen: „Was kann ich tun, damit ich mich nicht mehr so krankhaft um das Kind / die Kinder sorge?" Nun, darauf gibt es eine einfache Antwort: Jedes Kind kommt mit einem

Beschützer auf die Welt. Wichtig ist es, das Urvertrauen zurückzugewinnen. Man kann zwar selbst tun, was man tun kann, die eigene Verantwortung sollte nicht ignoriert werden. Aber auch das Kind sollte dem Schöpfer übergeben werden. Es ist wichtig zu sagen: „Sorge Du bitte für es in den Situationen, in denen ich nichts mehr tun kann." Dieses Gebet befreit aus dem sich sonst immer enger schließenden Kreis der sorgenvollen Haltung und lässt Mutter und Kind zur Ruhe kommen und wachsen.

Ein wenig hat der Brustkrebs auch damit zu tun, dass sich manche Frauen nicht mehr selbst lieben und akzeptieren können, weil sie sich unattraktiv finden oder ihr Mann sie nicht mehr schön findet. Das Gefühl, abgelehnt zu werden und die daraus entstehende Selbstzernagung können ebenfalls zu Brustkrebs führen. Das beste Gegenmittel dazu ist das Gefühl: Der Vater liebt mich, wie ich bin. Warum sollte ich mich dann selbst ablehnen? Spürt man einmal die unendlich große Liebe des Vaters, so wird man Seinem Kind, das man selbst ja auch ist, keinen Schaden antun. Also wird man selbst dieses Kind „heile nach Hause bringen!" Diesen Satz habe ich so oft in der Therapie gebraucht: „Schau zu, dass Du Dein Inneres Kind heile nach Hause bringst, wieder zurück zum Vater. Dazu gehört, dass man es weder anfeindet noch mit Suchtmitteln verseucht und abhängig macht, sondern es rein, sauber und geliebt dem Vater eines Tages wieder übergeben kann.

Hilfreich bei jeder Art von Krebs ist eine liebevolle Beziehung mit seinem Partner bis ins hohe Alter hinein. Liebe baut die Zellen wieder auf. Auch manchem Partner sollte hier gesagt werden, dass er mit fünfzig ja auch nicht mehr aussieht wie mit zwanzig, und dass manches junge Mädchen sich ihm nur um des (finanziellen) Verwöhnens Willen hingeben würde und ihn nach abgeschlossener Beziehung fallen lassen würde. Wie oft hat dieser „zweite Frühling" schon Unstimmigkeiten in einer bis dahin guten Partnerschaft hervorgerufen! Schöner wäre es, nach all den Jahren der Mühe einmal seine eigene Frau zu verwöhnen, und ihr damit ein Dankeschön für die vielen Jahre von Familienpflege und Kindererziehung zu zollen. Sie hat es nämlich wirklich verdient und lässt sich bestimmt auch gern einmal verwöhnen. Die jungen Mädchen von heute werden mit fünfzig auch nicht anders aussehen als die eigene Frau. Und schaut „er" auch einmal kritisch in den Spiegel, so wird er vielleicht feststellen, dass die Spuren des Alterns an seinem Körper auch nicht vorbeigegangen sind und sich hier und da eine Erschlaffung zeigt, wobei er ja noch nicht einmal die Mühen des Gebärens und Stillens auf sich nehmen musste. Siehe auch das Kapitel: Die Ehefrau – eine Göttin: In dieser Geschichte wird so deutlich, wie wichtig die Hinwendung und die Liebe bis ins hohe Alter ist!

Tasten - Hellfühlen

Das Helltasten oder Hellfühlen gehört zu den Händen, und diese Fähigkeit erwirbt man, wenn man das vierte Zentrum gereinigt hat. Wir können dann zum Beispiel mit den Händen Blockaden im Körper ertasten oder auch die Aura eines Menschen erspüren.

Das Hellfühlen ist ein der ersten hellen Fähigkeiten, die sich öffnet. Sie lässt uns erspüren, wo Wasseradern fließen. Dort zieht es die Kraft aus den Händen ganz stark in den Boden. Sie lässt uns spüren, wo Störungen und Störfelder liegen. Dort wird die Hand von etwas wie einer Zick-Zack-Schwingung erfasst. Und erst dort, wo die Hand wieder eine gleichmäßig fließende Gottesenergie wahrnimmt, sollte zum Beispiel das Bett oder der Schreibtischstuhl stehen, die Orte an denen man länger verweilt.

Das Hellfühlen gibt uns ebenfalls die Fähigkeit zu erfassen, wo Löcher in der Aura unseres Nächsten sind. Tasten wir das Feld rund um den Körper des Nächsten ab, so werden wir fühlen, dass es Stellen gibt, die nach außen strömen. Diese Stellen sind intakt. Kommt die hellfühlende Hand an Stellen, die kein Strömen zeigen oder gar nach innen ziehen, so liegt ein Fehler in dem dahinterliegenden Organ vor. Der Mensch muss also schauen, dass er das dazugehörige Organ nach den seelischen Ursachen untersucht. Oft ist ein solches Manko schon zu spüren, wenn das Organ medizinisch noch nicht erkrankt ist, die seelische Ursache aber schon wirkt und das Organ langsam angreifen würde. So weit muss man es aber nicht kommen lassen. Dieses Abtasten der Aura lernen wir auch in den Grundseminaren „Heilung von der Seele her" bzw. „Seelische Ursachen von Krankheiten".

Alle fünf hellen Sinne (siehe die folgenden Kapitel) zusammen angewendet ergeben dann ein optimales Ergebnis. Idealerweise sollte ein Therapeut solche Fähigkeiten besitzen. Es lohnt sich also, diese Fähigkeiten in sich zu entwickeln, aber bitte unter Gottes Schutz und Führung!

5. Zentrum: Thema Geduld

- Das fünfte Zentrum entspricht Gottes Geduld.

- Das fünfte Zentrum entspricht dem 5. Chakra mit der Farbe perlmutt-weiß.

- Der im Körper dazugehörige Bereich: Schilddrüse, Tonsillen (Mandeln), Nacken, Kehle (Sprache), Hals.

Schilddrüse

Die Schilddrüse ist für das Thema Geduld zuständig. Ist die Geduld ausgeglichen, wird also weder zuviel noch zuwenig Geduld ausgeübt, so arbeitet die Schilddrüse normal. Geduld üben ist nicht gleichzusetzen mit Nachgeben. Es bedeutet geduldig zu warten, bis etwas kommt oder etwas erledigt wird. Ein Spruch, der die richtige Einstellung von Geduld schön beschreibt, ist: „Gras wächst nicht schneller, wenn man daran zieht".

Ist der Mensch ungeduldig, so bekommt er eine Überfunktion der Schilddrüse. Er wird hektisch, lässt sich leicht aus der Ruhe bringen, flitzt immer umher, um alle zufrieden zu stellen. Ein solcher Mensch hechtet allem hinterher und meint, allen sagen zu müssen, was sie tun sollen. Bei Ungeduld mit Kindern entsteht oft ein Druck im Hals, das bedeutet, die Schilddrüse schwillt an. Hier muss sich der Betreffende sofort fragen: „Wobei war ich ungeduldig?" Arbeitet er dann sofort an dem Thema und sagt sich: „Stop, ich muss geduldiger werden mit dem Kind, denn sonst setzt mir das Kind Widerstände. Ich muss zurückgehen in die Gelassenheit, dann erst wird das Kind folgen." Nun kann sich die Situation beruhigen, der Erziehende wird wieder gelassener und das Kind fängt an zu denken, statt nur Widerstände zu setzen.

Dasselbe gilt auch für den Umgang im Berufsleben. Besser ist es, mal etwas „abtropfen zu lassen" (eine „geistige Öljacke" anzuziehen) zu denken „Das wird sich schon lösen", als Öl ins Feuer zu gießen. Denn sonst brennt nachher beides: Ich, der Ungeduldige, und mein Gegenüber. Weiß man, dass man von seiner Anlage her eher ein ungeduldiger Typ ist, so ist es wichtig, sich zurückzunehmen und das Thema erst einmal eine Nacht in Ruhe zu überschlafen. In der meditativen Ruhe entsteht dann oft eine Lösung, die sich vielleicht zuerst als Gedanke, als Idee, als Plan zunächst im Kopf formt und allmählich äußerlich Form annimmt. Dasselbe gilt auch für übereilte Bemerkungen. Statt mit einer Bemerkung etwas zu zerschlagen, sollte man sie vielleicht noch ruhen lassen und, wie ein Indianer, sagen „Ich gebe dir morgen Antwort darauf", wenn man sich nicht 100%ig sicher ist, dass die gedachte Antwort „aus dem Himmel" kommt. Die himmlischen Antworten, aus dem Inneren Wort gegeben, haben alle dasselbe Charakteristikum: Sie verletzen nie, treffen den Sinn der Sache, geben immer eine konstruktive Antwort, nie eine destruktive; sie geben etwas, worauf der Empfänger durch eigenes Nachdenken weiter aufbauen kann.

Lässt man sich eine Nacht Zeit, so kann man die Antwort in Ruhe noch einmal überdenken. Man sollte die Situation, beide Seiten, von höherer Warte betrachten um dann zu einer Lösung zu kommen. Welchen Anteil hat man selbst, was muss man bei sich ändern, und was möchte man dem anderen antworten, das diesem wirklich weiterhilft, ohne ihn zu verletzen. In der Abendmeditation erhält man dann, wenn man sich ehrlich öffnet und alle Möglichkeiten zulässt, meistens auch die richtige Antwort, oft sogar bekommt man sie innerlich zu hören. Dazu ein ganz aktuelles Beispiel: Ich verlor einen Schlüssel und mein Mann wurde sehr ungeduldig und über Stunden ungenießbar. Ich zog mich in meine „geistige Öljacke" zurück und dachte nur, dass es nach einem so arbeitsreichen Tag keinen Zweck hätte, in der Dunkelheit lange nach dem Schlüssel zu suchen. Ich bat an dem Abend um eine passende Antwort für meinen Mann, die ihm zwar weiterhelfen, ihn aber nicht verletzen oder herabmindern sollte. Ein leichter „Hexenschuss" war die Folge für sein verurteilendes Denken, was er auch sofort tief begriff. Am nächsten Tag entschuldigte er sich schon für das Theater, das er zu so später Stunde noch gemacht hatte. Der Schlüssel wurde am Morgen im Gras gefunden, er war nur in der Dunkelheit trotz Taschenlampe nicht zu sehen gewesen. Auf einmal kam aber als Lehre aus dem Himmel für ihn der Satz: „Kein Schlüssel dieser Erde ist so wertvoll, als dass man für ihn die Liebe seines Partners für mehrere Stunden zerstört!" Dieser Satz saß: Er sah wieder die Relation zwischen dem Schlüssel einerseits und der durch Streit getrübten Liebe und nur schlecht genutzten Zeit andererseits!

Die Schilddrüse ist mit dem Hormonsystem verbunden und kann somit die Milz, Bauchspeicheldrüse und den Wurmfortsatz („Blinddarm") mit reizen. Daher sind die Menschen mit Schilddrüsenüberfunktion meistens auch schnell an diesen Organen betroffen. Durch Überreizung arbeiten diese Organe auf Hochtouren und es passiert folgendes: Die Menschen nehmen an Körpergewicht ab und können keine Minute still sitzen. In einem schweren Fall hatte unsere Klientin regelrechte Schwindelanfälle bekommen und sich nur noch unter großen Schwierigkeiten allein im Haushalt bewegen können ohne umzufallen.

Physisch helfen bei Schilddrüsenüberfunktion die Algen, und zwar die Süßwasseralgen vom Klamath Lake, Blue Manna genannt. Sie sind zwar etwas teurer, aber sie schützen die Schilddrüse und machen den Menschen auch physisch ruhiger. Dadurch erspart man sich teure Medikamente mit einem Haufen Nebenwirkungen.

Wenn ein Mensch zu nachgiebig ist, also alles um des lieben Friedens Willen durchgehen lässt, so bekommt er eine Schilddrüsenunterfunktion. Geduld bedeutet ja nicht, dass man etwas nicht ausdrücken soll, sondern dass man dem anderen Zeit geben muss, das Beanstandete zu ändern. Man muss schon das Unrechte sichtbar machen und in Liebe ausdrücken, was es zu sagen gilt. Wenn man zu nachgiebig ist, kann das dem anderen eher schaden, weil er sich seiner egozentrischen Haltungen nicht bewusst wird. Schilddrüsenunterfunktion finden wir oft bei zu nachgiebigen Müttern, die ihren Kindern oder ihrem Mann alles recht machen wollen, aber selbst sehr darunter leiden.

Bei Unterfunktion gibt die Schilddrüse nicht mehr genügend Impulse an den Organismus ab. Die Schilddrüse wird auch die Peitsche des Organismus genannt. Fehlt die genügende Anregung, läuft unter anderem die Verdauung langsamer ab und der Mensch nimmt an Körpergewicht zu. Gleichzeitig wird er immer träger und kann sich bald zu nichts mehr aufraffen.

Immer wieder fragen Menschen, insbesondere Frauen, warum sie zunehmen, obwohl sie doch wirklich nicht mehr essen als früher, sondern im Gegenteil ihre Nahrungsaufnahme sogar schon auf gesunde und vollwertige Kost umgestellt haben. Meistens frage ich dann zuerst nach, wie nachgiebig sie sind und ob sie sich alles aufbürden, was die übrigen Mitglieder des Haushalts gern auf ihre Schultern legen. Meist kommt dann schon ein ergebenes „Ja, was soll ich denn sonst machen? Sonst gibt's doch nur Streit!" Streitvermeidung ist aber schon der Ansatz zur Schilddrüsenunterfunktion, weil einfach zu viel auf den Schultern lastet und derjenige dann das Risiko trägt, bald unter der Last zusammenzubrechen, was auch mit schöner Regelmäßigkeit geschieht. Besser ist es, einmal richtig seinen Standpunkt und seine Möglichkeiten klarzustellen, eine gemeinsame Lösung für die gerechte Aufteilung der Pflichten zu finden und bei der Umsetzung auch durchzuhalten. Bei Menschen, die dieses schaffen, normalisiert sich die Schilddrüsenfunktion wieder, sie werden wieder standfester, durchhaltefreudiger und haben damit ihren Mitmenschen auch die nötige Lektion gegeben: „Überlaste nie deinen Nächsten, denn sonst bist du eines Tages selbst der Leidtragende." Halten sie ihre Standfestigkeit für eine längere Zeit durch – am besten für immer – so reguliert sich ihr Körpergewicht auch wieder, denn die unterdrückten Tränen, die ja mit der Nachgiebigkeit Hand in Hand gehen und auf die Schilddrüse drücken, sowie dieses lähmende Gefühl, nichts ausrichten und ändern zu können, sind nun nicht nichts ausrichten und ändern zu können, sind nun nicht mehr nötig. So kann der Körper in Freude und Vitalität abwerfen, was ihm zuviel wird.

Ein gutes Mittel für die Schilddrüse in Unterfunktion ist das Algenpräparat Fucus Vesiculosus. Es liefert dem Körper Naturjod aus dem Meer, es ist die Urtinktur aus dem Extrakt der Kelp-Alge.

Ein Kropf entsteht oft durch üble Nachrede, die entweder in diesem oder in einem früheren Leben verübt wurde. Der Leitsatz für Menschen, die an einem Kropf leiden, heißt: „Über wen habe ich nicht so gesprochen oder gedacht, wie ich es gerne hätte, dass über mich gedacht oder gesprochen wird?" In Bayern gab es eine Zeit lang sehr viele Kröpfe. Man brauchte nur den Leuten zuzuhören, und man wusste, woher diese Krankheit kam. Jeder schimpfte über die anderen und das ging sogar bis in die bekannten Komödien hinein. Ein Kropf hat also **nichts mit Jodmangel** zu tun. Erst, wenn das Gedachte und Gesprochene wieder so ist, dass jeder nur das sagt und denkt, was er über sich auch gern hören möchte, kann die Kropfbildung in einem ganzen Volke nachlassen.

Man nahm an, dass man durch das jodierte Salz eine Patentlösung für die Kropfbildung gefunden hätte, doch das jodierte Salz ist für die Schilddrüse schädlich.

Folgende Information zeigt auf, was es mit dem Salz, welches mit Jod angereichert wurde, auf sich hat:

Jodiertes Salz – ein Gesundheitsrisiko!

Es gibt keine Volkskrankheit Jodmangel![1]

Jodide sind Verbindungen des chemischen Elements Jod (Halogen) mit Metallen und Nichtmetallen. Bekannte Jodide sind Silber-, Natrium- und Kaliumjodid. Jod bzw. dessen Dämpfe und Lösungen erzeugen akute Vergiftungen. Nach mehrfacher Desinfektion mit Jod, z.B. Jodtinktur, kann eine tödliche Jodvergiftung entstehen, da freies Jod über die Haut/Schleimhaut leicht in die Blutbahn gelangt.

Der Toxikologe, Prof. Dr. Louis Lewin, berichtete bereits 1929: „Der dauernde Gebrauch von Halkajod, dem jodhaltigen Siedespeisesalz, an Stelle des gewöhnlichen Speisesalzes, rief wiederholt bei Strumösen (Kropfbildung) schwere Vergiftung hervor: hohe Pulszahl, vasomotorische Erregbarkeit, Schweißausbruch, Tremor, psychische Labilität, Glykosurie, Albuminurie, Azetonurie, Verminderung der Zahl der roten Blutkörperchen."

Bereits bei homöopathischer Dosierung, z.B. Jodum D4 - D6 (D4 = Verdünnung 1 : 10.000, D6 = 1 : 1.000.000), lassen sich bei jodempfindlichen Personen deutliche Jodvergiftungserscheinungen nachweisen. Bekannt ist zum Beispiel der Jod-Basedow. Es ist daher unverantwortlich, dass bereits seit 1990 dem fabrikatorisch hergestellten Fertigbrei für Kleinkinder Jodid zugefügt wird.

Durch dauernde Verabreichung von jodiertem Salz entstehen nachweislich gesundheitliche Schäden.

Seit Beginn des Jahres 1994 ist ein sogenanntes Kombinationssalz auf dem Markt, das mit 250 mg Fluorid und 15 bis 25 mg Jo-

---

[1] Information der GGB, Gesellschaft für Gesundheitsberatung e.V., Taunusblick 1, 56112 Lahnstein/Rhein. Lesen Sie dazu auch Dr. M.O. Bruker und Ilse Gutjahr: „Störungen der Schilddrüse", emu Verlag

did pro Kilogramm Salz angereichert wird. „Weil die Trinkwasserfluoridierung nicht durchsetzbar war, ist die Fluor-Lobby nun mit der nächsten Alibi-Aktion ‚Salzfluoridierung' zur Hintertüre hereingekommen" (Rudolf Ziegelbecker, Statistiker, Graz).

Im Arbeitskreis Jodmangel sitzen ebenfalls Nuklearmediziner, die die Interessen der Atomindustrie vertreten. Dies wird verschwiegen. Die radioaktive Substanz Jod 131, die neben 1200 anderen radioaktiven Isotopen durch Atomkernspaltung in Atomkraftwerken erzeugt wird, ruft vorwiegend Schäden an der Schilddrüse hervor. Jetzt meint man, mit jodiertem Salz diesen Schäden vorbeugen zu können. Jodiertes Salz ist nicht in der Lage, diese komplexen Schäden zu verhindern.

Wehren Sie sich gegen diese Zwangsmaßnahmen. Beschweren Sie sich bei Gesundheitsminister Seehofer (damals, heute beim heutigen Gesundheitsminister) über diese Zwangsmedikation, der Sie sich nicht entziehen können, da Bäcker, Fleischer [Anm.: da kann man natürlich auf den Bioladen ausweichen, dort Brot holen und kein Fleisch essen, welches ja ebenfalls gesundheitsschädlich (für Körper und Seele) ist] und die Gastronomie jodiertes Salz einsetzen. Kaufen Sie nur Salz, das nicht jodiert und nicht fluoridiert ist.

Tonsillen (Mandeln)

Die Mandeln gehören zum Immunsystem. Sie tragen das Thema in sich: Wie denke und rede ich über andere?

Kinder, die häufig Mandelentzündungen haben, haben mit diesem Thema in jenem Leben, welches sie sich zur Abtragung mitbringen, Missbrauch getrieben. In diesem Leben wiederholt sich das oft: Ihre Unzufriedenheit mit den Mitmenschen drückt sich darin aus, dass sie schon im Kindergartenalter ziemlich heftig über ihre Kameraden reden. Man kann sich vorstellen, in welchem Ausmaß sie als Erwachsene in einem vorherigen Leben in dieser Art gehandelt haben, wenn es jetzt schon im Kindesalter in solchem Maße weitergeht. Diese Anschuldigungen und Verurteilungen („alle sind blöd und doof und ich bin für alle viel zu gut...") fliegen dann wie ein Bumerang auf das Kind zurück und verursachen Schwächen im Immunsystem, die sich in erster Linie in den Mandeln niederschlagen. Ziel der Erziehung dieser „Mandelentzündungskinder" ist, ihnen klarzumachen, dass kein anderer Mensch minderwertig ist. Die meisten Kinder reagieren sehr positiv auf positive Anerkennung. Wenn das „Mandelentzündungskind" seine Mitschüler in ihrem individuellen Sosein anerkennt und gerne hat, so wird sich auch bald sein Immunsystem stärken und es wird die Anerkennung als positives Feedback auch bei sich selbst spüren. Damit lassen dann auch die Mandelentzündungen nach und es gesundet von innen.

Für das weitere Leben – denn Mandelentzündungen entstehen ja nicht nur im Kindesalter – gilt dann der Leitsatz: „Was ich nicht über mich gedacht haben will, das sollte ich über andere auch nicht denken!" So korrigiert man laufend seine eigenen Gedanken, man wird aufmerksamer für das, was die Menschen wirklich mitbringen und sieht hinter mancher, äußerlich rauhen Bürste schließlich auch die positiven Seiten. Bleibt man in seiner abwertenden und überkritischen Haltung, so werden sich die Mandeln immer wieder melden, bis der Mensch seine Haltung erkennt und ändert. Ändert er sie nicht, so wird in der Folge der Blinddarm und später auch die Milz befallen, so dass Stück für Stück das Immunsystem zerstört wird. Das Immunsystem kann durch sehr viel frische Nahrung, sowie durch gute Gedanken und Worte wieder aufgebaut werden.

Das zweite, welches die Mandeln sehr stark belastet, ist eine chronische Trauer, die man aber nicht bereit ist zu lösen. Hier muss die Ursache für die Trauer gefunden und bearbeitet werden. Oft geht es um den Verlust eines geliebten Menschen, den man nicht loslassen will. Manchmal ist die Trauer auch undefiniert, sie äußert sich durch das Gefühl, im allgemeinen abgelehnt zu werden. Diese Art der Trauer kann allerdings auch ein Bumerang zu vorhergegangener üblen Nachrede sein. In der Durchlichtungsanalyse wird im allgemeinen klar, warum die Mandeln befallen sind, weil sich dabei das Trauerbild deutlich zeigt.

Im Physischen hilft bei Mandelentzündung Angocin, eine Mischung aus Kapuzinerkresse und Meerrettich, in Apotheken erhältlich. Ist Kapuzinerkresse frisch erhältlich, so kaue man jeden Tag ein Blatt und nehme eine Blüte, zum Beispiel zum Salat. Die Blüten schmecken etwas feiner als die Blätter, die Blätter schmecken wie Radieschen. Sie enthalten sehr viele Stoffe, die wie Penicillin wirken, ohne aber dessen Nebenwirkungen zu haben, und die Blätter sind auch ohne Schwierigkeiten für Penicillinallergiker verwendbar.

Kehle

Das Thema der Kehle ist, dass man die Wahrheit aussprechen muss. Dabei kommt es natürlich auf die Art und Weise an, wie man die Wahrheit ausspricht, bzw. „an den Mann/an die Frau" bringt.

Ein Mensch hatte in einer früheren Inkarnation den Auftrag, sich mit Moses zusammen um die Aufdeckung der Ungerechtigkeiten und Grausamkeiten unter Ramses zu bemühen. Aus Angst, dem Pharao zu missfallen und eventuell Repressionen auf sich nehmen zu müssen, die ja damals leicht bis zum Tode führen konnten, hat er geschwiegen und den Ungerechtigkeiten tatenlos zugeschaut. Doch wie man bei Moses sieht: Selbst, wenn der Mensch zittert, so wird er doch von Gott geschützt, wenn es darum geht, eine Nachricht göttlicher Art auszusprechen. Unter demselben Schutz stand auch Gandhi: Auch er hat nicht geschwiegen und konnte bis ins hohe Alter seine Aufgabe erfüllen. Unser Mensch hatte damals zu den Ungerechtigkeiten geschwiegen und deswegen hat er noch heute Mühe, sich laut und deutlich auszudrücken. Seine Kehle ist oft belegt und kitzelt, doch wenn er merkt, dass das, was er ausdrücken will, gut und göttlich ist, so wird sie frei und klar. Ganz prägnant erging es ihm beim Singen. In jungen Jahren hat er, wie so mancher junge Mensch, versucht Poplieder nachzusingen. Doch sie blieben ihm im wahrsten Sinne des Wortes in der Kehle stecken. Kratzen und Husten begann jedes Mal, wenn er wieder ein Lied anfangen wollte zu singen. Erst als er anfing Lieder zu singen, die von Christus, Gottes Liebe und dem göttlichen Schutz erzählen, wurde seine Singstimme frei und stellte sich als sehr schön heraus.

Es passiert auch oft, dass sich bei Menschen, die die Unwahrheit sagen oder übertreiben, die Stimme plötzlich verändert. Sie wird zittrig, krächzend oder es verändert sich die Tonlage. Geschulte

Menschen hören dann die Misstöne heraus und wissen, dass das, was der Mensch jetzt gerade sagt, nicht mehr stimmt.

Ist der Mensch aber ganz auf den Schöpfer ausgerichtet, so entsteht das helle Sprechen:

Wenn der Mensch bereit ist, Gottes Willen auszusprechen, und das Fünfte Zentrum frei ist, dann kommen oft Sätze aus dem Mund, bei denen er sich selbst fragt: „ Wie komme ich dazu, so etwas zu sagen? Ich kann das doch gar nicht wissen?" Und dennoch war dieser Satz genau der richtige, der dem Gegenüber weiterhalf. Die Erklärung ist einfach: Die Herzensstimme, die aus dem Christuszentrum im Herzen aufsteigt, erreicht auch die Kehle. So spricht der Mensch, der gutwillig ist, einfach das aus, was ihm die Herzensstimme in den Mund legt, ohne genau zu wissen oder zu reflektieren, warum. Meist kommt eine solche Aussage auch so überraschend, dass der Sprecher selbst über den Inhalt der Botschaft überrascht ist. Dieses helle Sprechen zu kultivieren hilft vielen Menschen, insbesondere Therapeuten auch sehr, weil sie ihre Mitmenschen so wirklich aus dem Inneren beraten können. Viele Therapeuten sprechen von intuitivem Sprechen, was den Sinn auch in etwa erfasst, nur dass bei dem Sprechen aus dem Inneren Wort heraus die Ausrichtung auf den Schöpfer einfach stimmt und deswegen jede Inspiration aus einer anderen Quelle ausgeschlossen wird. Man wird nämlich immer von der Quelle inspiriert, an die man sich angebunden hat.

Bei andauernd rauher Kehle: Prüfen Sie doch mal nach, ob jedes Wort, welches Sie über einen Menschen sprechen oder denken, so ist, dass Sie es auch über sich hören möchten?

Stottern

Stottern entsteht immer dann, wenn man in einem Leben nicht richtig für die Gerechtigkeit einstehen konnte. In diesem Leben sind es auch oft Menschen, die nicht den Mut haben, das auszudrücken, was sie wissen, was richtig ist.

Diese Menschen haben oft dem Druck einer Autoritätsperson nachgegeben. Deshalb tritt das Stottern auch häufig wieder auf, wenn sie einer Autoritätsperson gegenüber stehen.

Das typische Beispiel ist hier das Stottern eines Schülers vor der Klasse, wenn es in Wirklichkeit keinen Grund dafür gibt, in Unsicherheit zu geraten. Das Stottern beginnt nicht infolge des Nicht-Beherrschens des Stoffes, sondern infolge der tiefsitzenden Angst vor Autoritätspersonen, die in einem das Programm auslösen: „Wenn ich jetzt nicht das sage, was der andere hören will, bin ich geliefert". Stottern kann geheilt werden, wenn man dem Menschen Vertrauen in die eigene Aussage einflößt und ihn bittet, den Gegenüber nicht als eine weit über ihm stehende Autoritätsperson zu sehen, sondern sich vorzustellen, dass wir vor dem Schöpfer alle gleich sind. Verkehrter Respekt muss endlich aufhören. Ist der Mensch in der Lage, diesen Schritt zu vollziehen und den Fragenden nicht höher zu stellen als sich selbst, so hört das Stottern auf und der Mensch gewinnt wieder Sicherheit in seiner Sprache.

Dieses Üben muss auch auf Situationen ausgedehnt werden, in denen etwas Unbequemes gesagt werden muss, denn in solchen Situationen tritt das Stottern besonders häufig auf. Das Auftreten von Stottern ist gekoppelt mit der Angst vor Strafe. Deswegen vermeiden Stotterer oft schon unbequeme Situationen. Erst wenn die Diskussion in jeder Situation souverän, in voller Überzeugung der Richtigkeit des Inhalts der Aussage geführt werden kann, hat der Stotterer seine alten Angstprogramme überwunden und ist wieder zu einem selbstbewussten Menschen geworden. Er hat das Urvertrauen wiedererlangt, welches uns die Kraft und den Mut gibt, jedem Menschen das zu sagen, was für ihn als Botschaft wichtig ist, egal, ob es für ihn erfreulich oder unbequem ist.

Ein Zeichen, dass diese Aussage stimmt, bekommen wir vom Stotterer immer wieder selbst geliefert: Fühlt er sich frei und ohne Druck, dann stottert er meistens nicht. Schaut er in ein lächelndes, wohlwollendes Gesicht, so fällt ihm jede Aussage leichter. Es ist darum hochgradig wichtig, ihn von der Ebenbürtigkeit des Menschen, zu dem er spricht, zu überzeugen, damit er ein Gleichwertigkeitsgefühl und damit die Sicherheit im Sprechen gewinnt.

Nacken- und Schulterschmerzen

Die Nacken- und Schulterschmerzen entstehen oft durch Ungeduld. Die Ungeduld kann sich auf berufliche Situationen beziehen, aber auch auf familiäre. Es ist nicht immer einfach, Geduld im Beruf zu üben. Aber es lohnt sich, weil die Schmerzen weniger werden. Nacken- und Schulterschmerzen sind die typische Sekretärinnenkrankheit. Ihre innere Ungeduld ergibt sich daraus, dass sie diese nicht herauslassen können – sie sind ja vom Wohlwollen ihres Chefs abhängig. Doch innerlich werden sie unruhig, denken sich, was sie dem Chef am liebsten alles sagen würden, wenn sie könnten, und diese Haltung bewirkt den Stau im Nacken, der sich sehr schnell zu Schmerzen ausweitet. Die gleiche Haltung findet sich in vielen Berufssparten, sei es Krankenschwester, Angestellter, aber auch im familiären Bereich, wenn ein Partner gewohnt ist, sich vor dem anderen zu ducken. Ducken und Buckeln – diese beiden Haltungen verursachen Nackenschmerzen.

In vielen Fällen rieten wir unseren Mitmenschen, in einer ganz ruhigen und harmonischen Situation, wenn „kein Feuer im Busch ist", doch einmal mit ihrem Vorgesetzen zu reden, ob die Art, wie er seine Untergebenen behandelt, auch die Art ist, wie er selbst behandelt werden möchte. Man kann dies in so vorsichtigen und humorvollen Worten ausdrücken, dass der andere zum Nachdenken angeregt wird. Die Ausdrücke dürfen nie so gewählt werden, dass der andere davon betroffen wird, sondern müssen ihn in seinem Lernprozess unterstützen. Auch Vorgesetzte sollten in einem ständigen Lernprozess stehen.

Ganz wichtig ist, sich nicht hetzen zu lassen. Niemand schafft mehr als er kann, Hetze bringt nur Unruhe und damit größere Fehlerhaftigkeit. Schafft man es, den Vorgesetzen von der Richtigkeit des Rhythmusses zu überzeugen, so hat man das Beste für sich und seinen Nacken geschafft. Der Chef braucht einem nicht mehr ständig im Nacken zu sitzen, sondern man hat ihm gezeigt, dass man sehr wohl in der Lage ist, sich seine Arbeit selbst einzuteilen und dadurch auch zügig voranzukommen. E-hemalige „Treiber" sind heute, nachdem die von Nackenschmerzen geplagten Sekretärinnen mit ihnen gesprochen haben, zu sehr wohlwollenden Chefs geworden. Ihre neue Haltung schlägt auch für sie selbst gesundheitlich positiv zu Buche.

Eine weitere Haltung, die zu Nackenschmerzen führt, ist, wenn man selbst immer alles perfekt machen will. Hierdurch setzt man sich selbst den Druck in den Nacken. Dieser Druck lässt erst dann nach, wenn man sich vom Perfektionismus löst und alles „nur" noch optimal machen will. Optimal bedeutet, dass man ohne Druck auch einmal etwas liegen lassen kann, wenn der Körperrhythmus sagt: „Jetzt ist genug". Man wird weder für sich noch für andere zum Treiber und beachtet seinen eigenen Körperrhythmus. Dabei kommt auch der oft durch Perfektionismus verschüttete Humor wieder ans Tageslicht. Sich selbst und andere mit Wohlwollen zu betrachten, bringt den Humor wieder zum Vorschein. Das heißt nicht, dass die Qualität der Arbeit darunter leidet – im Gegenteil, oft geht vieles wieder viel leichter von der Hand als vorher, weil die Spannung weg ist.

Da dürfen die Deutschsprachigen sehr wohl von den Südländlern und den Latinern lernen: Dort weiß man noch zu leben. Ehe man sich das Leben verkompliziert mit teuren Sachen, für die man dann lange arbeiten muss, lebt man doch lieber und macht es sich einfach. Ich kenne hier so manche Familie, die kaum einen Teller besitzt. Warum auch? Da wird das Essen in der Auflaufform aufgeschnitten, jeder bekommt ein Stück in die Hand, in die andere Hand einen Hühnchenschlegel und dann wird gegessen. So braucht man schon nichts abzuwaschen außer der Auflaufform. Küche putzen? Denkbar einfach: Draußen steht der Dreifuss, auf dem der Auflauf gekocht wurde. Den hebt man hoch und kehrt die Asche weg. Fertig. Mit einem Besenwisch hat man alles erledigt. Und dann hat man wieder Zeit, miteinander zu schwätzen und zu leben. Wenn man, wie wir hier, diese Lebensweise kennen lernt und auch sieht und hört, dass die Menschen sie gar nicht ändern wollen, versteht man eigentlich den Blödsinn, den wir in Europa machen und der gesamten Technik hinterherverdienen. Wie viele Stunden müssen wir dafür aufbringen, um unsere hochgelobte Technik zu bezahlen? Ein Deutscher hier, der jetzt eine paraguayische Frau hat, sagte: Bei uns stehen die Küchengeräte bloß rum. Erstens kann sie von Hand viel schneller und viel feiner schneiden, als es jede Küchenmaschine könnte und zweitens dauert das Abwaschen viel länger als die Zeit, die sie damit verbringt, das Gemüse klein zu schneiden oder den Teig zu kneten. Es lohnt sich, darüber nachzudenken.

Viele Menschen haben um den Hals eine Doppelfalte. Wenn Nackenschmerzen mit der Doppelfalte zusammen auftreten, so hat der Mensch in früheren Zeiten einen Tod am Galgen erlebt. Die Halsdoppelfalte sieht immer so aus, als trüge der Mensch einen Strick um den Hals. In solchen Fällen ist es wichtig, sich noch einmal tief in die Situation hineinzubegeben und seinen Tätern von damals zu vergeben. Nicht selten sind die damaligen Täter auch heute wieder inkarniert und leiden selbst unter der damals verübten Tat. Damit beide frei werden ist es wichtig, dass das Opfer den Anfang macht und seinem Täter vergibt. Danach kann die Seele des Täters, der sich ja nicht selten auch in der Austragung befindet, auch frei werden, auch wenn vielleicht dessen Körper in diesem Leben nicht gesunden kann. Die typischen Täterkrankheiten sind Tetraplegie (das ist die Lähmung ab der Halswirbelsäule abwärts), Bandscheibenvorfälle im oberen Nackenbereich und herausspringende Wirbel, während das Opfer oft nur an Verspannungen und dem „Erinnere dich, hier gibt es noch etwas zu vergeben"-Schmerz leidet. Dieser Schmerz ist zwar spitz, kommt immer wieder und setzt kleine Erinnerungsstupfer, ist meist aber nicht andauernd. Auch der herausspringende Atlas erinnert daran, dass hier noch etwas Unverziehenes vorliegt. Diese Menschen können oft auch keinen Rollkragenpulli tragen, sie vertragen nichts Enges am Hals, alles muss am Hals sehr weit sein.

Schneidende Schmerzen im Nacken weisen oft darauf hin, dass ehemals das Todesurteil durch die Guillotine vollstreckt wurde. Dieses Instrument traf auch viele Unschuldige oder nicht direkt Betroffene und führt im darauffolgenden Leben, wenn man sich dieses Thema zur Abtragung mitbringt, oft zu diesem schneidenden Schmerz, insbesondere, wenn man dem Verräter von damals oder gar dem Bediener der Guillotine gegenübersteht. Es gibt ja oft das Phänomen, dass sich „die Nackenhaare sträuben", wenn man einem Menschen gegenübersteht, und man weiß nicht warum. In diesem Fall haben sich die Seelen wiedererkannt und der Moment zum Vergeben bzw. um Vergebung zu bitten ist gekommen.

Ein weiteres Phänomen ist eine absolute Berührungsangst in der Halszone. Diese Angst verursacht, dass man selbst die geringste Berührung, und sei sie noch so liebevoll gemeint, als äußerst unangenehm empfindet. Eine Klientin beschrieb diesen Zusammenhang einmal so: „Mein Mann weiß, dass ich am Hals sehr empfindlich bin. Ich könnte Schreikrämpfe bekommen, wenn er mich dort berührt. Und er tut es immer wieder, obwohl er es weiß." Intuitiv wollte dieser Mann wohl etwas zum Ausfließen und zur Auflösung bringen, von dem er wusste, dass es seine Frau belastete, er wollte es heilen. In der Durchlichtungsanalyse zeigte sich ein Tod durch Erwürgen, der hatte diese Phänomene verursacht! Auf einmal verstand die Frau die gesamten Zusammenhänge: Ihre Angst, von hinten beschlichen zu werden, Angst vor jeder, auch noch so liebevoll gemeinten Berührung am Hals, alles passte in dieses Bild. Sie konnte dann unter viel Mühe und mit vielen Tränen diesen ehemaligen gewaltsamen Vorfall, der sie das Leben gekostet hatte, vergeben, und von Stund' an waren diese Berührungsängste verschwunden.

Tetraplegie (Lähmung ab Halswirbel)

Bei Menschen, die Tetraplegie bekommen, oft durch einen Unfall, handelt es sich meist ausschließlich um Täter, die in der Abtragung stehen. Diese Seelen haben sich dieses Schicksal vorinkarnatorisch wirklich so ausgesucht. Sie wollen etwas über diese Krankheit/ diesen Unfall abtragen, was ihnen sonst lange Zeiten in dunklen Seelenreichen bescheren würde. Da die Abtragungszeit auf der Erde wesentlich kürzer ist, ziehen viele Seelen den kürzeren, aber heftigeren Weg vor. Angi Fenimore berichtet, was sie über die Abtragung in der Zeit ihres Nahtoderlebnisses erfuhr:

„Ich erfuhr, dass genauso, wie es die Naturgesetze gibt, auch geistige Gesetze existieren. Eines dieser geistigen Gesetze lautet, dass wir alles, was wir anderen antun, mit eigenem Leid bezahlen müssen. Ich wäre verantwortlich für die Schäden (...) Und ich würde teuer dafür bezahlen, denn die geistigen Gesetze sehen vor, dass alle Schäden (...) durch Leiden bestraft werden [Anmerkung: richtig müsste es etwa so heißen „ ... durch Leiden **ausgeglichen** werden, zur Läuterung der Seele, und vieles durch Gnade erlassen wird, wenn die nötige Läuterung der Seele stattgefunden hat." Gott ist kein strafender Gott, sondern er gibt uns die bestmögliche Lernschule, damit wir eingefahrenes Negativverhalten überwinden.] *(...) Und mir wurde gezeigt, dass die Ebene der Finsternis für mich so etwas wie ein spirituelles „Aus" war, ein Ort, an dem ich die Schwere meiner Vergehen einsehen und den Preis für sie bezahlen sollte. (...) Und ich begriff, dass meine spirituelle „Auszeit" einen Augenblick oder Tausende von Jahren dauern konnte, je nachdem, wann ich bereit war, das Licht zu sehen."* [1]

---

[1] Angi Fenimore: „Jenseits der Finsternis", Knaur-Verlag 1996, S. 147 - 152

„Das Licht" ist Gott, den Angi Fenimore in schönster Form sehen durfte. Sie beschreibt auch, dass sie „mit Gott das Drehbuch für dieses Leben geschrieben habe," dass also kein Leid ihres Lebens ihr vorher verborgen geblieben sei. Demgemäß hat es gar keinen Sinn, sich über sein Schicksal zu beklagen, denn man hat vorher zugestimmt, man war einverstanden, dass das Leben so ablaufen darf. Auch Angi Fenimore ist von Christus vor der Inkarnation gefragt worden, ob sie all dieses Schwere wirklich auf sich nehmen wolle, und sie hat es aus Liebe zu den Beteiligten gewollt, weil sie merkte, dass sie mit ihrem Leid und ihrem Durchhalten etwas bei ihnen bewirken würde. Nur heißt es dann auch Durchhalten und den Kelch trinken, den man sich freiwillig gefüllt hat, denn sonst erfüllt man nicht das, was man sich vorgenommen hat. Dies gilt für alle Seelen, die sich auf der Erde inkarnieren, auch wenn ihr Schicksal hier vor Ort noch so schlimm aussehen sollte. Ein wunderbares Buch hierzu ist „Kennst Du Deinen Engel?" von Benjamin Klein, in dem das Schicksal eines schwerstbehinderten Mädchens geschildert wird, und wie es auf sein Umfeld nach der eigenen Wandlung positiv einwirkt.

Tetraplegie ist wirklich die Tatsache, dass man anderen in einem früheren Leben das Genick gebrochen hat. Meistens geschah dieses sogar physisch: Liest man die Gepflogenheiten der Reiter und Ritter einmal durch und schaut sich die kulturellen und kriegerischen Hintergründe einmal an, so wundert es nicht, dass die Tetraplegie ein Mittel zur Austragung dieser Genickbrüche ist.

Interessanterweise sieht man immer wieder, dass das Pferd von früher das Motorrad von heute ist, das Pferdestärkengerät (PS), mit dem ja auch heute die meisten Tetraplegikerunfälle passieren.

6. Zentrum: Thema Liebe

- Das sechste Zentrum entspricht Gottes Liebe.

- Das sechste Zentrum entspricht auch dem 6. Chakra mit der Farbe weiß mit goldenem Rand.

- Der im Körper dazugehörige Bereich: Zähne, Mund (Appetit), Nase, Ohren, Augen.

Zähne

Die Zähne sind, ähnlich wie die Reflexzonen an den Händen und Füßen, „Endpunkte" von Organen. Sie haben alle eine Verbindung zu einem entsprechenden Organ.

Die Zähne, die ohne Kariesbefall trotzdem schmerzen, zeigen uns an, in welchem Organ gerade ein Karma ausfließt oder welches Organ erkrankt ist. Hier handelt es sich wirklich um Phantomschmerzen, die aber die Schwachstelle des Organs aufzeigen. Deswegen sagt zu Recht jeder gute Zahnarzt, dass man in erster Linie die Organe entgiften und pflegen muss, um gesunde Zahnwurzeln und –nerven zu haben. Alles, was sich in den Organen abspielt, geht durch die Meridiane, die auch an den Zähnen vorbeiführen.

Andersherum werden die Organe auch mitbefallen, wenn ein Zahn nicht richtig gepflegt und deswegen kariös wird. Muss er behandelt und gefüllt werden, so wirkt die Füllung, außer bei ganz wenigen Füllungen, die sehr gut vertragen werden, auch auf das zugehörige Organ ein. Wenn er gar wurzelbehandelt werden muss, so wird der Meridian so stark gestört, dass manche Wissenschaftler sogar vorschlagen, wurzelbehandelte Zähne ganz zu entfernen, weil sie andauernd Leichengifte in den Körper streuen. Auch Zahnkronen müssen sehr sorgfältig entsprechend den allergischen Reaktionen der Menschen ausgesucht werden, da viele von ihnen Metallgifte enthalten, wie z.B. Palladium in manchen Goldlegierungen. Kronen können um der Stabilität willen

Goldlegierungen. Kronen können um der Stabilität willen kaum ohne Metalllegierungen hergestellt werden. Die unterschiedlichen Metalle in den Legierungen erzeugen immer einen Batterieeffekt im Mund. Auch das ist nicht sehr förderlich für die gesamte Mund-, Magen- und Organstruktur des Menschen. Heute gibt es – ich habe sie letzten Herbst selbst bekommen – ein so hartes „Weltraummaterial" für Kronen, welches Kronen mit Metall überflüssig macht. Es ist auch sehr gut verträglich, sollte aber zur Sicherheit von einem Heilpraktiker, der mit Bioresonanz arbeitet, vorher ausgetestet werden.

Es empfiehlt sich also, seine Zähne gut zu pflegen. Denn wenn ein Zahn behandelt oder sogar gezogen werden muss, wird auch das dazugehörige Organ in Mitleidenschaft gezogen. Die Graphik der Zahnbeziehungen zu den Organe kann bei uns bestellt werden.

Wichtig ist es auch, das Zahnfleisch zu pflegen. Es zieht sich zurück, wenn es mit Kreide in Berührung kommt. Die meisten Zahnpasten enthalten Kreideputzkörper. Deswegen ist es zu empfehlen, die Zähne mit einem guten, biologischen Gel zu reinigen, welches pflegende Kräuter oder Meersalz, soweit man dieses mag, enthält. Dieses pflegt das Zahnfleisch und lässt Zahnfleischbluten und Rückzug des Zahnfleisches bis zum Bloßlegen der Zahnhälse gar nicht erst aufkommen.

Hier, wo wir jetzt leben, gibt es keine Möglichkeit, an gute Zahnpastas heranzukommen, außer, man bringt sie sich kofferweise aus Deutschland/Österreich/Schweiz mit. Wir sind aus diesem Grund auf Vollsalzlösungen umgestiegen, die wir mit einer Pipette auf die Zahnbürste tropfen und die Zähne so lange putzen, bis sie blitzblank sind. Man lernt sehr schnell, in der Einfachheit zu leben und auf einmal ist es auch viel billiger! Seitdem haben wir keine Schaden mehr an den Zähnen.

Appetit - Hellschmecken

Unser Appetit kann durch vielerlei manipuliert sein. Gelüste werden erzeugt durch Werbespots oder Schaufensterauslagen. Durch Geschmacksverstärker und Zusatzstoffe wird versucht, die Menschen immer wieder an dieselben Produkte zu binden. Doch wenn der Mensch versucht, sich von allen Gelüsten freizumachen und sich ganz nach innen ausrichtet, um zu erfragen, was der Körper denn nun genau braucht, so teilt der Appetit ihm mit, welches Bedürfnis im Körper vorhanden ist, welches Nahrungsmittel am geeignetsten ist. Der Appetit wird uns immer ein Naturprodukt anzeigen, nicht ein durch Geschmacksverstärker oder Zusatzstoffe verändertes Produkt. In den Naturprodukten ist nämlich alles enthalten, was der Mensch zum Leben braucht. Manche Inhaltsstoffe sind von den etablierten Wissenschaftlern auch noch gar nicht anerkannt, zum Beispiel die Bedeutung der hohen Lichtkraft[1] in Gemüsen und Früchten oder das Zusammenspiel von Wirkstoffen, das bei der einen Frucht eben ganz anders ist als bei der anderen. So wird der Appetit uns immer gut lenken und anzeigen, wo gerade ein Bedürfnis im Körper besteht. Man sollte sich auch bemühen, gerade dieses Gemüse oder diese Frucht zu finden, denn keine andere Pflanze kann das ersetzen.

Man kann es vergleichen mit einem Hausbau oder einer Hausreparatur: Wenn ein Fenster fehlt, braucht man doch wieder ein Fenster, oder nicht? Dann sollte der Bauherr auch ein Fenster liefern und nicht Ziegelsteine, die in dem Moment gar nichts nützen. Wenn also unser Körper ein gewisses Bauelement braucht (ein Fenster wäre im Vergleich eine Frucht mit hoher Lichtkraft), so nützt es wenig, ihm nur Kalorienbomben wie Fast Food oder tote süße Nahrung (entsprechend den Ziegelsteinen) zu liefern.

---

[1] Fritz-Albert Popp: „Die Botschaft der Nahrung", Zweitausendeins, Frankfurt a.M.

So ist also unser Appetit, wenn er richtig ausgebildet ist, unser bester Arzt. In unserem Speichel und in unserem Appetit sind alle Informationen aus unserem Körper gespeichert. Der Appetit geht genau auf die Bedürfnisse des Körpers ein. Wir können dadurch wirklich schmecken, was unserem Körper gut tut und was nicht. Leider ist uns das Hellschmecken durch die künstlich verfertigten Nahrungsmittel und durch das Nichtbeachten unserer inneren Führung, unserem Appetit, ganz oder teilweise abhanden gekommen. Viele Menschen haben schon berichtet, dass sie diese Fähigkeit nach einer Fastenkur wieder bekommen haben. Wer wieder auf biologisch angebaute Nahrungsmittel zurückgreift und in sich hineinhört, bekommt mit der Zeit diese Fähigkeit ebenfalls wieder zurück. Wenn man genau auf seinen Appetit hört, nimmt man weder zu noch ab, sondern man hält sein persönliches Idealgewicht, weil der Appetit genau anzeigt, was der Körper benötigt, nicht mehr und nicht weniger. Und wenn wir dann noch die Kraft haben, mit dem Essen aufzuhören, wenn wir gesättigt sind, ist der Körper gut versorgt bis zur nächsten Mahlzeit. Haben wir das Gefühl für die Sättigung verloren (zum Beispiel durch das im Kindesalter so oft befohlene „Iß deinen Teller leer!"), so hilft uns ein einfacher Trick: Sobald die Restluft aus dem Magen entweicht, wir also das erste „Bäuerchen" machen, ist der Magen so gefüllt, dass er nicht mehr aufnehmen kann, ohne in seiner Knet- und Verdauungsarbeit gestört zu sein. Dann sollten wir also spätestens aufhören zu essen. Diese Füllmenge macht auch nicht dick.

Unser Appetit zeigt uns auch an, welche Gewürze wir benötigen. Viele Gewürze sind auch Heilkräuter. Viele Menschen essen nur deshalb so viel Fleisch, weil das Fleisch gewürzt ist und wir im Grunde die Heilkräuter benötigen. Kein Mensch würde auf die Idee kommen, Fleisch, nur im Wasser gekocht, ohne Gewürze zu essen, weil dann auch der Leichengeruch des Fleisches so richtig herauskommen würde. Stellen wir unsere Nahrung um und kommen vom Fleisch weg, so werden wir merken, dass andere Nahrungsmittel mit denselben Gewürz- und Heilkräutern uns ebenso gut tun, z.b. Bratlinge aus Dinkel, Grünkern oder Soja, gewürzt wie ein guter „Burger" oder „Leberwurst" aus Dinkel, die eben viele Gewürze enthält wie Majoran, Oregano etc. Schon manche Mutter hat bei der Umstellung auf fleischlose Kost in ihrer Familie mit den gleichen Gewürzen gewürzte Bratlinge serviert, so dass die Familie den Unterschied entweder gar nicht merkte oder sehr gut akzeptierte. Eine Kundin eines Bioladens in der Schweiz sagte einmal zu dem Besitzer dort: „Seien Sie doch bitte so gut: Wenn mein Mann einmal zu ihnen hereinkommen sollte, sagen Sie ihm nicht, dass er schon seit 15 Jahren Vegetarier ist – er weiß es nämlich nicht. Er denkt immer noch, ich koche und brate ihm Fleisch!" Diese Frau hatte die reiche Palette an vegetarischen Aufstrichen, Bratlingen, Seitan-Gulasch, Sojasteaks, Sojageschnetzeltes usw. so gut genutzt, dass es dem Mann tatsächlich in 15 Jahren noch nicht aufgefallen war. Er war nur immer erstaunt, dass er das „Fleisch", welches seine Frau ihm kochte, viel besser vertrug als das, welches er außerhalb mit seinen Kunden aß, wenn er mit ihnen essen ging. Dass nämlich der Mensch vom Gebiss her ein Vegetarier ist, zeigt die Art seiner Zähne. Wir haben, genau wie die Pferde, ein Gebiss, welches aus Schneide- und Mahlzähnen besteht: Wir können also Gemüse und Obst abbeißen und zerkleinern sowie Körner kleinmahlen. Daran ändern sogar unsere Eckzähne nichts, die vielleicht ursprünglich zum Knacken von Nüssen gedacht waren. Mit ihnen können wir vielleicht gerade Mal eine Maus totbeißen, aber keinen Stiernacken durchtrennen, wie es die Raubtiere machen. Auch ist die Länge unseres Darmes (ca. 7 m) ausschlaggebend für die natürlicherweise vorgegebene Zusammensetzung unserer Nahrung: Der Darm ist für Fleischmahlzeiten nicht geeignet – das Fleisch fault bei einer so langen Durchlaufzeit. Raubtiere haben einen viel kürzeren Darm und produzieren 10 mal mehr Magensäure als wir, um das Fleisch überhaupt aufspalten zu können.

Das ist der Grund, warum der oben angeführte Mann zu Recht feststellte, dass er das „Fleisch", das seine Frau kochte, besser vertrug, da wir pflanzliches Eiweiß ohne Schwierigkeiten aufspalten und in körpereigenes umbauen können. Dass das Sojagulasch ebenfalls in einer gut gewürzten Soße serviert wird und das Sojageschnetzelte mit einer feinen Pilzsoße am besten schmeckt, das obliegt natürlich einer guten Köchin. Man kann praktisch bei allen köstlichen Fleischgerichten aus allen Ländern das Fleisch durch die Sojabasis ersetzen, aber ansonsten ganz nach Rezept kochen. Wichtig ist natürlich, darauf zu achten, dass das Soja nicht genmanipuliert ist! Guten Appetit!

Geschmacksverstärker reizen unser System so sehr, dass das Verlangen danach immer stärker wird und wir mit dem Essen nicht mehr aufhören können. Das beste Beispiel ist die Tüte Chips, wir geben erst Ruhe, wenn die Tüte ganz leer ist, was bei den Bio-Chips ohne Geschmacksverstärker eigentlich nicht passiert. Geschmacksverstärker sind auch deswegen so trickreich, weil sie heute mehr und mehr einfach unter „Aromen" bei der Angabe der Inhaltsstoffe versteckt werden. (Siehe auch Artikel Gehirnzerstörer Natriumglutamat im Anhang, Seite 546). Schaut man einen Supermarkt durch, so wird man kaum Nahrungsmittel ohne Geschmacksverstärker im salzigen Bereich finden. Deswegen ist es aus Sicherheit angezeigt, die salzigen Fertigwaren wirklich im Bioladen zu kaufen. Dazu gehören auch Soßen und Suppen. Geschmacksverstärker verändern die Gehirntätigkeit und sind krebserregend.

Gehen wir also zurück zum weitestgehend Naturbelassenen, so entwickelt sich allmählich das Hellschmecken, welches an unsere innere Führung angeschlossen ist. Dadurch erlangen wir wirklich wieder die Fähigkeit, dass die Meldungen, die der Körper hochsendet zum Appetit, auch wahrgenommen und umgesetzt werden. Durch die Wahrnehmung dieser Meldungen vermeiden wir einseitiges Essen, dadurch einseitige Aufnahme von „Bausteinen" und beliefern somit unseren Körper mit genau dem Richtigen, was ihm jetzt fehlt. Dadurch werden auch keine Depots vom Körper eingerichtet, das heißt, der Körper bleibt natürlich schlank. Ich sehe es immer wieder an schlanken Personen, die genau das essen, was ihnen bekommt, und davon auch reichlich, aber dann ist auch schlagartig Schluss. Dann kann der schönste Nachtisch auf dem Buffet stehen – er wird nicht mehr genommen. Ebenso kastrieren die natürlich Schlanken sich nicht: Sie essen immer so viel, wie sie jetzt wirklich brauchen und vermeiden ebenfalls Anorexie – Magersucht. Dadurch kommt der Körper nicht aus dem Gleichgewicht. Denn das nächste Trickreiche ist, dass egal, was man dem Körper an Falschem liefert, ob zu viel oder zu wenig: Beides bewirkt Depotwirkung. Das Zuviel wird angelagert. Bei „Zu wenig" stellt der Körper um auf „Vorsicht: Notzeit! Grundumsatz herunterfahren – es kommt nichts mehr!" und lutscht in der Folge, wenn wieder normal gegessen wird, jede Zelle sorgfältig aus und legt Depots an, für den Fall, dass diese „Notzeiten" wiederkommen. So hat sich schon mancher dickgehungert!

Und davor will der gesunde Appetit und das Hellschmecken uns bewahren: Wir dürfen uns gesund ernähren und auch gut von den Bausteinen essen, die der Körper braucht, ohne dass wir die schöpfungsgemäße Form verlieren. Dadurch bleibt der Körper auch gesund. Deswegen ist es so wichtig, das Hellschmecken wieder zu erlernen und dieses Gefühl für Körper und Gesundheit durch den Appetit wieder zu erlangen. Deswegen hat ja auch die Klinik in Amerika, die für die Patienten ein permanentes Buffet mit allen Sachen, die es überhaupt geben mag, bereitstellt, bei denen, die abnehmen wollen, den höchsten Erfolg: Die Menschen lernen, wieder auf ihren Appetit und ihr helles Schmecken zu hören – es ist keine Not, es ist sowieso immer alles da – und dadurch lernen die Menschen, wieder auf ihren „Doktor Appetit" zu hören und werden schlank <u>und</u> gesund.

Nase - Hellriechen

Die Nase ist für unser normales Riechen zuständig. Sie hat damit wichtige Funktionen der Informationsübermittlung zu erfüllen. Wenn unser Körper die Information „Es riecht gut! Es gibt gleich etwas zu essen", empfängt, beginnt er, die für die Verdauung **dieser** Nahrung notwendigen Enzyme bereitzustellen. Deswegen ist es auch wichtig, den Magen mit Gerüchen vorzubereiten und ihm wirklich auch dieses Essen zu geben, denn bekommt er nachher eine ganz andere Mahlzeit, so sind die dafür notwendigen Verdauungsstoffe gar nicht produziert! Das ist mir einmal passiert, als das gerochene Essen schon leer war oder für eine spätere Mahlzeit gekocht war: Der Magen wollte das angebotene Ersatzessen gar nicht annehmen und richtig verdauen, weil er ja vom Geruch her auf ein anderes Essen eingestellt war. Deswegen ist es auch so wichtig, in Kantinen, Krankenhäusern usw. einen Essensplan herauszugeben, damit der Gast schon beim Lesen weiß: „Aha, das gibt es heute", und daraufhin die passenden Enzyme bereitstellen kann. Das Gutriechen ist ja auch der Trick bei den Bäckereien oder Restaurants. Riecht es dort gut, so wird der Mensch dorthin gezogen und möchte auch eines der köstlichen Produkte zu sich nehmen, obwohl sein Magen vielleicht noch gar nicht so ein großes Bedürfnis nach Nahrung hat.

Riechen kann aber auch Warnung sein: Vorsicht, es riecht nach Gas! Heraus aus dem Raum! „Ach du liebe Zeit, es riecht angebrannt! Warum habe ich denn schon wieder das Essen auf dem Herd vergessen und etwas anderes angefangen!" Das Riechen hat also vielerlei Funktionen für uns: aufmuntern (diese Tatsache wird in der Aromatherapie genutzt), entspannen (Tees und gute Düfte, Blumen), informieren (Nahrungsgeruch für die Produktion von Enzymen) und warnen (Autoabgase, Holzgas, Gasgeruch, Chlorgeruch etc.)

Sexualforscher haben festgestellt, dass sich Paare nur finden, wenn sie sich gut riechen können, ansonsten kommt es meistens schnell wieder zu einer Trennung. Auch in meiner Praxis hatte ich des öfteren schon Paare, die sich nicht riechen konnten. Eine Frau sagte einmal: „Mein Mann ist so gut, ich habe nichts an ihm auszusetzen, aber ich kann ihn im wahrsten Sinne des Wortes nicht riechen!" Bezieht sich dieses Nicht-Riechen-Können auf Alkohol und Nikotin, so kann der Partner bei viel Gutwillen dort Abhilfe schaffen. Dasselbe gilt natürlich für die Körperpflege. Man(n) sollte sich seiner Frau stets nur sauber und gepflegt nähern und nicht von ihr erwarten wollen, dass sie einen anderen Zustand akzeptiert. Viele Frauen können auch keinen anderen Zustand akzeptieren: Dann dreht sich bei ihnen der Magen um und sie sind nicht in der Lage, ihren Partner von Herzen zuzulassen. Dreht es sich aber um den Ur-Geruch, den der Partner selbst nach gründlicher Körperpflege noch an sich hat, so wird die Sache schwieriger. Sind alle äußeren Faktoren behoben und beseitigt, die Magensäureüberproduktion gestoppt und kann der Partner den anderen immer noch nicht riechen, so muss man sich vielleicht mit der Tatsache abfinden, dass man nicht füreinander geschaffen ist.

Darüber hinaus gibt es aber noch das Hellriechen. Alle Seelen haben einen Geruch, Hinweis darauf ist der Ausspruch: „Ich kann den nicht riechen", („Der/Die stinkt mir") oder: „Den kann ich gut riechen." Der Geruch der Seele ist eine Ursache, ob ich einem Menschen gerne gegenüber stehen mag oder nicht. Seinen eigenen Partner kann man erfahrungsgemäß sehr gut riechen und liebt auch seine Hautausdünstungen sehr. Oft, wenn dann das Bild des Partners in der linken Niere gezeigt wird, zeigt es sich, dass die bestehende Partnerschaft nur dazu dient, Karma aufzulösen, welches zwischen den jetzigen Partnern besteht. In vielen Fällen ist der geschaffene Dualpartner gar nicht inkarniert oder löst in einer anderen Partnerschaft ebenfalls ein noch für ihn an-

stehendes Karma. In den seltensten Fällen habe ich den Seelen-
partner frei und verfügbar gesehen, wenn es sich herausstellte,
dass eine bestehende Partnerschaft karmischer Natur war. Nur
wenige Ausnahmen bestätigen die Regel.

Das Hellriechen ist auch ein Indikator für eine weitere Situation:
Wenn es gut ausgebildet ist, dann rieche ich schon in dem Moment, wenn ich einen Raum betrete, ob hier „dicke Luft" herrscht,
oder ob „die Luft rein" ist. Dadurch wird mir ein Hinweis gegeben,
wie ich mich hier zu verhalten habe, ob ich vorsichtig mit den
Menschen umgehen sollte, ob ich mich lieber ganz zurückziehen
sollte, ob ich heilend und lindernd einwirken kann oder, wenn die
Luft rein ist, ob ich frei und unbeschwert auftreten kann. Das Hellriechen ist nämlich unmittelbar an die Herzensstimme angebunden, die mir nach Aufnahme der Riechinformation sofort mitteilt,
was zu tun ist. Höre ich auf die Herzensstimme, so bin ich in jeder
Situation gut beraten.

Bei einsetzender Herzensstimme und entsprechenden Gerüchen
sollte man unbedingt auf diese himmlische Information vertrauen,
denn sie führt uns um Klippen herum, die man in dem Moment
noch gar nicht ahnt. Mit Menschen, die man vom ersten Moment
an nicht riechen kann, sollte man vorsichtig sein. Entweder ist
dieser Kontakt nichts für mich oder er würde mir nur mehr Schaden als Nutzen bringen. Selbst wenn der Verstand – der ja immer
alles „besser weiß" – sagt: „Wieso, was hast du denn? Dieser
Mensch ist doch in Ordnung und du brauchst ihn doch", so sollte
man sich trotzdem auf sein Gefühl und sein Hellriechen verlassen,
denn oft stellt sich erst viel später der Grund heraus, warum unsere Seele den Kontakt zu diesem Menschen nicht aufbauen wollte.

Wenn das Hellriechen nicht mehr funktioniert, dann wurde es zu
oft übergangen. Es ist wie mit der Inneren Stimme: Lauscht man
ihr nicht, dann wird sie allmählich stumm und der Gottesgeist
meldet sich höchstens noch über die Intuition. Lauscht man dem
Hellriechen nicht, so wird es allmählich nachlassen. Ironischer-

weise lässt dann allmählich sogar die Fähigkeit des äußeren Riechens nach, als ob beide Fähigkeiten miteinander verkoppelt wären, was sie wahrscheinlich eben auch sind. Befragt man die Menschen danach, wann sie den Geruchssinn verloren haben, so stellt sich heraus, dass es oft die Folge einer Fehlentscheidung war, deren richtige Lösung man aber „gerochen" hatte, bzw. wo man direkt nach der Entscheidung schon gemerkt hatte: „Es stinkt mir!" Diese Haltung zerstört den Geruchssinn und sollte, wenn irgend möglich, revidiert werden.

Eine weitere Haltung, die zu einer ständig verstopften oder missfunktionierenden Nase führt, ist , wenn „man ständig seine Nase in anderer Leute Sachen steckt!" „Ich bin ja nicht neugierig, wissen aber möchte ich es doch!" Diese Haltung ist sehr zweifelhaft, denn mit ihr geht immer eine Bewertung der zu „wissenden" Situation einher, die zu gern in Kritik oder Ablehnung ausartet und den anderen zum Opfer macht. Nichts ist einer solchen Person gut genug, an jedem hat sie etwas auszusetzen! Wie oft schneuzen sich diese Personen die Nase oder müssen die Nebenhöhlen durchreinigen lassen.

Dasselbe gilt für Menschen, die die Nase über andere rümpfen: Wie oft haben sie eine verstopfte Nase und müssen immer wieder hochziehen, weil nichts herunterkommt und auch nichts herauswill! Sie korrigieren ihre Haltung nicht, und das zeigt die Nase ihnen an.

Wir dürfen nicht vergessen: Die Nase ist ebenfalls angeschlossen an das Zentrum der Liebe! Liebe kritisiert nicht, sondern holt den anderen auf dem Stand ab, wo er steht und führt ihn den Schritt weiter, den er zu gehen bereit ist. Ist er nicht bereit, na, dann eben nicht. Dann kann man auch nichts machen und muss den anderen eben laufen lassen.

Mit dem Hellriechen können wir auch Gerüche wahrnehmen, die normalerweise „nicht existent sein dürften", z.B. den Duft der Engel. Jeder Engel hat seinen bestimmten Geruch.

Wenn der Vater selbst in der Form von Jesus Christus um uns herum ist, kann man einen wunderbaren Rosenduft wahrnehmen, der unvergleichlich zu jeder Rose oder jedem ätherischen Öl ist. Er ist sehr intensiv und weckt uns förmlich auf, macht uns wach, fast überwach, und enthält immer eine Information: Entweder ein Dankeschön vom Himmel, dass man wieder etwas richtig und bedingungslos erledigt hat, oder die Bestätigung, dass man einen Impuls richtig aufgenommen hat und nun dabei ist, ihn richtig auszuführen.

Nebenbei bemerkt: Ich warne vor chemischen Düften. Wenn man ätherische Öle verwendet, sei's in Duftlampen oder als Raumerfrischer, sollte man darauf achten, dass man nur Naturöle verwendet. Diese Düfte sind heilend für uns. Die chemisch hergestellten Düfte verursachen Fehlinformationen im Kopf und damit leicht Kopfschmerzen und Orientierungslosigkeit und Schwindel.

In den meisten Parfums ist Musk-Oil enthalten, ein tierischer Drüsenextrakt. Dieses Musk-Oil wirkt sexualstimulierend auf den Mann. Damit kann in ihm eine Überstimulierung entstehen mit allen negativen Folgen (Konzentrationsstörungen, ständige Müdigkeit, nachlassendes Gedächtnis etc.).

Eine Anmerkung zu diesem Thema vom Partner von Claire La Belle, welcher eine besondere Erfahrung machte:

Es gibt jedoch auch den Zustand, bei dem es zwischen den Partnern zu einem „Energierundlauf" kommt, bei dem keiner Energie verliert. Wenn beide von der leidenschaftlichen Lustsexualität weg zu einer tiefen Herzensliebe gefunden haben und auch beide eine tiefe Gottesanbindung gefunden haben, einschließlich der Erfah-

rung, von IHM mit aller notwendigen Lebensenergie versorgt zu werden, dann braucht keiner der Partner die Energie beim anderen zu suchen. Viele Partnerschaften kranken daran, dass jeder Teil die Energie vom anderen erwartet. Solche Partner laugen sich mit der Zeit gegenseitig aus. Sind aber beide an die höchste Energiequelle angebunden, erfüllt sich ein erwartungsloses, gegenseitiges Lieben. Versuchen Sie einmal, dieses nachzuvollziehen und wachsen Sie in eine ganz neue Ebene partnerschaftlicher Liebe hinein.

Auch bei Räucherwerk ist Vorsicht geboten. Am besten ist noch ein guter Weihrauch, der aber möglichst nicht parfümiert sein sollte. Große Vorsicht ist bei Räucherstäbchen geboten: Wir erlebten oft, dass diese auf einen bestimmten Guru geprägt sind, dessen Präsenz dann in dem Haus zu spüren ist. Doch damit bindet sich die Seele über den Geruch an diesen Guru und muss unter Umständen gehörige Kraft aufwenden, um sich wieder vollständig auf unseren wahren Gott und Lebensspender auszurichten.

Ohren - Hellhören

Die Ohren sind zum Hören da - sollte man eigentlich annehmen. Was aber wirklich über das Ohr wahrgenommen wird, unterliegt großen Schwankungen. Manche Menschen können sich so gut auf ihre Arbeit oder ihre augenblickliche Tätigkeit konzentrieren, dass alles andere um sie herum wie abgeschaltet ist. Das mag zwar auf den ersten Blick wie ein Vorteil klingen, hat aber auch einen enormen Haken: Man kann bei diesen Menschen nie sicher sein, dass sie auch das wahrgenommen haben, was man außerhalb ihrer eigenen Beschäftigung zu ihnen gesagt hat. So kann es vorkommen, dass eine Mutter dreimal zum Essen ruft und der Sohn steif und fest behauptet, er hat es nicht gehört. Nicht, weil sein Gehör wirklich schlecht wäre, sondern weil seine Aufmerksamkeit auf etwas anderes gerichtet war und der Ruf überhört wurde im wahrsten Sinne des Wortes.

In diesem Fall hat es gar keinen Sinn, auf diese Person böse zu sein. Man muss einfach zu der Person hingehen, ihre Aufmerksamkeit bekommen, sicher sein, dass sie auch zuhört und dann die Botschaft („Kommst du jetzt bitte essen? Oder wie lange brauchst du noch?") überbringen. Diese Menschen sollten sich aber immer wieder bewusst machen, dass sie trotz ihrer intensiven Beschäftigung die anderen nicht aus den Augen verlieren und an deren Bedürfnissen vorbeileben sollten, sonst kommt es zu gefährlichen Einbrüchen, die die Partnerschaft oder Familie gefährden und in der Folge auch zu Schwerhörigkeit führen: Der Mensch hört nur noch das, was er aufnehmen will. Große Gefahrenquellen in dieser Hinsicht sind der Computer, das Fernsehen sowie der Walkman. Alle drei beziehen den Menschen auf sich selbst und machen ihn so zu einem introvertierten Menschen, der die Mitmenschen kaum noch wahrnimmt.

Meine etwas humorvolle Lösung, wenn ich meinen hochkonzentrierten Schatz wieder einmal aus seiner hochkonzentrationsbedingenden Arbeit herausholen muss, um ihn zu so etwas Profanem wie dem Mittagstisch zu rufen, ist, dass ich leicht auf sein Brust drücke: „Schatz, Enter!" Der „Befehl" bringt ihn zum Lachen und daraufhin hört er mir zu, was ich ihm mitzuteilen habe. Das habe ich durch meinen ersten Beruf gelernt: Man muss immer erst die Aufmerksamkeit des Anzusprechenden haben, sonst setzt man seine Nachricht im wahrsten Sinne des Wortes „in den Sand", sie wird einfach nicht gehört bzw. nicht aufgenommen. („Die Enter-Taste fehlte!", sagte mir mein Schatz einmal, als er wieder mal eine Nachricht nicht aufgenommen hatte). Offensichtlich scheint dieses Problem zu wachsen, und deswegen gebe ich allen Betroffenen (Mütter, Partnerinnen etc.) den Rat, es doch erst einmal mit Humor und leiser Deutlichkeit direkt am Körper des Angesprochenen zu probieren, ehe sich das Problem zu einem Familienstreit auswächst.

Dass das Hören sehr unterschiedlich ist und vor allen Dingen von der Aufmerksamkeit des anderen gesteuert wird, beweisen auch immer wieder die Träger von Hörgeräten: Was sie nicht hören sollen, aber ihre besondere Aufmerksamkeit erweckt, hören sie sehr gut. Wenn sie einmal zuhören sollen, aber es nicht hören wollen, dann verstehen sie es nicht. So kann man, wenn man das Hören schult, auch die Altersschwerhörigkeit sehr gut vermeiden. Die Altersschwerhörigkeit entspringt nämlich zum großen Teil daraus, dass man im Leben auf die leisen und bittenden Stimmen der Mitmenschen, die um „Zuhören" und „Verstehen" baten, nicht gehört hat, sondern in seinem eigenen Denkgebäude geblieben ist.

Ein weiterer Fall ist sehr wichtig: Das Hören auf die Innere Stimme bzw. das Gewissen. Benutzt man sein Gehör, um anderen zu schaden, und hört nicht auf die Innere Stimme, die warnt, so wird das Gehör im Laufe der Zeit auch sehr schlecht. Ein Mensch war im Krieg Funker und hatte ein so gutes Gehör, dass er sogar Funksprüche noch entziffern konnte, die sonst niemand mehr zu entziffern vermochte. Hätte er hier auf sein Gewissen gehört, wäre ihm vielleicht klar geworden, für was er hier die Gottesgabe eines ausgezeichneten Gehörs eigentlich benutzte: zum Töten seiner Mitbrüder. Diese Erkenntnis hätte ihn einfach manche Funksprüche „überhören" lassen können. Damit hätte er sein Pflichtbewusstsein auf Gott ausgerichtet und nicht auf seine Kriegsbefehlsgeber. Heute ist dieser Mensch stark schwerhörig. Hätte er nur damals auf sein Gewissen gehört, vielleicht hätte manches vermieden werden können? Zumindest wäre er nicht so schwerhörig geworden.

Die Hauptursache der Schwerhörigkeit ist also immer das Ignorieren der Inneren Stimme. Wird auf diese Stimme, die man auch die Stimme des Gewissens nennen darf, nicht mehr gehört, so verlässt uns auch allmählich die Kraft des physischen Hörens. Will die Innere Stimme uns aber weiterhin warnen, so klingelt und klingelt sie im Ohr, bis man die Nachricht aufnimmt. Der Mensch nennt dies den Tinnitus. Der Tinnitus muss zurückverfolgt werden bis zu der Situation, in der er auftrat, weil nur das Zurückgehen zu seinem Ursprung die Lösung für ihn bringen kann. So hatten wir bereits viele Menschen, mit denen wir den Beginn des Tinnitus und die darin enthaltene Entscheidung herausgefunden haben. Konnte diese Entscheidung revidiert werden, so blieb der Tinnitus weg. Blieb der Mensch aber hartnäckig und wollte an seinem Leben nichts ändern, so blieb auch der Tinnitus und plagte ihn weiterhin. Der Tinnitus tauchte immer wieder leise auf, wenn wieder eine Entscheidung fehllief. Fand der Mensch die richtige Entscheidung heraus und revidierte seine vorher getroffene, so verschwand er wieder. Diese sogenannten Plagegeister sind in Wirklichkeit die Warner Gottes, dass im Leben etwas massiv schiefläuft, und sie wollen dem Menschen helfen, sich wieder auf die rechte Bahn zu begeben. Die Innere Stimme kann nur vernommen werden, wenn man sich richtig auf sie konzentriert und in das Herz hineinlauscht mit der Bitte: Herr, Dein Wille geschehe! In der Ruhe kann sie vernommen werden. Sie hilft einem, sich wieder richtig zu konzentrieren und die richtigen Entscheidungen zu treffen. Das Helle Hören bezieht sich immer auf das Hören der Inneren Stimme. Wenn die Herzensstimme über die Kehle ins Ohr hochsteigt, wird sie für uns auch mitschreibbar. Dadurch kann man persönliche Anweisungen des Vaters aufschreiben und immer wieder nachlesen, bis man sie für sich erfüllt hat. Mit genügend Übung kann man das, was die Herzensstimme sagt, auch aussprechen.

Die innere Stimme hat also **Stufen**: Ist das Herz gereinigt und bekommt einen guten Impuls, geht es auf, und es wird warm. Man empfängt dann die richtige Antwort durch die Ja-Nein-Stimme des Herzens: Geht das Herz auf, ist die Tat richtig. Schnürt es sich zu, so ist der Gedanke oder die Tat falsch. Ist die Herzensstimme schon in der Kehle, dann spricht man Worte aus, die man eigentlich noch gar nicht wissen kann (siehe helles Sprechen). Ist das Ohr frei, werden diese Impulse zu Gedanken, die sich für uns im Inneren Ohr zu Worten formen. So kann man diese wortgewordenen Impulse aufschreiben und später prüfen, ob man gut gehört hat.

Wie kann man erkennen, **ob** es die Innere Stimme ist?
Die Innere Stimme ist der erste Impuls, der kommt, der oft im ersten Moment ganz unlogisch erscheint. Die innere Stimme sagt nie das negative Ereignis, das eintreten wird, sondern sie führt die Menschen nur über die positiven Impulse. Man kann es sich oft nur im nachhinein erklären, warum die Innere Stimme einem dieses geraten hat. Die Stimme warnt, nimmt aber nie das ganze Ereignis vorweg. Sie klärt aber auch auf, wie in manchen Situationen am besten vorzugehen sei.

Das Innere Ohr öffnet sich von alleine durch die Reinigung der sieben Zentren. Es ist wichtig, **keine** künstliche Öffnung durchzuführen, wie zum Beispiel in Channeling-Kursen oder mit ähnlichen

Techniken, weil sich dann auch Geister melden können, deren Herkunft man nicht ohne weiteres zuordnen kann, die oft auch Fopp-Geister sein können. Erst, wenn die Gesetzmäßigkeiten des Vaters über einen längeren Zeitraum gelebt und erfüllt werden und erst, wenn man nach jahrelangen Tests bewiesen hat, dass man Vaters Stimme im Herzen traut und sie auch gewissenhaft befolgt — sie ist auch immer nachprüfbar — wird sie immer deutlicher und kann Stück für Stück die Leitung in unserem Leben übernehmen.

Durch das Fernsehen wird die Innere Stimme verdrängt, daneben natürlich auch die Kommunikation in der Familie. Die Innere Stimme wird auch sehr stark durch Walkmans unterdrückt, die daneben auch den Gleichgewichtssinn stören.

Wenn man Gleichgewichtsstörungen hat, hat man nicht im Gleichgewicht gelebt, also nicht richtig die Gottesstimme in seinem Leben zugelassen, sondern ist der eigenen, der Egostimme, gefolgt. Man hat also fast schon am Lebensauftrag vorbeigelebt.

Wir hatten einmal einen Manager in der Durchlichtungsanalyse, der starke Gleichgewichtsstörungen bekam, nachdem er einen Mitarbeiter gefeuert hatte. Dieser Mitarbeiter wagte es, ihm die Wahrheit zu sagen. Dieser war also der Korrektor seiner Lebenshaltung gewesen, quasi der Ersatz, bis er selbst die Innere Stimme zu vernehmen in der Lage gewesen wäre. Somit fehlte ihm jetzt sein Gegengewicht und er kam aus dem Gleichgewicht. Wenn man den Eigenwillen höher stellt als den Gotteswillen, entsteht Ungleichgewicht im Leben.

Die Innere Stimme ist auch in einem separaten Kapitel zu Anfang dieses Buches ausführlich beschrieben.

Mittelohr-Entzündung

Mittelohrentzündungen sind in letzter Zeit gehäuft aufgetreten, vor allem bei kleinen Buben. Sie haben zur seelischen Ursache das

Thema, dass man im letzten Leben massiv nicht auf die Innere Stimme gehört hat, sondern einem äußeren Befehl gefolgt ist. Immer wieder werden in den Durchlichtungsanalysen Szenen gezeigt, die mit dem zweiten Weltkrieg zu tun haben. Diese Buben haben damals Kadavergehorsam geübt, obwohl ihnen die Innere Stimme gesagt hat: Tu's nicht! Bitte, tu's nicht! Du zerstörst Menschenleben! Du zerstörst Bäume, Sträucher und die Natur!" Meistens ging es in diesen Durchlichtungsanalysen um das Abwerfen von Bomben aus Flugzeugen. Die Piloten hätten es nicht tun müssen, keiner hätte sie daran hindern können – doch wie oft wurde es gewissenlos getan? In diesem Leben fängt ihre Abtragung zuerst mit sehr schmerzhaften Ohrenschmerzen an, wobei oft das Trommelfell durchstochen und der Eiter abgesaugt werden muss. Später geht es weiter mit der Entscheidung ab dem 18. Lebensjahr: Melde ich mich wieder zum Dienst mit der Waffe oder habe ich diesmal Mut und verweigere ihn, auch wenn mir dadurch Unannehmlichkeiten entstehen? Die in Deutschland inkarnierten Männer kommen dadurch nicht einmal in große Schwierigkeiten, denn bei uns gibt es ja den Zivildienst: Sie müssen nur einmal die Verweigerung aus voller Überzeugung vorbringen und sich zum Ersatzdienst melden. In anderen Ländern ist das oft schwieriger, weil bei einer Verweigerung immer noch die Alternative einer Gefängnisstrafe auf dem Plan steht. Doch viele sind schon so mutig gewesen, haben nein zum Kriegsdienst gesagt und lieber das Gefängnis auf sich genommen, auch wenn es dann berufliche Konsequenzen gehabt hatte. Diese Männer mussten sich wirklich anstrengen, ihr Karma zu erlösen. Mittelohrentzündungen haben also immer etwas mit gewissenlosen Handlungen zu tun, zu denen man, noch bevor man die Handlung unternahm, zur rechten Zeit die rechte Lösung hatte erfahren dürfen. Auch Mittelohrentzündungen im späteren Alter haben den gleichen Grund. Auch hier gilt es, die Überlegung anzustellen: „Wen oder was habe ich mit meinen Handlungen gründlich verletzt oder sogar zerstört und habe aber doch vorher gewusst oder zumindestens geahnt, dass es nicht richtig ist?"

Hilfsmittel für die Pflege der Ohren:

Um die Ohren zu reinigen, sollte man mit Wattestäbchen sehr vorsichtig sein. Wattestäbchen regen die Produktion von Ohrschmalz an und erzeugen einen Juckreiz, der immer wieder dazu führt, dass man sie weiterhin benutzt, um das Jucken wegzubekommen. Das Ohr wird dann von innen ganz nass, der Ohrkanal wird immer enger, bis später die kleinste Menge Flüssigkeit das Ohr zum Verstopfen bringt.

Sehr gut ist das Reinigen mit Sesamölspülungen oder man nimmt die Hopi-Kerzen.

Wird zu viel Ohrschmalz produziert, so ist das ein Zeichen, dass der Mensch sich am liebsten von der Außenwelt abkapseln würde und nur noch nach innen schlüpfen möchte. Nun, das geht aber auch nicht, denn ein großer Teil unseres Lernens geht nun eben einmal über die Mitmenschen. Neben der Pflege des Ohres ist die Überlegung sehr hilfreich:

„Von wem möchte ich nichts annehmen oder hören, der mir aber doch wahrscheinlich von Gott gesandt oder zur Seite gestellt wurde?"

Augen - Hellsehen

Das Thema der Augen ist das Sehen, aber auch das Wahrnehmen. Geht man mit Menschen durch eine belebte Geschäftsstraße, so nimmt jeder, entsprechend seinem Bewusstsein, etwas anderes wahr. Der Mensch, der finanziell zu kämpfen hat, sieht den Bettler und die Armut, der Reiche sieht die Auslage der Goldschmiede, die Mutter, die ihre liebe Mühe mit ihrem eigenen Kind hat, sieht nun die anderen Mütter, wie sie mit ihren Kindern umgehen, Mütter, die ihr früher als Teenager nie aufgefallen wären.

So nimmt jeder, obwohl alle das gleiche sehen, etwas anderes wahr. Daher resultiert die **Kurzsichtigkeit**: Menschen, die arg kurzsichtig sind, nehmen nur das wahr, was in ihrer unmittelbaren Nähe ist und was sie selbst sehen wollen. Was sie aber sonst noch zu ihrem eigenen Heil wahrnehmen sollten, nehmen sie nicht mehr wahr. Ist also die Kurzsichtigkeit nicht neonlichtbedingt (das Flimmern des Neonlichts erhöht die Kurzsichtigkeit enorm), so sollte der Mensch sich fragen, was er nicht sehen wollte, was sich aber „unmittelbar vor seiner Nase" abspielte. Berücksichtigt er den anderen zu wenig, zum Beispiel: Hat er zu wenig Respekt vor dem Eigenleben seines Vaters, aber auch insbesondere seiner Mutter, saugt er sie als Teenager mit seinen Ansprüchen zu sehr aus, kann es leicht passieren, dass der Mensch schon in jungen Jahren stark kurzsichtig ist.

Weitsichtig wird der Mensch, bei dem das Gegenteil passiert: Dieser Mensch blickt so weit von sich weg in unendliche Fernen, lebt sich auch oft bis zur Selbstaufgabe aus und sieht gar nicht mehr, was unmittelbar vor ihm liegt und was jetzt als nächstes zu tun wäre. Deswegen ist die Weitsichtigkeit auch ein Phänomen, das stärker im Alter auftritt: Der Mensch möchte allmählich von allen in Ruhe gelassen werden und nur noch seinen Weitblick, auch philosophisch, üben, ohne sich um Kinder, Windeln, Einkaufen und solche „Lappalien" kümmern zu müssen. Dabei verliert er wirklich oft allmählich den Blick für das Naheliegende oder tut es nur sehr ungern, was seelisch gesehen dasselbe ist.

Der **Graue Star** (Trübung der Augenlinse) hat etwas mit der nicht richtig wahrnehmen wollenden Sichtweise zu tun. Ein Leben lang schaut der Mensch die Geschehnisse und Entwicklungen, auch die seiner Kinder und Schüler, nur aus seiner Perspektive an und korrigiert und zürnt, wo doch Edles wachsen will – vielleicht, um eine neue Sichtweise in die Welt zu bringen. Der Graue Star-Mensch hindert diese Zöglinge daran, so zu werden, wie es in ihnen liegt, er sieht deren Entwicklungsweg aus seiner traditionellen Sichtweise und tut ihnen damit Unrecht.

Aus dieser Kombination aus falscher, nicht adäquater Sichtweise und dem Unrecht-Tun erwächst im wahrsten Sinne des Wortes die Trübung der Sichtweise, der Graue Star. Wichtig ist es hier, seine Sichtweise zu korrigieren und dabei möglichst dem Zögling die Möglichkeit zu geben, sich zu seiner vollen, individuellen Größe zu entfalten. Ein versöhnendes Gespräch ist nun angesagt, in dem man sich für sein Fehlverhalten entschuldigt. Dann erst kann eine eventuelle Star-Operation, bei der die Linse durch eine Gummi-Linse ersetzt wird, gelingen. Ohne die Behebung der seelischen Ursache gelingt sie meist nicht richtig oder es können andere Komplikationen oder Folgekrankheiten wie der Grüne Star oder das Makulaleiden auftreten.

Menschen, die im Alter den Grauen Star entwickeln, wollen wirklich einiges nicht mehr so sehen, wie es (schöpfungsgerecht) ist, sondern sie formen sich ihre Wirklichkeit und wollen nur das sehen, was ihnen genehm ist. Sie sehen auch manches, was zum Beispiel ihre Kinder, Enkel oder Pflegepersonal angeht, einfach falsch. Pfleger, die mit Menschen zu tun haben, die Grauen Star haben, müssen damit rechnen, dass sie unter Umständen mit voller Überzeugung so behandelt werden, wie sie es nie verdient haben. Deswegen ist hier große Vorsicht vor dem Zustimmen zu

Ansichten geboten. In der Position der Pflegedienstleitung muss man sehr genau prüfen, wo nun wirklich die Wahrheit liegt.

Bei Problemen mit **Löchern in der Netzhaut** oder sich ablösender Netzhaut zeigte sich, dass in diesen Fällen irgendein Mensch unter Beschuss genommen worden war, in den meisten Fällen eben physisch. Es passiert meistens auf dem Auge, mit welchem man durch das Zielfernrohr des Gewehrs geschaut hat. An diesem Auge löst sich oft die Netzhaut ab. Auf dem anderen Auge können sich auch die Sachen zeigen, mit denen man einen Menschen einmal seelisch oder geistig unter Beschuss genommen hat, das heißt, man hatte einen Menschen, wie man im Volksmund sagt, „auf dem Kieker" und hat ihn auch dementsprechend angeschwärzt oder gegen ihn intrigiert.

Das **Schielen** entsteht, wenn man zwei verschiedene und getrennte Sichtweisen im Leben hat: Das eine Auge sieht materiell, das andere Auge sieht mehr geistig. Schafft man es, das eine mit dem anderen zu verbinden, so wird der Schiefstand der Augen sich lösen und der Mensch sieht wieder richtig. Beide Augen sehen dann das Materielle, was sie sehen sollen, und das Geistige, was sie zu höherem Lernen bringt, auf beiden Seiten gleichzeitig und gleichmäßig.

Wenn man Menschen durch Liebe oder durch Liebesentzug versuchte zu erpressen, kann es zu einem **Glaukom (Grüner Star**, erhöhter Augeninnendruck) kommen. Man lässt den anderen nicht die Sachen so sehen, wie er sie sieht, sondern man möchte seine Sichtweise dem anderen mit allen Mitteln aufdrücken, und so entsteht ein erhöhter Augeninnendruck. Bei dieser Krankheit muss der Mensch das Loslassen üben, er muss es schaffen, den anderen gewähren zu lassen, so dass nicht bei jeder Reaktion des anderen dem Menschen „die Augen förmlich aus dem Kopf fallen", denn genau diese Haltung beschreibt die seelische Ursache des Augeninnendrucks.

Der Grüne Star hat eine ähnliche Voraussetzung wie der Graue Star, nur ist sie noch ein wenig schwerwiegender. Am schwersten wiegt die Verfehlung, die sich im feuchten Makulaleiden ausdrückt, welche zu einer absoluten Erblindung führt und gegen das noch kein medizinisches Heilmittel gefunden wurde außer *Aloe Vera*, welches von Professor Profilatov aus Russland angewendet wird. *Aloe Vera*, pur genommen, hat nur den Nachteil, dass es den Blutdruck steigen lässt und dadurch den gesamten Kreislauf ankurbelt. Man muss in dieser Zeit der Einnahme eine leichte Pressung auf beide Schilddrüsenlappen ausüben, am besten, indem man beide Hände überkreuz leicht auf die Schilddrüse presst, um ein Steigen des Blutdruckes durch Überstimulation der Schilddrüse zu vermeiden.

Beim feuchten Makulaleiden sind massive Situationen nicht richtig gesehen worden, wie z.B. die Handlungsweise der SS im Zweiten Weltkrieg. Auch hier kann man in die Seelenreiche hinein um Vergebung bitten, falls durch eigene falsche Handlungsweise Opfer entstanden sind – das Gebet um Vergebung kommt an. Bei allen Augenerkrankungen ist es wichtig, dass man versucht, die Sache aus der Sichtweise seines Gegenübers zu betrachten, daraus zu lernen und seine Einstellung bei Bedarf zu ändern.

Unsere physischen Augen vermitteln uns die äußere Welt. Weniger bekannt ist, dass wir ein **Inneres Auge** haben. Das Innere Auge liegt hinter der Stirn, zwischen den Augenbrauen. Wenn dieses anfängt, sich auf natürliche Weise zu reinigen, hat man eine ganze Zeitlang einen Schnupfen. Alles, was man irgendwann im Leben nicht richtig gesehen hat, wird dann von der Stirn und den Nebenhöhlen abgezogen und in Form eines Ausflusses aus dem Körper transportiert. Oft dauert so eine Reinigung vierzehn Tage oder noch länger. Anschließend hat man beim Luftholen das Gefühl, dass die Luft bis hinter die Stirne zirkuliert. Wenn man nun die Augen schließt und sich mit dem Schöpfer verbindet, kann man zu der Inneren Stimme auch die dazugehörigen Bilder sehen. Wenn man in diesem Stadium des Lernens eine längere Durchsage bekommt, sieht man die Bilder dazu. Das Innere Auge kann man dadurch schulen, dass man etwas beobachtet, was man gar nicht sehen kann. Beispiel: Bevor ich auf die Autobahn fahre, schaue ich mir die Autobahn mit dem geistigen Auge an und sehe, wo es Staus und ähnliches gibt und kann diese nachher vermeiden. Das ist bestimmt jedem schon einmal passiert, dass er ein Bild von einem Stau in den Kopf bekam und es kurz darauf einen Stau gab. So führt uns unser Schutzengel sachte dahin, dass wir den Bildern, die uns unser Vater schickt, vertrauen.

Die **natürlichen** Fähigkeiten sind das Riechen und Hellriechen, das Schmecken und Hellschmecken, das Hören und Hellhören, das Sehen und Hellsehen, sowie das Tasten und Hellfühlen. Diese Fähigkeiten gehören alle zu dem natürlichen Menschen, der sich diese angeborenen oder mitgebrachten Fähigkeiten noch erhalten hat. Die Menschen guten Willens können sie in sich mit wachsender Reinigung des Emotionalkörpers noch entwickeln, so dass auch in ihnen die vorher verschollenen Fähigkeiten nun wieder aufgedeckt werden, nur bitten wir immer wieder darum: Lassen Sie sich diese Fähigkeiten nicht künstlich zusprechen oder öffnen. Sie entwickeln sich ganz von allein, wenn der Mensch sich mehr und mehr in Gottes Willen stellt. Ansonsten besteht die Gefahr, dass sich nicht Gottes Stimme in ihnen meldet und nicht Gottes Bilder zu sehen sind, sondern die von der Ebene, aus welcher der Öffner kommt. Folgen solch künstlicher Öffnungen haben wir schon oft zu sehen bekommen – sie sind fatal. Der Mensch gehorcht diesen Wesenheiten und wird regelrecht deren Sklave, während das Gotteskind immer frei und fröhlich vom Herzen her bleibt. Kein Gotteskind wird diese Fähigkeiten künstlich öffnen, sondern es immer Gott überlassen, wann Er den Zeitpunkt für eine Öffnung für gekommen hält, denn Er allein weiß auch genau,

wann das Kind mit diesen Fähigkeiten bewusst und richtig umzugehen in der Lage ist.

Die Talente der Menschen, die diese Fähigkeiten nicht mehr haben, sind zugeschüttet. Diese Bilder sind Teil der Inneren Führung, die uns Gott-Vater über die Herzensflamme geschenkt hat.
Das Wichtigste ist, dass man auf den Schöpfer ausgerichtet ist.
Das Innere Wort und das Innere Bild sind in dem Falle zusammen
präsent und auch immer licht und übereinstimmend. Die Herzensstimme sagt, was das Innere Auge sieht. Sind diese beiden Fähigkeiten gut und in Gottes Sinne entwickelt, so kann der Mensch
entweder in der Aura oder, wie in meinem Fall, bei der Durchlichtungsanalyse in der Organinformation die Probleme des Gegenübers ebenso sehen, wie er früher seine eigenen gesehen hat
und kann in diesem Fall den Menschen sehr gut helfen.

Manchen Menschen wird diese Fähigkeit auch geschenkt, damit
sie die Geschehnisse aus der Chronik, deren Auswirkungen gerade auf die Erde herabfallen, erkennen und die Menschen zur
Wandlung bewegen, um ihnen dadurch zu helfen, dass das Geschaute nicht in voller Wucht auf sie herabfällt, sondern eventuell
noch gewandelt werden kann. Das sind echte Gottespropheten
wie Jonas, der Ninive über die Folgen seines Lebensstils aufklären musste, damit das, was Vater als Wirkung auf die gesetzten
Ursachen (Ninive war total verhurt und es gab nicht einmal mehr 5
intakte Familien in dieser Stadt) zur Auswirkung kommen lassen
musste, nicht in voller Härte auf Ninive hereinbrechen musste.
Ninive hat sich aufgrund der Aufklärungsarbeit von Jonas so stark
gewandelt, dass alle vorher geschauten Folgen durch Gebet, Fas-
ten und Um-Vergebung-Bitten aufgelöst werden konnten und
deshalb nicht mehr ausfließen mussten. Das macht dann wieder-

um die starke Gnadenhand Gottes, die bei Wandlung in der Lebensführung auch die Folgen zu mindern und zu wandeln weiß.

Schauten die Propheten die Chronik[1] und wandelte sich das Volk nicht – trotz der Warnungen durch einen Propheten – so haben wir als warnendes Beispiel Sodom und Gomorra. Damals wurde die Schau Abrahams verlacht. Obwohl er sich mehrmals für Sodom und Gomorra einsetzte und feilschte, bis Gott sogar zustimmte, beide Städte zu verschonen, wenn nur zehn Gerechte darin zu finden seien, fanden sich noch nicht einmal die zehn. Da musste Gott den Gnadenarm fallen lassen und die Menschen um ihrer selbst willen, damit sie sich nicht mit jedem Tag noch mehr belasten, aus diesem Leben rufen, damit sie nach ihrem Tod beim Sehen ihres Lebensfilms zur Besinnung kämen. Jede Seele sieht ja nach ihrem Tod den Lebensfilm und schaut dann selbst, wie ihr Leben im Lichte Gottes verlaufen ist. Gott straft nicht. Der Mensch straft sich nur selbst durch die Konsequenz seiner Taten. Gott gibt nur Hinweise darauf, entweder durch das Innere Auge oder durch andere Menschen, was auf den Menschen zukommen kann, wenn er so weitermacht. Ändert sich der Mensch daraufhin, so ändern sich auch die Folgen seines Tuns – das Leben wird leichter und freudiger.

Wer Marlo Morgans Buch „Traumfänger"[2] kennt, weiß, dass die Kommunikation von Mensch zu Mensch durch das Innere Erzählen von Geschichten und durch das Übersenden von Bildern noch zu den natürlichen Fähigkeiten gehört, die sich die Aborigines teilweise erhalten haben. Diese natürliche Fähigkeit der Telepathie, wie sie im irdischen Bereich genannt werden kann, ist ihnen noch zu eigen. Damit erfahren sie Dinge, die für jemanden, der

---

[1] Akasha-Chronik, in der alle Handlungen des Planeten und Falluniversumgeschehens gespeichert sind. Speicherungen von Handlungen, welche nicht in Gottes Liebe waren, werden zur entsprechenden Zeit den inkarnierten Wesen zur Aufarbeitung bereitgestellt.
[2] Marlo Morgan: „Traumfänger", Goldmann Verlag, München.

auf äußere Kommunikationsmittel angewiesen ist, eigentlich gar nicht erfahrbar sein können. Sie sind sich ihrer Wahrnehmung aber noch sehr sicher und können den Wahrheitsgehalt auch immer wieder an der entstehenden Realität nachprüfen. Das ist auch einer der Prüfsteine für richtiges Sehen. Als sich bei mir die Fähigkeiten entwickelten, bat ich Christus darum, dass Er mir doch bitte immer eine äußere Bestätigung meines Schauens senden möge. Das geschieht nun immer. Ein Beispiel: Ich sah im Januar 2001 einen Asteroiden auf die Erde zurasen, der aufgrund seines Dunkelfeldes für die äußere Wissenschaft nicht zu erkennen war. Ich bat, ob dieser Asteroid mit den sichtbar katastrophalen Folgen noch einmal von der Erde abgelenkt werde dürfte, damit den Menschen noch eine Lernspanne bleibt. Nach einigen Fürbitten wurde dieses gewährt. Kurz darauf erhielt ich von einem Bekannten die Nachricht, die im Internet verbreitet worden war, dass ein Asteroid von gewaltiger Größe gerade knapp an der Erde vorbeigerast sei und die Wissenschaftler wieder einmal feststellen mussten, dass wir nur mit knapper Not einer globalen Katastrophe entkommen seien. Diese Nachricht bezog sich darauf, dass der Asteroid ca. am 16. Januar 2001 an der Erde vorbeigerast sein musste. So wusste ich einmal mehr, dass ich mich auf mein Schauen verlassen konnte, Bei dieser Schau hatte ich mich mit anderen Sehenden zusätzlich auch noch kurzgeschlossen und es wurde umgehend bestätigt. Alle weiteren geschauten Ereignisse wurden ebenfalls bestätigt. Die Aufgabe des Sehenden ist es, die Mitmenschen darüber aufzuklären und zur Fürbitte anzuhalten, damit das Geschaute noch abgemildert werden kann, was in den meisten Fällen auch möglich ist. (Siehe dazu auch die Berichte über die Reisen an Krisenorte und die dazu gedrehten Filme auf der Internet-Seite http://clairelabelle.de/videofilme.htm)

Eine sehr gute Tagesvorbereitung ist, wenn wir morgens vor dem Aufstehen Gott-Vater bitten, dass wir den Tag überblicken dürfen, so dass wir unseren Tag planen können, wie es den Impulsen des

Tages entspricht. Am Abend sollte man nochmals den Tag Revue passieren lassen, um Schutz für die Nacht und um eine Vorschau für den nächsten Tag bitten. So sind also die Inneren Bilder eine wertvolle Hilfe, um uns sicher durchs Leben zu leiten. Vorsicht vor Meditationen, bei welchen auf das 3. Auge mit indigoblau meditiert wird! Die obersten drei Chakren gehören zum Lichtreich und das 3. Auge hat somit die Farbe weiß mit einem goldenen Rand. Menschen mit offenem Inneren Auge können dies bestätigen. Die Absicht, mit indigoblau zu meditieren, kommt von „der Königin der Nacht", von der Seite, die will, dass die Menschen sich von Gott, dem weißen Licht, und seiner Liebe, dem goldenen Rand, abwenden und der „Nacht" zuwenden. Ich sah einmal bei einem Menschen, der vorher stark hellsichtig war und viele seiner Aufträge selbst geschaut hatte, eine Riesenveränderung. Er kam zu mir und klagte, dass sein Kopf jetzt einen enormen Druck aufweise und dass er das Innere Auge nicht mehr offen habe. Ich schaute nach und sah, dass sein vorderer Teil der Stirnwand und Teile des dahinterliegenden Gehirns bereits mit Tintenblau durchzogen waren. Erschreckt fragte ich ihn, was er denn angestellt hätte, dass der gesamte angesprochene Kopfbereich so mit Tintenblau durchzogen wäre. Er antwortete: „Ich habe mit Indigoblau auf der Stirn meditiert!" Hier sah ich zum ersten Male plastisch, was das für einen Schaden anrichtet. Er und ich baten dann Vater, dass Er das Tintenblau bitte entfernen möge, welches er aus Unwissenheit in seinen Kopf meditiert hatte. Zum Glück erfüllte Vater ihm diesen Wunsch und er konnte bald wieder innerlich sehen. Doch der Schreck ist ihm in den Knochen geblieben und heute bittet er auf diesem Wege alle, die noch mit indigoblau auf der Stirne meditieren, sich bitte davon zu lösen, weil dies enorme Schäden anrichtet und die Seele an diese Ebene bindet, was ja auch mit dieser Meditation bezweckt werden soll. Wenn Christus vom „Zeichen auf der Stirne" sprach, war das das offene Innere Auge, weiß mit goldenem Rand.

7. Zentrum: Thema Barmherzigkeit

- Das siebte Zentrum entspricht Gottes Barmherzigkeit.

- Das siebte Zentrum entspricht auch dem 7. Chakra mit der Farbe strahlendweiß.

- Der im Körper dazugehörige Bereich: Gehirnbereich (Gehirntumore, Gehirnschlag, Kopfschmerzen).

Gehirntumore

Die Gehirntumore weisen immer daraufhin, dass man in einer Inkarnation hochgradig unbarmherzig war. Es sind oft die früheren Heerführer, die nicht nur grausam waren, sondern auch noch sadistisch. Es sind also Menschen, die Lust am Quälen hatten und vielleicht noch immer haben.

Wenn ein Kind einen Gehirntumor hat, fragen wir zuerst immer die Eltern, wie es sich in der Schule verhält. In der Schule zeigt sich meist das Verhalten aus der alten Inkarnation und die Kinder werden meistens auch als verhaltensgestört eingestuft.

So hatten wir einmal den Fall eines 9-jährigen Jungen, der schon durch sein Verhalten in der Schule aufgefallen ist. Er hatte einen walnußgroßen Gehirntumor. Die Ärzte wollten ihn operieren, weil es zu gefährlich war, abzuwarten, ob der Tumor sich vielleicht von allein verkleinern würde.

In der Schule war der Junge sehr aggressiv und schlug oft ohne Grund auf kleinere Jungen ein, oft sogar auch auf Mädchen. Wir fragten den Jungen, ob er das, was er seinen Schulkameraden zufügt, auch selbst erleben möchte. Da fing der Junge an zu weinen und sagte: „Niemals!" Danach erklärten wir ihm, dass sein Gehirntumor wieder verschwinden kann, wenn er nie wieder jemandem etwas tut, was er selbst auch nicht zugefügt bekommen möchte. Der Junge quälte nicht nur gerne seine Schulkameraden, sondern er quälte auch gerne Tiere langsam zu Tode.

Dieser Junge hatte nach der Durchlichtungsanalyse seine Gedanken gut umgestellt. Es folgte noch eine weitere Durchlichtungsanalyse, und nach 6 Wochen untersuchten die Ärzte den Jungen nochmals und stellten fest, dass der Tumor auf Stecknadelkopfgröße zusammengeschrumpft war. Die Haltung des Jungen hatte sich auch um 180 Grad gewandelt. Der Tumor musste nun nicht mehr operativ entfernt werden. Wir gaben ihm aber zu verstehen, dass die Anlage zum Tumor, diese stecknadelkopfgroße Kernstelle, erhalten bleibt und wieder wachsen würde, wenn er wieder gewalttätig oder sadistisch handeln würde. Wenn er seine neu erworbene Haltung beibehalten würde, würde der Tumor irgendwann ganz verschwinden. Die Mutter und der Lehrer waren sehr glücklich, dass der Junge sich so gewandelt hatte und gesund geworden war.

Sado-masochistisches Handeln führt zu Gehirntumoren. Masochismus entsteht immer dann, wenn man in einem früheren Leben andere Menschen gequält hat. Jetzt bekommt man auf einmal Lust und die Tendenz, diese Schmerzen sich selbst zuzufügen oder zufügen zu lassen. Man kann die Situation nur lösen, indem der Mensch sich bei den früher gequälten Seelen entschuldigt. Dann beruhigt sich allmählich sein Nervensystem und er wird die Lust an dem Schmerz verlieren und sein masochistisches Verhalten so nach und nach sein lassen.

Sobald der Mensch in sich die Barmherzigkeit erschließt, ändert sich alles, was das Gehirn betrifft. Wenn die Barmherzigkeit in uns regiert, gesundet Stück für Stück der Kopf und der ganze Körper. In der Barmherzigkeit fühlt sich jeder beim anderen auch wohl. Man spürt, dass man jemandem mit einer großen Ausstrahlung gegenübersitzt, man spürt Liebe und Wärme. Diese Menschen haben nie kalte Hände oder Füße. Sie sind immer gleichermaßen durchglüht.

Gehirnschlag

Der Schlaganfall ist immer eine Art der Unbarmherzigkeit, die sich aber oft in diesem Leben aufgebaut hat.

Ein Mensch handelt jahrzehntelang immer zu strikt, zu unbarmherzig, im Beruf, mit dem Partner oder der Familie. Er gibt Befehle, die auch unmittelbar ausgeführt werden müssen, ohne dass der Betroffene nachfragen darf, warum und wieso das jetzt so gehandhabt werden müsse. War der Schlaganfall auf der linken Gehirnseite, hat es mit dem Verhalten gegenüber dem Partner zu tun. War er auf der rechten Gehirnseite, hat es mit dem Beruf zu tun. Wie weit die Folgen eines Gehirnschlages geheilt werden können, hängt von dem Maß an Einsicht ab, das der Mensch in diesem Stadium direkt nach dem Gehirnschlag, wo meistens ja auch Lähmungen auftreten, in sich entwickelt. Menschen, die auf einmal Dankbarkeit in sich verspüren, ihre Mitmenschen für ihr bisher an den Tag gelegtes Verhalten auch um Entschuldigung bitten können, heilen schneller und können meist nach wenigen Wochen oder Monaten ihre normalen Körperfunktionen wieder aufnehmen. Bleibt der Mensch aber verbohrt und auf seiner Ansicht beharrend, so bleibt das Auszutragende in seinem Körper als Lähmung oder Schaden zurück. Ein weiterer Grund ist auch, dass der Mensch zu sehr auf sich selbst bezogen war - das ist auch Unbarmherzigkeit gegenüber seinen Mitmenschen. Diese Menschen müssen Mitmenschlichkeit und Barmherzigkeit lernen und üben.

Ein physischer Grund ist auch das Rauchen. Es verengt die Adern, die durch das Gehirn führen und verursacht so eine Unterversorgung des Gehirns mit Sauerstoff, was ebenfalls zu einem Gehirnschlag führen kann. Das Thema ist trotzdem dasselbe: Auch in diesem Falle handelt der Mensch unbarmherzig – gegen seinen eigenen Körper.

Kopfschmerzen – Migräne

Alle Arten von Kopfschmerzen haben dieselbe Ursache, nämlich Unbarmherzigkeit. Das Wetter ist nicht schuld am Kopfschmerz, es kann zwar den Kopfschmerz auslösen, aber nur dann, wenn die Disposition dafür vorhanden ist. Und die heißt Unbarmherzigkeit. Die Kopfschmerz- oder von Migräne befallenen Menschen gehen zu stark über andere hinweg. Sie üben auch sehr viel Druck von innen auf andere aus und ihre Erwartungshaltung gegenüber anderen ist sehr hoch. Viele Menschen mit Migräne haben zusätzlich noch einen Putzfimmel: Sie wollen nicht im Inneren Ordnung in ihren Gedanken und Haltungen schaffen, also verlagern sie es auf eine peinlich-genaue äußere Ordnung, die fast schon niemanden mehr darin leben lässt.

Migräne bedeutet, dass ein zu starker Innendruck im Kopf entstanden ist. Die Energie der Barmherzigkeit, die sich eigentlich über das 7. Zentrum entladen sollte, staut sich im Kopfbereich durch die zu harte und unbarmherzige Haltung auf und wird zum erhöhten Innendruck. Hilfe ist nur gegeben, wenn man den Menschen lehrt, dass er bei beginnender Migräne sich unverzüglich mit dem Vater in Verbindung setzen und in einem stillen Kämmerlein fragen sollte. „Vater, was habe ich falsch gemacht? Zu wem war ich wieder zu strikt oder zu unbarmherzig? Könntest Du alle meine Handlungsweisen unterschreiben oder wo habe ich gefehlt?" Durch diesen Dialog mit dem Schöpfer öffnet sich das 7. Zentrum und ein Teil der aufgestauten Energie kann schon wieder entweichen, weil ja die ehrlich Frage an den Vater gestellt wurde. Zunächst entsteht meistens ein Moment der Ruhe, dann vernimmt man leise, aber unüberhörbar Gottes Impulse, die einem zeigen oder sagen: „Denk einmal daran, wie du deinen Nächsten behandelt hast! Willst du auch so angeredet oder behandelt werden?" Und wenn die Innere Antwort lautet: „Nein, gewiss nicht!", so hat man schon die Ursache für seine Migräne gefunden. Wichtig ist es, hier nicht vor sich selbst auszuweichen und sich gar noch vor

Gott zu rechtfertigen, denn Er kennt alle unsere geheimsten Gedanken.

Menschen mit Migräne müssen auch lernen, ihre Mitmenschen nicht immer am Gängelband, also nach ihren Vorstellungen zu führen. Sie haben es oft noch nicht geschafft, den anderen Menschen, sei's dem Partner, sei's den Kindern, auch einmal etwas zuzutrauen, aus Angst, sie könnten etwas falsch machen. Aber die gesamte Kindheit und Jugendzeit ist ein Erfahrungsraum, und Kinder müssen auch Fehler machen und etwas schmutzig machen dürfen, wenn sie backen oder kochen, malen oder basteln, denn sonst geht ihnen die natürliche Motivation verloren. Menschen mit Migräne stehen oft wie mit einer geistigen Rute dahinter, damit ja nichts verkehrt gemacht wird. Zum Zeitpunkt der Migräne geht gar nichts mehr – der Mensch ist unfähig, aufzustehen, das Licht zu ertragen und ihm ist elendiglich schlecht. In diesen Zeiten können die Kinder dann wirken, wie sie wollen, können sich ihre Mahlzeiten selbst machen, können sich ihre Hausaufgabenzeiten einteilen und erfahren so die Selbstmotivation. Durch diese Selbstmotivation werden sie wieder an ihr eigenes Inneres herangeführt. Lernt eine Mutter jetzt, diesen Zustand zu belassen und nicht im gesunden Zustand in die Motivation und Zeiteinteilung der Kinder und des Partners hineinzufunken, so wird die Migräne allmählich nachlassen. Sonst geschieht es tatsächlich wie bei Kindern, die über ihre Mütter berichten: „Ah, jetzt kann ich endlich mal wieder etwas machen, meine Mutter hat Migräne und liegt im Bett." Für diese Kinder sind die Migränezeiten richtige Freizeiten, in denen sie einmal selbstständig handeln können. Frauen mit Migräne müssen lernen, dass nicht jeder die gleichen Talente, auch nicht das gleiche Ordnungsbedürfnis hat, aber dass dafür andere Qualitäten geschätzt und geachtet werden sollen wie Unterhaltsamkeit, Spritzigkeit, Wendigkeit im Geiste, Herstellen einer entspannten, schönen, gemütlichen Atmosphäre, denn das ist es, was den meisten Menschen, die oft Migräne haben, fehlt.

Ernste Warnung vor Handys!

Nürtinger Zeitung: Okt. 1999

Von Ulrich Schilling-Strack

LONDON – Vorsicht Handy! Eine Gruppe internationaler Wissenschaftler warnt dringend vor der Benutzung mobiler Telefone. In einer Sendung des britischen Fernsehens veröffentlichte das Expertenteam aus den USA, Australien und Schweden am Montag die Ergebnisse umfangreicher Studien, die erhebliche Besorgnis auslösten. Danach müssen Handy-Benutzer mit Krebs, Asthma und der Alzheimer-Krankheit rechnen, weil die elektromagnetischen Wellen der mobilen Telefone Gehirnzellen schädigen können.

Die Bedrohung ist angeblich so erheblich, dass die an den Feldversuchen beteiligten Wissenschaftler selbst die handlichen Geräte überhaupt nicht mehr in die Hand nehmen oder möglichst selten nutzen. So berichtete ein schwedischer Experte, dass er spätestens nach einer Minute das Ohr wechselt, um eine längere Bestrahlung einer Kopfhälfte zu vermeiden.

Ein britischer Handelsvertreter hat bereits einen Prozess angestrengt, in dem eine schwere Erkrankung durch den Einsatz mobiler Telefone nachgewiesen werden soll. Der Mann aus Perthshire besaß fünf Handys und ist überzeugt, dass die Strahlungen wichtige Nervenzellen hinter dem rechten Ohr schwer beschädigt haben. Er musste sich einer komplizierten Operation unterziehen.

Der britische Volkswagen-Importeur reagierte umgehend auf die besorgniserregenden Funde. Zu jedem neuen Wagen gehört jetzt eine Warnung, wegen der möglichen Gefährdung durch elektromagnetische Felder keine mobilen Telefone innerhalb des Fahrzeugs zu benutzen. Die Wissenschaftler waren durch Tierversuche auf die Gefahren der Handys gestoßen. Handys sind kleine

Funkstationen, die Mikrowellen zu einem kilometerweit entfernten „Transmitter" senden, der die Botschaften weiterleitet.

Eine vergleichbare Strahlung löste bei Ratten schwere Gehirnschäden aus. Die Aufsichtsbehörde der britischen Regierung erklärte, dass es noch keinerlei Beweis für etwaige Schäden gäbe. Gleichzeitig wurden aber Mittel für ein Forschungsprogramm bereitgestellt. Die großen Telefongesellschaften in Großbritannien, wo Handys bereits seit Jahren zur normalen Ausstattung der Haushalte zählen, wiesen die Vorwürfe zurück.

Weltgrößte Studie belegt: Handys schädigen Gesundheit!

Springer-Auslandsdienst/ London, 16. Mai 1999

*Wer häufig Kopfschmerzen hat, sich abgespannt fühlt, hat wahrscheinlich zuviel mit dem Handy telefoniert. Denn die größte Studie der Welt ergab: Jeder zweite Benutzer klagt über Auswirkungen auf das Herz-Kreislaufsystem, Müdigkeit oder Kopfweh. Von 11.000 Befragten, **selbst diejenigen, die Handys nur zwei Minuten pro Tag benutzen[!!!]**, beschwerten sich viele sogar über Gedächtnisschwund, brennende Haut und Hitze hinter den Ohren. Die Versuche, geführt vom ‚Nationalen Institut für Arbeitsleben' (National Institute for Working Life) in Schweden, kamen Wissenschaftlern sehr entgegen, die schon lange vor Risiken warnen. Alasdair Philips von ‚Powerwatch', einem englischen Verbraucherschutz, sagt: „Das ist ein bedeutender Schritt nach vorn. Es gibt keinen Zweifel, dass diese Effekte Anlass zu großer Sorge sind. Selbst wenn nur eine von zehn Personen (und die Zahlen sind höher) unter diesen Problemen leidet, wären das 1,5 Millionen Menschen in diesem Land. Sie suchen Hilfe für Symptome wie Müdigkeit und Kopfschmerzen und werden gegen falsche Ursachen (Stress oder Depression) behandelt."*

Handy-Strahlung: Milliardenklage droht

Nürtinger Zeitung, 29.12.2000

London (AFP) – Dem britischen Mobilfunkanbieter Vodafone drohen nach einem Bericht der Zeitung „Times" in Prozessen wegen gesundheitsschädlicher Handy-Strahlung Schadenersatzforderungen in Milliardenhöhe. Der US-Anwalt Peter Angelos plane, im Frühjahr in den USA zwei Klagen gegen eine Tochter des Unternehmens einzureichen, so das Blatt. Angelos war schon in Prozessen gegen die Tabakindustrie erfolgreich und hat für seine Mandanten in diesem Jahr Schadenersatz in Höhe von insgesamt 8,8 Milliarden Mark eingeklagt. Vodafone ist die Muttergesellschaft des deutschen Mobilfunkanbieters Mannesmann.

Es gibt ein aufklärendes Faltblatt: „Handy...? Mensch, wenn ich das gewusst hätte! Sag's doch weiter!" von „Bürgerwelle e.V., Dachverband der Bürger und Initiativen zum Schutz vor Elektrosmog, Siegfried Zwerenz, Lindenweg 10, D-95643 Tirschenreuth, Tel. 09631 – 79 57 36.

Wenn man aus irgendeinem Grunde Handys benutzen muss, weil man anders unterwegs nicht zu erreichen ist oder keine Möglichkeit hat, sich einen Festnetzanschluss legen zu lassen, so sollte man die Handys nehmen, die mit Lautsprecher ausgerüstet sind. Die kann man vor sich auf den Tisch oder eine Ablage legen, draußen zur Not weit weg vom Körper in der Hand halten und per Lautsprecher miteinander sprechen. Es ist nämlich wirklich nicht so, dass das Ohr nach einer Minute überhitzt, sondern bereits nach 10 Sekunden sind die ersten Störungen hinter dem Ohr zu spüren und das Gehirn wird „gekocht" und verwirrt sich. Wer will denn schon gern dement sein oder werden oder an gekochten Zellen im Gehirn sterben, wie es einem jungen Arzt geschah, der permanent 5 Handys in Gebrauch hatte und in dessen Gehirn fünf Gehirntumore, inoperabel, seinen Tod verursachten?

Organtransplantation

Wie wir anhand der seelischen Ursachen gesehen haben, hat jedes Organ sein spezielles Thema. Und somit hat jedes Organ, aufgrund der feinstofflichen Speicherung, sein eigenes Programm. **Wird ein Organ verpflanzt, so werden die Programme mit verpflanzt**. Und das ist der wahre und tiefere Grund, weshalb der Körper die Organe abstößt. Die Eiweißunverträglichkeit — jeder Mensch hat individuelles Eiweiß und sein Immunsystem reagiert normalerweise auf jegliches Fremdeiweiß — ist nur das physische Pendant für die Verschiedenartigkeit jedes einzelnen Menschen. Der Körper wird auf einmal mit fremden Programmen konfrontiert, die nicht zu ihm passen, und mit denen er nicht fertig wird.

Somit kann man auch verstehen, warum viele Menschen, denen ein Organ transplantiert wurde, schwere Depressionen bekommen. Diese Depressionen sind eine Folge der Wehrens gegen die fremden Programme und gegen die damit verbundenen Personen und Seelen.

Wir hatten vor kurzem einen Jungen von 18 Jahren, dessen Körper schon zwei fremde Nieren abgestoßen hatte. Seine Seele war wirklich bereit zu gehen, nur seine Mutter ließ ihn nicht. Heute hat er schwere Depressionen und wartet mittlerweile auf die dritte Niere, während er alle zwei Tage sein Blut dialysieren lassen muss, um es wieder zu entgiften.

Deswegen wäre es gut, wenn Eltern zu ihren Kindern sagen könnten: „Ein Teil deines Karma ist abgetragen, ich lasse dich jetzt gehen. Und ich freue mich für dich, wenn du nun dadurch in eine schöne Lernebene eingehen kannst." Nur ist es für viele schwer, so zu denken und zu handeln. Für viele ist einfach das materielle Leben so wichtig, weil sie nichts anderes zu kennen meinen und die Kinder am physischen Leben erhalten wollen. Aber es ist wichtig zu verstehen, warum ein Kind eine Kurzinkarnation[1] gewählt hat. Dann kann man auch besser verstehen, warum die Kinder gerne gehen. Wenn sie länger auf der Erde bleiben würden, würden sie sich mit jedem Tag ihres Lebens mehr belasten. Und das möchten die Seelen vermeiden.

Wir müssen also in der Medizin das Thema Organverpflanzung neu überdenken, um zu verstehen, was der Mensch wirklich eingepflanzt bekommt. Ein neues Organ ist nicht einfach nur ein Ersatzteil für ein defektes eigenes Organ, sondern es ist auch Träger von Informationen. Bei manchen Organen mag es ja vielleicht etwas weniger problematisch sein, vor allem wenn das Organ aus der Familie kommt, aber bei Herztransplantationen wird es sehr problematisch, weil ja im Herzen der Lebensfunke eingepflanzt ist (siehe Kapitel Hot Spot).

Ein Mensch mit einem stark verkleinerten Herzen, der sehr ruhig lebte, aber laut den Ärzten nicht mehr lange zu leben hatte, bekam ein gespendetes Herz eingepflanzt. Die Operation gelang, er wurde gesund aus dem Krankenhaus entlassen. Auf einmal erkannte er sich nicht wieder, er hatte plötzlich eine riesige Lust zu rasen. Er sprach mit seinem Arzt und sagte zu ihm: „Herr Doktor, ich könnte mir dieses Herz herausreißen! Wenn ich doch mein altes kleines Herz behalten hätte! Von wem ist dieses gespendete Herz?" Und der Arzt klärte ihn auf, dass das gespendete Herz von einem beim Rasen verunfallten Motorradfahrer stammte. Man muss sich den Konflikt vorstellen, der jetzt entstand, zwischen dem verpflanzten Herz und diesem auf Ruhe und Reduktion gepolten Menschen, der ganz in Ruhe sein Leben abschließen wollte.

---

[1] Siehe auch Band 2 von Claire La Belle: Heilung von der Seele her – Was Du säst, wirst Du ernten, Kapitel „Kurzinkarnationen"

Bis heute fehlt die Einsicht in der Medizin, dass bei Organver-
pflanzungen berücksichtigt werden sollte, dass die Programme
mit verpflanzt werden. Der dadurch entstehende Konflikt im Menschen ist oft sehr groß und steht nicht immer im angemessenen
Verhältnis zum Nutzen. Der vorher erwähnte Mensch stand im
Konflikt, diese übertragenen Programme zu leben oder sie zu
überwinden, aber er wusste nicht wie. Er hatte sich die Strategien
in seinem Lebensfilm nicht eingespeichert.

Eine große Hilfe ist die Organverpflanzung für den Menschen
noch nie gewesen, zumindestens keine karmische Hilfe. Sie hat
nur das physische Leben verlängert, aber nichts am Karma oder
am eigenen Verständnis geändert. Es bedeutet für den Menschen
oft eine verlängerte Leidenszeit. Und oft hat der Mensch nachher
sein Leben nicht mehr in den Griff bekommen, weil er die Strukturen des Mitmenschen, die dieser zur Auflösung oder Überwindung
seiner Programme mitgenommen hatte, nicht in sich trug.

Auch bei Blutübertragungen bekommt man die Programme des
Spenders mit übertragen. Und man weiß nie, wer das Blut ge-
spendet hat. Deshalb sollte man sich vor vorhersehbaren großen
Operationen selbst Blut abnehmen und für die OP aufbewahren
lassen. Üblicherweise (seit AIDS) wird heute so verfahren.

Das Erkennen der seelischen Ursache ist der Grundstein für Heilung

Da jede Erkrankung eine ganz bestimmte Botschaft für uns hat, können wir nur gesund werden, wenn wir die seelische Ursache erkannt und beseitigt haben. Werden nur die Symptome beseitigt, ohne dass der eigentliche Grund für die Erkrankung erkannt wurde, dann passiert folgendes: Die Krankheit wird aus dem Organ in die Aura gedrückt und kehrt irgendwann, meist noch verstärkt, wieder in den physischen Körper zurück. Denn es wurde ja die seelische Ursache nicht erkannt und somit auch nicht beseitigt. Das ist so, als ob ich bei einem Auto die aufleuchtende Ölwarnlampe einfach herausnehme. Nun brennt zwar die Warnlampe nicht mehr, aber die Ursache ist nach wie vor noch vorhanden. Und irgendwann gibt es einen riesigen Knall und das Auto bleibt stehen.

Also ist das Allerwichtigste bei einer Erkrankung immer, dass die seelische Ursache erkannt und beseitigt wird, mit anderen Therapieformen kann man nur unterstützend einwirken. Ich kann nicht einfach zu einem Therapeuten gehen und mir meine Krankheit ohne Bewusstwerdung der Ursache nehmen lassen. Das heißt: Ich kann schon, nur wird die Ursache sich dann immer wieder anderweitig zeigen und wieder zur Auflösung drängen. Ohne Seelenarbeit sind alle anderen Therapieformen nur Flickschusterei und manche sogar noch gefährlich. Auch wenn es für den Moment so aussieht, als ob es helfen würde: Es scheint nur so.

Im Grunde genommen ist es gar nicht so schwer. Kehren wir doch zur Ehrlichkeit gegenüber uns selbst zurück und trauen uns auch an die seelischen Ursachen unserer Krankheiten heran. Ich habe schon manchen Menschen erlebt, der zunächst fast tödlich beleidigt war, wenn ich ihm die seelische Ursache seiner Krankheit nannte, aber ich musste sie ihm als schauender Therapeut ja nennen. Eines Tages wird er diese Ursache selbst sehen.

Schlimm ist nur, dass die Menschen, wenn sie die seelische Ursache wegdrücken, ja nicht richtig gesunden können. Das heißt: Der Mensch kränkelt immer weiter, wird nie richtig gesund, oder nur kurzzeitig, solange die „Krankheit", das heißt, die seelische Ursache davon unterdrückt wird. Und das sollte doch jedem zu denken geben.

Auch Unfälle haben eine bestimmte Botschaft an den Menschen und diese sollten auf jeden Fall erkannt und ernst genommen werden.

Wir sollten auch unseren Körper bei seinem Heilungsprozess nicht unbedingt mit chemisch-synthetischen Medikamenten, sondern mit Naturheilmitteln, sprich mit pflanzlichen und mineralischen Mitteln, unterstützen.

Dazu sollte man wissen, dass die „Licht-Schwingung" unserer Erde ständig ansteigt und die chemischen Moleküle diese Schwingungserhöhung nicht mitmachen, da sie aus toter Materie bestehen, während die gewachsenen Kräuter die Schwingungserhöhung mitmachen, also immer mehr Licht- und Heilkraft in sich aufbauen und deswegen dem Menschen wirklich helfen können.[1]

Mittlerweile gibt es viele Menschen die behaupten: „Jahrelang haben mir meine Medikamente geholfen und seit einiger Zeit nützen sie überhaupt nichts mehr." In naher Zukunft werden nur noch pflanzliche Medikamente helfen können. Laut einer Studie der Welt-Gesundheits-Organisation (WHO) sind sowieso schon jetzt 80% der chemischen Pharmazeutika wirkungslos.

---

[1] Schwingungserhöhung: Wir leben jetzt in einer Zeit, wo unser Schöpfer, symbolisch ausgedrückt, seine Hände immer näher um die Erde legt, wodurch eine enorme Entwicklungsbeschleunigung bei denjenigen Menschen stattfindet, die sich für Gottes Liebe öffnen, und ein Ausfließen verstärkter Aggressionen bei jenen Menschen, welche sich gegen SEINE Liebe sperren. Genau das erleben wir momentan auf der Erde: Ein letztes Aufbäumen der dämonischen Kräfte hat begonnen, bis auch diese Wesenheiten an ihren Endpunkt gekommen und bereit sind, ihr negatives Verhalten zu ändern.

Wie in dem Kapitel Hellschmecken beschrieben, ist es enorm wichtig, auf unseren Appetit zu achten. Denn unser gesunder unverdorbener Appetit zeigt uns genau an, was wir gerade benötigen. Gleichzeitig können wir Rückschlüsse ziehen, welches Organ eventuell gerade geschwächt oder erkrankt ist. Hierzu kann ich das Buch "Obst und Gemüse als Medizin" von Klaus Oberbeil und Dr. Christiane Lenz sehr empfehlen (siehe Bücherliste am Ende des Buches).

Die Bedeutung der Zehn Gebote für unsere Karmaauflösung

Diesen Artikel stellt Michael W. Co-Autor, für uns zusammen. Die Erklärungen zu den Geboten sind von Jakob Lorber geoffenbart. Ihr merkt es schon an der Sprache, die mehr aus alter Zeit ist. **Es wird hierbei die innerste geistige Bedeutung, die hinter dem Wortsinn der Zehn Gebote liegt wunderbar erläutert.**

Die Zehn Gebote (2. Mose 20, 1-17 bzw. 5. Mose 5, 6-21) sind doch nun wirklich schon viertausend Jahre alt – sind sie nicht schon **lange** überholt? Nun, manche Sachen halten sich lange, weil sie einfach von Gott, unserem Vater, für uns Menschen gegeben wurden. Welche Bedeutung haben die Zehn Gebote denn nun für unser Leben? Sie geben uns eine Leitlinie, was für unser Leben wichtig ist zu beachten, damit wir uns nicht noch mehr belasten, sondern im Gegenteil, unsere Belastungen abbauen. Denn aus der Nichtbeachtung der Zehn Gebote bauen sich die Belastungen auf, zumal, wenn man sie noch auf die Gedankenebene anwendet, das heißt, wenn man, wie Christus es uns lehrte, schon den Gedanken an die Übertretung eines dieser Gebote mit berücksichtigt. Deswegen haben wir hier in der Folge nicht nur die Zehn Gebote noch einmal zusammengeschrieben, sondern auch die Positivverhaltensweisen, die sich bei der Umkehr der Zehn Gebote in einen Positivsatz ergeben, aufgeschrieben. Außerdem besteht die Gefahr, dass man sich durch die Nennung der Negativform doch auf diese Form versteift, was die Erfahrung ja auch schon zu Genüge gezeigt hat: Durch das ausgesprochene Verbot wird die Aufmerksamkeit des Menschen gerade auf das Verbotene gelenkt. „Du sollst nicht töten" lenkt die Aufmerksamkeit aufs Töten. Ganz anders „Du sollst alles Leben schützen und achten." Da fokussiert sich die Betrachtung auf das Leben.

Hier nun ein Versuch, ohne diese „nicht"-Formulierungen auszu-kommen:

1. Gebot:

- Ich bin der Herr dein Gott. Du sollst neben mir keine anderen Götter haben.

➜ Ich bin der Herr Dein Gott, der Schöpfer allen Seins. Schaue in allem zuerst auf Mich, der du Mein Kind bist.

2. Gebot:

- Du sollst den Namen des Herrn, deines Gottes, nicht miss-brauchen.

➜ Du sollst den Namen des Herrn, deines Gottes, stets in Ehren halten.

Du sollst den Namen Gottes nicht bloß mit dem Munde nennen, nicht bloß nur den artikulierten Laut von ein paar Silben ausspre-chen, sondern, da Gott der Grund deines Lebens ist, so sollst du Ihn auch allezeit im Grunde deines Lebens aussprechen, das heißt, du sollst Ihn nicht mechanisch, sondern allezeit lebendig werktätig in allen deinen Handlungen aussprechen; denn was immer du tust, das tust du mit der von Gott dir verliehenen Kraft. Verwendest du diese Kraft zu argem Handeln, so entheiligst du offenbar das Göttliche in dir; und dieses ist deine Kraft, der leben-dige Name Gottes![1]

---

[1] [Anmerkungen zu den Geboten aus Jakob Lorber, „Die geistige Sonne", Band 2, Kapi-tel 73 ff)

3. Gebot:

- Gedenke des Sabbats: Halte ihn heilig!

Der Sabbat ist weder der Samstag, noch der Sonntag, noch der Oster- und der Pfingstsonntag, noch irgendein anderer Tag in der Woche oder im Jahre, sondern er ist nichts anderes als der Tag des Geistes im Menschen, das göttliche Licht im menschlichen Geiste, die aufgehende Sonne des Lebens in der menschlichen Seele. Das ist der lebendige Tag des Herrn im Menschen, den er fortwährend mehr erkennen und durch alle seine Handlungen heiligen soll, die er aus Liebe zu Gott und daraus aus Liebe zu seinem Nächsten verrichten soll.

Da aber der Mensch diesen heiligen Ruhetag des Herrn im Gewühle der Welt nimmer finden kann und mag, daher soll er sich von der Welt zurückziehen und diesen Tag des Lebens der heiligen Ruhe Gottes in sich suchen.

Darum war auch dem Volke der Israeliten geboten, wenigstens einen Tag in der Woche zu bestimmen, an welchem es sich von weltlichen Geschäften zurückziehen und allein diesen Tag des Lebens in sich suchen sollte. Aber man beobachtete das Gesetz bloß äußerlich materiell und brachte es auf diesem Wege am Ende so weit, dass man nicht einmal den Herrn des Sabbats erkannte, Ihn den heiligen Vater, als Er von unendlicher Liebe getrieben zu Seinen Kindern auf die Erde kam!

4. Gebot:

- Ehre Vater und Mutter, auf dass du lange lebest und es dir wohlgehe auf Erden.

Gehorchet der Ordnung Gottes, welche ausgeht aus Seiner Liebe und Weisheit (d.i. Vater und Mutter), auf dass ihr lange lebet auf Erden unter Wohlergehen. Was ist langes Leben, und was ist dagegen ewiges Leben? Das „lange Leben" bezeichnet das Leben in der Weisheit; und es wird „lang" nicht als Dauer, sondern als

Ausbreitung und stets größere Mächtigwerdung des Lebens verstanden; denn das Wort oder der Begriff „Leben" schließt ja schon für sich die ewige Dauer ein. Aber das Wort „lang" bedeutet durchaus keine Dauer, sondern nur eine Ausbreitung der Lebenskraft, mit welcher das lebende Wesen stets mehr in die Tiefen des göttlichen Lebens gelanget, und eben dadurch sein eigenes Leben stets vollkommener, fester und wirksamer macht.

Dieses hätten wir; aber das „Wohlergehen auf Erden" – was besagt denn das? Nichts anderes als das Sich-zu-eigen-machen des göttlichen Lebens, denn unter der „Erde" wird hier das Eigenwesen verstanden, und das Wohlergehen in diesem Wesen ist nichts anderes als das freie Sein in sich selbst nach der völlig sich zu eigen gemachten göttlichen Ordnung.

5. Gebot:

• Du sollst nicht töten.

➔   Du sollst **alles** Leben schützen und achten.

Damit ihr aber die nachfolgende Erklärung leicht und gründlich fasset, so mache ich euch nur darauf aufmerksam, dass in Gott die ewige Erhaltung der geschaffenen Geister die unwandelbare Grundbedingung aller göttlichen Ordnung ist. – Wisset ihr nun das, so blicket auf das Gegenteil, nämlich auf die Zerstörung; und ihr habt das Gebot geistig und körperlich bedeutungsvoll vor euch.

Saget demnach anstatt: Du sollst nicht töten – du sollst nicht zerstören, weder dich selbst, noch alles das, was deines Bruders ist; denn die Erhaltung ist das ewige Grundgesetz in Gott Selbst, demzufolge Er ewig ist und unendlich in Seiner Macht. Da aber auf der Erde auch des Menschen Leib bis zur von Gott bestimmten Zeit für die ewig dauernde Ausbildung des Geistes notwendig ist, so hat ohne ein ausdrückliches Gebot Gottes niemand das Recht, eigenwillig weder seinen eigenen Leib noch den seines Bruders zu zerstören.

6. Gebot:

- Du sollst nicht Unkeuschheit treiben, nicht ehebrechen.

➜   Du sollst deinem Partner oder deiner Partnerin immer die Treue halten. (vgl. hierzu auch die Erläuterung im Kapitel Partnerschaft bei der linken Niere)

Ihr wisset, dass die Liebe der Urgrund und die Grundbedingung aller Dinge ist. Ohne Liebe wäre nie ein Ding erschaffen worden, und ohne die Liebe wäre so wenig irgendein Dasein denkbar, als wie wenig sich je ohne die wechselseitige Anziehungskraft eine Welt nach dem Willen des Schöpfers gebildet hätte. Wer das etwa nicht fassen sollte, der denke sich nur von einer Welt die wechselseitige Anziehungskraft hinweg, und sobald wird er sehen, wie sich alle Atome einer Welt plötzlich voneinander trennen und sich verflüchtigen werden wie ins Nichts.

Also ist die Liebe der Grund von allem und ist zugleich der Schlüssel zu allen Geheimnissen.

Wie aber lässt sich eben die Liebe mit unserem sechsten Gebot in eine erklärende Verbindung bringen? Ich sage euch, nichts leichter als das, indem bei keinem Akte in der Welt die Liebe so innig verwoben ist wie gerade bei dem, den wir zu den unkeuschsündigen rechnen.

Wir wissen aber, dass der Mensch einer zweifachen Liebe fähig ist, nämlich der göttlichen, welche aller Selbstliebe entgegen, und der Selbstliebe, welche aller göttlichen Liebe entgegen ist.

Nun fragt es sich: So jemand den Akt der Zeugung begeht, welche Liebe war da der Beweggrund, die Eigenliebe, unter deren Botmäßigkeit auch jegliche Genusssucht steht, oder **die göttliche Liebe, welche nur mitteilen will, was sie hat, ihrer selbst gänzlich vergessend?** Sehet, wir sind jetzt schon ziemlich dem eigentlichen Hauptkerne auf der Spur.

Setzen wir nun zwei Menschen: der eine begeht den Akt aus selbstsüchtiger Genusssucht, der andere aber in dankbarer Andacht für die Zeugungsfähigkeit, seinen Samen einem Weibe mitzuteilen, um in ihr eine Frucht zu erwecken. (Anmerkung der Autorin: Wobei die „Frucht" auch durchaus die Gesunderhaltung der Frau im höheren Alter sein kann. Denn so habe ich es selbst bereits erlebt. Wichtig sind die dahinterstehenden Gedanken: „Ich möchte meinem Schatz meine Liebe schenken", siehe obigen Satz, und die Treue.) Welcher von den beiden hat denn gesündigt? Ich glaube, hier einen Richter zu machen und ein rechtes Urteil zu fällen, wird eben nicht schwer sein.

7. Gebot:

- Du sollst nicht stehlen.

➜ Du sollst nimmer die göttliche Ordnung verlassen, dich nicht außer dieselbe stellen und der Rechte Gottes dich bemächtigen wollen.

Was aber sind diese Rechte und worin bestehen sie? Gott allein ist heilig und Ihm allein kommt alle Macht zu! Wen Gott selbst heiliget und ihm die Macht erteilt, der besitzt sie rechtmäßig; wer sich aber selbst heiligt und die göttliche Macht an sich reißt, um im Glanze derselben eigennützig und habsüchtig zu herrschen, der ist im wahrhaftigen Sinne ein Dieb, ein Räuber und ein Mörder!

Wer also eigenmächtig und selbstliebig durch was immer für äußere Schein- und Trugmittel, seien sie irdischer oder geistiger Art, sich über seine Brüder erhebt, der ist's, der dieses Gebot übertritt.

8. Gebot:

- Du sollst kein falsches Zeugnis geben – oder was ebensoviel sagt: Du sollst nicht lügen!

➜ Richte dich nach der dir von Gott gegebenen inneren Wahrheit aus, damit du zur göttlichen Ähnlichkeit gelangen kannst und somit Gott ein wahres Zeugnis von dir geben kannst.

Die Liebe ist gleich dem inwendigst erschauten Wahrheitslichte unmittelbar aus Gott, und die Weisheit ist gleich dem ausstrahlenden Lichte aus Gott durch alle unendlichen ewigen Räume.

So aber jemand die Liebe hat, wendet sie aber nicht an, sondern ergreift nur mit seinem äußeren Lichte und seinem von diesem Lichte geteilten Willen die nach außen fortwährend mehr und mehr ins Unendliche gehenden Strahlen, so wird er immer schwächer, aber zufolge seines Ausfluges nach allen Seiten geistig genommen stets aufgeblähter (Anm.: Das ist dann das aufgeblähte Ego, welches wieder schrumpfen muss) und auch stets weniger empfänglich für das inwendige Liebewahrheitslicht aus Gott.

Wenn das der Fall ist, so wird ein solcher Mensch Gott stets unähnlicher und gibt dadurch mit jedem Atome seines Seins der göttlichen Wesenheit, deren vollkommenes Ebenmaß er sein sollte, ein vom Grunde aus falsches Zeugnis.

Wer demnach das göttliche Wort vernimmt, folgt aber demselben nicht, sondern folgt nur dem, was seine äußeren Augen besticht und dadurch seinen sinnlichen Willen reizt, der gibt mit einem jeden Tritte, den er macht, mit einem jeden Worte, das er spricht, mit einer jeden Bewegung der Hand, die er macht, ein falsches Zeugnis. Wenn er auch die reinste göttliche Wahrheit, das reine Wort des Evangeliums reden möchte, so lügt er aber doch und gibt dem Herrn ein falsches Zeugnis, weil er nicht nach dem Worte und nach der Wahrheit handelt.

9. Gebot:

- Du sollst nicht nach dem verlangen, was deines Nächsten ist, weder nach seinem Hause, nach seinem Ochsen, nach seinem Esel und nach seinem Grunde, noch nach allem dem, was auf demselben wächst.

➔ Du sollst dich über das Haus deines Nächsten freuen und Gott für deines dankbar sein.

Achtet euch untereinander aus gegenseitiger wahrhaftiger Bruderliebe, und keiner beneide den andern, so er von Mir, dem Schöpfer, seiner größeren Liebe wegen mehr begnadigt wurde. Der Begnadigtere aber lasse seine daraus hervorgehenden Vorteile allen seinen Brüdern als Bruder so viel als möglich zugute kommen, so werdet ihr dadurch unter euch einen ewigen Lebensverband gründen, den keine Macht ewig je zu zerstören imstande sein wird!

Wer sieht aus dieser Darstellung des Gebotes nicht auf den ersten Augenblick ein, dass durch seine Beobachtung nicht ein Häkchen des Buchstabensinnes gekrümmt wird. Und wie leicht ist dann dieses Gebot naturmäßig zu beobachten, wenn man es also geistig beobachtet. Denn wer seinen Bruder achtet in seinem Herzen, der wird auch seine Sammlungen und Einrichtungen achten.

10. Gebot:

- Du sollst nicht begehren deines Nächsten Weib!

➔ Liebe Gott über alles und deinen Nächsten wie dich selbst! – dann ist dieses Gebot seinem innersten geistigen Sinn nach erfüllt.

Wer ist denn „das Weib" und wer ist der „Nächste"?

Das Weib ist eines jeden Menschen Liebe und der Nächste ist jeder Mensch, mit dem ich irgend in Berührung komme oder der irgend, wo es sein kann, möglich und notwendig ist, meiner Hilfe bedarf. Wenn wir das wissen, so wissen wir im Grunde schon alles.

Was besagt demnach das Gebot? Nichts anderes als: Ein jeder Mensch soll nicht eigenliebig die Liebe seines Nächsten fordernd zu seinem Besten verlangen; denn Eigenliebe ist an und für sich nichts anderes, als sich die Liebe des andern zuziehen zum eigenen Genusse, aber ihm selbst keinen andern Funken Liebe mehr wiederzuspenden.

Also lautet demnach das Gesetz in seinem geistigen Ursinne.

Das Gebot, das alle Zehn Gebote mit einschließt

Jesus Christus sprach: Ebenso wie Moses die Zehn Gebote über das Fleisch gab, so will ich euch die Gebote nach dem Heiligen Geiste geben. Und er brachte alle Gebote auf einen gemeinsamen Nenner, indem Er sagte:

„Du sollst Gott deinen Herrn lieben über alles, aus deinem ganzen Gemüte und aus allen deinen von Gott dir verliehenen Lebenskräften". –

„Dies ist dem ersten gleich, dass du deinen Nächsten liebest wie dich selbst (das bedeutet: „...wie Du selbst geliebt werden möchtest", denn Selbstliebe im egoistischen Sinne ist damit nicht gemeint!); darinnen ist das Gesetz und die Propheten." –

➡   **Was ich nicht will, was man mir tut, das füg' ich auch keinem anderen zu.**

➡   **Oder: So wie ich möchte, dass man mich behandelt, behandele ich den anderen zuerst.**

Alles was ihr also von anderen erwartet, das tut auch ihnen!

So können wir jetzt die tiefe Bedeutsamkeit der Zehn Gebote für unser Leben verstehen und unser Leben nach ihnen ausrichten. In unserer heutigen Zeit suchen immer mehr Menschen nach einem Sinn im Leben und einem Weg, dem sie folgen können.

Jesus Christus ging vor 2000 Jahren den Erlösungsweg für uns, und er zeigte allen Menschen, egal welcher Rasse oder Religion, wie sie den Weg zurück, zu Gott-Vater finden können.

Mir (Michael W.) ging es so, dass ich mit dem Austritt aus der katholischen Kirche auch Christus beiseite ließ. Viel später begriff ich, dass ich damit das „Kind mit dem Bade ausgeschüttet hatte". Nach einem langen Weg über viele verschiedene Philosophien dieser Erde landete ich wieder bei Christus, als ich begriff, wer Er wirklich ist: Gott selbst, welcher in der Offenbarungsform Jesu Christi die von ihm abgefallenen Kinder heimführen hilft.

Er sprach nicht nur davon, wie wir zu leben und zu handeln haben, sondern er lebte es uns vor und handelte stets danach. Das heißt, wenn wir versuchen so zu leben, wie Jesus es getan hatte, dann sind wir auf dem richtigen Wege und es kann eine Heilung auf allen Gebieten unseres Lebens erfolgen. Denn das Leben ist mehr als Essen und Trinken, Arbeiten und Schlafen, das Leben ist geistiger Natur. Es spiegelt sich zwar im Äußeren wieder, ist aber nicht das äußere Leben. Deshalb werden wir nie zur Ruhe kommen und unseren Frieden finden, solange wir noch versuchen, uns im äußeren Befriedigung zu verschaffen.

Eine Richtschnur fürs Leben:

1. Wenn möglich, dann sich nur mit der Urnahrung ernähren (Gemüse, Früchte, Nüsse...) und nur sauberes Wasser (das heißt auch: ohne Kohlensäure!), Säfte oder Tees trinken.

2. Sein Leben anhand der Zehn Gebote oder der Bergpredigt ausrichten. Grundgesetz fürs Leben: Was ich nicht will, was man mir tut, das füg' ich auch keinem anderen zu. Oder: So wie ich möchte, dass man mich behandelt, so behandle ich den anderen zuerst.

3. Stets die Gedanken reinhalten. Denn ungute Gedanken vergiften den Körper und das ganze Leben (wie man dahin kommt: siehe auch das Kapitel „So trinke ich ihn" am Ende dieses Buches).

4. Auf seinen Körper achten, ihn pflegen, bewegen, reinigen, auch von innen, z.B. mit einer Fasten- oder Darmkur nach Dr. Gray.

5. Auf seine Innere Stimme hören und mit dem Schöpfer alles bereden. Um Schutz und Führung bitten. Und dann aber auch nach Seinem Willen handeln...!

6. Für sein Karma, also für die seelischen Ursachen seines jetzigen Lebens, die Verantwortung übernehmen und die Ursachen nach und nach bearbeiten.

7. Auf Genussmittel wie Rauchen, Alkohol oder gar Drogenkonsum verzichten.

Man kann trotzdem und gerade deshalb sehr viel Freude am Leben haben. Denn wie gesagt, das Leben ist geistiger Natur. Es nützt nichts, wenn man zähneknirschend auf etwas verzichtet und dadurch griesgrämig wird. Wenn, dann sollte man aus Freude und aus Überzeugung etwas tun oder lassen. Ein sehr schönes und hilfreiches Buch auf dem Weg ist das Buch von Benjamin Klein: „Kennst Du Deinen Engel?" (siehe Buchempfehlung am Ende dieses Buches). Bei den „Genussmitteln" ist es ja so: Man gibt noch Geld aus, um sich selbst zu vergiften!

Ein Gedicht über den Tod

von Hans Dienstknecht

Die Trauerreden sind gehalten,
die kleine Totenglocke schweigt.
Nun soll ein milder Richter walten,
du bist gespannt wie er sich zeigt.

Das ganze Umfeld lässt dich fragen,
weil es für dich so fremd und neu:
Ob das, du wagst es kaum zu sagen,
eventuell der Himmel sei?

Da öffnen sich die Nebelwände,
dein Fragen also hat genützt.
Doch dann erzittern deine Hände,
als du erkennst, wer vor dir sitzt.

Du selber bist es, der dich richtet,
du selber legst den Maßstab an.
Wie gern wärest du geflüchtet,
nur dass man hier nicht flüchten kann.

Der erste Schrecken ist vorüber,
du lebst noch, oder bist du tot?
Der Richter schweigt,
nichts ist dir lieber, du witterst wieder Morgenrot.

Doch unter seinen Richterblicken,
da gibst du schließlich auf und fragst:
„Was schaust du so, muss ich mich bücken,
muss ich bereuen, was du mir sagst?

Was tat ich Schlimmes in den Jahren?
Ich war geachtet und verehrt
und manchen, der noch unerfahren
habe ich des Geldes Reiz gelehrt.

Ich hatte Kraft. Ich habe genommen,
und kam fast immer an mein Ziel.
Auch Bettler haben was bekommen,
wenn ihr Gesicht mir gut gefiel.

Ich habe Schätze hinterlassen,
mein Name wurde oft genannt.
Es gibt wohl welche die mich hassen,
und fraßen doch aus meiner Hand."

Sodann folgt eine große Stille,
in der dich leise Angst beschleicht,
ob wirklich auch des Richters Wille
zum Guten Urteil dir gereicht?

Du hörst dich plötzlich selber sprechen,
und siehst dich leicht erschrocken an.
Dass also waren deine Schritte,
jetzt zeig, jetzt sieh, was deine Liebe kann.

So öffne dich und lass uns schauen
was du in deinem Herzen trägst,
alleine darauf kannst du bauen,
wenn für und wider du erwägst.

Du suchst in deinen tiefsten Tiefen,
jedoch die Hände sind fast leer.
Die Stimmen, die dich im Herze riefen,
du hörtest sie schon lang nicht mehr.

Dann aber hörst du selbst dich fragen:
„Wer hat die Liebe dich gelehrt?"
Da wirst du zu dir selber sagen,
ich hab mich nie darum geschert.

Im Lichte deines eigenen Sichtens,
erkennst du dich,
und es bedarf nicht eines anderen, fremden Richters,
nicht eines Steines, den jemand warf.

So weit, so gut, kommt jetzt das Feuer,
mit dem Gott seine Kinder schreckt?
Wird deine Strafe sündhaft teuer,
weil Er dich, du dich selbst entdeckt?

Was will dir denn gerecht erscheinen,
was soll denn nun mit dir geschehen?
Verliert ein Schöpfer Gott die Seinen,
kannst du darin die Liebe sehen?

Der Himmel kann nur Liebe geben.
Er öffnet seine Tore weit,
bis nach erneutem Erdenleben,
du für den Himmel bist bereit.

Die Innenschau

Von Claire La Belle:

Die Innenschau ist wirklich die Krönung dieser Arbeit, die der Vater ins Leben gerufen hat. Seit 1996 existieren die Durchlichtungsanalysen, und genau 10 Jahre später, seit Oktober 2006, hat Vater die Innenschau in Leben gerufen. Damit ist das erfüllt, was ich 1996 vernahm: ‚Kind, was Du jetzt mit Mühe lehrst, wird in 10 Jahre Allgemeinwissen sein.'

Die Innenschau ähnelt Reinkarnationssitzungen. Wir kennen diese Sitzungen mittlerweile aus dem Fernsehen, wo im Mai und Juni 2006 auf einem Sender die Serie lief: „Wer war ich?" Gut recherchiert zeigte diese Serie, dass die Menschen aus ihrem Zellgedächtnis heraus den Ort erkannten, in dem sie schon einmal gelebt hatten. Sie beschrieben den Ort so, wie er zu der damaligen Zeit ausgesehen hatte. In vielen Fällen stimmte das damalige Bild mit dem heutigen noch überein, in Fällen, wo die Moderne Veränderungen vorgenommen hatte, stellte sich durch Nachschau in den Archiven heraus, dass das von den Menschen zu der Zeit gesehene Bild absolut mit den archivarischen Unterlagen der Zeit übereinstimmte.

Aus diesen sachlichen Angaben und Übereinstimmungen zwischen archivarischer Zeit und den Zellinformationen von heute wird ganz klar ersichtlich, dass die Leben im Energiekörper und seit der Geburt, wo die Seele in den Körper einzieht, in den Zellen des neuen Körpers gespeichert sind. Viele der dort gezeigten Menschen wussten auch ihren Namen von damals, und oft ließ sich auch dieser wiederfinden.

Woher kommen diese Informationen in unsere Zellen? Doch nur dadurch, dass wir es wieder sind, dieselbe Seele, die jetzt noch einmal auf die Erde gekommen ist, um etwas aus dieser Zeit, die sich da gerade auftut, abzutragen oder wiedergutzumachen.

Und genau an diesem Punkt setzt die Innenschau an. Der Mensch sieht zwar das Umfeld. Oft genug kann er die Burg, die Gebäude einer Stadt, das Umfeld..., genau sehen und benennen, aber das ist für die Auflösungsarbeit nicht das Interessanteste.

In der Auflösungsarbeit geht es darum, dass der Mensch noch einmal den anderen Menschen gegenübergestellt wird, mit denen er etwas auszuhandeln hat. Nehmen wir einmal den Fall von dem Mädchenfelsen in der tschechischen Stadt, die in einem Teil der Serie zu sehen war. Das Mädchen spürte, dass es von diesem Mädchenfelsen heruntergestoßen worden war und weinte vor Ort. In der Innenschau sieht sie noch einmal den Täter, aber nicht mehr die Tat. Darum ist die Innenschau die sanfteste Methode der Reinkarnationssitzungen, sie ist Reinkarnationstherapie. Jetzt wird die Seele des Mädchens aufgefordert, sich aufzurichten und sich ihrer Würde wieder bewusst zu sein. Sie kann sich aus dem Licht die Kraft zur Vergebung holen. Dann wird sie gefragt, ob sie jetzt bereit ist, dem Täter zu vergeben. Ist sie bereit, so wird der Täter gefragt, ob er jetzt bereit ist, um Vergebung zu bitten. Die Seele des Täters, die in diesem Moment präsent vor ihr steht, geht dann oft in die Reue, weil zeitgleich vor ihr ihr Lebensfilm abläuft, in dem sie erkennt, wie stark sie gefrevelt hat. Dieser ablaufende Lebensfilm hilft dem Täter zu erkennen, wo sein Vergehen lag und wie viel Schuld er mit seiner Tat auf sich geladen hat. Ist er jetzt bereit, um Vergebung zu bitten, so spürt er die Kraft des Lichtes und die Erleichterung, die sich einstellt, wenn seiner Seele vergeben wurde.

Diese Erleichterung spürt zeitgleich auch der Mensch, der Täter, falls die Seele wieder inkarniert ist. Auch wenn er von der Innenschau dieser Person gar nichts weiß, spürt die Seele, wie eine Last von ihren Schultern genommen wurde. Falls die zwei sich kennen, löst sich dadurch oft eine ungeahnte und unterschwellige Spannung, die das Verhältnis immer unerklärlicherweise belastet hat.

Ist die Seele nicht inkarniert, so sieht der in der Innenschau liegende Mensch, wie sie jetzt die Seelenebene wechseln kann und
in eine höhere Lernebene aufsteigen kann. Das bedeutet eine so
große Freude für die vergeben-habende Seele (das Opfer von
damals), die mit nichts zu vergleichen ist. Es ist, als ob Himmelslicht in sie einzieht und sie endlich eine große Last verloren hat.
Ja, dieses ist die Last der Nachtragendheit, die oft im Ischias sitzt,
wie ich sie nur allzu gut aus eigener Erfahrung kenne.

Ist die Seele des Menschen (Opfer von früher), der gerade in der
Innenschau liegt, nicht zur Vergebung bereit, so bleibt die Situation dunkel und das helfende Himmelslicht, welches sie vorher in
der Frage: „Bist Du bereit, jetzt zu vergeben", gesehen hat und
welches ihr helfend zur Seite stehen wollte, verblasst wieder. Es
ändert sich nichts. Der Mensch muss durch den Zustand weiter-
wandern, seinen Ischias ertragen und wird erst sehr viel später,
wenn die Schmerzen der Nachtragendheit ihn genug geplagt haben, wieder gefragt werden, ob er jetzt bereit ist zur Vergebung.
Nachtragendheit ist auch eine Form der Hartherzigkeit. Man bindet die Seele des Täters über Gebühr lange an eine ziemlich
dunkle Ebene. Und „Was ich nicht will, was man mir tu', füg ich
auch keinen andern zu", gilt auch hier, der wer will schon ewig
lange mit der Bitte: „Bitte, verzeih mir!" hinter dem Opfer herlaufen
und immer wieder nur ein hartes: „Nein!!!" hören? Deswegen
muss auch das nicht-verzeihende Opfer einen Teil der Schmerzen
spüren, mit dem es seine Täter in der Gefangenschaft einer dunkleren Ebene hält. Hat das Opfer verziehen, so lassen dessen
Schmerzen unmittelbar nach, wie ich ja an meinem „Opfer-
Bechterew" spüren durfte. Doch manchmal dauert selbst das 500
Jahre oder mehr...

„Kind, es war nicht möglich, Dich (in den Seelenebenen) zum
Verzeihen zu bewegen. Wir mussten Dich noch einmal herunter
auf die Erde schicken!"

Deswegen haben wir auf der Erde auch so viele Menschen, die sich keines Unrechts ihrerseits bewusst sind, aber sehr eingeschnappt und auffahrend reagieren, wenn ihnen Unrecht angetan wird. Das sind die typischen Zeichen für die Opfer, die nicht vergeben konnten und deshalb noch einmal auf die Welt gekommen sind, um Vergeben zu üben.

Im guten Falle, wenn die zwei sich gegenüberstehenden Seelen einander vergeben konnten, leert sich der Platz und die Seele des Opfers steht in hellem Licht. Der Täter ist verschwunden. Und allmählich verschwindet auch die bewusste oder unterbewusste Erinnerung an die Situation: Der Mensch wird ruhiger, weniger aufbrausend, weniger leicht eingeschnappt, kann die Situationen des Lebens ruhiger anschauen, ohne gleich aus der Haut zu fahren oder sich auf den Zeh getreten zu fühlen.

Wie sieht die Situation aus, wenn der Mensch in der Innenschau ein Täter war? Oft genug hat er überhaupt noch kein Unrechtsbewusstsein. Seine Opfer stehen ihm gegenüber und er fragt, oft noch hochnäsig: „Ja und?" Dann kommt die leise Frage des Lichtes: „Möchtest Du so behandelt werden, wie Du die anderen behandelt hast?" Und zeitgleich zieht durch den Seelenkörper der Schmerz, egal ob physisch oder psychisch, den er seinem/n Opfer/n angetan hat. Da ist der Moment der Reue erreicht: „Nein!", beginnt die Seele des Täters zu verstehen. „Siehst Du! So wie Du Deine Mitmenschen behandelt hast, möchtest Du selbst nicht behandelt werden! Also dann bitte um Vergebung für das, was Du getan hast." Mit dieser sanften Lichtaufforderung kommt die Seele des Täters meistens dem Ruf nach und geht vor dem Opfer auf die Knie oder geht auf das Opfer zu und reicht ihm die Hand und bittet um Vergebung. Kann das Opfer vergeben, so entsteht auch in dem Täter ein helleres Licht in seiner Seele, was ihm sehr wohl bewusst wird. Kann das Opfer, auch nach mehrmaligen Aufforderungen des Lichtes, nicht vergeben, so muss es in die Ebene der Nachtragendheit abwandern und seinen Trotz dort ausleben. Aber die Ebene der Nachtragendheit ist nicht sehr schön. Sie ist grau-grün, schlammig und rutschig. Sie ist, als ob einem permanent eine Last auf den Schultern liegt, die man nicht in der Lage ist abzuwerfen. Im inkarnierten Zustand meldet sich dann der berühmte Ischiasschmerz: Man möchte den Täter immer noch am liebsten versohlen!!!...

Der Täter empfängt aber nach seiner Bitte um Vergebung trotzdem das verstärkte Gotteslicht, obwohl das Opfer ihm nicht verziehen hatte, denn er konnte ja nun nicht mehr machen... er kann das Opfer ja nicht zwingen, ihm zu vergeben. Aber seine Bitte um Vergebung wird ihm schon hoch angerechnet und viel Licht fällt nach dieser reuevollen Tat in seine Seele.

Ganz spannend wird es, wenn man Menschen vor sich hat, die viele Opfer um sich herum haben. Dies sind oft Menschen mit unerklärlichen Depressionen, morgens bereits traurig. Sie wissen gar nicht warum: Die Opfer werfen ihre gesamte Trauer auf die Seele dieser Menschen nach dem Motto: „Warte, ich werde Dir zeigen, welche Trauer Du mir zugefügt hast!" Diese Menschen erleiden auch oft unerklärliche Unfälle und Zusammenbrüche in ihrem Leben, für die „sie gar nichts können!" Mobbing – der Arbeitsplatz ist weg... Unfälle – der andere Fahrer begeht Fahrerflucht.. lauter solch scheinbar unzusammenhängende Ereignisse häufen sich in dem Leben dieser Täter, nur dass der von seiner Tat zuerst einmal keine Ahnung hat. „Was habe ich denn bloß getan, dass mir so viel zustößt?" Diese Frage ist oft die Öffnung für das Nachfragen nach vorinkarnatorischen Begebenheiten.

(Genau werden diese Zusammenhänge in Buch 3 beschrieben, welches ebenfalls im Selbstverlag erscheint)

In der Innenschau stehen die Opfer vor ihm – zerrissen, zerlumpt, verraten, getötet (ihre Wunden sind noch sichtbar) und klagen ihn an. Auf einmal wird dem Täter schlagmals klar: ‚Deswegen habe ich in diesem Leben so viel zu erleiden!'

Und die Konklusion einiger Täter lautete wortwörtlich: „Dann kann ich ja froh sein, dass es mir in diesem Leben noch so gut geht!"

Oh ja, denn wenn die Opfer 1 : 1 alles auf ihren Täter abwerfen würden und die Gnade nicht einiges verhindern würde, sähe es um manchen sehr schlecht aus! Wir brauchen nur einmal unsere Geschichte anzuschauen, wie viel da getötet und gemordet wurde. Glauben Sie, das bleibt alles ungesühnt? Aus meiner Praxiserfahrung weiß ich: das ist der größte Teil der physischen und der psychischen Krankheiten, die wir hier auf der Erde haben.

Nun stehen unsere Täter ihren Opfern wieder gegenüber: Reuevoll erkennen sie im Spiegelbild ihres eigenen Schicksals, was sie den Menschen angetan haben. Von einem zum anderen gehen sie und werden mit der Bitte um Vergebung kaum fertig: Die Innenschau würde Stunden dauern, bis alle einzeln vergeben haben. Dort bittet der Täter die Opfer, sich im Halbkreis um ihn herum aufzustellen und hält oft eine Ansprache mit der Bitte um Vergebung an alle. Viele der Opfer sind dann bereits in der Lage und bereit, zu vergeben. Das Eindrücklichste, was ich dabei je erlebt habe, war die Ansprache von Leonidas, dem griechischen Heerführer, der alle seine Opfer und auch alle seine zu Tode gekommenen Krieger um Verzeihung bat! Er sah dann in der Innenschau, wie oft er gelebt hatte und wie viele Völker er in Krieg und Verderben geführt hatte – unglaublich! Sie saßen um ihn herum, bis zum Horizont und drüber hinaus! Diese Ansprache haben wir in einem Film festgehalten, damit einmal sichtbar werden darf, welch eine Erschütterung durch die Seele des erkennenden Täters geht. Da nicht zu verzeihen, wäre fast unfair...

Zum Glück haben ihm alle angesprochenen Seelen verziehen. Diese Szene ist in unserem Griechenlandfilm festgehalten.

Ganz wenige Mal hatten wir schon folgenden Fall - zum Glück ist er nicht die Regel - , dass das Opfer dem Täter gegenüberstand, endlich bereit zu vergeben, und der Täter wollte und wollte seine

Tat nicht einsehen. Viele himmlische Helfer machten ihn auf das Grausige seiner Tat aufmerksam, doch er beharrte auf der Richtigkeit seiner Tat und wich keinen Deut davon ab. Was geschah nun? Das Opfer verlor nach seiner Vergebung seine Nachtragend-Krankheit (Ischias mal wieder), aber der Täter wurde von den Lehrengeln in seine Ebene abgeführt, in der er die Folgen seiner Tat, das heißt, die Schmerzen des Opfers, noch weiter spüren musste. Es jammere niemand über seine Schmerzen, wenn er nicht in der Lage ist, für das, was er anderen angetan hat, um Vergebung zu bitten!

(Auch dazu sind viele Beispiele im Buch „Heilung von der Seele her" Teil 3, Ganzkörperkrankheiten, Behinderungen und psychische Krankheiten)

Die Innenschau geht oft über Stunden, je nachdem, wie lange der Patient weitermachen möchte. Von einer Situation zur anderen geht der Mensch durch all die Fragen, die er in seiner Seele stellt und sieht die dazu gehörenden Personen. Bei jeder Auflösung wird es lichter, und wenn wirklich nichts mehr aufzulösen ist, so sieht der Mensch den vollendet weißen Lichttunnel, das weiße Licht, welches ihn beim Aufrechterhalten dieses reinen Zustandes durch den Rest seines Lebens hindurch am Ende seines Lebens abholen wird. Dann gibt es keinen Grund mehr, warum der Mensch noch länger in dunkleren Ebenen verweilen sollte – er hat alles erkannt, was zu erkennen war, hat alles vergeben, was zu vergeben war und für alles um Vergebung gebeten, wofür er noch um Vergebung bitten wollte. Dieser Mensch darf am Ende seines Lebens heim, heim ins Lichtreich, wohin ihn die Sehnsucht seiner Seele auch zieht. Jede Seele kennt diese Heimsehnsucht: „In ein Reich, wo immer Frieden ist, wo es keinen Streit und keinen Krieg mehr gibt und wo alle in Freude wandeln und sich begegnen."

Das ist das Ziel jeder Erdeninkarnation: Die Rückkehr ins Lichtreich. Auch wenn ein Mensch im Oberbewusstsein es noch nicht versteht oder verstehen will, was die Rückkehr ins Lichtreich bedeutet: In dem Moment, wo er vor dem Inneren Auge seinen eigenen Verschattungsgrad sieht, empfindet er die Situation als dermaßen scheußlich, dass er da heraus möchte. Jede Veränderung des Lichtes in Richtung Hell empfindet der Mensch als dermaßen wohltuend, dass er nicht wieder zurück in die Dunkelheit will. Das weiße, warme, durchfließende Licht wird von allen Seelen als so schön empfunden, dass sie es wie einen Schmerz empfinden, wenn es auf einmal nicht mehr da ist oder verschattet.

Und so, wie die Seele die Verzeiharbeit mit den zu ihr gehörenden Seelen leistet, und wie die Speicherungen im Körper sich ändern, so ändert sich auch die Speicherung in der Atmosphäre, in der Chronik der Erde. Auf einmal wird es über einem Land viel leichter. Wir kennen das Gefühl: Das ist etwas dumpf, da stimmt was nicht. Dieses Gefühl zeigt uns den Belastungsgrad des Ortes an. Mit jeder Verzeiharbeit, ob in der Innenschau oder in Vollbewusstsein ändert sich auch der Verschattungsgrad über dem Ort, wo das Geschehen passiert ist. Auf einmal wird die Atmosphäre über dem Ort licht und hell. Wir haben es erlebt, als wir im Herbst 2007 unsere Deutschlandreise machten: Nach 1,5 Monaten Durchlichtungsanalysen mit Innenschau, in der heftige Schicksale zum Vorschein und zur Auflösung kamen, war die im September noch so belastete Atmosphäre Deutschlands so hell geworden, dass sie sich richtig leicht anfühlte. Im November konnte man in Deutschland wieder richtig gut durchatmen.

Das ist der Sinn und Zweck unserer Erdeninkarnation: „Unsere Seele so sauber zu waschen wie die berühmte weiße Weste, mit der wir wieder durch die Himmelstür kommen." Mit einem Fleck auf der Seele kommen wir nicht durch die Himmelstüre, der muss erst vorher gewaschen werden.

Dazu sagte mir einmal eine Klientin:
„Mein Seelenkleid ist so weiß wie ein Dalmatinerfell".
Nun dann, auf zum Waschen....

Der „Bodycheck"

Und genau das ist Sinn und Zweck des letzten Teiles der Innenschau, in dem man sich den gesamten Körper von innen noch einmal anschaut. Haben wir jetzt alle Situationen erkannt, um die es in unserem Leben und in unseren Zellspeicherungen geht? Ist wirklich in keinem Organ mehr ein Fleck, der eine unaufgelöste Speicherung trägt?

So kann der mittlerweile zellsichtig gewordene Mensch mit Hilfe seines ihn führenden Therapeuten von einem Organ zum anderen gehen und die verschatteten Stellen dort „anklicken". In jeder Verschattung zeigt sich ein Kurzfilm, der den Grund der Verschattung aufzeigt. Auch hier sieht der Mensch meistens nicht mehr das gesamte Geschehen, sondern nur so viel, wie zum Verstehen der Situation nötig ist.

Auch da geht es, genau wie in der Innenschau, wieder um das Verstehen: „Was habe ich noch zu vergeben? Wo muss ich noch um Vergebung bitten?"

Ist diese Vergebensarbeit getan, die identisch mit der Arbeit in der Innenschau ist, so färbt sich der verschattete Fleck hell und das Organ leuchtet wieder gesund auf.

So kann man sich von Organ zu Organ, von Gelenk zu Gelenk durch seinen Körper durchtasten und alle verschatteten Stellen anklicken.

Ist der Körper nach diesem „Bodycheck" total sauber, so sind alle Blockaden erlöst und der Mensch kann allmählich genesen.

Wobei immer zu beachten ist: Bei Tätersyndromen dauert die Abtragungszeit oft einfach noch etwas länger. Opferkrankheiten sind unmittelbar nach der Vergebung weg, wenn das Opfer nicht wieder grollt oder nachtragend ist. Täter haben sich oft eine Abtragungszeit vorgenommen, die durch die Bitte um Vergebung zwar in der Schwere der Krankheit erleichtert werden kann, aber ob die Dauer verkürzt werden kann, ist nicht immer gesagt. Hauptsache, die Seele ist frei, auch wenn der Rest der Taten noch durch den Körper abfließt!

Seminare und Durchlichtungsanalysen

Interessenten von Seminaren und Durchlichtungsanalysen können an uns schreiben oder uns anrufen und erhalten dann die
Termine, wo in ihrer Nähe die nächste Möglichkeit besteht. Wer
selbst eine Gruppe ab ca. 7 Personen hat, kann mit uns auch vereinbaren, dass wir zu ihm/ihr vor Ort kommen. Kontakt bitte
schriftlich an die vorn angegebene E-Mail-Adresse

Folgende Seminare werden gegeben:

Grundseminar 1: Seelische Ursachen von Krankheiten: Vom Zeh bis zur Haarspitze durch den gesamten Körper

Dieses Seminar zeigt genau auf, wie die Speicherungen in unserer Seele verankert sind. So lernen wir verstehen, dass der Ausbruch von Krankheiten auch nach einem gewissen Schema abläuft: Wenn die Speicherungen, welche sich die Seele zur Aufarbeitung mitgenommen hat, nach einer gewissen Lebenszeit an
den Körper abgegeben werden, erkrankt der Körper, wenn die
seelische Ursache noch nicht aufgelöst wurde. Wie erkennt man
nun die gespeicherten Programme und wie kann man sie bearbeiten, noch bevor die Krankheit unseren Körper ergriffen hat? Diese
Fragen werden uns in diesem Seminar beschäftigen und wir werden versuchen, gemeinsam die seelischen Ursachen unserer
Krankheiten aufzuspüren. Jedem Organ ist ein bestimmtes Le-
bensthema zugeordnet, welches wir der Reihe nach vom 1. bis
zum 7. Zentrum durchgehen. Dabei werden auch die eigenen
Fragen, die Sie zu den Themen der einzelnen Organe haben,
beantwortet. Ebenso werden viele Naturheilmittel aufgezeigt, die
den Organen auf dem Weg zu ihrer physischen Heilung helfen.
Diese Seminar ist so aufgebaut, dass nicht nur jeder an sich
selbst spüren und erfahren kann, wo die Blockaden in seinem
Körper liegen, sondern es ist auch didaktisch aufgebaut, das

heißt: Es wird so gehalten, dass ich als Therapeut und Berater anderen Menschen bei der Suche nach den seelischen Ursachen ihrer Krankheiten behilflich sein kann.

Nach demselben Prinzip der Speicherung verlaufen auch die Lebenskonflikte. Auch hier werden wir uns um die Fragen kümmern: Warum musste dieses oder jenes Ereignis in meinem Leben sein? Wie kann ich damit umgehen? Was ist die Logik hinter diesen Ereignissen?

Seelische Ursachen von Krankheiten – welcher Arzt oder Mensch hätte darüber nicht schon manches Mal nachgedacht? Woher kommt es, dass bei einigen Menschen Krankheiten schnell heilen, bei anderen fast gar nicht oder an anderer Stelle immer wieder kommen?

Die Ursache unserer Krankheiten liegt immer in unserer Seele. In unserem Seelenkörper sind alle Gedanken und Handlungen gespeichert, die man je gedacht oder getan hat. Wichtig wäre es jetzt also, diese Speicherungen einmal sichtbar zu machen, vor allem in dem Organ, welches befallen ist, um damit festzustellen, welche Gedanken und Handlungen die Krankheit oder das Unwohlsein in dem Organ auslösten. Dann hätte man die Ursache der Krankheit in der Tiefe erfasst.

Dabei hat sich herausgestellt, dass gewisse Konflikte sich immer an den gleichen Stellen im Körper anlagern und dort zur Auswirkung kommen. Jedes Organ hat also quasi ein „Grundthema", welches es aufnimmt. So soll in diesem Seminar eine aus der **empirischen** Forschung abgeleitete Aufstellung der seelischen Ursachen von Krankheiten aufgezeigt werden, wie sie sich in Tausenden von Fällen immer wieder gezeigt hat. Dieser Arbeit liegt kein angelesenes Vorwissen zugrunde, sondern allein die Erforschung der in den Menschen vorliegenden Ursachen ihrer Krankheiten mit Hilfe der Durchlichtungsanalyse. Diese Erkenntnisse aus den Durchlichtungsanalysen werden in diesem Seminar systematisch dargestellt.

Das Begleitbuch zu diesem Seminar ist dieses Buch: „Heilung von der Seele her" Band 1: Von Zeh bis zur Haarspitze durch den ganzen Körper. Es enthält aber lange nicht alles Wissen, was im Seminar vermittelt wird, vor allem nicht die didaktische Umformung, also die Frage: „Wie sage ich es meinem Kinde...(meinem Klienten, meiner Klientin)?.

Grundseminar 2: Die 7 x 7 Stufen – Alterskrankheiten – Tod – Übergang - Kinderkrankheiten

Dieses Seminar geht chronologisch mit uns einmal durch unser Leben. Es befasst sich mit den Entwicklungsstufen des Menschen von 0 – 49: Welche Themen und Etappen durchlaufen wir von einer 7er-Etappe zur anderen? Was sind in jeder Etappe unsere hauptsächlichsten Lernaufgaben? Warum bleibt manches in manchen Etappen noch zugedeckt und verschleiert?

Wie können wir als Therapeuten und Eltern die Entwicklungsschritte unserer Kinder verstehen und unterstützen helfen? Wie können wir ihnen in dieser spezifischen Etappe helfen, die Hintergründe ihrer Entwicklung zu verstehen?

Welche Etappen machen wir als Eltern durch, wenn wir die eigenen Entwicklungsschritte unserer Kinder- und Jugendzeit noch einmal in unseren Kindern gespiegelt sehen? Was kommt dort in uns hoch?

Was geschieht mit 49? Das verflixte 49. Lebensjahr...warum hat es eine so hohe Bedeutung? In diesem Jahr sind die 7x7 Jahre vollendet und das ganze bisherige Leben läuft noch einmal wie ein Lebensfilm vor uns ab. Man erinnert sich noch einmal an die Sachen, die man in der Kindheit und Jugendzeit erlebt hat, die man längst vergessen glaubte. Das gesamte Gedächtnis wird luzide, durchsichtig, und es „kommt einem vieles noch einmal hoch", was zur Bearbeitung ansteht. Nimmt man diese Erinnerungen ernst, so kann man in diesem Jahr noch viel bearbeiten, was man sonst ins 50. Lebensjahr mitnimmt.

Im 50. Lebensjahr beginnen nämlich die Alterskrankheiten, die nichts anderes sind als eine Austragung des bisher Unbearbeiteten aus diesem und den früheren Leben, wobei die unbearbeiteten Sachen aus früheren Leben sich schon während der ersten 49 Jahre zeigten, so das man sie durch Einsicht und durch Kontakt zu den entsprechenden Menschen hätte lösen können...

Es ist schon eine sehr spannende Geschichte, wenn sich ab 50 alles Unerledigte in Schmerzen zeigt, die sich nur dann chronifizieren, wenn der Mensch sie nicht bearbeitet. Auch über 50 kann man die Krankheiten noch durch Einsicht auflösen – sie müssen einen nicht zwingend für den Rest des Lebens traktieren, wie viele Heilungen mir schon bewiesen. Nur muss man erkennen (wollen), warum man sie hat...

Was passiert, wenn man sich dem Übergang nähert? Welche Bilder laufen im Körper des Menschen kurz vor seinem Übergang noch ab? Wie können wir hier den „Sterbenden" helfen, dass sie sich gewiss sind, dass es nur ein Übergang ist?

Was passiert, sobald wir aus dem Körper ausgeschlüpft sind? Was läuft in den Seelenreichen ab? Gibt es überhaupt so etwas wie „Hölle" – oder sind es nur Druckmittel? Was passiert, wenn ich meinen Lebensfilm sehe? Wie können die Hinterbliebenen dem Verstorbenen helfen?

Wie geschieht die Entscheidung, sich neu zu inkarnieren? Welche Faktoren spielen dabei eine Rolle? Warum entstehen Fehlgeburten, wenn es nicht gelingt? Alle diese Fragen besprechen wir in diesem Seminar.

Und anschließend folgt der spannende Teil: Woher kommen nun die Kinderkrankheiten und was haben sie für einen Sinn?

Damit schließt sich der Kreis und wir haben den Sinn und Zweck unseres Erdenlebens verstanden und können anderen Menschen helfen, ihn ebenfalls zu verstehen.

Das Begleitbuch zu diesem Seminar ist: Claire La Belle: „Heilung von der Seele her" Band 2: Was Du säest, wirst Du ernten.

Grundseminar 3: Ganzkörperkrankheiten, Behinderungen und psychische Krankheiten

Dieses Seminar baut auf Seminar 1 und 2 auf und wird immer spannender:

Was muss ein Mensch wohl erlebt haben, wenn ihn eine Ganzkörperkrankheit traktiert? Hier kommen wir in Bereiche, in denen geschichtlich etwas ganz Großes passiert ist. Aus diesen geschichtlich relevanten Ereignissen bilden sich die Ganzkörperkrankheiten ebenso wie die Behinderungen. Gott wird kein Kind ohne Grund behindert auf die Welt schicken – aber warum sucht sich ein Mensch im Vorfeld so eine Behinderung aus? Welche Gegebenheiten stecken dahinter? Was bringt es der Seele des Menschen, wenn sie sich für ein Leben mit Behinderung entscheidet? Oh, sehr viel, wenn man weiß, was Behinderungen für einen Grund haben...

Und wie verlaufen jetzt die Interaktionen zwischen den nicht inkarnierten Seelen und den inkarnierten Menschen? Mit dieser Frage befinden wir uns im Bereich der psychischen Krankheiten. Wie entstehen Halluzinationen? Was sind Morgendepressionen, für die man scheinbar „gar nichts kann". Warum hört man Stimmen und Geräusche wie Getrappel, wenn doch niemand da ist?

Die Zusammenhänge zwischen der Welt der Seelen und der Welt der inkarnierten Menschen werden hier deutlich dargestellt, so dass man gut verstehen und nachvollziehen kann, woher die psychischen Krankheiten kommen. Die zwei Welten sind nicht trennbar. Wenn unsere Ärzte das einmal verstehen, werden die psychischen Krankheiten ganz anders, viel richtiger betrachtet und damit auch therapiert werden können.

Viele austherapierte Patienten haben durch diese Arbeit ihre psychischen Krankheiten schon verloren, weil es nichts anderes als Interaktionen zwischen lebenden Menschen und nicht inkarnierten Seelen waren, die von dem lebenden Menschen noch etwas wollten. Ein plastisches Beispiel dafür bildet der noch harmlose Film „Ghost – Nachricht von Sam"... die Wirklichkeit sieht manches Mal viel heftiger aus. Da gäbe es Stoff für Filme ohne Ende...

Das Begleitbuch zu diesem Seminar ist das Buch: Claire La Belle: „Heilung von der Seele her", Band 3: Über allem steht die Liebe. Anfragen bitte an die Emailadresse des Verlages

Seminar 4, Aufbauseminar: Aufbau der Schöpfung. Das Schöpfungsgeschehen in seiner Entwicklung bis heute.

Wie entstand unsere Schöpfung überhaupt? Wo ist die Urquelle allen Seins und aus was bestehen die ersten Gedanken des Schöpfers? Wie können wir den Schöpfer erkennen?

Was passierte in der Folge mit seinen Geschöpfen? Wie kam es dazu, dass eine Schöpfung aus Licht und Liebe plötzlich einen solchen Abfall erfuhr, in dem das Böse entstand?

Wie hat sich dieses Negative bis heute ausgewirkt?

Was ist geschehen, dass es hier so viele Wesen gibt, die ständig nicht im Einklang mit der Schöpfungsordnung handeln und so Leid und Chaos verursachen? Wie kam es dazu?

Wie sieht der Rückführungsplan Gottes für die gefallenen Wesen aus? Was geschah vor 2000 Jahren in der Golgathanacht wirklich?

Dieses Seminar vermittelt uns ein tiefes Verständnis für das Schöpfungsgeschehen und lässt uns auf einmal vieles klarer sehen, was so lange als brennende Fragen in uns war. Für uns war es wie eine riesige Erlösung, als wir dieses Wissen in der Tiefe verstehen lernen durften.

Jetzt erkennen wir erst, warum vieles hier auf der Erde so und nicht anders läuft und welche Bedingungen dahinterstehen.

Anfragen für das Begleitbuch dieses Seminares bitte durch Email an den Verlag: clairelabelle@gmx.de

Seminar 5 und 6: Aufbauseminar: Unterscheidungslehre

Die Unterscheidungslehre ist ein sehr spannendes Seminar, welches uns in die Religionen und Philosophien einführt, die im Laufe der Erdgeschichte entstanden sind. Es zeigt uns genau auf, welche Interessenskreise von Wesen und Menschen welche Theorien in die Welt gesetzt haben. Es zeigt uns, wie „Götter" entstanden und wer oder was sich hinter diesen Göttern wirklich verbirgt. Es zeigt uns ebenfalls auf, warum diese sogenannten „Götter" ihre Anhänger so binden können.

So lernen wir die verschiedenen Denkarten der Völker kennen und können genau ermessen, warum welches Volk wie denkt. Wir erkennen ebenfalls die Gebundenheiten von Völkern und Einzelmenschen an ihre Religionen und Vorstellungen und erfahren, warum es so schwer ist, die Menschen daraus zu lösen und wieder in die Denkart des Schöpfers zurückzuführen.

Wir lernen ebenfalls die einzelnen Sternenvölker kennen und erfahren um ihren Bewusstseinsstand und um ihre Absichten.

Das zweite Seminar widmet sich dann der Lektüre: Welche Bücher, so lernen wir kennen, stammen aus welcher Quelle? Woran erkennen wir, ob ein Buch aus der reinen Gottesquelle kommt oder aus einem Zwischen- oder „Götterwissen"? Viele Stichworte machen uns darauf aufmerksam, die wir alle kennen lernen werden. Und letztendlich erfahren wir auch, welche Schliche „der Christus", der Antichrist benutzt, dessen Worte ja bewusst so ähnlich klingen wie die Worte Christi, auch durch moderne „Durchgaben". Der Antichrist benutzt immer wieder Christi Worte und vermischt sie mit wenig „Schnellkleber", den Worten und Handlungen, die die Menschen binden, ohne dass sie es merken.

Was sonst sollte der Antichrist auch für Lektüre nehmen? Er muss ja die Sachen nehmen, die die Menschen verstehen und die ihnen bekannt vorkommen. Doch an wenigen Stellen mischt er seine Absichten mit herein und der Mensch denkt: „Wenn das bisher Gelesene alles richtig war, dann muss der Rest ja auch richtig sein." Und schon tritt man ins Fettnäpfchen...

Diese Schliche zu durchschauen, darum geht es in diesem Seminar. Anfragen wegen des Begleitbuches zu diesem Seminar bitte an den Verlag richten: clairelabelle@gmx.de

Und ebenso, wie in den anderen Seminaren, wird es auch so gelehrt, dass wir das Wissen um diese Zusammenhänge an Menschen weitergeben können, so dass diese gründliche Ausbildung mit dem Zertifikat abschließt:

Geistiger Lehrer - Lehrengelausbildung

Geistiger Lehrer – dass versteht man ja noch. Das ist für die Erde. Hier dürfen wir dieses Wissen weitergeben.

Aber warum Lehrengelausbildung? Nun, wir durften schon erfahren, dass dieses Wissen von Menschen, die herübergegangen sind, auch in den Seelenreichen benutzt wird. Sie werden dort als Lehrengel für die Seelen eingesetzt, die dieses Wissen noch nicht

haben. Insofern ist es eine Berufsausbildung, die einen nie en-
denden Beruf nach sich zieht – bis das letzte Fallkind wieder in
den Himmel zurückgekehrt ist. Dann brauchen wir dieses Wissen
nicht mehr, denn dann weiß es jeder...

Durchlichtungsanalysen

In der Durchlichtungsanalyse wird der Körper „durchleuchtet". Dies geschieht selbstverständlich ohne irgendein technisches Gerät. Die „Energie" fließt aus den Händen des Therapeuten. Es kommen die karmischen Ursachen, die in den Organen (genauer gesagt: im Seelenkörper) gespeichert sind, zum Vorschein. Sie werden von dem Therapeuten und oft auch gleichzeitig von dem Menschen gesehen - das hängt vom Durchlichtungsgrad des Menschen ab. Nach der Durchlichtung erfolgt das Besprechen der zugrundeliegenden Bilder und das Erkennen der darin enthaltenen Lebensaufgabe: "Mit wem habe ich noch etwas auszuhandeln? Was habe ich noch zu verzeihen? Was habe ich zu tun oder zu ändern?" Nach dem Erkennen und Aufgreifen dieser Aufgaben, nach deren Lösung, bleiben die Schmerzen oft unmittelbar weg, denn dann sind sie ja als Signal nicht mehr notwendig.

Oft ist den Menschen die Haltung bzw. der Konflikt schon bekannt, es wurde jedoch nicht die Querverbindung zur Krankheit hergestellt. Jetzt wird dem Menschen bewusst, dass die Krankheit erst auftrat, nachdem diese Haltung oder dieser Konflikt vorher aufgetreten war und unbewältigt geblieben ist. So werden in der Durchlichtungsanalyse die Ursachen aufgedeckt, und Wege zur seelischen Lösung aufgezeigt und mit dem Menschen erarbeitet. Diese Erarbeitung führt dazu, dass der Mensch seinen aktiven Part an seiner Gesundung erkennt und angeht. Sonst nützt auch die beste Medizin nichts – sie wird immer nur Symptome kurzzeitig kurieren. Aber solange der Grundkonflikt besteht, wird irgend etwas an irgendeiner Stelle immer wieder aufbrechen, da jede Krankheit ja eigentlich eine Signalwirkung hat, die aufzeigen soll, wo im Leben etwas „schiefläuft" oder unbewältigt geblieben ist. Ist der Konflikt behoben, so kann die Krankheit definitiv heilen oder zum Stillstand gebracht werden.

Durchlichtungsanalysen sind Einzelsitzungen, die in der Regel ca. 3 - 4 Stunden dauern. Die erste Stunde ist dem Vorgespräch gewidmet, in dem der Mensch alles erfragt, was ihn belastet, seelischer oder körperlicher Art. Das Prinzip des freien Willens wird hier unbedingt beachtet, das heißt die „Datei" des Seelenkörpers wird nur auf ausdrückliche Anfrage des Menschen geöffnet und die Bilder gezeigt. Selbst der beste Therapeut darf nicht in Bilder schauen, die der Mensch nicht freigibt. Der Mensch stellt hier also seine Liste von Fragen und bespricht mit dem Therapeuten vielleicht schon vorab sichtbare menschliche Lösungen.

Die zweite Stunde ist die eigentliche Durchlichtungsanalyse: In dieser Stunde werden durch die aus den Händen des Therapeuten in den Körper des Menschen einfließende Lebensenergie die Organe angeleuchtet und dadurch die in ihnen gespeicherten Bilder sichtbar gemacht. Diese Bilder werden vom Therapeuten notiert. Diese zweite Stunde ist eine ruhige Stunde, in der die Menschen auf einer Liege ruhen. Viele Menschen sehen dabei auch selbst ihre Bilder, so dass der Therapeut nur noch Zusammenhänge klarzustellen braucht.

Die dritte Stunde ist dem Nachgespräch gewidmet. Hier erzählt zuerst der Klient/die Klientin, was er/sie an Bildern, Gedanken und Gefühlen erlebt hat, dann ergänzt der Therapeut, was er an Bildern im Seelenkörper sah. Zusammen ergibt dies ein Gesamtbild, welches die zugrundeliegenden Haltungen und Konflikte in aller Klarheit darstellt. Am Ende wird gemeinsam ein Verhaltenskonzept erarbeitet, welches dem Menschen helfen soll, die zugrundeliegenden Haltungen zu überwinden und nicht wieder in die alten Verhaltensmuster zu verfallen, so dass die Krankheit heilen kann und die Konflikte nicht wieder auftreten müssen. Ein phantastischer Film zeigt dieses Thema auf: „Und täglich grüßt das Murmeltier". Wie lange dauert es, bis nur ein einziger Tag so verläuft, dass jede Handlung aus der Liebe zu den Menschen geschieht...?

Bis ein einziger Tag dem göttlichen Willen zu 100 % entspricht? Zählen Sie einmal mit...

Die Innenschau

Anschließend an die Durchlichtungsanalysen kann der Mensch, wenn er noch die Ruhe und die Kraft hat, mit dem Therapeuten in die Innenschau gehen. In der Innenschau sieht der Patient nicht die Situationen, sondern nur die Personen, mit denen er noch zu tun hatte. Und ähnlich, wie in dem Kapitel „Innenschau" beschrieben, geht es nun darum: „Kann ich meinem Täter jetzt vergeben?" „Kann ich meine Opfer jetzt um Vergebung bitten?" Die in der Innenschau geschehenen Auflösungen werden dann ebenfalls in den Zellen gespeichert und als „Gesundet" vermerkt. Zur gleichen Zeit werden die Speicherungen in der Chronik der Erde, in der Atmosphäre verändert. Geht es dabei ums Verzeihen von vielen Menschen, so kann die Atmosphäre eines ganzen Landes auf einmal viel lichter werden.

Am Ende der Innenschau sieht der Mensch das Licht, soweit wie seine Seele ihre verschatteten Stellen abgebaut hat. Manche Menschen sehen nicht direkt die Personen, sondern nur ihre eigene Verschattung in Form von Wolken, die sich mit jeder Verzeiharbeit lichten. Der Effekt ist der selbe: Die ernst gemeinte Bitte um Vergebung, die ernstgemeinte Vergebung an einen Täter lösen die Verschattungen in eigenen Seelenkörper auf und der Körper wird lichter und dadurch schmerzfreier, egal ob physisch oder psychisch.

Der Bodycheck:

Zu diesem Teil kommen die meisten Menschen ein zweites Mal, weil die Zeit und die Kraft der Seele irgendwann einmal erschöpft sind. Die Frage der Seele: ‚Liegt in meinem Körper irgendwo noch eine Verschattung vor, die ich noch nicht entdeckt habe?' wird durch den Bodycheck beantwortet. Mit dem Licht in dem dritten

Auge, welches sich nach einer gründlichen Innenschau geöffnet hat, schauen wir uns den gesamten Körper von innen an. Dort entdecken wir die verschatteten Stellen und „klicken sie an", wie man in der Computersprache sagen würde. Dort kommen oft noch ganz neue, überraschende Inkarnationen heraus, mit denen die Seele nie gerechnet hätte. Sind diese dann ganz neu in den Zusammenhang der bisherigen Inkarnationsreihen gesetzt worden, und weiß die Seele jetzt wieder ein Stückchen mehr, warum ihr was in diesem Leben passiert ist, so löst sich auch dieser Fleck auf. Und ähnlich, wie die Dame sagte: „Mein Seelenkleid ist so weiß wie ein Dalmatinerfell" kann man sich von Fleck zu Fleck vorarbeiten, bis das gesamte Seelenkleid hell ist. Doch Vorsicht: Das einmal helle Seelenkleid ist keine Garantie dafür, dass man dieselben Fehler nicht noch einmal begeht! Dafür behält der Mensch sein Leben lang den freien Willen. Nur reagiert die Seele schneller: „Du hattest Dir doch vorgenommen, du wolltest doch eigentlich nicht mehr ...(das und das tun oder so und so reagieren)" und die zuvor schon einmal aufgelösten Sachen fallen bei Wiederholung einem schneller auf, so dass man sie besser und schneller korrigieren kann, ehe man sich neu belastet.

Auf den Hund gekommen

von Michael W.

Wenn alles nichts hilft, um bei einem Menschen „das Herz dauerhaft zu öffnen" und die Gefühle und Wahrnehmungen für das Lebendige, d.h. für seine Mitmenschen und -geschöpfe zu erwecken, kann dies vielleicht ein Hund bewerkstelligen, wie es in einem Film mit Jack Nicholsen dargestellt wird. Es *kann* dann ein großes Wunder geschehen, welches eine positive Wandlung des Wesens eines Menschen bewirkt, wie ich es jetzt bei mir erlebe:

Wir haben gerade zwei kleine West-Highland-Terrier-Welpen bekommen und ich muss sagen, in mir ist eine Wandlung geschehen, wie ich es nicht für möglich gehalten hätte. Ich hatte mich eigentlich immer dagegen gesträubt, selbst einmal ein Kind großzuziehen. Durch diese kleinen Hunde erfuhr ich jetzt zum ersten Mal, was es heißt, „Papa" zu sein. Egal, was sie auch für Arbeit verursachten, mit dieser „Papa-Freude" war dies alles kein Problem. Ich hatte immer Mütter mit ihren Kindern beobachtet und nie verstehen können, wieso sie eine so große Freude zum Kind empfinden konnten, bei all der vielen Arbeit, die es macht. Diese Herzenstür wird bei vielen wohl erst geöffnet, wenn sie ihr eigenes Kind haben oder, wie bei mir, durch diese zwei kleinen Hündchen, welche ja auch wie Kleinkinder sind.

So gibt es viele Menschen, für die eine Hundetherapie sehr heilsam wäre. Es kann dazu führen, dass sie nicht nur den Hund, sondern alle Mitmenschen einfühlsamer wahrnehmen, nicht mehr alles so kategorisch sehen und den wichtigen Dingen im Leben den ersten Stellenwert einräumen, wie die folgende Geschichte verdeutlichen will:

Die wichtigen Dinge im Leben...

Ein Philosophieprofessor stand vor seinen Studenten und hatte ein paar Dinge vor sich liegen. Als der Unterricht begann, nahm er ein großes leeres Einmachglas und füllte es bis zum Rand mit großen Steinen; anschließend fragte er seine Studenten, ob das Glas voll sei. Sie stimmten ihm zu. Der Professor nahm eine Schachtel mit Kieselsteinen, schüttete sie in das Glas und schüttelte es leicht. Die Kieselsteine rollten natürlich in die Zwischenräume der größeren Steine. Dann fragte er seine Studenten erneut, ob das Glas jetzt voll sei.

Sie stimmten wieder zu und lachten. Der Professor seinerseits nahm eine Schachtel mit Sand und schüttet diesen in das Glas. Natürlich füllte der Sand nun auch die letzten Zwischenräume im Glas aus. „Nun", sagte der Professor zu seinen Studenten. „Ich möchte, dass dieses Glas wie ihr Leben ist. Die Steine sind die wichtigen Dinge im Leben: Ihre Familie, Ihr Partner, Ihre Gesundheit, Ihre Kinder. Dinge, die – wenn alles andere wegfiele und nur sie übrig blieben – Ihr Leben immer noch erfüllen würden. Die Kieselsteine sind andere, weniger wichtige Dinge wie z.B.: Ihre Arbeit, Ihre Wohnung, Ihr Haus oder Ihr Auto. Der Sand symbolisiert die ganz kleinen, nichtigen Dinge im Leben. Wenn Sie den Sand zuerst in das Glas füllen, bleibt kein Raum für die Kieselsteine oder die großen Steine. So ist es auch in Ihrem Leben. Wenn Sie all Ihre Energie für die unwichtigen Dinge in Ihrem Leben aufwenden, haben Sie für die großen, wahrhaft wichtigen Dinge keine mehr. Achten Sie also auf die wichtigen Dinge, nehmen Sie sich Zeit für Ihre Kinder oder Ihren Partner, achten Sie auf Ihre Gesundheit. Es wird noch genug Zeit für Arbeit, Haushalt, Partys usw. geben.

Achten Sie immer zuerst auf die großen Steine. Sie sind es, die wirklich zählen. Der Rest ist nur Sand."

(Aus dem Internet, Verfasser unbekannt)

Buchempfehlung und Anmerkungen zum Buch von Benjamin Klein: „Kennst Du Deinen Engel?"

Regiatrex-Verlag, ISBN 3-928080-00-8

Dieses Buch stellt in so klarer und verständlicher Sprache Hilfen für den Weg über diese Erde zur Verfügung, dass wir dieses Buch wirklich als eines der besten auf diesem Gebiet empfehlen können. Der Autor hat mit tiefer Weisheit und Liebe den Weg zur Überwindung der Negativverhaltensweisen in uns aufgezeigt. Bei den vielen, vielen Büchern auf dem esoterischen Markt, worin immer wieder mit Etikettenschwindel an Philosophien der von Gott abgewandten Dunkelwesen angebunden werden möchte, hebt sich dieses Buch wohltuend von solcher Literatur ab und macht viele der Fallstricke, denen man auf dieser Erde begegnen kann, deutlich und bietet gleichzeitig eine echte Hilfe an, wie der Weg in unsere wahre Lichtheimat zu schaffen ist.

In diesem Buch wird auch das Schöpfungsgeschehen ganz kurz beschrieben. Diese Beschreibung ist in den Grundzügen richtig. Wer es tiefer verstehen möchte, nehme sich das Buch von Anita Wolf „UR-Ewigkeit in Raum und Zeit" zur Hand. So möchten wir hier folgenden Hinweis zu der im Buch „Kennst Du Deinen Engel?" beschriebenen Darstellung geben:

Es wird richtig darauf hingewiesen, dass der ursprüngliche Name von Luzifer (Satan) in Wirklichkeit Satana, noch richtiger Sa**dh**ana ist. Sie gab **sich selbst** den Namen Luzifer (Lichtträger), als sie sich von Gott abwandte. Auf Seite 75 heißt es: *„Er war es, der das Licht von Gott in die Welt getragen und dadurch erst die Schöpfung ermöglicht hat."* Vorsicht!

Die Aufgabe von Sadhana ***wird*** tatsächlich sein, die Schöpfung mitzuverwalten. Aber ***bis*** sie diese Aufgabe wirklich übernehmen kann, ist noch ein gehöriger Reifeprozess nötig. Die Schöpfung existiert aber bereits, weil sie immer durch Gott ermöglicht wird. Ein geschaffenes Wesen kann gestalterisch mit Gottes Licht umgehen, wozu aber, damit es in der göttlichen Ordnung stattfindet, eine große geistige Reife Voraussetzung ist. Sadhana muss also erst noch lernen, in Gottes Ordnung mitzuwirken. Dies alles lässt sich mit dem Buch „UR-Ewigkeit in Raum und Zeit" sehr tief verstehen und das Kapitel „Die Wahrheit über den Urknall" im Anhang dient als leichterer Einstieg hierzu.

Den Namen Luzifer (Lichtträger) gab sich Sadhana selbst, als ihr Hochmut so stark ausuferte, dass sie sich an die Stelle Gottes setzen wollte und ihren geschaffenen Wesen erzählte, dass alles Licht und Leben von ihr ausgehe. In ihrem Hochmut sagte sie dann: „Ich heiße nicht, ich bin Luzifer". Niemand hätte hochmütiger sprechen können.

Anmerkung zu Seite 76: Die Abwendung Sadhanas von Gott geschah auch nicht plötzlich, sondern vollzog sich über einen Zeitraum von vielen Milliarden Jahren. Dabei sah Sadhana auch immer wieder gemachte Fehler ein und der Vater half ihr, diese zu korrigieren. Letztendlich fielen Sadhana sowie die von ihr außerhalb der Schöpfungsordnung geschaffenen Wesen von Gott ab und wurden in den Schulungsraum dieses materiellen Universums eingekapselt, welches sie erst wieder verlassen können, wenn sie die Schulungen von Gottes Liebe vollzogen haben.

Anmerkung zu Seite 168: Das Tibetanische Totenbuch, welches hier erwähnt wird, stellt nicht gerade eine Hilfe für sterbende Menschen dar, weil, wie wir ja feststellen konnten, die tibetische Philosophie sehr stark an das Reich des „Herrn der Welt" angebunden ist. Der „Herr der Welt" ist eines der mit Sadhana gefallenen Wesen, welche selbst Gott spielen möchten. Durch das Vorlesen des tibetanischen Totenbuches kann eine Seele auf raffinierte, schwer zu durchschauende Weise an die Ebenen dieser Dunkelwesen angebunden werden. Besser wäre es z.B., das Buch von George Ritchie „Rückkehr von Morgen" vorzulesen.

Wir müssen uns immer vergegenwärtigen, dass wir uns hier auf der Erde praktisch an der Front des Fallgeschehens befinden, und die noch eigenwilligen Fallwesen alles daran setzen, die Rückführungspläne Gottes zu durchkreuzen. Sie gehen dabei hochintelligent vor. Diese ganzen Zusammenhänge sind natürlich als auf Erden inkarnierter Mensch sehr schwer zu durchschauen und die meisten Menschen, die dann doch solchen Philosophien anhängen, möchten in Wirklichkeit natürlich die Anbindung an Gott, unseren Schöpfer. Viele Philosophien und Techniken auf der Erde sind von diesen Wesen, die sich selbst an Gottes Stelle setzen wollen, beeinflusst und wollen die Seelen an ihre niedrigen Ebenen binden. Aber nach dem Körpertode steht entweder der von Christus gesandte Schutzengel, oder meist auch Christus selbst vor der Seele, wie im Nahtoderlebnis von George Ritchie beschrieben. Wenn die Seele sich von Christus leiten lässt, können diese Pläne der Dunkelseite durchkreuzt werden. Auf jeden Fall kommen die Seelen nach dem Körpertode auf der Erde in speziell errichtete Schulungsebenen. Auch haben wir schon oft beobachtet, dass in den Menschen vom Gelesenen nur das in Erinnerung bleibt, welches im Gottes Sinne stimmig ist und was ein von Herzen gottbezogener Autor, wie hier Benjamin Klein, wirklich aussagen wollte. Leider vertritt Benjamin Klein heute eine Philosophie, die mit der einstigen dieses Buches wenig gemeinsam hat. Deswegen seien Sie achtsam vor den heutigen Büchern!

Dass die Sterne keinen direkten Einfluss auf den Menschen haben, ist natürlich jedem, der sich mit Astrologie ernsthaft beschäftigt, klar. Im Buch wird es als direkter Einfluss dargestellt. Der Mond ist auch nicht in der Lage Ebbe und Flut zu bewirken, sondern dieser Effekt wird durch das Ein- und Ausatmen der Erde bewirkt, welcher im Mondrhythmus stattfindet. Die Gravitationskraft des Mondes würde niemals ausreichen, das Wasser mehrere Meter anzuheben. Hinter diesem Phänomen steckt ein Aufbau der Erde, welcher zu wissen bisher mit Absicht der Menschheit vorenthalten wird.

In Wirklichkeit hat die Astrologie gelehrt, in den Planetenkonstellationen in Beziehung zu den Sternbildern Gesetzmäßigkeiten zu erkennen, welche - wie oben so unten - auch zur gleichen Zeit im Menschen wirken.

Die großen Astrologen, die Begründer der heutigen Astrologie, waren große Seher, welche sehr genau diese Gesetzmäßigkeiten in grundsätzliche Verhaltensweisen der Menschen übersetzen konnten: jene Verhaltensweisen, die wir in den Tierkreiszeichen definieren und welche uns bei der Überwindung unserer noch unerlösten Pakete aus vergangenen Leben helfen. Wer dies in der Tiefe begreift, kann hier das ungeheure Wirken Gottes erkennen, Seinen Plan zur Rückführung aller gefallenen Wesen. Denn wir werden im Laufe eines Lebens genau durch die Situationen geführt, die für unser Lernen am besten geeignet sind. Bei diesen Auslösungszeitpunkten, wie der Astrologe sie nennt, **haben wir die freie Wahl, uns destruktiv oder im Sinne einer Erlösung der Situation zu verhalten.** Wir haben es in der Hand, ob wir Leid oder Freude erfahren. So erkennen wir, dass die astrologischen Gesetzmäßigkeiten nicht unser Leben fest vorherbestimmen, sondern wir haben uns so inkarniert, dass wir diese Auslösepunkte für Ereignisse tatsächlich vorher festgelegt und uns damit einverstanden erklärt haben, dass wir sie zu dem Zeitpunkt genau erleben.

Mit Einschluss der obigen Anmerkungen möchten wir dieses Buch als eines der hilfreichsten Bücher für unseren Gang über diese Erde zurück zum Vater empfehlen.

„Heilung von der Seele her", Band 2
Was Du säst, wirst Du ernten
Alterskrankheiten, Tod -/ Übergang
Kinderkrankheiten, Die Bedeutung der 7 x 7 Jahre

Was Du säst, wirst Du ernten: Dieses Wort wurde uns von Christus vor rund 2000 Jahren gegeben... und es stimmt. Es stimmt mehr als je zuvor, weil die Krankheiten der Erde immer mehr zunehmen und jeder sich fragt: Warum habe ich das? Was ist los mit mir? Warum muss ich so viel leiden? Wer die Arbeit in der Altenpflege kennt, der weiß, warum viele Krankheiten so entstehen, wie sie entstehen, denn das Leben und der Lebensverlauf zeigen es ihnen deutlich auf.

Jede Krankheit hat einen Bezug zu dem Leben, was man geführt hat. Hat man die ersten 7 x 7 Jahre seines Lebens, die Phase, in der man durch Einsicht und Erfahrung lernt, hinter sich gebracht, so kommen die „Zipperlein" in genau den Bereichen, die man noch nicht bearbeitet hat oder nicht bearbeiten wollte – aus Stolz, aus Herrschsucht, aus traditionellen Verhaltensweisen, aus Nicht-loslassens-wollen von lieben Gewohnheiten etc. Dort, ziemlich genau mit 50 Jahren, beginnen die Alterskrankheiten. Hat sich schon einmal jemand gefragt, warum ausgerechnet mit 50 so viele Krankheiten ihren Anfang nehmen? (Siehe auch Besprechung von Seminar 2).

Im ersten Band „Heilung von der Seele her – Vom Zeh bis zur Haarspitze durch den gesamten Körper" haben wir die Stellen der Reihe nach besprochen, an denen sich gewisse Themen niederschlagen, auch bereits in der Alterstufe zwischen 0 und 49 Jahren. In diesem Buch sollen jetzt die unbearbeiteten Themen des Lebens angeschaut werden, die sich in Alterskrankheiten niederschlagen. Diesem Thema sei der erste große Abschnitt gewidmet.

Band 2 ist erschienen im Selbstverlag.

Buchauslieferung über: Ramona Meybohm,
E-Mail: ramona.meybohm@nord-com.net, Tel.: / FAX: +49 (0) 421-8061923

Heilung von der Seele her, Band 3:
Über allem steht die Liebe
Ganzkörperkrankheiten
Behinderungen
psychische Krankheiten

Dieses Buch beinhaltet den Inhalt des dritten Wissensbereiches:

Zuerst werden die Ganzkörperkrankheiten besprochen: Warum haben Menschen Krankheiten, die den gesamten Körper in Mitleidenschaft ziehen? Welche großen karmischen Geschichten sind dort passiert, dass sich ein Mensch so eine Krankheit aussucht? Die Ursachen für Fibromyalgie, Neurodermitis, ALS, Multiple Sklerose und viele andere Krankheiten mehr kommen hier zur Sprache.

Im zweiten Abschnitt werden die Behinderungen besprochen: Warum kommt ein Mensch behindert zur Welt oder sucht sich im Laufe seines Lebens eine Behinderung aus? Welche Voraussetzungen liegen dort zugrunde? Was hat es mit dem Autismus auf sich?

Der dritte Abschnitt befasst sich mit den geistigen Krankheiten: Warum gibt es Menschen, die Schreikrämpfe bekommen, wenn sie eine winzige Spinne sehen? (Phobien). Woher kommen die verschiedenen Ängste? Woher kommen Schizophrenien? Was steht hinter manisch-depressiven Menschen? Woher kommen Neurosen und Süchte?

Eine gute Beschreibung zum Inhalt dieses Buches gibt Ihnen auch das Kapitel über Seminar 3: Seelische Ursachen von Krankheiten – Ganzkörperkrankheiten, Behinderungen – psychische Krankheiten

Über all diese Fragen gibt Band 3 Auskunft.

Anfragen bitte an den Verlag unter der E-Mailadresse: clairelabelle@gmx.de . Siehe auch auf http://clairelabelle.de

Hilfreiche Bücher

Klein, Benjamin: **Kennst Du Deinen Engel?** Regiatrex Verlag, Ravensburg. (Eines der hilfreichsten Bücher für den Weg über diese Erde.)

Ritchie, George und Sherill, Elisabeth: **Rückkehr von Morgen.** Verlag der Francke-Buchhandlung, Larmann Bücher, Marburg.

Ritchie, George: **Mein Leben nach dem Sterben.** Mellinger, Stuttgart.

Moody, Raymond A.: **Leben nach dem Tod.** Rowohlt TB, Reinbek.

Moody, Raymond A.: **Leben nach dem Tod - Die Erforschung einer unerklärlichen Erfahrung.** Rowohlt TB, Reinbek.

Moody, Raymond A.: **Das Licht von drüben - Neue Fragen und Antworten.** Rowohlt TB, Reinbek.

Moody, Raymond A.: **Nachgedanken über das Leben nach dem Tod.** Rowohlt TB, Reinbek.

Stevenson, Ian: **Reinkarnation - Der Mensch im Wandel von Tod und Wiedergeburt** (20 überzeugende und wissenschaftlich bewiesene Fälle). Aurum, Braunschweig.

Bowman, Carol: **Ich war einmal ... - Kinder erinnern sich an frühere Leben.** Heyne, München.

Brinkley, Dannion und Perry, Paul: **Zurück ins Leben.** Knaur, München.

Dibitonto, Giorgio: **Engel in Sternschiffen.** Ventla, Wiesbaden.

Fenimore, Angi: **Jenseits der Finsternis.** Knaur, München. (Eine Nahtoderfahrung, nach einem Selbstmordversuch, die in die Schattenwelt führte.)

Snell, Joy: **Der Dienst der Engel.** Turm Verlag, Bietigheim.

Coralf: **Maitreya Christus oder Antichrist.** Conny Müller Verlag, Haan.

Zürrer, Ronald: **Reinkarnation.** Govinda, Neuhausen, Schweiz. Daraus das Kapitel: Reinkarnation im Christentum

Anderson, Joan Wester: **Wo Wunder geschehen.** Econ Verlag, Düsseldorf.

Anderson, Joan Wester: **Wenn Wunder geschehen.** Knaur, München. (Zwei sehr schöne Bücher über Realerlebnisse von dem ganz erstaunlichen Wirken der Engel in der heutigen Zeit. Bittet, so wird euch gegeben! Diese Bücher vermitteln einen großen Trost in schwierigen Zeiten.)

Marc, Ursula: **Nicht wie bei Räubers.** Immanuel Verlag, Ravensburg.

Marc, Ursula: **Wieder bei Räubers?** Immanuel Verlag, Ravensburg. (Zwei wunderschöne Bücher: Die geistigen Gesetze in Kindersprache, aber nicht nur für Kinder.)

Morgan, Marlo: **Traumfänger.** Goldmann, München.

Steiner, Herta: **Weil ich Dich mag.** Unipress, Salzburg.

Buchwald, Dr. med. Gerhard: **Impfen - Das Geschäft mit der Angst.** Droemer Knaur, München.

Coulter, Harris L.: **Impfungen, oder - der Großangriff auf Gehirn und Seele.** Hirthammer Verlag, München.

Delarue, Fernand und Delarue, Simone: **Impfungen - der unglaubliche Irrtum.** Hirthammer Verlag, München.

Moerman, Cornelis und Breuß, Rudolf: **Krebs - Leukämie und andere scheinbar unheilbare Krankheiten mit natürlichen Mitteln heilen.** Aurum, Braunschweig.

Oberbeil, Klaus und Lentz, Dr. Christiane: **Obst und Gemüse als Medizin.** Econ Ullstein List, München.

Pahlow, Mannfried: **Das große Buch der Heilpflanzen.** Gräfe u. Unzer, München.

Bibelzitate nach der Einheitsübersetzung. *In:* Neue Jerusalemer Bibel. Herder Verlag, Freiburg i.Br., 1985. (mit ausführlichem Kommentar, der teilweise auch verschiedene Lesarten wiedergibt.)

Bücher von Anita Wolf:
- nicht über den Buchhandel beziehbar -
erhältlich bei: Anita-Wolf-Freundeskreis e.V., Jürgen Herrmann,
Hohenfriedberger Straße 52, 70499 Stuttgart
*Internet: **http:// www.anita-wolf.de***

Alle Werke werden an suchende Lichtfreunde kostenlos abgegeben. Anita Wolf hat das Wort „Umsonst habt Ihr's empfangen, umsonst sollt Ihr es weitergeben" etwas genau genommen, denn dieses Wort bezog sich zwar auf das Innere Wort, das Geschriebene, aber nicht auf Papier und Druckarbeit, denn diese hat schon zu allen Zeiten Geld gekostet... Zwecks Weiterarbeit wird um Spenden und Portovergütung auf das Konto: Anita-Wolf-Freundeskreis e.V., Postgiro Stuttgart, Konto: 351 983 709, BLZ: 600 100 70 gebeten.

**Hinweis: Alle Werke von Anita Wolf stehen nun auch als PDF-Datei hier zum Download bereit:
http://gandhi-auftrag.de/AnitaWolf.htm**

„UR Ewigkeit in Raum und Zeit", dieses Buch gibt die Basis für das Verstehen des Schöpfungsaufbaus und -geschehens bis heute.

zu „UR Ewigkeit in Raum und Zeit" 2 Bücher anderer Autoren:

„Aus der Königsquelle", Fr. u. Fr. Hummel, Symbolische Begleitbilder zu „UR-Ewigkeit in Raum und Zeit" und anderen Werken von Anita Wolf.

„Die mosaischen Schöpfungstage", Siegfriede Ebensperger-Coufal, Graphischer Zyklus von 57 Blättern zu „UR-Ewigkeit in Raum und Zeit".

Die vier Marksteine aus dem Leben Jesu (3 Broschüren):

„Geburt", die Geburt Jesu durch Maria (Barmherzigkeitsträger, Erzengel Pura).

„Gethsemane, Golgatha: Was geschah in der Golgatha-Nacht? Die essentielle Botschaft aus dem Buch UR-Ewigkeit in Raum und Zeit.

„Gericht", als <u>Barmherzigkeitsakt</u> Gottes. Diese Broschüre gibt tiefes Verstehen über das „Gericht" Gottes und die jetzige Endzeit (Ende der halben Zeit).

Inkarnationen der Urerzengel:

Diese Bücher zeigen auf, wie die Urerzengel ihre Eigenschaften auf der Erde verankerten und ausdrückten.

„Als Mose starb", Ordnungsträger Urerzengel Uraniel inkarniert als Mose.

„Der Thisbiter", Willeträger Urerzengel Michael inkarniert als Elia.

„Und es ward hell", Weisheitsträger Urerzengel Zuriel inkarniert als Jesaja (Isai).

„Der Patriarch", Ernstträger Urerzengel Muriel inkarniert als Abraham zusammen mit Seraph Pargoa als Sarah.

„Sankt Sanktuarium", Geduldsträger Urerzengel Alaniel inkarniert als Hiob.

(Anm.: Liebeträger Urerzengel Raphael war inkarniert als Henoch, über den es kein spezielles Buch gibt.)

„Fern von der Erde her", Barmherzigkeitsträger Urerzengel Gabriel wirkte 7 Jahre vor Christi Geburt einige Zeit in Jerusalem (als manifestierter Engel, nicht geboren).

„Phala-El-Phala", Josuas (der Nachfolger Mose) Erlebnisse vor, während und nach seiner Inkarnation.

„Karmatha", die geistige Vorbereitung von Jakob Lorber vor seiner Erdeninkarnation. Sehr schön beschrieben, wie die Schulung der Helfer vor ihrer Erdeninkarnation stattfindet.

„**Der Gefangene**", der Jünger Johannes auf Patmos.

„**Das Gnadenbuch**", die Entschlüsselung der Johannes-Apokalypse.

„**Die 7 Eigenschaften Gottes im Lichte des Johannes-Evangeliums**"

„**Ruf aus dem All**", das Leben auf dem Stern der Hoffnung, welcher von Diadjar (auf Erden Nicodemus) geleitet wird. Dieser Stern ist Auffangstation für viele aus ihrer Inkarnation heimkehrenden und heimfindenden Seelen. Ein sehr zu empfehlendes Buch um die Lehrengeltätigkeit in den Seelenreichen kennenzulernen.

„**Das Richteramt**", über Debora, die Richterin.

„**Ruth, die Moabitin**", über Ruth, die Stammmutter Davids.

„**Babylon, du Große**", über Daniel, den Königspropheten von Babylon.

„**Das ewige Licht**", beleuchtet die Jetztzeit.

„**Der Eine**", über Samuel, Richter und Priester Israels.

„**Die Unbekannten**", handelt von den Geschehnissen zur Zeit der Inquisition.

„**Ein Engel auf der Erde**", das biblische Buch Tobias lebendig wiedererzählt. Dort kommt auch Liebe-Engel Raphael vor, der Tobias begleitet.

„**Ein Prophet**", über den Prophet Sacharja.

„**Der Himmel verkündet**", bekannte Bibelzitate in Bezug zur heutigen Zeit erklärt.

„**Wenn ihr nicht werdet wie die Kinder**", von Menschen zur Zeit Jesu.

„**Der Verräter und die Zeloten**", über Judas und seine Kontakte zu den Zeloten.

„Zehn kleine Bausteine", 10 bedenkenswerte Betrachtungen zu wichtigen Fragen.

„Vortragsmappe", Vorträge von Anita gehalten.

„Ein Jahrgang durch Gottes Wort", Gedanken für einen jeden Tag des Jahres.

„Gedichte von Anita Wolf", Gedichte über die innige Herzensbeziehung des Kindes zum himmlischen Vater.

Sehenswerte Filme mit geistigem Inhalt

Gandhi (Ben Kingsley in der Hauptrolle), wohl einer der wichtigsten Lehrfilme für die momentane Weltsituation.

Und täglich grüßt das Murmeltier, ein Fernsehreporter erlebt den gleichem Tag immer und immer wieder, bis er ihn von A bis Z göttlich hinbekommt. Ein auf sehr humorvolle Art lehrreicher Film für alle Altersstufen, vor allem auch deswegen, weil er alle Varianten zeigt, wie ein Mensch versucht, dem Göttlichen Willen zu entkommen, und dann merkt, dass es nicht geht! Bis dass er dann merkt, wie schön es ist, wenn man den eigenen Willen in Gottes Willen legt...

Flatliners, Medizinstudenten versetzen sich gegenseitig in einen künstlich erzeugten Todeszustand und werden während dieser Zeit mit ihrem Negativ-Verhalten konfrontiert. Sie erleben, wie Seelen und Menschen, denen sie einmal etwas angetan haben, noch Groll auf sie haben und sie von ihnen verfolgt werden. Sie schaffen es dann, die Versöhnung herbeizuführen. Ein hervorragender Film, der genau das zeigt, was wir hier in diesem Buch „Heilung von der Seele her" immer wieder beschreiben. Dieser Film ist auch sehr gut für junge Erwachsene geeignet, aber nicht zum Nachmachen zu empfehlen: Nahtoderlebnisse sollten nie künstlich herbeigeführt werden! Wenn sie kommen ist gut, und man kann viel daraus lernen, aber einen künstlichen Seelenaustritt herbeizuführen, kann fatale Folgen haben!

Insider, Spielfilm, welcher die Beimischung von Zusatzstoffen in Zigaretten aufdeckt. Ein Film wirklich zum Abgewöhnen des Rauchens!

Geboren am 4. Juli (Tom Cruise), einer der besten Antikriegsfilme mit hervorragender, einfühlsamer Kameraführung, welche das Wesentliche sichtbar macht.

Der Pferdeflüsterer (Robert Redfort), ein therapeutisch hervorragender Film über Heilung von tiefen Seelenwunden.

Patch Adams (Robin Williams), Dieser Film ist die wahre Verfilmung des Lebens eines Mannes, welcher als Medizinstudent über die herzlosen Methoden der Ärzte stolpert, die ihre Patienten nur als „Fälle" sehen. Dieser Mann hat jetzt nach dem Erscheinen des Filmes in den USA ein Gesundheitshospital aufgebaut, wo Lachen, die Freude und die Zusammenarbeit zwischen Angehörigen und Patienten als eines der wichtigsten Heilungsmittel angesehen wird.

Hinter dem Horizont (Robin Williams), einer der besten Filme, welcher aufzeigt, was nach dem Tode geschieht. Eine Frau, deren Mann bei einem Unfall starb, wird damit nicht fertig und begeht Selbstmord. Sie kommt dadurch nicht in die gleiche Ebene wie ihr verstorbener Mann, sondern landet in einer sehr dunklen „Selbstmordebene". Ihr Mann macht sich auf die Suche nach ihr und versucht, sie aus dieser Ebene zu befreien. Ein nicht leichtes Unternehmen, denn Selbstmörder sind oft in einer völlig lernverweigernden Haltung. Die Frau erkennt anfangs noch nicht einmal ihren Mann, weil sie nur noch sich selbst wahrnimmt. Aufgabe für den Zuschauer: Achten Sie einmal genau darauf, wie es der Mann schließlich doch schafft, seine Frau aus dieser Ebene zu befreien. Es gibt einen Schlüsselsatz, den die Frau ausspricht...

Die Braut, die sich nicht traut (Julia Roberts), ein Film über das Thema: Gleichachtung zwischen Mann und Frau.

Notting Hill (Julia Roberts), ein Film, in dem Julia Roberts sich selbst spielt und eine Partnerschaft mit einem einfühlsamen, die Frauen achtenden Mann erlebt.

Pretty Woman (Julia Roberts), der Weg heraus aus der Prostitution und rein äußerlichen Leidenschaft in eine herzverbundene Partnerschaft.

Erin Brokovich (Julia Roberts), die wahre Geschichte der Aufdeckung eines Giftmüllskandals. Erin Brokovich mit einer derben Ausdrucksweise, aber mit der Durchzugskraft des Erzengels Michael (göttlicher Wille). Schade, dass sie nicht weitergemacht hat, um noch mehr aufzudecken!

Ist das Leben doch schön: Ein Film der ganz plastisch aufzeigt, wie viel auch ein einzelner Mensch im Leben erreichen kann und wie es wäre, wenn er nicht geboren wäre...

Mr. Brown comes down the hill: Wie würde es Christus ergehen, wenn er heute noch einmal auf die Erde kommen würde? Würde er dann akzeptiert, wenn er, wie einstens, Aufklärungsarbeit in Seinem Sinne leisten würde?

Anhang: Krebs in der Tiefe verstehen und – gesund werden!

Die Diagnose Krebs löst bei vielen Menschen eine heftige Angstreaktion hervor. Er wird dann oft auf „Teufel komm raus!" mit allen Mitteln die der modernen und alternativen Medizin zur Verfügung stehen bekämpft. Krebs wird als einen Feind angesehen, den man ausrotten, den man weg operieren muss. Durch Chemotherapie und Bestrahlung möchte man zusätzlich der Möglichkeit eines Rückfalls begegnen. Die Angst ist sehr groß, da Krebs trotz aller Maßnahmen immer noch als ein Todesurteil dargestellt wird. Nur wenige Menschen behalten die Nerven und fragen sich ob Krebs nicht doch „Sinn" macht.

Mittlerweile gibt es aber eine ganze Reihe von Menschen, bei welchen sich durch das wirkliche Verstehen, was Krebs ist, so dass sie in der richtigen Weise reagieren und Maßnahmen einleiten konnten, eine völlige Heilung einstellte. Diesen Menschen wurde klar, dass Krebs eine notwendige Erscheinung ist, welche mit unserem „geistigen Immunsystem" zusammenhängt. Es gibt viele seelische Misshandlungen, Schocks und Verletzungen die jahrelang, sogar jahrzehnte- und jahrhundertelang unseren emotionalen Körper belasten. So können sich diese seelischen Probleme anhäufen und dann, wenn ein bestimmtes Maß erreicht ist quasi „überfließen und sich in psychischen Krankheiten wie, Depressionen, Neurosen, Selbstmordtendenzen zeigen oder sie werden im materiellen Körper zur Verarbeitung weitergeleitet. Da es sich um seelische Gedanken, gekoppelt mit starken Emotionen handelt, sind die im Körper entstehenden Gifte hochgradig aggressiv. Somit haben wir es mit verschiedenen Krebstumoren zu tun, mit verschiedenen „Krebs-Persönlichkeiten", geprägt von den einzigartigen Erfahrungen und Kränkungen, die jeder Mensch individuell erlebt hat. Aus dieser Sicht ist jede Krebserkrankung etwas Gutes, da Krebs durch sein Entstehen verhindert, dass wir an Seele und Geist erkranken. Es fällt auf, dass seelisch-geistig Kranke körperlich vollkommen gesund sind. Das ist eigentlich der Beweis dafür, dass emotionale Belastungen sich besonders in der Psyche entladen. Um Krankheit auf einer tieferen Ebene zu verstehen, gilt es zu lernen, dass alles im Körper nach einer spezifischen Gesetzmäßigkeit geschieht. Eine Krankheit ist in Wirklichkeit die Maßnahme des Körpers ein Ungleichgewicht im Körper wieder auszugleichen. Bereits Anfang des 20. Jahrhunderts wusste man, dass die Bindegewebsflüssigkeit, welche die Organe umgibt, innerhalb von Sekunden auf unsere Gemütslage reagiert. Eine fortgesetzte destruktive Haltung wird also schon bald entsprechende Organe schädigen können. Um wieder gesund zu werden, ist es also in erster Linie notwendig, in sein seelisches Gleichgewicht zu kommen, den Konflikt in ehrlicher Selbstbetrachtung zu lösen.

Der Lösung des Lernthemas folgt die Heilungsphase, in der auf allen Ebenen Wiederherstellungsprozesse stattfinden.

Es handelt sich also nicht um ein zufälliges, sondern um ein geordnetes, abgestimmtes, wohl koordiniertes, aus einer Ursache erfolgendes Geschehen, welches der Mensch durchlebt. Der Körper hat also mit dem Krebs ein „Auslassventil" für die Giftstoffe produziert, wie dies auch August W. König <u>bereits Anfang des 20. Jahrhunderts(!)</u> in seinem Buch „Die Naturheilmethode" zum Thema Krebs schreibt[1]:

„Anstatt das Übel, Säftedegeneration, an der Wurzel zu fassen, schneidet die hohe (medizinische) Schule die Teile ab oder aus, an denen die Ausscheidung stattfindet. So hat man im letzten

---

[1] August W. König, „Die Naturheilmethode", Karl F. Haug Fachbuchverlag, ISBN 3830406789

Sommer einem noch jungen Mann, dessen Säfte aber gründlich verdorben waren, den Arm, an dem die Ungehörigkeiten sich ausschieden, abgesäbelt und sich mit solch wahrhaft „wissenschaftlichem" (?) Beginnen noch gebrüstet. „Der arme Mann wird sterben", sagte ich, als ich das Unerhörte vernahm, und nach sechs Monaten war er eine Leiche. Natürlich! Die Unreinlichkeiten blieben nunmehr im Körper, ihrer Abzugsquelle beraubt, so dem Gesamtlebenstriebe den Tod bringend (...)."

Aus vielen einzelnen „Bausteinen" entsteht eine „Krebs-Persönlichkeit". Der Krebstumor reagiert stark auf Angst. Wenn der Patient vom Arzt die Krebsdiagnose erfährt mit den entsprechenden schulmedizinischen Vorstellungen, reagieren die meisten Menschen mit starker Angst, was sich dann gerade in vermehrtem Krebswachstum auswirkt. Worauf der Arzt dem Patienten noch mehr Druck macht und erklärt, es müsse jetzt sofort gehandelt werden.

Der Krebstumor, ein „Ausflussventil"

Durch das Verständnis, dass der Krebstumor in Wirklichkeit ein Ausflussventil für Entgiftungsprozesse im Körper ist, und somit praktisch bereits eine Heilungsmaßnahme des Körpers darstellt, könnte schon einmal diese panische Angst wegfallen. Wenn er jetzt noch dem Krebs mit tiefempfundener Liebe begegnen würde, unterstützt auch dadurch, dass er immer wieder seine Hände auf die entsprechende Stelle legt, könnte er beobachten, wie sich der Krebs beruhigt und sogar zu schrumpfen anfängt. Denn Liebe ist das, was der Krebstumor am dringendsten braucht, da er ja aus lieblosen Gefühlen entstanden ist, wie auch aus Verletzungen, Selbstaufgabehaltungen, seelischen Misshandlungen, Schocks und auch karmischen Ausflussprozessen (siehe Erklärung weiter unten).

Diese Schrumpfung findet im Wechsel mit einer Zunahme statt, wenn noch äußere Blockaden zu verarbeiten sind. Sobald ein

Tumor etwas schrumpft, wird der materielle menschliche Körper mit Schlackenstoffen überschwemmt. Bestimmte Werte in der Blutanalyse sind dann auch dramatisch verändert. Leider sind die Ärzte aufgrund einer Blutanalyse nicht im Stande zu erkennen, ob diese Gifte abtransportiert werden, was hier der Fall ist, oder weiter im Körper angereichert werden. In dieser Phase fühlt sich der Kranke entsprechend geschwächt, müde, schläfrig oder schwindelig. Der Tumor ist aber bald danach in der Lage, weitere schädliche Gefühle aus dem emotionalen Bereich anzunehmen um diese wiederum zu verwandeln. So geht es weiter, bis die emotionale Blockaden außerhalb des Körpers vollständig abgebaut sind. Erst dann hat ein Krebstumor seine entgiftende Funktion erfüllt und zeigt sich bereit, endgültig zu schrumpfen.

Der Tumor bezieht immer wieder Energie aus unguten Erfahrungen und Gefühlen, welche im Seelenkörper gespeichert waren und nun in den Körper ausfließen. Dadurch kommen die Energieblockaden im Seelenkörper in Bewegung. Das bedeutet wiederum eine auffällige emotionale Instabilität für den Krebskranken. Der Krebskranke erlebt während dieser Zeit ein Wechselbad der Gefühle. Er ist leicht reizbar, erinnert sich an längst vergessene Erlebnisse, die ihm in der Kindheit, Jugend oder Partnerschaft sehr verletzt haben. Der Kranke erlebt Wutanfälle, Angst, Verzweiflung, Weinkrämpfe. Das ist normal, da der Krebs sich auch in Emotionen ausleiten lässt. Deswegen haben Menschen, die ihre Emotionen ehrlich und rechtzeitig ausdrücken und aufarbeiten, auch keinen Krebs. Besser ist es also, die Emotionen zu bearbeiten, bevor sie zu Krebs werden.

Was passiert, wenn Krebs operativ entfernt wird ?

Wenn er „unreif" ist, entsteht nach der Operation ein neuer Tumor, da im seelischen Bereich die gesamte Kette der zu entsorgenden Emotionen noch vorhanden ist. Wird ein Krebstumor mit Chemotherapie oder mit/und Bestrahlung therapiert (das passiert meist nach einer Operation) dann hat das auch Auswirkungen auf die im Seelenkörper befindlichen Blockaden. Diese werden durcheinandergewirbelt, verschoben oder sogar deren Hülle aufgelöst, so dass chaotische Zustände entstehen. Die Überraschung ist groß, wenn die sogenannten äußerlich aufgelösten Blockaden sich verstärkt wieder manifestieren und zwar mit solch einer Wucht, dass sich sogar die normalen Zellen zu Krebszellen umpolen. Es werden sich also wieder Krebstumore bilden und das auch noch in verstärkter Form.

Es hängt in diesem Fall sehr davon ab, wie viel im Körper abgebaut worden ist, oder anders gesagt, in welchem Reifestadium der Krebs operiert wurde und wie viele seelische krankmachende Blockaden waren noch vorhanden. So kann es vorkommen, dass ein Krebskranker **trotz** Chemotherapie gesundet (nur 2 % überleben die Chemotherapie!) und ein anderer durch die erst jetzt massiv auftretenden Tumore seiner Erkrankung erliegt.

Ist es da nicht möglich, die Blockaden, solange sie sich noch im Seelenkörper befinden und noch nicht im physischen Körper zu Erkrankungen geführt haben, einfach wegzuschieben, damit sie nicht eine so große Belastung sowohl für die Psyche als auch für den Körper darstellen? Das ist tatsächlich möglich mit einer Methode, die sich energetische Re-Programmierung nennt oder durch gedankliches „Wegschieben". Nur sollte man sich fragen wo diese Blockaden dann hinwandern!

Wenn man diese Blockaden – welche die Tendenz haben sich in Krebs oder anderen Krankheiten im Körper zu entladen – von den untersten energetischen Schichten weiter nach oben verschiebt (wo sie nicht hingehören, weil sie ja gerade eben daher gekommen sind), dann behalten sie weiterhin die Tendenz bei „nach unten zu fließen", d.h. in Richtung einer stärkeren Bemerkbarmachung im Bewusstsein und dann auch im Körper des Menschen. Sie werden sogar immer verstärkter sich bemerkbar machen, durch Mitführen immer tiefer liegender „Belastungspakete" karmischer Art, je öfter der Mensch versucht, diese Themen auf diese Weise zu verdrängen. Es können sich dann auch verstärkt seelisch-geistige Krankheiten bilden. So kann der Mensch an Krebs gesunden und dann eventuell z.b. schwere Psychosen und Schizophrenien ausbilden.

Das menschliche Leben ist so geordnet, dass die zu lernenden Themen in einer bestimmten Ordnungsbahn auf den Menschen zukommen. In der Astrologie kann man diese Auslösezeitpunkte erkennen. Anders ausgedrückt kann man es auch als den Zeitpunkt verstehen, an welchem noch unerlöstes Karma auf den Menschen herunter kommt, also Handlungen (Sanskrit: Karma) aus diesem oder einem anderen Leben, welche jetzt nach dem Ursache/Wirkungsprinzip „Was du säst, wirst du ernten" auf den Menschen herunter kommen und den Menschen dann mit seinem ganz spezifischen Lernthemen konfrontiert. Man konnte feststellen, dass sich dann zu diesem Zeitpunkt im Gehirn ein kleiner Punkt mit konzentrischen Kreisen zeigte, welcher auch in der Computertomographie sichtbar war. Je nach Lernthema zeigt sich dieser Punkt in einem ganz bestimmten Bereich des Gehirns und hat so auch zu einem ganz bestimmten Organ eine Verbindung. Je nach dem, wie der Mensch nun mit dem Lernthema umgeht, kann es dann zu einer Erkrankung, schwererer (Tumor) oder leichterer Art des entsprechende Organs kommen oder auch nicht.

Krebs: Hilfsmittel zum Binden und Ausscheiden von ‚seelischen Giften'

Man sollte den Krebs als hilfreiche Maßnahme zum Bearbeiten von unerledigten Lernthemen sehen. Wenn man die wichtige Aufgabe eines Krebstumors erkannt hat, kann leicht auch die Angst vor ihm wegfallen und stattdessen einem Anfreunden und einer Akzeptanz zum Tumor Platz machen. Wenn man dann selbst mithilft, an der Ursache zu arbeiten, sind die Heilungschancen optimal. Wie schön es ist, einen Krebstumor als Freund und Helfer anzunehmen, ihm zu helfen, seine Aufgabe erfolgreich durchzuführen, kann nur jemand empfinden, der angstfrei ist. Es ist sehr wichtig, dass man freiwillig und mutig seine eigene Vergangenheit verarbeitet.

Auch allgemeine Vergiftungen, falsche Ernährung, Vitalstoffe- und Vitaminmangel, belasteter Schlafplatz, Elektrosmog aller Art, auch Besessenheit, wie auch die individuelle seelische und körperliche Belastbarkeit haben natürlich eine Auswirkung auf den Heilungsverlauf. Das seelische Problem steht allerdings an erster Stelle! Sobald die seelischen Voraussetzungen als Krebsverursacher erkannt und verarbeitet werden, beginnen andere Maßnahmen, welche z.B. den Stoffwechsel aufbauen helfen, wie z.B. die Breuß-Saftkur (siehe unten), erst so richtig zu greifen, so dass der Krebstumor nach einer relativ kurzen Zeit schrumpft, sehr zur Freude des Krebskranken. Voraussetzung ist allerdings, dass keine gewaltsamen Eingriffe wie Operation, zusätzliche Vergiftung des Körpers durch Chemotherapie, Bestrahlung, den Krebs „beseitigen". Man sollte bedenken, dass Krebs durch Widerstand, Hass, Wut, Verzweiflung, Selbstaufgabe, Mordgedanken und noch viele andere ungute Gefühlen entsteht. Es ist unbedingt notwendig, solche oder ähnliche Gefühle während einer Krebserkrankung gerade dem Tumor gegenüber zu vermeiden, um die Heilung nicht zu erschweren bzw. zu verhindern.

Grundthema ‚Selbstaufgabe' bei Krebs

Die Krebserkrankung beinhaltet als seelische Ursache als Grundthema die Selbstaufgabe, d.h. man hat sich irgendwann selber aufgegeben. Ein Fall einer Frau mit Krebs macht dies deutlich: Die Ärzte sagten zu ihr, sie hätte nur noch 6 Wochen zu leben. Diese Frau fing dann an, über ihr bisheriges Leben nachzudenken und machte sich Gedanken, warum sie den Krebs bekommen hatte. Ihr wurde klar, dass sie immer für den Mann, die Kinder, die

Eltern, Schwiegereltern und für andere gelebt hatte, oft wider Willen, dabei aber ihre eigenen Bedürfnisse vollkommen vernachlässigt hatte. Sie machte sich nun daran, alle ihre bisherigen Aufgaben in der Familie zu verteilen und begann nun, ihre freie Zeit sinnvoll zu gestalten. Sie kümmerte sich um ihre kreative Seite, und dadurch stieg ihre Lebensqualität wieder an. Sie schlief erst mal gründlich aus, fing an zu malen, besuchte ihre Freunde und lief viel an der frischen Luft. Nach zwei Monaten war der Krebs stabil. Sie hatte alle Autoaggressionsmechanismen abgelegt. Nach weiteren sechs Monaten war der Krebs verschwunden. Sie hatte endlich den Mut aufgebracht, ihr Leben genauso zu werten wie das des Partners oder der Familie. Und dadurch hatte sie im wahrsten Sinne des Wortes ihr Leben gerettet.

Die Erkrankten müssen einen Sinn im Leben suchen und sehen. Denn wenn wir uns aufgeben oder keinen Sinn mehr im Leben sehen, wird der Körper nicht mehr genügend mit Lebenskraft versorgt und gerät aus dem Gleichgewicht. Die größte Hilfe ist, wenn man sich wieder mit dem Urvertrauen und der Schöpferkraft verbindet.

So besteht ein wichtiger Teil der Therapie darin, dem Erkrankten wieder zur Freude am Leben zu motivieren. In den USA gibt es ein Krankenhaus, in denen die schwerkranken Patienten weitestgehend in ihre Familie eingegliedert werden. Die Familie ist da, es darf besucht und gelacht werden.

Und die Patienten bekommen, entsprechend dem Gesundheitszustand, Aufgaben zugeteilt. D. h. einer darf kochen, ein anderer putzen, wieder ein anderer kümmert sich um Leidensgenossen. Die Patienten fühlen sich wieder gebraucht. Das Lachen wird hier ebenfalls als wichtige Therapieform eingesetzt. Diese Klinik hat einen riesigen Erfolg und wurde mittlerweile schon verfilmt. Der Film trägt den Titel des Arztes, der diese Klinik ins Leben gerufen hat - Patch Adams.

Wenn Kinder schon Krebs bekommen, dann haben sie diese Haltung und dieses Problem aus dem oder einem der letzten Leben mitgebracht. Der erkrankte Körper bringt sie jetzt dazu, sich dem Thema der Selbstaufgabe zu stellen.

Bei Gebärmutter- oder Prostatakrebs liegt die Ursache oft in der Aufgabe der partnerschaftlichen Beziehung. Man lebt noch zusammen, hat aber die Beziehung schon aufgegeben und bringt nicht den Mut auf, die Situation zu klären. In so einem Fall sollte die Beziehung überdacht und entweder neu belebt oder beendet werden.

Der Brustkrebs entsteht oft bei Frauen, die ihre Kinder abgeben müssen und nicht wollen. Sie würden am liebsten ihre Kinder noch stillen, wenn sie schon 20 Jahre alt sind. Diese Frauen sehen dann plötzlich keinen Sinn mehr, keine Aufgabe mehr in ihrem Leben. Denn die Knoten entstehen durch die Trauer und das Gefühl, von ihren Kinder nicht mehr gebraucht zu werden.

Bei einer Leukämie findet man oft das Thema: „Bis dass der Tod uns scheidet". Der Mensch befindet sich z.B. in einer Partnerschaft, welche schon lange nicht mehr als eine solche bezeichnet werden könnte. Er hat nicht den Mut zu einer äußeren Scheidung und geht stattdessen in die Haltung der Selbstaufgabe hinein, was sich dann in einer Leukämie körperlich zeigen kann. Diese Menschen haben noch nicht gelernt, für ihre inneren Werte gerade zu stehen und haben lieber immer nachgegeben. Und dann ist auf einmal etwas geschehen, was nicht hätte geschehen sollen. Diese Menschen wollen innerlich von der Seele her eigentlich gar nicht mehr leben.

Auch Konfliktsituationen, bei welchen sie sich irgendwelchen Problemen nicht mehr gewachsen sehen, wo sie das Gefühl haben, versagt zu haben, können in die Selbstaufgabe führen. Die Leukämie bekommen auch meistens ganz zartbesaitete Menschen, die sich eigentlich nicht richtig wehren können. Die Leukämie ist auch eine „Ich zieh mich zurück" Krankheit.

Eine positive Lebenseinstellung, gesunde Ernährung, gute Gedanken, einen Sinn im Leben sehen und jedem seine Verantwortung und Aufgabe geben, ist ein gutes Rezept gegen Krebs.

Naturheilkundlich kann man u. a. mit der Misteltherapie, mit der Frischsaftkur nach Breuß (Rudolf Breuß, „Krebs, Leukämie und andere scheinbar unheilbare Krankheiten mit natürlichen Mitteln heilbar",) oder aber auch mit der indianischen Tee-Rezeptur Flor Essence gute Erfolge erzielen. Ein weiteres naturheilkundliches Mittel ist die Kondorangorinde, welche in kleinen Stückchen gekaut werden sollte.

Ein sehr interessantes Buch einer Frau, welche durch die Chemotherapie gegangen ist und anschließend Stück für Stück die hier beschriebenen tatsächlichen Zusammenhänge über Krebs herausfand ist: Gisela Friebel, „Ich habe Krebs! Na und?", Ariane Verlag.

Was ist „Krebs" wirklich?

Quelle: http://www.das-gibts-doch-nicht.org/seite3095.php

Die Diagnose *Krebs* basiert auf der „Entdeckung" dessen, was man einen *Tumor* nennt, anlässlich einer ärztlichen Untersuchung. Unabhängig davon, ob die Existenz dieses Tumors vom Arzt durch Abtasten (wie bei der weiblichen Brust), oder durch irgend eine andere Untersuchungsmethode festgestellt wird, beginnt bereits hier das große und tragische Missverständnis.

Das Missverständnis des Krebses besteht aus zwei grundlegenden Denkfehlern:

- **erstens aus der Meinung, der Tumor sei die Ursache der Krankheit,**

- **zweitens aus der Meinung, ein Tumor bestehe aus Körperzellen, die sich eigenwillig vermehren, sich also der Körperkontrolle entzogen hätten.**

Lassen Sie uns diese beiden Punkte im Detail untersuchen.

Punkt 1: Ist der Tumor die Ursache einer Krankheit?

Ursache und Wirkung werden in der heutigen Medizin häufig verwechselt – leider allzu oft mit tödlichen Folgen. Es ist verständlich, dass ein Tumor, der auf einen Nerv drückt und daher Schmerzen oder anderweitige Störungen verursacht, vordergründig als die Krankheit als solche betrachtet wird. Das ist aber genau so falsch, wie wenn man den abgebrochenen Ast eines Baumes als Krankheit betrachtet und daraus den Schluss zieht, dass die Lösung des Problems im Absägen des ganzen Baumes liegt.

Wenn man herausfinden will, warum ein Tumor entstanden ist, muss man nicht im Tumor selbst suchen, sondern in den Lenk- und Steuermechanismen, die dahinter liegen. Zunächst ist eine Entdeckung sehr interessant, die von Professor *John Beard* von der *Universität Edinburgh* bereits Anfang des 20. Jahrhunderts gemacht wurde. Beard entdeckte, dass sich bestimmte präembryonische Zellen (sogenannte *Trophoblasten*), die während der Schwangerschaft entstehen, nicht im geringsten von „höchst bösartigen" Krebszellen unterscheiden. Diese Trophoblasten sind offensichtlich für das Wachstum des neuen Embryos unerlässlich, aber sie verschwinden nach dem 56. Schwangerschaftstag ganz von selbst, nachdem die Bauchspeicheldrüse des Babys das Enzym *Chymotrypsin* auszuscheiden beginnt.

Der bekannte Wissenschaftsautor *Edward Griffin* schreibt dazu: „Der während der Schwangerschaft auftretende Trophoblast weist in der Tat alle klassischen Merkmale von Krebs auf. Während er sich in der Uteruswand einnistet, breitet er sich rasch aus, und auch die Zellteilung geht rasch voran. Auf diese Weise bereitet er einen geeigneten Platz für den Embryo vor, an welchem dieser geschützt ist und mit Nahrung versorgt wird."

Dies ist der Wissenschaft sehr gut bekannt, da die Trophoblasten große Mengen an Choriongonadotropin (HCG) produzieren, welches mit einem einfachen Urintest nachgewiesen werden kann, der zu 92% zuverlässig ist. Das bedeutet im Falle eines positiven Testresultats: Wenn es sich bei dem Patienten um eine Frau handelt, ist sie entweder schwanger oder sie hat Krebs. Wenn der Patient ein Mann ist, ist Krebs die einzige Möglichkeit.

Aber dumme Frage: **Tumorgewebe als Voraussetzung zur Schwangerschaft? Beginnt eine Schwangerschaft mit einem Tumor?**

Wir begehen am laufenden Band den großen Fehler, unseren Körper für einen Dummkopf zu halten, für einen unfähigen Organismus, dem Fehler unterlaufen, der von Irrtümern und Ausrutschern geplagt ist. Überlegen wir doch einmal etwas gründlicher. Unser Körper besteht (nach heutigem Wissen) aus ungefähr einer Billion Zellen. Eine Billion = 1000 Milliarden. Das ist etwa 167 mal so viel wie wir heute Menschen auf der Erde haben. Anders aus-gedrückt: Es könnte die Bevölkerung von 167 Planeten in der Größe unserer Erde sein, von denen jeder so dicht bevölkert ist wie unsere Erde.

Und nun kommt das Entscheidende:

- **Während wir uns auf der Erde seit Menschengedenken bekämpfen, zerfleischen, bekriegen, bestehlen, über-fallen, vergewaltigen, misshandeln, versklaven, aus-beuten, einsperren, beneiden, seelisch und körperlich quälen, kurzum tausend mal mehr gegeneinander als füreinander leben, handeln und arbeiten,**

- **leben und arbeiten alle 1000 Milliarden Zellen unseres Körpers (von der ersten bis zur letzten) harmonisch Hand in Hand, und alle die obengenannten Gegner-schaften sind unbekannt. Jede einzelne dieser Zellen nimmt widerspruchslos ihren Platz im Gesamtgefüge ein und erfüllt die ihr zugeordnete Aufgabe, solange dieser Körper lebt und solange sie nicht durch außen-stehende Feinde (Gifte, Mikroorganismen, Verletzun-gen) daran gehindert wird. Nie kommt es zu Aufstän-den, nie zu Territorial- oder Machtansprüchen, etwa dass die Nierenzellen über die Knochenzellen regieren wollten oder die Hautzellen über die Schleimhautzellen oder irgend etwas in dieser Richtung.**

Kann sich ein realistisch denkender Mensch wirklich vorstellen, dass all das nur auf der Basis eines fantastisch durchorganisier-ten Automatismus abläuft? Alles einschließlich des Wachstums, der Nahrungsaufnahme und Verdauung, der Fortpflanzung, der permanenten Abwehr tausender verschiedener und unkalkulierba-rer Angreifer, der unkalkulierbaren Einflüsse von Klima, Luft, Wasser? Und das von der Geburt an 50, 75 oder 90 Jahre lang?

Nein, wir brauchen keine Religion zu bemühen, kein weltanschauliches Dogma irgend welcher Art, um festzustellen, dass dieser Körper nur funktionsfähig ist, wenn er eine hochintelligente Steuerung besitzt. Diese Steuerung ist selbstverständlich an strenge, an strengste Vorgaben gebunden, die in der DNS jeder einzelnen Zelle verankert sind. Aber darüber hinaus **muss** sie jede Menge Spielraum haben, sie **muss** Prioritäten setzen können, sie **muss** ständig viele variable Lösungsansätze ausarbeiten und verfolgen können, wenn dieser Organismus mit seinen 1000 Milliarden Mitgliedern nicht im Chaos untergehen soll.

Noch einmal jetzt die Frage: Trophoblasten im Uterus als Wegbereiter des entstehenden Embryos: ganz offensichtlich gewollt, gesteuert. Und genau dieselben Trophoblasten sollen später plötzlich todbringende „entartete Zellen" sein? Wie passt das zusammen?

Tumore bestehen aus Zellen, die keine normalen Zellen sind. Das ist bekannt, erforscht. Man betrachtet sie als „Entgleisung". Was wäre, wenn sie im Falle eines Tumors so wenig eine „Entgleisung" wären wie die Trophoblasten, die Voraussetzung jeder Schwangerschaft sind? Was wäre, wenn die Tumore eine gewollte (von der Körpersteuerung gewollte) Erscheinung wären?

Wo entstehen Tumore? Nicht jede Körperstelle kommt dafür in Frage. Auch das sollte uns zu denken geben. Aber darauf kommen wir später noch einmal zurück. Bleiben wir im Moment bei der ersten Frage, die sich eigentlich jeder Mediziner (jeder!) angesichts einer Störung im Gesundheitszustand seiner Patienten stellen sollte: **Was ist die Ursache?**

Ausgerechnet dann, wenn ein Tumor „entdeckt" wird, stellt sich kaum jemals ein Mediziner diese grundlegende Frage. Vielmehr stellt er Fragen in den Raum wie

- „sollen wir operieren?" oder

- „wann sollen wir operieren?" oder

- „kann man mit einer Operation alles wegkriegen?" oder

- „müssen wir auch bestrahlen?" oder

- „brauchen wir auch Chemotherapie?"

Merken Sie, dass alle diese Fragen völlig kontaktlos im Raum hängen, weil die wichtigste und entscheidendste Frage fehlt, nämlich die nach der Ursache, nach dem **Warum** dieses Tumors?

Stellen Sie sich einmal vor, man würde mit der gleichen Arroganz und Ignoranz über jede Trophoblasten-Bildung im Uterus einer Frau herfallen, sofort nach dem Skalpell und nach tödlichen Strahlen und hochgiftigen Chemikalien greifen. Warum nicht? Es sind doch genau dieselben Zellen, diese Zellen, die sich angeblich „verselbständigt" haben, aus der Kontrolle der Körpersteuerung entkommen sind, sich „wie die Ratten" eigenständig vermehren und unweigerlich zum Tod führen, wenn nicht der ausgebildete, geschulte Medizinspezialist sofort eingreift und den Bösewicht mit dem Skalpell entfernt und eventuelle Reste mit Feuer und Flamme vernichtet!

Merken Sie, dass dann die Menschheit ganz schnell aussterben würde, weil jede Schwangerschaft damit im Keim erstickt würde? Merken Sie, dass da etwas nicht stimmt? Merken Sie, dass im Falle der Schwangerschaft dieser vermeintliche „Bösewicht" namens Trophoblast erstens eine Funktion ausübt, ohne die die Menschheit nicht weiterleben könnte und dass zweitens unsere Körpersteuerung dafür sorgt, dass er – der „Bösewicht" – sang- und klanglos wieder abgebaut wird, so bald sie (die Körpersteuerung) ihn nicht mehr braucht?

Zwischen Trophoblasten und Krebszellen/Tumorzellen gibt es keinen Unterschied. Der bekannte Wissenschaftsautor Griffin nennt diese Trophoblasten-Zelle eine „total life cell", was wir am besten als „Universalzelle" übersetzen. Es ist eine Zelle, die im

Gegensatz zu <u>allen</u> anderen Zellen in unserem 1000-Milliarden-Zellen-Staat <u>keine Spezialisierung</u> aufweist. Sie ist nicht auf Aufgaben der Leber, der Haut, der Haare, der Nieren oder der Knochen fixiert, sondern überall da einsetzbar, wo sie gerade gebraucht wird. Wie ist das möglich?

Wissenschaftlich nachgewiesen ist von den Trophoblasten, dass sie nur eine Übergangs-Funktion ausführen. Sie sind sozusagen Lückenbüßer, genauer ausgedrückt **Hilfszellen**, die als Dauerzellen ungeeignet sind. Sie sind, wenn Sie so wollen, Luftbeutel, Packmaterial, Zellen mit reduziertem Zweck. Während beispielsweise eine Leberzelle eine bestimmte Funktion innerhalb der Leber auszuführen hat, die in einem eigenen Abschnitt in ihrer zellinternen DNS (Desoxyribonukleinsäure = Doppelhelix = Erbsubstanz) haargenau beschrieben und eingegrenzt ist und die sie im Verbund mit den Millionen weiterer Leberzellen ausübt, kann die Hilfszelle dies nicht leisten. Sie kann es als Hilfszelle auch nicht in der Prostata, im Uterus, im Darm und so weiter. Sie muss es auch nicht können, denn sie dient nur einer vorübergehenden Aufgabe, und so bald diese Aufgabe erfüllt ist, wird sie abgebaut und ausgeschieden, „weggeschmissen" wie einmal gebrauchtes Packmaterial, wie eine einmal benützte Mülltüte. Und wie es beim Packpapier völlig egal ist, was man darin einpackt, ist es bei der Hilfszelle völlig egal, wo man sie einsetzt, welche spezialisierte „Arbeitszelle" sie kurzfristig ersetzt.

Wenn Sie dieses Bild akzeptieren, dann wird Ihnen auch klar, warum das Zellbild eines Tumors im Vergleich zu einem normalen Gewebe-Zellbild „chaotisch" ist. Der Unterschied ist unter dem Mikroskop für geschulte Fachleute leicht erkennbar. Nur noch einmal: Dieser „chaotische Zellhaufen" mit dem Beinamen „Tumor" ist keine Krankheit. **Die Krankheit, die Ursache für die Bildung dieses Zellhaufens, ist tiefer zu suchen.** Dahin kommen wir jetzt.

Punkt 2: Die Ursache der Bildung eines Tumors.

Wenn wir davon ausgehen, dass die Bildung und Ansiedelung von Trophoblasten im Anfangsstadium einer Schwangerschaft ein von der Körpersteuerung bewusst gewollter, notwendiger und genau gesteuerter Vorgang ist und andererseits bekannt ist, dass diese Trophoblasten funktionell genau dasselbe sind wie Tumorzellen, dann muss auch die Bildung eines Tumors ein von der Körpersteuerung gewollter und gesteuerter Vorgang sein.

Tatsächlich fällt das konventionelle Denkgebäude über Tumorbildung schon an einem ganz grundlegenden Punkt in sich zusammen: <u>an der Behauptung, die Tumorzellen würden sich von selbst vermehren.</u>

Körperzellen, wie wir sie überall im Körper finden, also Leberzellen, Hautzellen, Knochenzellen, Lungenzellen usw. sind **Arbeitszellen**, die wir gut mit Arbeitsbienen in einem Bienenvolk oder Arbeitsameisen in einem Ameisenstaat vergleichen können. Weder kann eine Arbeitsbiene Eier legen und damit für die Reproduktion von Bienen sorgen, noch können Arbeitsameisen etwas ähnliches für <u>ihr</u> Volk tun. Die Reproduktion von Bienen obliegt ausschließlich der Bienenkönigin, die Reproduktion von Ameisen ausschließlich der Ameisenkönigin. Aus Arbeitsbienen werden nie und nimmer Bienenköniginnen, und genau so ist es bei Leberzellen, Knochenzellen und all den Milliarden weiterer Arbeits-Zellen des Körpers. Die Zellproduktion findet im Körper nicht „vor Ort" statt, also nicht in der Leber, nicht in der Haut, nicht in den Knochen. Die Zellproduktion findet so gut wie ausschließlich im Rückenmark statt, nur zu besonderen Zwecken unterstützt durch Aktivitäten im Knochenmark der Oberschenkel und für die Fortpflanzungszellen in den Fortpflanzungs-Organen.

Das bedeutet, dass im Rückenmark immer dann Leberzellen hergestellt werden, wenn in der Leber Zellen ersetzt werden müssen. Sie werden vom Rückenmark über die Lymphbahnen zur Leber transportiert und dort mit den vorhandenen, gesunden Leberzellen verbunden, sozusagen „verkabelt", zu einem Arbeits- und Informations-Verbund zusammengeschlossen. Eine Zellteilung solcher Arbeitszellen ist durch eine entsprechende Programmierung der DNS im Inneren des Zellkerns ausgeschlossen. In der Leber werden keine neuen Leberzellen produziert. Analog sieht das in den Nieren, Lungen, im Darm und im Magen, in allen Geweben, in den Nervenbahnen usw. aus. <u>Keine Zelle auf dieser Ebene kann sich selbst reproduzieren.</u>

Demnach werden auch die Hilfszellen, die wir Tumorzellen nennen, im Rückenmark produziert und nicht „vor Ort". Demnach kann auch kein Tumor „von selbst" wachsen. Auch die Hilfszellen werden im Rückenmark hergestellt und über die Lymphbahnen an die Stelle transportiert, wo der Tumor sitzt. Dies gilt auch für die Trophoblasten, die wir oben besprochen haben. Und so wie der Wieder-Abbau der Trophoblasten erfolgt auch der Wieder-Abbau der Tumor-Hilfszellen, so bald sie ihre Funktion erfüllt haben.

Sie lesen richtig: Tumorzellen werden auch wieder abgebaut, und zwar entsprechend einem Programm, das mit der Handhabung der Trophoblasten große Ähnlichkeit hat. Wir haben oben gesehen, dass der chemische Mechanismus dieses Abbaus auf dem gezielten Einsatz des Enzyms Chymotrypsin beruht. Das gilt für Trophoblasten wie für Tumorzellen.

Damit kommen wir zur innersten Kernfrage: Warum, unter welchen Umständen, stellt der Körper im Rückenmark Hilfszellen (Trophoblasten oder Tumorzellen) her, und warum verbringt er sie an ganz bestimmte Stellen im Körper?

Jetzt kommen wir zurück zu der oben angeschnittenen Frage, warum ein Tumor nur an bestimmten Körperstellen auftritt. Warum kennen wir keinen Herzmuskel-Tumor, keinen Oberschenkel-Tumor, keinen Oberarmtumor, keinen Fingersehnen-Tumor, keinen Kniegelenk-Tumor?

Wenn wir genauer hinsehen, merken wir, dass es an den Körperstellen, die der Mensch zur physischen Flucht im Gefahrenfall braucht, nie zu einer Tumorbildung kommt. Der gesamte Bewegungsapparat mit Fuß- und Beinmuskulatur, mit Bauch- und Rückenmuskulatur, mit Arm- und Handmuskulatur, mit Nackenmuskulatur und allen dazugehörigen Knochen, Sehnen, Gelenken und Nervenbahnen kennt keinen Krebstumor. Diese „Instrumente" des Körpers werden im Falle einer akuten Gefahr (Kampf, Verteidigung, Angriff, Jagd, Flucht vor Brand, vor einem Feind, vor einem Unwetter usw.) dringend gebraucht. Wir wissen, dass all diese Körperteile in solchen Fällen in höchstem Maße aktiviert und mit einem massiven Maß an Energie versorgt werden, sodass sie in kurzer Zeit Höchstleistungen vollbringen können. Auch das Herz mit seinen Muskeln und Hauptblutbahnen gehört dazu.

Wo liegen die Tumore in aller Regel? Sie liegen in Organen, die bei genau den eben geschilderten Alarm-Zuständen kurzfristig stillgelegt werden: in der Leber, im Verdauungstrakt, den Nieren, der Blase, der Prostata, der weiblichen Brust, den Geschlechtsteilen bei Männern wie Frauen und in dem mit der Steuerung solcher Teile betrauten Gehirnteil.

Was bedeutet es, dass Tumore sich gerade in diesen Körperteilen bilden? Wenn wir Tumore als eine Ansammlung von Hilfszellen verstehen, müssen wir uns fragen, in welcher Weise diese mit der vorübergehenden Stilllegung von Organen oder der Einschränkung deren Tätigkeit in Zusammenhang stehen.

Hier kommen Begriffe wie Stress, Alarm, Gefahr ins Spiel. Ich mag das Wort „Stress" nicht, weil es bei uns zum Sammelbegriff und zum Modewort geworden ist. Jeder Teenager, ja jedes Grundschulkind operiert schon damit, und man findet es „in", unter „Stress" zu stehen. Für unser Thema sind die Begriffe „Gefahr" und „Alarm" viel treffender. Versuchen wir, die zu einer Tumorbildung führenden Ereignisse anhand eines Vergleichs zu verstehen.

Stellen Sie sich eine mitteleuropäische Kleinstadt im Mittelalter vor. Die Männer sind weitgehend auf ihren Feldern oder Weiden beschäftigt, soweit sie nicht Handwerker sind und in ihren Betrieben oder auf Baustellen arbeiten. Die Frauen sind meist im Haushalt tätig, mit Ausnahme der Bauernfrauen, die entweder mit auf den Feldern sind oder in den Viehställen. Die Kinder gehen zur Schule oder in die Lehre bei ihren Lehrmeistern in den Werkstätten. Das wäre – ganz grob geschildert – das Bild in Zeiten des Friedens.

Plötzlich sieht man am Horizont Rauch aufsteigen, und kurz danach meldet ein im Galopp anreitender Bote, dass sich eine Heerschar nähert, die bereits Nachbarorte umzingelt, geplündert und gebrandschatzt hat. Schnell rennen die Bauern von Ihren Feldern in die Stadt, wer kann, nimmt noch Vieh und Gerätschaften mit, und dann machen sie die Stadttore dicht und verschanzen sich hinter der Stadtmauer. Alle kampffähigen Männer in der Stadt greifen zu ihren Waffen und unterstellen sich der militärischen Führung, um gegen den Angreifer gewappnet zu sein.

Jede normale Tätigkeit ruht, so also die Feldarbeit, die Arbeit der Handwerker einschließlich Bäcker, Müller, Metzger, Schneider und Schuster, die Schule wird unterbrochen, nur die lebensnotwendigen Tätigkeiten werden aufrecht erhalten. Die Bevölkerung reorganisiert sich also, indem alles auf die Verteidigung umgeschichtet wird, was normalerweise der Produktivität und dem Erhalt des Erworbenen dient. Die gut organisierte Stadt verfügt für solche Fälle nicht nur über Verteidigungs-Einrichtungen, sondern auch über Notvorräte und Trinkwasser-Reserven, die es der Bevölkerung erlauben, einer längeren Belagerung zu trotzen. Die interne Verteilung der Notrationen unterliegt jetzt weitgehend den Frauen und den halberwachsenen Kindern.

Abgesehen von den Notvorräten und deren rationierter Verteilung gibt es aber ein ganz anderes Problem, von dem weit weniger gesprochen wird: Die Entsorgung, also das Wegbringen von Abfällen, die ja weiterhin entstehen. Nicht nur, dass jeder Mensch in der Stadt immer wieder „einmal muss", produzieren auch die vermehrt innerhalb der Stadtmauern gehaltenen Tiere ständig Mist, und die Küchen- und Essensreste (wie Knochen usw.) müssen entsorgt werden. Wenn das nicht geht, weil die Deponie, die Misthäufen und die Kläranlage außerhalb der Stadtmauern liegen, dann muss alles provisorisch erst mal innerhalb gelagert werden. Dafür braucht man Einrichtungen: provisorische Sammelbehälter, Kübel, Müllbeutel.

So weit unser Vergleich. Wenden wir diese Situation <u>auf den menschlichen Körper</u> an, dann können wir (trotz der Fehlerhaftigkeit aller derartigen Vergleiche) zwischen der umzingelten Stadt einerseits und dem menschlichen Körper andererseits jede Menge Parallelen ziehen:

- **Verzichtbare Aktivitäten werden vorübergehend stillgelegt** (Landwirtschaft, Schulbetrieb und Handwerksarbeit <u>entsprechend</u> Verdauung und Fortpflanzung)

- **Umschichtung von Schwerpunkten** (Verstärkung der Verteidigung, alle Männer an die Front <u>entsprechend</u> Adrenalin und Energie für die Muskeln des Bewegungsapparates)

- **Freie Bahn für den Transport von Verteidigungs-Gerät** (Keine Straßenmärkte mehr, Straßen frei für die Verteidiger und ihre Waffen und Munition <u>entsprechend</u> Stilllegung der Sauerstoff-Versorgung für die auf Sparflamme arbeitenden Körperfunktionen über das Blut, freie Bahn für Adrenalin und Rekrutierung aller roten Blutkörperchen zur verstärkten Versorgung der Bewegungs-Muskeln)

- **Versorgung aus Notvorräten anstatt durch frische Lebensmittel** (Verteilung von Feldrationen, größere Rationen an die Soldaten, kleinere an die Frauen und Kinder entsprechend der reichlichen Versorgung des Bewegungsapparates und der Minimalversorgung der stillgelegten oder auf Sparflamme laufenden verzichtbaren Körperorgane)

- **Vorübergehende Einlagerung von Abfällen jeder Art** (Sammeln von Müll in Kübeln, Säcken, Tonnen und Müllbeuteln entsprechend dem **im Körper stattfindenden Einlagern in Hilfszellen = Trophoblasten = Tumorzellen**)

- Wenn die anrückenden Feinde bald genug wieder abziehen:

  o *Die schnelle Normalisierung aller Verhältnisse in der belagerten Stadt einschließlich Müllbeseitigung, Reinigen und Beseitigen der Müll-Hilfsbehälter*

- Entsprechend im Körper: *Die schnelle Normalisierung der Verhältnisse einschließlich Abbau und Ausscheidung aller Hilfszellen = Tumorzellen = Trophoblasten.*

- Wenn die Belagerung lang und immer länger andauert:

  o *Die chronische Verschlimmerung der hygienischen Situation in der belagerten Stadt, gekennzeichnet durch Berge von Müll, nicht bestattete Tote, Ausbruch von Epidemien (Vermehrung von Ratten) Elend und Tod*

- Entsprechend im Körper: *Wachsen des Tumors (aus Trophoblasten) bis er lebenswichtige Funktionen beeinträchtigt, Bildung von Metastasen, Ansammlung von Giftstoffen und Ansiedlung und Vermehrung von pathogenen Bakterien, Parasiten und Viren, Elend und Tod.*

Damit erkennen wir ganz deutlich:

o Erstens ist die Bildung eines Tumors im Körper ein ganz alltäglicher Vorgang, allerdings unter einigermaßen normalen Umständen ein **reversibler** Vorgang. *Die Ansammlung von Hilfszellen und deren Wiederabbau ist etwas, was zum Leben und Überleben dieses unseres Körpers gehört wie die Atmung mit der Aufnahme von Sauerstoff und der Abgabe von Stickstoff und Kohlendioxid, wie die Nahrungsaufnahme und das Abstoßen von Nahrungsresten, wie das Trinken von Wasser und das Ausscheiden von Urin. Wir erkennen die vielen täglichen Tumore nur nie, weil sie dazu viel zu klein sind.*

o Zweitens wird ein Tumor nur dann so groß, dass er gesundheitlich auffällt, wenn eine Gefahren-Situation weit über das tolerierbare Maß hinausgeht. Die Frage, die wir uns stellen müssen, lautet also: *Was bedeutet für unseren Körper „Gefahr", was lässt in ihm die „Alarmglocken läuten", was lässt die „Alarmsirenen aufheulen" und warum kommt so lange keine „Entwarnung"?*

Eine menschliche Gesellschaft, wie die Einwohner einer Kleinstadt, kann sich durch viele Dinge bedroht fühlen: Durch Sturm oder Hochwasser, durch Gift im Trinkwasser (der Begriff der „Brunnenvergiftung" hat einen wichtigen historischen Hintergrund), durch einen Angriff auf dem Landweg oder aus der Luft, durch eine Verbrecherbande innerhalb der Stadt, durch eine ansteckende Krankheit, durch einen Mangel an Nahrungsmitteln, eine Hitzewelle, ein Erdbeben und vieles andere. In allen Fällen wird die zuständige Behörde, der Bürgermeister, der Feuerwehr-Hauptmann oder der Polizeichef eine Alarmmeldung herausgeben: Es heulen die Alarmsirenen, es schrillen Alarmglocken, es wird über Lautsprecher oder mit Plakaten oder über den Rundfunk vor etwas gewarnt. Wenn der Alarm vorüber ist, wenn keine Gefahr mehr besteht, muss dies der Bevölkerung ebenfalls mitgeteilt werden: *Ihr könnt wieder in Eure Häuser zurückkehren, Ihr könnt Eure Haustüren wieder aufschließen, Ihr dürft Euch wieder frei bewegen und Eurer normalen Tätigkeit nachgehen.*

Unser Körper macht das kein bisschen anders. Wenn eine Gefahr besteht, sendet die Hirnanhangdrüse, die Hypophyse, ein Signal an zwei der vielen Lymphknoten gegenüber den Achselhöhlen und veranlasst diese dazu, ein Alarmhormon in die Lymphbahnen freizusetzen. Dieses Alarmhormon kommt innerhalb sehr kurzer Zeit an all diejenigen Zellen, die von der Alarmsituation betroffen sind. Dort heftet es sich an die Zellsensoren und bewirkt, dass die Zellen ihre Tätigkeit reduzieren, bei massivem Auftreten des Alarmhormons ganz einstellen. Die Zellen fallen dadurch in eine Art „Winterschlaf", eine Form der Existenz mit stark eingeschränkter Tätigkeit. Zunächst lagern sie ihre Stoffwechselprodukte (ihren Abfall) innerhalb der Zellen ein, und wenn keine Entwarnung kommt, müssen sie beginnen, ihn in einen provisorischen „Müllbeutel" auszulagern. Sie geben dann Signale ab, die zur schnellen Produktion von Hilfszellen führen und zu deren Ansiedlung genau da, wo sie gebraucht werden. Der aus Hilfszellen bestehende „Tumor" beginnt zu wachsen. Wie schon gesagt, bis hierher eine fast alltägliche Erscheinung in jedem menschlichen Körper.

Ab wann wird diese Sache unangenehm? Nun, überlegen wir, was bei einem Menschen diesen „Alarm" auslösen kann. Da gibt es eine Vielfalt von Ursachen, etwa analog den oben aufgeführten Ursachen für eine erhöhte Alarmbereitschaft in einer menschlichen Gesellschaft.

- Zunächst gibt es nervlich oder seelisch/psychisch bedingte Auslöser wie Gefühle des Unterdrücktseins, der Minderwertigkeit, das Gefühl des ewigen Verlierers, der seine

Ziele nie erreicht, der nie mit sich selbst zufrieden sein darf.

- Dann gibt es körperliche/physische Auslöser unterschiedlicher Art wie Giftstoffe, gegen die das Immunsystem nicht ankommt, oder Pathogene aus der Mikrobenwelt, die allen Angriffen des Immunsystems ausweichen und sich schließlich irgendwo im Nervensystem oder im Gehirn festsetzen.

Solche Alarmauslöser können völlig harmlos sein, solange sie nicht zu massiv auftreten und nicht zu lange im Körper anwesend sind. Kritisch wird die Situation, wenn ein Auslöser über lange Zeiträume hinweg ständig – kontinuierlich oder immer häufiger – zur Ausschüttung des Alarmhormons im Körper führt und keine ausreichend langen alarmfreien Zeiten übrig bleiben, um die Ansammlungen von Hilfszellen wieder abzubauen. Eine alarmfreie Zeit ist immer eine Zeit der Erholung, auch in dem Sinne, dass sie zur Rückkehr zur normalen Zelltätigkeit in allen Körperorganen und zum Abbau der Hilfszellen (also des Tumors) führt.

> Das heißt nichts anderes, als dass jeder Tumor (jeder!) im Prinzip wieder abgebaut wird, wenn wir nur die Bedingungen dafür schaffen.

Und ich will hier noch einmal wiederholen, was Sie vorhin schon gelesen haben. Die weitaus wichtigste Frage, die ein Arzt im Falle einer Krebs-Diagnose stellen muss, lautet:

> *Was bedeutet für den Körper dieses Patienten „Gefahr", was lässt in ihm die „Alarmglocken läuten", was lässt die „Alarmsirenen aufheulen" und warum kommt bei ihm so lange keine „Entwarnung"?*

Erkennen Sie bitte, dass alles andere, alle Überlegungen über Operationen, Bestrahlungen oder Chemotherapie und jede in diese Richtung gehende Behandlung ins Leere gehen, solange diese Kernfrage nicht geklärt ist.

Warum haben die physikalischen Behandlungen mit Elektroimpulsen verschiedener Art, wie ich sie an anderer Stelle beschrieben habe, **oft** verblüffende Erfolge, aber nur **oft** und **nicht immer?** Diese wichtige Frage beantwortet sich aus der obigen Darstellung von selbst:

- Jeder durch eine Infektion mit lebenden Organismen hervorgerufene Tumor lässt sich physikalisch heilen, indem man den spezifischen pathogenen Alarm-Auslöser abtötet. Diese Behandlung ist in wenigen Tagen erledigt und nebenwirkungsfrei. Darauf basieren die Erfolge von Dr. Clark, Bob Beck, Pappas, Prioré und anderen.

- Jeder durch einen Giftstoff oder durch emotionale/psychische Belastungen oder durch Strahlen entstehende Tumor entzieht sich dieser physisch/elektromagnetischen Behandlung, weil Giftstoffe, Strahlen und seelische Belastungen durch Resonanz-Schwingungen nicht eliminierbar sind.

  o Giftstoffe müssen durch chemische Reaktionen im Körper zerlegt und unschädlich gemacht und aus dem Körper ausgeschieden werden. Dazu sind die sogenannten Antioxidantien geeignet,

  o Strahlungen müssen abgestellt werden. Zum Reparieren von Strahlungsschäden muss das Immunsystem massiv unterstützt werden, wozu magnetische Gleichfelder, hohe Dosen an Vitaminen und Vitalstoffen und eine reichhaltige, natürliche Ernährung ohne Chemikalien geeignet sind.

  o Seelisch/psychische Ursachen der Aussendung von Alarmhormonen müssen durch die Beseitigung der auslösenden Situation (und/oder durch die Änderung der persönlichen Einstellung des Patienten zu dieser Situation) beseitigt werden und bedürfen dann keinerlei weiteren Behandlung.

Sie sehen, ich wiederhole mich. Ich mache dies bewusst, weil es so wichtig ist. Es geht um Ihre Gesundheit. Sie müssen es verstehen, wenn es schon Ihre Ärzte nicht verstehen (wollen).

Ein Nachsatz dazu:

Verzeihen Sie, wenn ich mich so lange bei dem Vergleich des menschlichen Körpers mit der belagerten Stadt aufgehalten habe, doch muss ich noch einmal kurz darauf zurückkommen. Merken Sie (bei einigem Nachdenken), dass diese belagerte Stadt (oder irgend eine andere menschliche Gemeinschaft – auch in unseren Zeiten) ohne den geschilderten Verteidigungs-Mechanismus nicht verteidigungsfähig, also nicht existenzfähig wäre? Und sehen Sie, dass auch der menschliche Körper (genauso wie jeder tierische Körper) ohne denselben Verteidigungs-Mechanismus nicht verteidigungsfähig, also nicht existenzfähig wäre?

Erkennen Sie dann jetzt auch, dass dieser Mechanismus lebensnotwendig ist? Und wird Ihnen dann (hoffentlich) auch klar, was für einen Irrsinn es darstellt, diesen lebensnotwendigen Mechanismus mit Skalpell, tödlichen Strahlen und Chemiegiften ausrotten zu wollen?

Anhang: Die Wahrheit über den Urknall

War der Urknall der Beginn der Schöpfung
oder der Anfang einer riesigen Tragödie?
Existierte vor dem Urknall bereits eine Schöpfung?
Das Schöpfungsgeschehen einmal tiefer betrachtet.

von Michael W.

Viele kennen die Beschreibung der sieben Schöpfungstage aus dem 1. Buch Mose. Und mittlerweile haben die meisten Menschen begriffen, dass man das, was Mose aufschrieb, symbolisch begreifen muss. Aber auch noch folgendes ist zu bedenken: Da die Bücher Mose später von irdischen Machthabern zerstört und nach ihren machthaberisch geleiteten Zielstrebungen neu aufgeschrieben wurden, entstand dadurch ein völlig verzerrtes Bild von einem zürnenden Gott. Dadurch wurde angenommen, dass der Gott des Alten Testamentes ein anderer gewesen sein musste als der des Neuen Testaments. In Wirklichkeit ist es aber eine durchgehende Linie von Offenbarungen des immer gleichen Gottes der Liebe.

Die Katharer in Südfrankreich des 11. Jahrhunderts lehnten das Alte Testament wegen dieser massiven Verfälschungen ab. Sie konnten es nicht vereinbaren mit ihrer tiefen Erkenntnis: „Gott ist die Liebe". So lasen die Katharer vorwiegend das unverfälschte Johannesevangelium.

Aber auch die Lehre der Katharer ist uns vielfach durch die verfälschenden Darstellungen in Gegnerschriften überliefert. Sie wurde und wird bis heute von der katholischen Kirche extrem verzerrt dargestellt, vieles sogar im direkten Gegenteil dessen, wie die Katharer es sahen. Dies geschah mit der Absicht, die katharische Lehre als gewaltige Irrlehre den Menschen darzustellen, wo sie doch in Wirklichkeit eine sehr reine, urchristliche Auffassung hatten und manche Verfehlungen des Papsttums anprangerten.

Aber wie war nun wirklich das Schöpfungsgeschehen? Wie konnte man die verschiedenen Puzzlestücke der Schöpfungsgeschichte, welche im 1. Buch Mose noch fragmenthaft enthalten sind, richtig zusammenlegen, so dass daraus ein verständliches Bild entsteht? Dies gelang mir erst einmal nicht, da noch zu viele Puzzlestücke fehlten.

Die fehlenden Teile erhielt ich erst, als mir das Buch von Anita Wolf „UR-Ewigkeit in Raum und Zeit" in die Hände kam. Dort stand nun zum ersten Mal das ganze Schöpfungsgeschehen in Klarschrift. Nun schauen wir uns einmal diese Beschreibung des Schöpfungsgeschehens an. Vielleicht ergeht es Ihnen so wie mir: ich hatte beim Lesen zutiefst das Gefühl des Erinnerns, als wenn ich bei diesem Geschehen dabei gewesen wäre, was wir ja letztlich alle auf die eine oder andere Weise waren, weil unsere wahre Existenz ein unsterbliches Lichtwesen ist.

Die bei Mose beschriebenen Schöpfungstage sind in Wirklichkeit riesige Zyklen. Ein Schöpfungsjahr hat 360 Tage und ein Schöpfungstag ist ebenfalls in 24 Stunden unterteilt, wobei eine Schöpfungsstunde in irdischen Zeitbegriffen auszudrücken, ca. 8 Milliarden Jahre umfasst = eine Umdrehung aller Sonnen um die Urzentralsonne (im Lichtreich wird allerdings Zeit ganz anders empfunden als in der Grobmaterie).

Diese Urzentralsonne stellt das Gesamtwesen Gottes dar, aus dem jedes Schöpfungswerk herausgestellt wird. Die von Mose beschriebenen 7 Schöpfungstage stellen ein „kleine" Einheit innerhalb eines Schöpfungszyklusses dar (Schöpfungsjahr). Aber, wie wir noch sehen werden, hat der 7. Schöpfungstag noch gar nicht begonnen. Nun verstehen wir, dass jeder Schöpfungstag eine sehr große Entwicklungsperiode darstellt. Nun soll einmal die Essenz (das, was wesentlich ist) dieses Schöpfungsgeschehens dargestellt werden.

Immer wieder tauchen Fragen auf, warum denn Gott überhaupt diese Schöpfung mit all ihren Wesenheiten schuf? Der Schöpfer, von dem die Katharer wussten „Gott ist die Liebe" schuf sich Wesenheiten, wie wir wissen, nach Seinem Bilde. Das heißt, wir waren und sind ursprünglich Lichtwesen, mit dem Potential, Gottes Wesen in uns sehr tief zu erfahren und zu erfassen. Seine Kinder sollten keine Marionetten sein, sondern bekamen in diesem Schöpfungszyklus erstmalig größtmögliche Freiheit und den freien Willen. Sie waren vollkommen geschaffen, denn Gott ist die Vollkommenheit, und so kann aus Ihm nichts Unvollkommenes kommen. Aber Er stellte Seine Kinder auf eine Entwicklungsbahn, auf der sie durch eigene Erkenntnis, aber von Ihm angeleitet, Stück für Stück Gottes Wesen immer tiefer erfassen lernen sollten.

Sie wurden also nicht direkt mit höchster Gotteserkenntnis in den Schöpfungstag gestellt, sondern jedes Wesen muss sich das immer tiefere Verstehen des Wesens der Liebe selbst erarbeiten. Erst das bringt jedem Gotteskind höchste Freude ein. Und dafür ist das äußere Schöpfungswerk die Lernschule. Allerdings ist diese Lernschule feinstofflich und eine Lichtschöpfung.

Vom 1. bis zur Mitte des 6. Schöpfungstages existierte nur die Lichtschöpfung auf feinstofflicher Ebene, welche wie ein Spiegel die Bewusstseinsschritte der Wesen spiegelt. Im 6. Schöpfungstag passierte schließlich etwas, was als Folge die Grobmaterie hervorrief.

Damit Gottes Kinder Gott überhaupt erfassen und verstehen lernen können, gab sich der Schöpfer zu Beginn des Schöpfungszyklusses selbst eine Lichtgestalt, damit Seine Kinder sich Ihm annähern können. Diese Lichtgestalt ist quasi eine angepasste Form, wodurch Seine Kinder sogar von Angesicht zu Angesicht vor ihrem Schöpfer stehen können. Keines seiner Geschöpfe könnte Gott in seiner Allumfassendheit, welche die Urzentralsonne ausmacht, erfassen, denn sie müssen ja erst noch durch eigene Erkenntnisschritte lernen, Gottes Wesen immer tiefer zu verstehen. So ist eine den Kindern angepasste Lichtgestalt Gottes unbedingt notwendig.

In diesem Schöpfungswerk offenbart Er sich in Seinen 4 Aspekten als **Schöpfer** (Er, von dem alles ausgegangen ist), **Priester** (nicht im irdischen Sinne gemeint, sondern Er ist seinen Kindern Lehrer in dem Sinne, dass Er sie belehrt auf die Art, dass sie durch eigene Erkenntnis zu größerer Bewusstwerdung gelangen), **Gott** (dieser Aspekt stellt Sein ganzes Wesen dar, welches kein Kind je ganz erfassen kann) und **Vater** (damit wir uns Ihm annähern und eine Beziehung zu Ihm aufbauen können, wie ein Kind zu seinem Vater[1]). Das Schöpfungsziel sieht vor, dass alle geschaffenen Wesen am Ende des Schöpfungsjahres einen so hohen Vollkommenheitsgrad erreichen, dass sie sehr tief „in Gottes Herz eingedrungen sind" und Sein Wesen in großer Tiefe verstehen. Allerdings sind sie dann immer noch Gottes Kinder und werden nicht Gott selbst sein, wie das z.B. östliche Philosophien annehmen. Auch eine Auflösung ins „Nirwana"[2] wie es die Buddhisten glauben, gibt es nicht. Wir bleiben immer Wesenheiten. Sonst hätte unser Schöpfer es sich ersparen können, uns überhaupt zu erschaffen und auf einen Billionen von Jahren dauernden Entwicklungsweg zu schicken, nur um uns dann am Ende wieder aufzulösen. In Wirklichkeit geht unsere Reise von einer Fülle zur nächsten und jeder Schöpfungstag, ja jede Schöpfungssekunde birgt eine ungeheure Fülle neuer Erfahrungen. Es wird dabei bestimmt keine Langeweile geben.

Das erste Wesen, welches der Schöpfer schuf, war ein weibliches Wesen, Seine Sadhana, in diesem aus der Urzentralsonne herausgestellten Schöpfungswerk die Aufgabe als Sein Dual und die Verwaltung des Schöpfungswerkes an Seiner Seite über-

---

[1] *siehe hierzu am Ende dieses Kapitels:* ***"Was ist nun richtig: Vater-Gott oder Vater-Mutter-Gott"***

[2] *Die Nirwana-Philosophie wurde von sich gegen Gottes Ordnung stellenden Wesenheiten verbreitet, welche Gottes Schöpfung auflösen wollten und immer noch wollen, um eine Schöpfung nach ihren Macht-Vorstellungen zu erschaffen.*

nehmend, womit Gott sich in **diesem** Schöpfungswerk eine **männliche Lichtgestalt** gab. Aber Sadhana war damit immer noch geschaffenes Kind und nicht Gott selbst, auch wenn sie in der Folge eine sehr hohe Aufgabe übertragen bekam.

Anschließend schuf Er die 7 Urerzengel[1] mit ihren Dualen. Von Anfang an wurde also zu jedem Urerzengel und auch zu jedem weiteren Wesen immer auch ein Dualpartner des anderen Geschlechts geschaffen. Beide sind sich ergänzende und völlig gleichwertig achtende Wesen. Es ist also nicht richtig, wie z.B. in östlichen Schriften behauptet, dass wir bei der Vervollkommnung unseres Wesens zu androgynen Wesenheiten werden.

Sadhana sollte der Aufgabe zugeführt werden, an der Seite Gottes das Schöpfungswerk mitzuverwalten, und bekam zu diesem Zweck auch die höchste Lichtkraft mit.

Die 7 Urerzengelpaare dienen als Träger der 7 Haupteigenschaften Gottes.

Im Laufe der ersten 7 Schöpfungstage übernehmen die 7 Urerzengel ihre Aufgaben auf ihren Sonnenringen, welche als Zentralsonnen um die Urzentralsonne kreisen. Jeder Urerzengel repräsentiert also eine Eigenschaft Gottes, wofür auch eine Sonne im Schöpfungsgeschehen steht:

1. Tag: Uraniel und Urea	=	**Göttliche Ordnung**
2. Tag: Michael und Elya	=	**Göttlicher Wille**
3. Tag: Zuriel und Helia	=	**Göttliche Weisheit**
4. Tag: Muriel und Pargoa	=	**Göttlicher Ernst, Gewissenhaftigkeit**
5. Tag: Alaniel und Madenia	=	**Göttliche Geduld**

---

[1] *Erzengel werden im englischen arcangels genannt. „arc" ist von Arche (Archetypus) abgeleitet, also die Ursächlichkeit bedeutet, weil die Erzengel die Ersten des Schöpfers, Seine Träger der 7 Eigenschaften sind.*

| 6. Tag: Rafael und Agralea | = | **Göttliche Liebe** |
| 7. Tag: Gabriel und Pura | = | **Göttliche Barmherzigkeit** |

Diese 7 Eigenschaften sind auch äquivalent zu unseren 7 Chakren.

Das äußere Schöpfungswerk dient also als Spiegel für die Bewusstseinsschritte der geschaffenen Wesen. Jeder Tag der ersten Schöpfungswoche steht im Zeichen einer dieser Eigenschaften.

Im Laufe des 6. Schöpfungstages, während Raphael und Agralea in ihr Amt eingewiesen wurden, dem Tag, der unter der Eigenschaft der Liebe steht, wurden die ersten weiteren Kinder geschaffen (bzw. wieder erweckt, da sie ja in den vorangegangenen Zyklen auch schon existierten). Jedes Erzengelpaar und auch Sadhana schufen **mit Hilfe der Kraft ihres Schöpfers** drei Kinderpaare. Im späteren Geschehen wurden auch noch viele weitere Kinder nach einer genauen Schöpfungsordnung aus den Kindern und Kindeskindern in diesen Tag geboren. Dieses Schaffen der Kinder Gottes ist kein Erschaffen, wie es Gott tut, sondern sie formen mit den Fähigkeiten, die ihnen der Schöpfer schenkte, dieses Schöpfungswerk mit. Dies ist jedem Lichtkind voll bewusst, auch dass sie selbst kein Leben erschaffen können, weil sie wissen, dass Gott das Licht und das Leben in ihnen ist.

Im weiteren Verlauf dieses 6. Schöpfungstages ging es darum, die Schöpfungs-Freiheitsprobe zu bestehen, in der jedes Kind seinen freien Willen aus eigener freier Erkenntnis in den Gotteswillen legt und damit gelernt hat, in der Schöpfungsordnung zu handeln. Jedes Wesen macht, bevor es als Lichtkind geboren wird, einen Prozess durch, in dem es die ganze Schöpfungsordnung lebendig in sich erfährt. Als Lichtkind wird dieser Prozess noch einmal über die Bewusstseinsebene von der Stufe der Ordnung bis zur Stufe der Barmherzigkeit in Erkenntnissen verarbeitet. Dies ist damit gemeint, dass man seinen Willen in den Willen des Vaters legt, weil man dann bis in die letzte Faser seines Seins Seinen Willen lebt, und **aus der ganzen Natur seines Wesens** im Einklang mit der Schöpfungsordnung handelt.

An dem hier beschriebenen Punkt des Schöpfungsgeschehen befinden wir uns noch viele Milliarden Jahre vor der Entstehung der Grobmaterie, welche allerdings nur wegen groben Fehlverhaltens eines Wesens entstand. Wie es dazu kam, soll jetzt geschildert werden.

Diese Schöpfungs-Freiheitsprobe musste auch Sadhana durchlaufen, die von allen Kindern das größte Lichtpotential mitbekommen hatte und ja auch für ihre zukünftige Aufgabe als Mitverwalterin des Schöpfungswerkes die größere Verantwortung trug. Leider konnte Sadhana in diesem Prozess immer wieder nicht abwarten, bis sie die nötige Reife erlangt hatte.

So stellte sie, nachdem sie gesehen hatte, wie fast alle anderen Erzengel bereits ihre Zentralsonnen zur Verwaltung bekommen hatten, an den Vater die Frage, ob Er ihr nicht auch eine Sonne zur Verfügung stellen wolle. Der Vater schwieg darauf hin erst einmal eine ganze Weile, weil Er wollte, dass Sadhana durch eigene Erkenntnis verstehen lernen sollte, dass sie doch **an Seiner Seite das gesamte Schöpfungswerk** mitverwalten sollte. Diese Erkenntnis blieb jedoch noch aus, und so schenkte der Vater Sadhana eine Sonne, die Ataräus, auf der sie lernen sollte, erst einmal im kleinen Maßstab, diese Sonne in der Schöpfungsordnung zu verwalten.

Sadhana schuf aber in der Folge ein großes Kindervolk und versäumte es, diese Kinder dem Vater vorzustellen, damit sie ihren Schöpfer, von dem alle Lebenskraft ausgeht, kennen lernen, um eine Beziehung zu Ihm aufzubauen. Immer wieder wurde Sadhana liebevoll vom Vater unterwiesen. Sie sah auch immer wieder ihren Fehler ein und versuchte, ihn wiedergutzumachen. Diese ganze Lehrzeit Sadhanas erstreckte sich <u>über viele Milliarden Jahre</u>.

Nach einiger Zeit aber begann sie wieder, sehr viele Kinder zu schaffen, und stellte sich als die höchste **Schöpfergöttin** vor sie und lehrte sie, dass sie aus ihr geschaffen worden seien (dies ist der tiefere Grund, warum sich hier auf der Erde so viele Menschen Gott als göttliche Mutter vorstellen). Denn in Wirklichkeit bekommt ja Sadhana und jedes Kind seine Energie vom Schöpfer, und es muss lernen, damit verantwortungsbewusst im Sinne der Schöpfungsordnung umzugehen. Diese Kinder waren in noch unreifem Zustand als Lichtwesen geboren worden und glaubten diese große Lüge, die ihnen Sadhana erzählte.

Jedes von Sadhana geschaffene Wesen erhielt aber trotzdem einen Lebensfunken vom Vater, da Sadhana ja allein kein Leben schaffen kann. Durch diesen Gottgeistfunken, selbst in den wider die Schöpfungsordnung geschaffenen Wesen, werden diese, selbst wenn sie sich weit von Gott abgewandt haben, zurückgeführt und reifen zu gleichwertigen Kindern Gottes heran.

Schon manch einer fragte sich, wie konnten in Sadhana denn immer wieder solche egoistischen und uns Menschen allzu bekannten Verhaltensweisen aufsteigen?

Sadhana selbst konnte nach ihrem ersten Umkehrschritt, von dem wir noch hören werden, es selbst kaum noch begreifen, wie sie so handeln konnte. Es war ihre große Reifeprüfung, indem sie Stück für Stück lernen sollte, was es überhaupt bedeutet, Gottes Willen immer mehr zu leben. Uns Menschen sind diese Verhaltensweisen deshalb so vertraut, weil es für uns darum geht, alle Negativverhaltensweisen, welche Sadhana in die Welt setzte, an uns zu überwinden. Damit helfen wir allen gefallenen Wesen, den Rückweg in die Gottesordnung zu schaffen.

Sadhana wollte als oberste Schöpfergöttin alleine herrschen

Sadhana ahmte auf der Ataräus den großen Schöpfungsaufbau nach und schuf sich auch „ihre Erzengel". Deswegen muss man auch vorsichtig sein mit Engelbüchern und diese genau auf ihren Inhalt und die Göttlichkeit prüfen – es könnte auch ein Buch inspiriert von Sadhanas „Erzengeln" sein. Ich las einmal in einem „Engelbuch", dass die dort beschriebenen „Erzengel" vorschlugen, man sollte sich nie direkt an Gott wenden, sondern immer erst über sie gehen und zu ihnen beten. Diese Aussage und der Rest des Buches ließen in mir alle Alarmglocken klingeln! Die wahren Erzengel weisen zuerst auf ihren Schöpfer als Vater hin und stellen sich dann als Helfer zur Verfügung.

Auf ihrer Sonne gebärdete Sadhana sich bereits als oberster Gott, so dass alle ihre Wesen wenig bis gar nichts von ihrem wahren Schöpfer wussten.

Der letzte Akt war, dass Sadhana ihren wahren Schöpfer ganz verdrängen und sich allein an Seine Stelle setzen wollte. Mit einem Billionen von Wesen zählenden Heer griff sie die Stadt Lichtheilig an, um das Heiligtum des Vaters in diesem Schöpfungswerk zu erstürmen. An dieser Stelle musste Erzengel Michael, der Vertreter des göttlichen Willens, die Aufgabe mit seinen Helferengeln übernehmen, Sadhana aufzuhalten und Einhalt zu gebieten „Bis hierher und nicht weiter". Das wird die erste Harmagedon-Schlacht genannt.

Die Aufgabe von Urerzengel Michael war es und ist es auch noch heute, die Wirkungen des eigenwilligen Verhaltens auf den Absender zurückzuwerfen, bis dessen Kraft erlahmt. Wir erleben es als das Gesetz von Ursache und Wirkung, wo früher oder später die Auswirkungen unseres Handelns auf uns zurückfallen. Wir merken, dass wir die Verantwortung für unser Handeln haben und dementsprechend gewissenhaft mit unseren Gedanken, Worten und Taten umgehen sollten. So warf Michael auch die Speere, die Sadhana sich manifestierte und immer wieder gegen ihn schleuderte, **mit dem stumpfen Ende** auf sie zurück, bis ihre Kraft erlahmte und sie besiegt war. Mit dem stumpfen Ende bedeutet, Michael hat nicht selbst angegriffen, sondern abgewehrt und praktisch Sadhana buchstäblich und unmittelbar die Auswirkungen ihres Tuns zurück geschleudert.

Sadhana, die sich zu diesem Zeitpunkt bereits ein männliches Äußeres verliehen hatte, um als „Herrscher in Macht" aufzutreten, (sie nannte sich jetzt Luzifer) merkte, dass nichts, aber auch gar nichts Michael besiegen konnte.

Sadhanas Eigenwille prallte gegen Gottes Willen,

dessen Vertreter Michael ist.

Ihren Eigenwillen und ihren Zorn hatte sie aber noch nicht aufgegeben, im Gegenteil, diese wurden immer größer. Und so musste der Vater Sadhana und alle Wesen, die sie geschaffen hatte und welche ihr anhingen, aus dem Lichtreich vertreiben, indem Er sie durch einen großen Feuerbrand, der sich zuletzt auf die Ataräus wälzte, wobei diese Sonne in unzählige Teile zerstiebte, in diesen Sonnenraum beförderte, den einst die Ataräus eingenommen hatte. **(Lesehinweis:** Buch Anita Wolf, **„UR-Ewigkeit in Raum und Zeit", Seiten 384 - 386** (Seitenzahlen beziehen sich auf 4. Auflage 1995, wo dieses Geschehen in erschütternder Weise geschildert wird).

Die Zerstörung der Sonne Ataräus ist das, was unsere Wissenschaftler als den Urknall[1] entdeckten, die Geburt unseres Universums mit den Tausenden von Galaxien.

In Wirklichkeit war es der Beginn einer riesigen Tragödie, eines Geschehens, das nie hätte sein müssen und nur durch den

---

[1] *Manche Wissenschaftler sind heute zu der Meinung übergegangen, dass es doch keinen Urknall gegeben habe. Wie wir jetzt sehen, ist diese Meinung falsch, denn die Zerstörung einer riesigen Sonne von der Größe die Universums, welches uns hier umgibt, ist in Form einer riesigen Implosion erfolgt!*

wahnsinnigen Eigenwillen Sadhanas entstand. Dieser Sonnenraum der Ataräus, der jetzt unser Universum ausmacht (im folgenden auch **Falluniversum** genannt), **ist im Vergleich zum
Lichtreich nicht größer als eine Erbse im Vergleich zur Erde.**
Jetzt kann man vielleicht ein wenig ermessen oder besser gesagt,
kaum noch begreifen, wie groß die wahre Lichtschöpfung in Wirklichkeit ist.

**Nach diesem Geschehen teilte der Vater seinen Ihm treu ge-
bliebenen Kindern den Plan mit, wie diese Wesen, die sich
von Ihm abgewandt hatten, wieder zurück ins Lichtreich geführt werden können.**

Er legte als erstes eine **Lichtmauer** um jenen Raum, den einst
Sadhanas Sonne Ataräus ausgefüllt hatte, welche kein Wesen
durchdringen kann, welches nicht gelernt hat, wieder im Einklang
mit Gottes Liebegeboten in der Schöpfungsordnung zu leben. Das
ist der undurchdringliche Schleier aus Strahlung, welcher auch
schon mit dem Hubble-Teleskop entdeckt wurde[1]. Dieses Falluniversum wurde als Schulungsraum zur Rückführung der gefallenen
Wesen gestaltet. Aus dem anfänglichen Chaos wurden allmählich
die Galaxien mit ihren Sonnen gebildet. Sonnen gelten als Transformatoren für das Licht aus den Lichtreichen. Die gefallenen Wesen waren nicht in der Lage, solche Sonnen zu schaffen. Dies war
das Werk Gottes, damit so das transformierte Licht, welches letztendlich aus der Urzentralsonne kommt, seine Läuterungswirkung
an den Fallwesen vollziehen konnte (deswegen ist für uns auch
wohldosiertes Sonnenlicht so heilsam).

Sadhana formt die Materie
Sadhana formte Planeten, welche zuerst noch auf höherer feinstofflicher Ebene existierten, dann aber durch die massiv wider-

---

[1] Der Spiegel, Nr. 19, 2002, S. 208-209.

göttlich genutzte Kraft Sadhanas sich immer mehr verdichteten, bis hin zur Grobstofflichkeit. Lichtatomaufbauten wurden aus ihrem harmonischen Ordnungsaufbau heraus verändert. Wie die Wissenschaftler auch wissen, ist Materie nichts anderes als eine Erscheinungsform von Energie. Sadhana veränderte den Atomordnungsaufbau so, dass diese Gefüge immer niedriger schwingend wurden. Die Materie stellt den Endpunkt dieses Treibens von Sadhana dar.

Die gefallenen Wesen konnten also in ihrem ungeläuterten Zustand nicht über die Lichtmauer, welche dieses Falluniversum umgibt, hinausschauen. So stießen diese Wesen in diesem Falluniversum nach der nächst benachbarten feinstofflichen Ebene an die Lichtmauer und dachten so, die höchste Ebene erreicht zu haben. Weil nun die Anführer der Fallwesen ihre Mitgefallenen dauerhaft an dieses Falluniversum binden wollten, wurde violett, die Farbe der 4. Ebene kurz vor der Lichtmauer, im Körper die Herzebene, dem 7. Chakra[1] (Scheitel-Chakra) zugeordnet, wo hier in Wirklichkeit strahlendweiß hingehört. Die eigentlichen Chakra-Farben für die Schulungsebenen von unten nach oben sind **rot, grün, blau, violett, perlmut, goldgelb-weiß, strahlendweiß**. Jedem dieser sieben Chakren ist eine der sieben Eigenschaften Gottes (von Ordnung bis Barmherzigkeit) zugeordnet.

Das dritte Auge hat keinesfalls die Farbe indigoblau, sondern weiß mit goldenem Rand. Indigoblau setzte die „Königin der Nacht" (Sadhana als Luzifer) an diese Stelle. Jeder kann sich selbst denken, was das für Auswirkungen hat, wenn fälschlicherweise solche dunklen Farben den letzten 3 Chakren (blau = Hals-

---

[1] *Der Mensch hat 7 Chakren. Dies sind Energiezentren, welche unseren physischen und auch die feinstofflichen Körper mit der Lebensenergie, welche wir von Gott erhalten, versorgen. Hellsichtige Menschen sehen diese Energieversorgungszentren wie kreisende Räder (aus dem Sanskrit: Chakra = Rad).*

Chakra, indigoblau = Stirn-Chakra, violett = Scheitel-Chakra) zugeordnet werden und durch viele Meditationstechniken und Philosophien im Menschen verankert werden. Gerade **die** Chakren, welche unsere Verbindung zum Lichtreich darstellen! Der Mensch soll richtig „zugemauert" werden vor der Ausrichtung auf die wahre Lichtheimat!

Weiter fragte der Vater dann seine nichtgefallenen Kinder, ob sie bereit wären, ihre gerade erreichte Gotteskindschaft noch einmal aufzugeben, als Helfer in die Materiewelt hinabzusteigen und unter den gleichen Bedingungen wie die Fallwesen sich den Weg bis zur 7. Ebene noch einmal zu erarbeiten. **(Lesehinweis: Seiten 387-395 aus dem UR-Werk)**.

Der größte Teil der Lichtwesen war dem Vater treu geblieben und hatte bereits die Freiheitsprobe gut bestanden und die Kindschaftseigenschaften Geduld, Liebe und Barmherzigkeit in sich entwickelt. Nur die von Sadhana geschaffenen Wesen waren, bis auf die ersten drei Kinderpaare von ihr, gefallen. Genau genommen war auch noch ein viertes Kinderpaar von Sadhana dem Vater treu geblieben. Es war ein mit Sadhana am engsten verbundenes Kinderpaar, welches aber den Eigenwillen von Sadhana nicht mitgemacht hatte und dem Vater treu geblieben war. Dies zeigte die ungeheure Geistesstärke dieser Kinder. Sie sollten viel später in der Materiewelt auf der Erde als Adam und Eva in Erscheinung treten, wo sie die letzte Rückführungsepoche der Fallwesen, eines viele Milliarden Jahre dauernden Rückführungsgeschehens, einläuteten. In ihrer Materieinkarnation waren sie allerdings erst einmal der Verführung Sadhanas unterlegen. Ihr Vergehen war es gewesen, dass sie zu frühzeitig weitere Kinder zeugten, bevor sie in der Materie alle Negativeigenschaften, welche sie sich als Helfer zur Überwindung vorgenommen hatten, vollständig überwunden hatten.

So wurde schwingungsmäßig Kain angezogen, eine Seele, die noch viele unerlöste Anteile in sich trug, auch die Eigenschaft, alles, was vom Vater kommt, zu eliminieren. Abel war dann ein Kind, welches nach dem Fall, als Adam und Eva schon aus dem Paradies vertrieben waren, als Helfer an ihre Seite kam. Er kam aus dem Lichtreich, da Adam zu dieser Zeit sein Unrecht schon eingesehen hatte und Eva ebenfalls wusste, dass sie mit ihrer zu frühen Zeugung gegen Gottes Willen gehandelt hatte. Gottes Willen hätte ihnen schon gezeigt, wann es an der Zeit gewesen wäre, ein Kind aus dem Lichtreich zu empfangen, nämlich erst dann, wenn sie alle Verhaltensweisen, die sie aus dem Lichtreich kannten, in sich stabilisiert gehabt hätten.

Auf diese Weise hätten sie auf einer höher schwingenden Ebene verbleiben und allmählich die Menschheit auch auf diese Ebene bringen können. Doch so passierte der zweite Sturz, die Vertreibung aus dem Paradies, was dem Rückfall in die feststoffliche Materie gleichkam: „Im Schweiße Deines Angesichtes sollst Du Dein Brot verdienen!" Auf der feinstofflicheren Ebene wäre es möglich gewesen, vieles mit Gedankenkraft zu vollbringen.

Und dies war der ursprüngliche Plan mit Adam und Eva. Die nachkommenden Seelen sollten es so leichter haben. Das wusste auch Sadhana. Deshalb hatte sie es in ihrem gefallenen Zustand darauf angelegt, Adam und Eva zur vorzeitigen Zeugung von Kindern zu bringen. Denn Befreiungswege wollen die Dunklen ja zerstören.

So kommen die Helfer aus den Lichtreichen in dieses Falluniversum und zeigen den Gefallenen durch eigene Überwindung der Negativverhaltensweisen, wie der Rückweg zu schaffen ist. **Und so begann eine Milliarden Jahre dauernde Vorbereitungsarbeit**, in der unzählige Helfer aus den Lichtreichen in dieses dunkle Universum hinabstiegen, bevor dann Christus auf die Erde kam. Jeder Helfer aus den Lichtreichen übernimmt, wenn er auf einem Grobmaterieplaneten wie die Erde inkarniert, einen Teil der Negativeigenschaften des Gesamtfallgeschehens und trägt sie wie seine eigenen, bis er sie an sich überwunden hat. Diese positiv gewandelte Kraft kommt den Fallwesen zugute, womit ihr Rückweg sehr erleichtert wird. Ohne diese Hilfe der Helfer kämen die gefallenen Wesen kaum einen Schritt weiter, weil sie so sehr in ihre Negativverhaltensweisen verstrickt sind. Die meisten kennen ja noch nicht einmal den Vater, weshalb der Vater für sie auch den Gnaden- und Geduldsbogen sehr weit spannt.

Den Ihm treu gebliebenen Kindern zeigte Er auch, wer Jesus Christus ist. In einer Schau sahen sie Christus **in Ihm** und sie begriffen, dass es der Vater selbst ist, der in die Materie hinabsteigen würde, um den Fall zu stoppen und seine Sadhana zur Umkehr zu bewegen. Nur Gott selbst konnte Sadhana zur Umkehr führen, weil sie die höchste Lichtkraft mitbekommen hatte, so dass die Kraft der Erzengel nicht ausreichen würde. Die Erzengel und weitere Lichtkinder erlösten bei ihrem Erdengang Anteile des Fallgeschehens. Jesus Christus ist der Liebestrahl aus dem Herzen des Vaters. Er ist es Selbst und hat sich auch nach Seiner Erdenmission wieder vollständig mit dem Vater vereinigt. Er erscheint allerdings all **den** Menschen in der Form von Jesus Christus, die es noch nicht anders verstehen, um ihnen so zu helfen, über Ihn wieder eine Beziehung zum Vater aufzubauen. Christus hat die Hauptlast des Falles in der Gethsemanenacht und am Kreuz von Golgatha erlöst, und damit den Rückweg für die gefallenen Wesen geöffnet. Das ist der Lichttunnel, den die Seelen beim Übergang sehen. Doch jedes Wesen muss seine eigene Last nun dem Vater selbst hinlegen und um Erlösung bitten. Vater hilft dann, indem er die Last nach dem Reuepunkt stark verringert und durch seine Gnade weitestgehend verglühen lässt. Das Kind muss einen Schritt auf Ihn zugehen, und Er kommt dem Kind 9 Schritte entgegen. Damit man dieses Gnadengeschenk von Ihm erhalten kann, muss man sich mit ganzer Kraft bemühen, nach Seinen Gesetzen zu leben und begangene Fehler wieder gut zu machen. Das Gesetz „Was du säst, wirst du ernten" gilt. Jeder muss von seinem Fehlverhalten wieder soviel gut machen, dass es zur Läuterung seiner Seele gereicht. Der Rest wird durch dieses hier beschriebene Gnadengeschehen erlassen.

Als Jesus Christus am Kreuz den Körper ablegte, stieg Er in Begleitung von Michael und Raphael in die dämonischen Welten hinab (hinabgefahren in das Reich der Hölle, wie es die Bibel ausdrückt), stellte sich vor Sadhana (noch in der Form von Luzifer) und sprach mit ihr. Er sagte ihr: „Siehst du nicht, welch armseliges Linsengericht du eingetauscht hast im Vergleich zu der wahren Lichtschöpfung?" Sadhana antwortete: „Was, ein Linsengericht?" und sie führte Christus herum und zeigte Ihm stolz all die Reiche, die „sie geschaffen hatte". Darauf hin nahm Christus Sadhana mit in die wahren Reiche des Vaters jenseits der Lichtmauer und zeigte ihr das ganze Lichtreich, welches sie in der Erinnerung zu verdrängen suchte. Als Sadhana daraufhin zurückkam, war sie zutiefst erschüttert und am Boden zerstört. Sie erkannte schlagartig, was für einen Wahnsinn sie da eigentlich getrieben hatte, wie armselig ihr Werk im Vergleich zur Lichtschöpfung ist, und dachte jetzt, sie müsste auf ewig verdammt sein. Das ist auch der Grund, warum wir in Berichten über Nahtoderlebnisse immer wieder von dem Lichtstrahl lesen, durch den die Gestorbenen in das Lichtreich zurückkehren können, und die Trauer, die sie empfinden, wenn sie wieder zurück auf die Erde müssen.

Aber der Vater machte ihr jetzt Stück für Stück klar, dass auch sie einstmals heimkehren wird und zeigte ihr, wie sie mithelfen kann, dass all die Billionen Wesen, die sie in die Tiefe mitgerissen hatte, den Rückweg schaffen. Sie wird die letzte sein, die heimkehren darf, wenn alle anderen am Abend des 6 Tages heimgekehrt sein werden **(Lesehinweis: UR-Werk, Seiten 445-478 und die Broschüre „Gethsemane, Golgatha").**

Die nicht umkehrwilligen Dunkelfürsten teilten „ihr Reich" neu unter sich auf, wobei es einen richtigen Rangstreit der „Götter" gibt, weil jeder „Gott" spielen wollte.

Einige kehrten ebenfalls mit Sadhana um. Aber der größte Teil der Dämonen und Dunkelfürsten betrachtet Sadhana als Abtrünnige und verachtet sie. Sie teilten ihr Materiereich neu unter sich auf und gebärdeten sich weiterhin bis heute als eigenwillige „Schöpfergötter" in ihren Ebenen.

Sadhanas „Hauptthron" war zum Schluss feinstofflich über der Erde errichtet, und so wurde dieser Punkt auch von einem nachfolgenden Dunkelfürsten wieder besetzt. Es ist das feinstofflich über der Wüste Gobi befindliche **Shamballa**. Von diesem Shamballa gibt es auch einen physischen Stützpunkt im Innern dieser Erde. Und wie wird dieses Shamballa gerade von der heutigen Esoterikszene hochgehalten!

Der „Herr der Welt"

Dieser oberste Dunkelfürst ist jetzt hier auf der Erde der sogenannte Sanat Kumara, auch Maitreya genannt (von Benjamin Creme beschrieben). Er nennt sich der „Herr der Welt". Die Buddhisten erwarten ihn als kommenden Maitreya-Buddha. Seine engsten Vertrauten sind die sogenannten „aufgestiegenen Meister". auch die sogenannte „weiße Bruderschaft" arbeitet mit diesem Dunkelfürsten zusammen, ebenso auch viele Logenvereinigungen wie die Freimaurerlogen. Nur die 12 „aufgestiegenen Meister" sind vollständig in die Pläne von Sanat Kumara eingeweiht. Auf der Erde durchblicken die wenigsten Anhänger, an was sie sich da eigentlich angebunden haben. Es wird eben viel mit Etikettenschwindel und Licht- und Liebe-Worten gearbeitet.

Sie nehmen die Weisheiten aus den Himmeln und mischen ihre „Schnellkleber", das heißt, die Worte, die die Menschen an sie binden sollen, darunter. Dadurch entsteht ein entsetzliches Gemisch, in dem es dem normalen Menschen kaum noch möglich ist, die Weisheit der Himmel von den klebrigen Bindeworten zu unterscheiden. Das kann zum Beispiel so klingen: Ein Channeling von „dem Christus": „Damals sagte Ich Euch, dass das Gesetz von Ursache und Wirkung gilt, aber heute sage Ich euch: Alles Karma dieser Welt ist aufgehoben!" Merken Sie was? So subtil arbeitet die Gegenseite, um das Arbeiten an sich zu verhindern und die Menschen an die Fallebenen gebunden zu halten. Gottes Gesetz ist unumstößlich, und wer glaubt, dass alles Karma aufgehoben sei, wird sich am Ende seines Lebens vor einem Berg von Unerlöstem wiederfinden. Was hat er damit gewonnen, diesen Wesenheiten, die sich nicht scheuen, selbst den Namen „Christus" für ihre Zwecke zu missbrauchen, auf den Leim zu gehen? Nur Zeit hat der Mensch verloren und sich eventuell neu belastet.

Erst jetzt beginnt so allmählich ein großes Aufwachen und immer mehr Menschen beginnen, dieses gewaltige Lügengebäude, welches diese Dunkelfürsten aufgebaut haben, zu durchschauen.

Die Aufgabe an diesem 6. Schöpfungstag für alle Kinder des Vaters ist es, mitzuhelfen bei der Rückführung dieser gefallenen Wesen in die wahre Lichtheimat.

Am Abend des 6. Schöpfungstages, welcher nicht mehr allzu ferne ist, werden alle Wesen heimgekehrt sein. Denn eine ewige Verdammnis gibt es nicht. Alle werden heimgeführt. Allerdings wird niemand gezwungen, den Rückweg anzutreten, da der Vater den freien Willen jedes Wesens akzeptiert, und Ihm nur eine echte Umkehr aus eigener Erkenntnis wertvoll ist. Viele tiefstgefallene Wesen müssen erst an den Endpunkt ihrer Sackgasse kommen, bevor sie bereit sind umzukehren. Das bedeutet natürlich die bittersten Erfahrungen.

Ein erster Schritt zurück zum Vater ist es, wenn man beginnt zu verstehen, was diese Dunkelfürsten hier an Mengen von irreführenden Philosophien verbreitet haben, wenn man beginnt, sich von diesen zu trennen und so Stück für Stück tiefer begreifen lernt, wer unser Schöpfer wirklich ist. Vielleicht ahnt jetzt mancher auch schon, dass der größte Teil an spiritueller Literatur hier auf der Erde durchdrungen ist von den Lügen dieser Fallwesen, besonders in der heutigen Esoterik- und New Age-Szene.

Der 7. Schöpfungstag hat also noch gar nicht begonnen.

Er kommt erst noch: Der Tag von dem es heißt, dass Gott sich ausruht. Von was ruht er sich aus? Es ist natürlich nicht so zu verstehen, dass Er an diesem Schöpfungstag nicht tätig ist, denn Er ist IMMER-TÄTIGE-LIEBE. Das Ausruhen bezieht sich auf die ungeheure Mühe, die Er mit der Rückführung jedes einzelnen gefallenen Wesens hatte. Was Ihn das für Mühe kostete, wird keines Seiner Kinder bis in alle Tiefe erfassen können.

Was ist nun richtig:
Vater-Gott oder Vater-Mutter-Gott?

Einige Menschen sind heute dazu übergegangen, Gott mit Vater-Mutter-Gott anzureden. Dies geschieht wohl u.a. aus dem Bedürfnis, Gott als allumfassend auszudrücken, bzw. aus der Erfahrung, dass Frauen auf der Erde über eine so lange Zeit unterdrückt wurden und werden, und so angenommen wird, dass die Vater-Gott Vorstellung von patriarchalisch eingestellten Menschen herrührt, oder auch von der Vorstellung, dass die Frau gebiert, also muss die Schöpfung aus dem Mutteraspekt kommen.

Nun, wenn man von der Erkenntnis der Allumfassendheit Gottes ausgeht, und Vater-Mutter-Gott sagt, trifft dies auch nicht ganz zu, denn von Gottes Gesamtwesen kann man nur sagen: Gott ist - oder wenn es Gott selbst ausdrückt: „Ich Bin UR, ohne Anfang, ohne Ende"

Wie wir wissen, hat Jesus Christus selbst vom Vater gesprochen. Tat Er dies nur der Vorstellung der Menschen wegen? Im Johannes-Evangelium, welches als unverfälscht gilt, wird auch vom Vater gesprochen und gleichzeitig ganz klar dargestellt, dass der Vater selbst als Jesus Christus auf der Erde in Erscheinung trat. Christus wollte als Vermittler zum Vater auftreten, damit die Menschen wieder eine Beziehung zum Vater aufbauen sollten, obwohl ER es selbst war. Wenn Er sich als Gottessohn bezeichnet, so brachte Er damit die Ver**söhn**ung mit dem Vater. Die Pharisäer nahmen aber nicht einmal Ihn als Sohn Gottes an, um wieviele Male schwerer wäre ihre Belastung geworden, wenn sich Christus als Gott zu erkennen gegeben hätte, und sie über Ihn gelästert hätten. Den Ihm nahestehenden Vertrauten offenbarte Er aber, wer Er wirklich ist.

So erlebt es auch Angi Fenimore in ihrem Nahtoderlebnis, in welchem sie Jesus Christus und dem Vater begegnet, **in direkter Erfahrung**, dass Jesus und der Vater absolut eins sind: *„Als Gott der Vater und Jesus mich lehrten, nahmen ihre Worte Kraft und Geschwindigkeit auf und verschmolzen dann, so dass sie im selben Augenblick dasselbe sagten. Sie hatten eine Stimme, einen Verstand und eine Absicht, und ich wurde mit reinem Wissen überschwemmt.“ (siehe Buchhinweis am Schluss)*

Hat Johannes vom Vater-Gott gesprochen, weil er selbst eine männliche Gottesbild-Vorstellung hatte, oder hat Johannes aus einem tieferen Wissen heraus gesprochen?

Wir haben jetzt das Schöpfungsgeschehen kurz skizziert kennengelernt. Wir haben erfahren, dass Gott als erstes Wesen ein weibliches Wesen schuf und ihr auch die höchste Lichtkraft von allen Seinen Kindern mitgab. So kann man hier nicht von einer Benachteiligung der Frau sprechen, im Gegenteil.

Aber was für eine Absicht steht hinter der Schaffung Sadhanas, die dann sogar in diesem Schöpfungswerk die Stellung als Gottes Dual erhält?

Hier wird bereits das Ziel der ganzen Schöpfung offenbart, das Ziel vollendet entwickelter Wesen, welche in ganz enger Beziehung mit Gott verkehren und Gottes Wesen in hohem Maße erkannt haben. Das erstgeschaffene weibliche Wesen Sadhana wird die erste sein, welche dieses tiefe Verstehen des göttlichen Wesens erreichen wird, als Vorbild für alle weiteren geschaffenen Wesenheiten. Dies hat Gott bereits als Ziel in Sadhana angelegt, wohin sie sich aber noch in selbst zu erarbeitenden Erkenntnisschritten hinarbeiten muss.

Die Erscheinungsform Gottes als männliche Lichtgestalt in dieser Schöpfung, zu der alle Seine Kinder Vater sagen können, liegt im wohlweislich von Ihm bedachten Ordnungsaufbau dieser Schöpfung begründet, wo Sadhana den weiblichen Teil darstellen wird. Aber Sadhana wird nach ihrer Heimkehr nicht noch einmal in den Irrtum verfallen, Gott selbst sein zu wollen. So wie Sadhana am Anfang tief begriff, dass der Vater ihr Schöpfer und Gott ist, **von dem alles Leben ausgeht**, hat sie jetzt zu dieser Erkenntnis zurückgefunden (in der Golgathanacht[1]), leider durch eine sehr schmerzliche Erfahrung (ihr Abfall von Gott), welcher aber nicht unausweichlich gewesen war, und vom Vater mit viel Mühe und vielen Belehrungen über Milliarden von Jahren vor ihrem Fall verhindert werden wollte. Aber letztlich wollte sie es in ihrem Eigenwillen erst einmal nicht begreifen, und so musste der Vater sie ziehen lassen.

Nach ihrer Heimkehr wird Sadhana nun reif dafür sein, Gottes Wesen von der tiefen Herzensbeziehung zum Vater ausgehend, tiefer und tiefer erschauen zu können, bis sie, und mit ihr alle anderen geschaffenen Wesen, das hohe Schöpfungsziel erreicht hat: Den aus eigener Erkenntnis erworbenen tiefen Umgang mit Gott.

---

[1] Dazu auch das Hörspiel „Golgatha", welches wir nach Anita Wolf's Offenbarung über die Golgathanacht hergestellt haben – bei Claire La Belle erhältlich

Gott als Lichtgestalt

Ohne dass Gott als Lichtgestalt mitten unter Seine Kinder tritt, hätte kein geschaffenes Wesen Gott begreifen lernen können. **Gott hat sich also praktisch in dieses Schöpfungswerk mit integriert und spielt die Rolle des Vaters und Sadhanas Dual.** So sollten wir nicht den zweiten Schritt vor dem ersten machen und direkt das Gotteswesen in seiner Allumfassendheit begreifen wollen. Nähern wir uns Gott doch zuerst einmal im Vater, seien uns aber bewusst, dass auch im Vater die ganze Fülle der Gottheit wohnt. Lassen wir uns von Ihm in Seinen Händen halten und eine tiefe Herzensbeziehung zu Ihm aufbauen: Denn dazu ist der Vater da, und Ihr werdet es in den Lichtreichen erleben, dass wir Ihn tatsächlich umarmen können, Er uns in Seinen Armen trägt und wir in Seine Augen schauen dürfen. Viele sehen es jetzt schon in den Innenschauen und können sich von dem Gefühl kaum trennen, so schön ist es... Wenn diese Herzensbrücke zum Vater geschlagen worden ist, wird es leicht sein, Gottes Gesamtwesen immer tiefer zu erfassen. Der Vater steht mit Händen voller Geschenke da. Wollen wir sie annehmen?

Auf der Erde während der Erdeninkarnation geschieht es nur äußerst selten, dass wir den Vater direkt sehen dürfen. Dies hat einen guten Grund. Hierzu ein Zitat aus dem Buch „Ruf aus dem All" von Anita Wolf (Seite 206):

Es wird eine Szene auf einer hohen feinstofflichen Ebene geschildert, auf welche Seelen nach ihrem Erdenleben kommen können. Ein von der Materieinkarnation heimgekehrtes Lichtkind stellt eine Frage an den Vater:

„Nun ist das nächste zu betrachten, die Anschauung. Hole ich die Antwort aus der Frage, dann darf ich gern bekennen: Wir haben Dich gesehen, denn Dein hehres Abbild war in unsre Herzen eingebrannt. Das war jene Kraft, die uns stets geholfen hatte, manche Mühsal durchzustehen. Doch so gesehen, wie man den Freund, die liebe Schwester sieht -?"

*„Kein schweres Ding, mein Sohn!" URs Augen segnen alle. „In der Materie ist's nicht oft gegeben, Mich wie jetzt zu schauen. Sie ist eine dicke Decke, die den Geist **wie** unter sich begräbt. Ein Gleichnis: Wie dort der Schnee - wo nötig - eine dicke Decke webt, die Erde unter sich begrabend, damit sie nicht erfriert, damit das Köstliche der Lebenskraft erhalten bleibt, so ungefähr spielt es sich mit den materiellen Wanderwegen ab.*

*Eine Nichtschau ist der Segen **Meiner** Decke, weil ein Mensch rasch sagt: ,Ah, ich habe mich getäuscht!' Das kann aus echter Demut wie aus Lauheit kommen, doch in jedem Falle ist's nicht gut und mindert eine Innigkeit, mit Mir im Herzen zu verkehren, auch in heiligstiller Weise! Um die Wanderkinder vor der Irrung zu bewahren, habe Ich ein anderes geschenkt: den **wahren Traum**.*

Wenn die Seele sich vom Leibe löst, kann sie des Lichtes Straße ziehen und Mich sehen, wie ihr eben jetzt. Denn der Mensch im äußerlichen Sein kann Mich seltenst so ertragen; außerdem dient ein Mir-begegnen nicht dem Leibe, sondern nur der Seele, wenn sie sich von ihrem Geiste oder ihrem Führerengel leiten lässt.

Das ist dann ein wirkliches Erleben, das hält eine Seele in sich fest. Im echten Traum ist die Materie ausgeschaltet und die Seele schwebt ins Lichtgefilde, wo das Mir-begegnen immer möglich ist."

Noch eine Anmerkung:

Wer sein Leben auf der Erde durch **Selbstmord** beendet, tut sich ein großes Leid an, weil er sich dadurch in sehr niedrige Seelenebenen hineinbefördert, wo es schwer ist wieder herauszukommen, da er sich ja in einer sehr sturen, lernverweigernden Haltung befindet. Siehe hierzu den Film „Hinter dem Horizont" mit Robin Williams bzw. das sehr zu empfehlende Buch von Angi Fenimore: „Jenseits der Finsternis" über ihr Nahtoderlebnis nach einem

Selbstmordversuch. Sie findet sich in einer sehr finsteren Ebene wieder und wird dort von Gott gefragt: *„Ist es das, was du wirklich willst?"* ... *Ich antwortete: „Aber mein Leben ist so schwer...".* *Meine Gedanken wurden so schnell mitgeteilt, dass ich sie noch nicht ganz beendet hatte, als ich auch schon Seine Antwort aufnahm:* *„Du meinst, das war schwer? Es ist nichts im Vergleich zu dem, was dich erwartet, wenn du dir das Leben nimmst."*

Also ist es wichtig, dem Vater zu überlassen, wann er uns abholt. Solange wir noch hier sind, ist unsere Aufgabe noch nicht erfüllt!

Das „Tor", durch das alle Wesen in diese Erdeninkarnation schreiten, schließt sich und ist durch nichts mehr zu passieren, auch nicht durch die vermeintliche Flucht eines Selbstmordes. Dafür steht am Ende unserer Lebenswege im Falluniversum ein einziges Tor als Ausgang ins Lichtreich. **Dieses Tor ist <u>nur</u> mit der Erkenntnis: „So trinke ich ihn" zu passieren**, worüber das nun folgende Kapitel berichtet.

Buchhinweise zu diesem Kapitel:
Anita Wolf: „UR-Ewigkeit in Raum und Zeit"
Buchbestellung/Buchdownload
siehe: http://gandhi-auftrag.de/AnitaWolf.htm
Coralf: "Maitreya Christus oder Antichrist"
Angi Fenimore: „Jenseits der Finsternis"

Anhang: So trinke ich ihn

Akzeptanz des Erdenlebens

Das Lächeln der Seele im Körper

Vom Erlösen der Hölle in uns

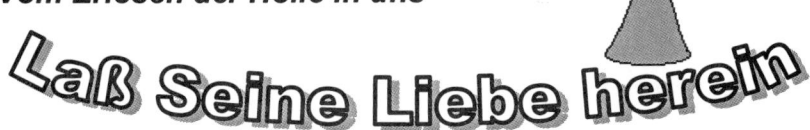

Ein Erfahrungsbericht von Michael W.

Wie andere Nahtoderlebnisse erleben, erlebte ich ein „Nahgeburtserlebnis".

Ich konnte mich schon seit frühester Kindheit an meine Geburt erinnern, die ich vollbewusst wahrnahm. Ich erinnere, wie ich tatsächlich als Seele über dem Kreißsaal schwebte und alles sah. Ich hatte eine rundum 360° Wahrnehmung. Ich sah, wie der kleine Körper aus meiner Mutter herauskam. Dann gab es einen Ruck, und ich befand mich plötzlich in diesem Körper. Ich sah durch meine physischen Augen, und mir wurde augenblicklich die beschränkte Sichtweise dieser physischen Augen bewusst, da ich jetzt den Kopf drehen musste, um etwas anderes wahrzunehmen. Ich verstand sogar alles, was die Geburtsschwestern sagten, denn ich war ja eine erwachsene Seele. So machte mir dieses Erlebnis vom ersten Erdenaugenblick an klar, dass ich nicht der Körper bin. Dementsprechend hatte ich auch Mühe, meinen Körper überhaupt anzunehmen. Genau wie ich, haben viele Menschen das Problem, ihr Schicksal anzunehmen.

Wenn wir auf dieser Erde geboren werden, so mag nach einiger Zeit mancher erstaunt feststellen: „Wo bin ich denn hier hingeraten?" So erging es auch mir, umgeben von Menschen, die mehr oder weniger Negativverhaltensweisen an den Tag legten. Ich verstand nicht, wieso Menschen sich anlügen, angreifen und Gewalttaten ausüben. Ich verstand und verstehe auch heute noch nicht, wieso Menschen bis in die politische Ebene so handeln können: In den Nachrichten hört man ständig von Kriegen und Gewalttaten. Wieso bekriegen sich die Völker dauernd?

Einige Zeit später kommt die Erkenntnis, dass man selbst auch nicht immer so göttlich handelt. Man stellt erschreckt fest, dass solche Negativverhaltensweisen auch in einem selbst sind. Dies war ein absolut unakzeptabler Zustand für mich, und so verdrängte ich diese Wahrnehmung erst einmal über 30 Jahre. Ich konnte meinen Körper einfach nicht akzeptieren und ich sah immer wieder an mir Verhaltensweisen, die ich einfach nicht in den Griff bekam. Nein, dachte ich, wenn ich schon jetzt auf dieser Erde bin, wo alle anscheinend mehr oder weniger verrückt sind, kann doch in mir nicht auch noch so ein Verhalten sein, das ich an den anderen Menschen so unausstehlich finde. Ich fühlte mich mit dem Erdengeschehen von außen und von innen konfrontiert. Mein Körper, wie ich bei der Geburt ja tiefgreifend erfahren hatte, ist ja auch ein Teil der Erde. Das heißt, ich fühlte mich, als ob das Erdengeschehen, diese Verrücktheit hier, um mich herum abläuft, aber gleichzeitig auch in mir drin. Ich trage also ein Mini-Erdengeschehen noch einmal in mir.

Moment einmal! - ein Teil der Erde? Kann es nicht sein, dass ich mit der Annahme des Erdenkörpers tatsächlich ein Teil dessen aufgenommen habe, was ich auch in all den anderen Menschen beobachtet habe? Aber ich bin jetzt nun einmal in diesem Körper. Bei Gott geschieht nichts ohne Sinn. Sollte ich da nicht jetzt erst einmal diesen Körper und auch die Negativverhaltensweisen als gegeben akzeptieren? Ich komme doch keinen Schritt weiter, wenn ich andauernd dagegen angrolle. Mit Zorn kann ich diese Verhaltensweisen nicht umwandeln, da verstärken sich diese nur noch, wie ich immer wieder feststellen musste. Nur mit Liebe, ja mit Seiner Liebe, Gottes Liebe, kann doch eine Wandlung geschehen.

Und da stand plötzlich das Bild vor mir: Christus im Garten Gethsemane, sein gewaltiger innerer Kampf und seine Worte: **„So trinke ich ihn".** Sein innerer Kampf bestand darin, dass Er als Gott, welcher vollkommen ohne Sünde ist, sich dazu durchrang, trotzdem die Belastungen der von ihm abgewandten Wesen zu tragen. Sein Gottwesen schrie: „Nein, es ist nicht Meins". Seine Liebe trug es dann aber doch – **für uns.** Denn kein Wesen ist in der Lage, aus eigener Kraft wieder alles gut zu machen und den Rückweg zu schaffen, wenn nicht Gott und die rein gebliebenen Helfer aus den Lichtreichen den Gestrauchelten manche Bürde abnehmen würden. Gott kommt uns 10 oder mehr Schritte entgegen, wenn wir einen auf Ihn zumachen. Aber diesen einen Schritt müssen wir selbst gehen und uns mit ganzer Kraft bemühen, Seine Liebegebote in uns zu verwirklichen. Ein gewisser Teil der Abtragung ist immer nötig zur Läuterung der Seele. Die Gnade, die uns gewährt wird, wenn wir uns gewissenhaft bemühen, ist diese Hilfe Gottes und Seiner Helfer.

Sein Kelch war ungeheuer viel größer als mein Kelch, denn er enthielt alle Negativverhalten des Urhebers des Fallgeschehens und schloss damit das gesamte Fallgeschehen mit ein.

Mein Kelch enthält nur einen kleinen Anteil, *meinen Anteil,* welcher aber mit den Anteilen meiner Mitmenschen verbunden ist. Dadurch kann ich nicht mehr sagen: „Och, das ist deine Belastung, damit habe ich nichts zu tun". Nein, in Wirklichkeit geht der Rückweg ins Vaterhaus nur so, dass wir ihn im gegenseitigen „Tragen helfen" zurücklegen. Eine große Gemeinschaft aus ursprünglich gefallenen Wesen und aus Helfern kehrt ins Vaterhaus zurück, sich gegenseitig gleichwertig achtend, in tiefer Liebe verbunden.[1]

---

[1] Wissensgrundlage hierzu ist das vorangegangene Kapitel „Die Wahrheit über den Urknall"

Und so konnte ich mich jetzt in der tiefen Erkenntnis dieser Gedanken wirklich tief mit meinem Körper **versöhnen** und mit 39
Jahren sagen: **„Ja, so trinke ich ihn"**. 39 Jahre brauchte ich bis
zum Verstehen dieser Zusammenhänge. Und die Umsetzung dieser Erkenntnis bedeutet für mich, ernstlich „geerdet" zu sein. So
viele Menschen sprachen zu mir immer, ich müsste mich mehr
„erden". Ich konnte damit nie etwas anfangen. Die volle Verantwortung für alle mit mir verbundenen Speicherungen (meinem
Karma, meinem Belastungspaket) zu übernehmen, bedeutet doch
ernstlich, auf der Erde angekommen zu sein und nicht mehr flüchten zu wollen, sondern die Lebensaufgabe ernst zu nehmen.

Wann immer ich gegen die in mir erkannten Negativverhaltensweisen angrollte, verschloss ich mich ja auch für die ständig von
Gott zu mir fließende Liebe. In dem Moment, wo ich mich hilfesuchend an IHN wandte, konnte Seine Liebe mich wieder durchdringen, und im nächsten Moment verstand ich selbst kaum noch, wie
ich vorher so negativ denken konnte. Seine Liebe ist es, welche
die Negativverhaltensweisen in uns erlöst. So wie Christus im
Garten Gethsemane in voller Gewissenhaftigkeit und Verantwortung diesen Kelch annahm, **möchte Er auch, dass wir unseren
Kelch verantwortungsvoll annehmen und ernsthaft an dessen
Erlösung arbeiten**.

Dies gilt für jedes Wesen, welches hier auf der Erde inkarniert ist,
sei es nun ein Helferwesen aus den Lichtreichen oder ein ursprünglich mitgefallenes Wesen. Der erste Umkehrschritt bedeutet ernstlich die volle Annahme unseres Kelches: SO TRINKE ICH
IHN! Und wie lange „büchsen" wir oft aus, bis wir meist nach vielen Jahren erst in uns sagen: „So trinke ich ihn". Manch einer
kommt erst nach diesem Erdenleben zu diesem Schritt. Um wie
viel leichter könnte es den Menschen gehen, geschähe dieser
Schritt bereits im Erdenleben!

Schauen wir uns die hier beschriebene Situation einmal am Beispiel einer problematischen Partnerschaft an:

Oft haben wir hier auf der Erde den Fall, dass in einer Partnerschaft die Frau geistig reifer ist als der Mann, jedoch der Mann in seinem Dominanzverhalten dies nicht bemerkt.

Ist der geistig reifere Partner in der Lage, irgendwann einmal zu dem oben beschriebenen Schritt „So trinke ich ihn" zu kommen, wird er an sich beobachten, wie er zuerst in sich Stück für Stück immer mehr die Kraft bekommt, das Negativverhalten mit Liebe zu überwinden, und dann auch immer mehr fähig wird, seinen dominieren wollenden Partner wirklich zu lieben, denn dieser wünscht sich ja im Grunde seines Herzens auch, von diesem Negativverhalten loszukommen. Er braucht allerdings meist immer wieder eine **starke Zugkraft, die eine ihn trotz dieses Verhaltens wirklich liebende Frau geben könnte.** Allerdings hilft hier keine Strenge, diese bewirkt nur das Gegenteil. Hilfe bringt als erstes, wenn sich dieser Mann immer, egal was er angestellt hat, liebevoll angenommen fühlt. Erst dann ist es möglich, auch „Leitplanken" zu setzen, eine Führung zu geben. Der Mann spürt es, wenn wirkliche, echte Liebe von der Frau ausgeht. Und diese Liebe kann von der Frau nur ausgehen, wenn sie zuvor zu der Erkenntnis gekommen ist, ihren Kelch anzunehmen und diesen, bei Gott hilfesuchend, umzuwandeln bereit ist. Durch einen Groll auf den Partner würde auch ihre Verbitterung immer größer. Dann entstünde ein echter Konflikt. Das kann sie erst natürlich überhaupt nicht akzeptieren, und so kann es geschehen, je mehr eine Frau an den Verhaltensweisen des Mannes auszusetzen hat, um so mehr wird sie selbst auch immer verbitterter und negativer und dadurch ihrem unreifen Partner immer ähnlicher. Dabei wollte sie doch ihrem Partner helfen. Und was nun?

In dieser Situation die Hilfe bei unserer großen Kraftquelle Gott zu suchen, um mit seiner Hilfe die eigenen Negativverhalten umzuwandeln, lässt die Mauer fallen, die man selbst gegen Gottes Liebestrom aufgebaut hat. Von Gottes Liebe sich durchströmen lassen, macht uns erst fähig, den Mitmenschen wirklich zu lieben.

Ein Gespräch mit unserem „störrischen" Partner, wenn dieser Liebestrom nicht in uns fließt, bewirkt immer das Gegenteil, nämlich eine Verstärkung seiner noch unerlösten Programme.

Ein solches Verhalten erfordert vom reiferen Partner eine ungeheure Geduld und Durchhaltestärke. Sind wir zu dieser Liebekraft gelangt und kommt dann trotzdem die Situation, dass der Partner die Partnerschaft beenden will oder beendet hat (wie viele Partner haben schon während der Partnerschaft diese beendet, indem sie mit anderen Frauen/Männern Beziehungen anfingen und die ursprüngliche Partnerin nur noch als bequeme Haushaltsarbeitskraft benutzten), dann dürfen wir uns auch von ihm lösen, denn nun ist es sein freier Wille. Aber wie oft gehen Partnerschaften auseinander, weil keiner der Partner in sich zu dem Punkt kam: „So trinke ich ihn" und dadurch fähig ist, das wirkliche Wesen des Partners zu sehen und wirklich zu lieben. Mit dieser Liebe können wir auch in Geduld dem Partner die nötige Reifezeit geben, für die nicht von heute auf morgen zu bewerkstelligende Umwandlung seiner Negativverhaltensweisen.

So lasst uns doch aufmachen zu verstehen, was wirklich **Gottes-Geduld** und **Gottes-Liebe** bedeuten und zu welchen gewaltigen Wandlungen sie fähig sind. Nun mag jeder in neuer Erkenntnis über die zu Eingang dieses Kapitels gegebenen Überschrifts-Sätze in der Reflexion seines eigenen Lebens meditieren, in einem Zwiegespräch mit Gott.

Anhang: Der Angriff auf Gott

*Die Irreführungen der Esoterikszene tief verstehen -
Grundlagen zur Unterscheidungsschulung*
Quelle: Auszug aus „UR- das wahre Ziel", Nr. 34, http://anita-wolf.de,
von Franz Falmbigl
zusätzlich mit Anmerkungen von Claire La Belle und Michael W.

Als Grundlage für das Folgende dient das Kapitel „Die Wahrheit über den Urknall" (siehe Anhang). Wenn im folgenden von Luzifer die Rede ist, wird hiermit deutlich darauf hingewiesen, dass es sich <u>nicht</u> um die umgekehrte Sadhana handelt, sondern um jenen Geist, den sie losgetreten hat und der sich durch ihren alten Anhang austobt.

Wie wir wissen, ist ein großer Teil des alten Anhangs von Sadhana nicht umgekehrt, sondern treibt mehr denn je sein Unwesen. Der Einfachheit halber reden wir hier dann von Luzifer/Satan, dem Geist der Lieblosigkeit der noch nicht umgekehrten Wesen. Einige kehrten ebenfalls mit Sadhana um, doch der größte Teil der Dämonen und Dunkelfürsten betrachtet Sadhana als Abtrünnige und verachtet sie. Sie teilten ihr Materiereich neu unter sich auf und gebärden sich weiterhin bis heute als eigenwillige „Schöpfergötter" in ihren Ebenen.]

Luzifer (der Antichrist) wirkt als Vertreter der Lieblosigkeit in unserer Zeit besonders massiv durch die Verfechter des New Age, durch den radikalen Islam, den radikalen Hinduismus (Kirchenverbrennungen in Indien), durch weltlich ausgerichtete Wissenschaftler, durch radikale Atheisten, durch kirchliche Kreise mit dem Dogma der ewigen Verdammung durch Gott, durch etliche andere christliche Sekten (wobei jede glaubt, dass sie den richtigen Christus hätte), durch eigensüchtige und herrschsüchtige politische Machthaber, durch räuberische Großkonzerne und Banken, einseitig fixierte Verstandesmenschen und durch ganz „normale" seelisch zertragene Menschen gegen **den wahren Gott der Liebe, Jesus Christus.**

Schon bald nach Jesu Tod trafen sich die von der Selbstsucht beherrschten Magier in Ägypten und berieten, wie sie die Lehre Jesu verfremden und verfälschen könnten, denn mit der Lehre der wahren Liebe und Barmherzigkeit konnten sie kein „schwarzes" Geld mehr verdienen. Sie gaben bewusst falsche Informationen über Ihn heraus und verbreiteten dieselben damals in Israel und den umliegenden Ländern. So manches davon hat sich bis heute erhalten bzw. wurde von den New-Age-Vertretern wieder neu aufgenommen, mit neuen Verfälschungen erweitert und verbreitet. Z. B. wird über Jesus unter anderem gesagt, dass Er auch nur einer der Avatare (geistigen Lehrer) oder Propheten, aber nicht Gott selbst sei. Dass es eine Kreuzigung und eine Auferstehung gar nicht gegeben, sondern dass Er in Kaschmir weitergelebt habe und dort verstorben sei, was auch das dortige Grab (damals von den Magiern angelegt) bezeugen würde.

Vorgangsweise

Der biblische Gott Jesus Christus, der Gekreuzigte, wird immer mehr entwertet, entstellt, entwürdigt, verleugnet, geschmäht und verachtet. Jesus von Nazareth, dem Retter und Erlöser der Menschheit, wird Sein göttliches Erlösungswerk aberkannt. Seine Göttlichkeit wird abgestritten.

Jesus Christus aber sagt: „Ich, der Herr und dein Erlöser, dein Erbarmer. Ich war der Heilige in Israel; außer Mir ist kein Heiland."

Und: „Ich bin der Herr, der Gott aus Ägypten her, du sollst keinen anderen Gott kennen denn Mich und keinen Heiland als allein Mich."

Und: „Ich bin der Herr und außer Mir ist kein Heiland. Es gibt keinen anderen Helfer außer Mir."

Und Jesus sagte: „Der Vater und Ich sind eins. In Mir wohnt die ganze Fülle der Gottheit."

Jesus: „Wer Mich verleugnet vor den Menschen, den will Ich auch verleugnen vor Meinem himmlischen Vater (vor der Ur-Liebe)." Und: „Wer nun Mich bekennet vor den Menschen, den will Ich bekennen vor Meinem himmlischen Vater."

Jesus hat durch Sein Erlösungswerk (die Kreuzigung, Auferstehung und Seine Liebe-Lehre) die Brücke geschlagen von der Materie zum Geist Gottes. Ohne Ihn als Vorbild und Vermittler kommt keiner zurück in den seligen Bereich der Ur-Liebe Gottes.

Alles was Jesus gesagt und getan hat, wird zu widerlegen versucht, wird entstellt, verdreht und verwässert.

Jesus: „Wer Mich verachtet und nimmt Meine Worte nicht auf, der hat schon seinen Richter. Das Wort, welches Ich geredet habe, das wird ihn richten am jüngsten Tage" (das ist der Tag, an dem die Seele den irdischen Körper verlässt).

Jesus: „Himmel und Erde werden vergehen, Meine Worte aber werden nicht vergehen."

Wer die Erlösungstat Christi und damit Seine große Liebe zu uns Menschen nicht erkennen und anerkennen will, kommt lange Zeit unter das Mussgesetz Gottes. Und zwar so lange, bis er seine Widersetzlichkeit gegen die wahrhaftige Liebe freien Willens aufgegeben hat.

Jesus Christus wird immer mehr abgewertet und sogar zu einem Geschöpf degradiert. Er wird zu einem Nur-Menschen heruntergemacht mit all den menschlichen Fehlern und Schwächen.

Aus der NO (Neuoffenbarung): „Wo man Ihn in der letzten Zeit noch anerkennt, da macht man aus Ihm einen Menschen mit all seinen menschlichen und seelischen Gebrechen. Sie werden in der Endzeit Gottes Heiligkeit entweihen und Ihn erniedrigen zu einem puren Menschen."

Der Alte Bund von Gott und Mensch wurde menschlicherseits voll gebrochen. Der Mensch des „neuen Zeitalters" wurde dem Gott der Liebe und damit auch seinem eigenen inneren Selbst, dem Ur-Funken aus Gott, untreu. Er wird der wahrhaftigen Liebe untreu und zieht sich damit den seelischen Tod auf lange Zeit zu. Und zwar so lange, bis er Gott als seinen Schöpfer und liebenden Vater wieder anerkennen wird.

Sein Name, der Name Jesus Christus, wird verunehrt und soll überhaupt im Herzen der Menschen ausgelöscht werden.

Aus der NO: „In der letzten Zeit wird um Meinen Namen und Meine Person gekämpft werden. Es wird alles versucht werden, diesen Namen und Mein Erlösungswerk auszulöschen, weil die Höllenfürsten wissen, dass darin ihr Ende besiegelt ist.

Und die an Mich trotzdem glauben werden, werden leiden müssen, denn es wird das Bestreben der verführten Menschen sein, Meinen Namen auszurotten."

Luzifer greift Jesus Christus in unserer Zeit frontal auf allen Ebenen an. Die Lieblosigkeit Satans greift die wahrhaftige Liebe Jesu Christi an mit dem Ziel, sie vollkommen auszulöschen. Der Endkampf zwischen Licht und Finsternis ist voll entbrannt.

Jesus wird als armseliger Moralist der alten Zeit hingestellt, dessen Moral jetzt keinen Wert mehr hätte, weil man heute eine viel bessere hätte.

Gottes Lebensgesetze (Gebote und Liebes-Ratschläge) gelten jedoch für alle(!) Zeiten, da sie ja dafür gegeben sind, das Leben zu erhalten und zu erhöhen. Verstößt man dagegen, schädigt und richtet man sich selbst.

Eine falsche Ganzheitlichkeit wird propagiert, wo kein Unterschied mehr gemacht wird zwischen Gut und Böse usw.

Für die Lehre der Liebe gibt es keine alte Zeit. Die wahre Liebe ist ewig neu. Sie ist selbstlos und damit unvergänglich.

Jesus: „Zuletzt wird man das Alte (die göttlichen Ur-Gesetze des Lebens) nicht mehr anerkennen, sondern wie Luzifer sich darüber erheben." (NO = Neuoffenbarung Gottes). Die schlechten Triebe im Menschen wie Herrschsucht, Hochmut, Habgier, Genusssucht, Ehrsucht, Eitelkeit u. a. wollen hemmungslos ausgelebt werden, und da steht Christus mit Seiner Liebelehre im Wege.

Christus hätte nach Seiner Auferstehung in Kaschmir weitergelebt und sei dort gestorben. Der Beweis dafür sei Sein Grab dort.

Dass die selbst- und habsüchtigen Magier damals in Kaschmir ein Grab „Christi" angelegt haben, um ihre Lügen besser an den Mann bringen zu können, kann man sich gut vorstellen. Christus hätte sich wohl einen fleischlichen Körper materialisieren und unter den damaligen Menschen weiterleben können, doch das wäre nicht im Sinne Seines Erlösungswerkes gewesen. Das würde auch Sein Sühne-Opfer am Kreuz, Seine Auferstehung aus dem Grabe, die Übergabe des Hl. Geistes an Seine Apostel und Seine Himmelfahrt unsinnig machen. Und hätte Er sich damals einen Körper materialisiert und in Kaschmir weitergelebt, dann hätte Er sicher kein Grab gebraucht, denn Er hätte diesen Körper mit Seiner Allmacht jederzeit wieder auflösen können.

Dass die göttliche Liebe aus eigener Kraft heraus vom Tode auferstanden ist, war schon immer ein Dorn im Auge Luzifers. Er hat durch seine Vasallen (damals durch den Hohepriester Kaiphas und seine Anhänger) alles versucht, diese Tatsache zu vertuschen und sie überhaupt als unwahr hinzustellen.

Der Name Jesus (von Nazareth) wird von den New-Age-Vertretern getrennt von dem Namen Christus. So als wären es zwei Wesen.

Als Jesus sei Er ein Jünger von dem neuen Christus, dem Christus des „Neuen Zeitalters", dem neuen Weltlehrer Maitreya. Als Christus hingegen sei er mit Maitreya identisch, da Letzterer das Amt Christi übernehmen würde bzw. schon übernommen hätte. [*Anm.: Der oberste Dunkelfürst ist jetzt hier auf der Erde der so genannte „Belzebub", auch Sanat Kumara oder Maitreya (von Benjamin Creme beschrieben) genannt, und hat seinen Sitz im Himalaya in Shamballa. Seine engsten Vertrauten sind die so genannten „aufgestiegenen Meister", auch die „weiße Bruderschaft" arbeitet mit diesen Dunkelfürsten zusammen. Nur die obersten zwölf „aufgestiegenen Meister" sind vollständig in die Pläne von Sanat Kumara eingeweiht. Sie bilden den „Rat der 13". Viele andere durchblicken dieses gewaltige Lügengebilde nicht.*]

Das erste Gebot aber lautet: Du sollst nur an einen Gott glauben.

Jesus, der Menschensohn, und Christus, der Gottessohn, sind vollkommen eins.

Durch die Trennung der beiden Namen wird die Auferstehung von Jesus entwertet. Jesus Christus hat nach Seiner Auferstehung Seinen materiellen Körper, den Er als Mensch getragen hatte, angerufen und in einen Lichtkörper verwandelt, mit dem Er sich für ewig verbunden hat und mit dem Er sich fortan zeigen wird. (NO)

Maitreya missbraucht offensichtlich den Namen Christus, um die Menschen zu täuschen und sich selbst als den neuen Christus hinzustellen.

Am 1.1.1980 sei das Fische-Zeitalter zu Ende gewesen und damit auch die Ära von Christus und dessen Lehre. Die christliche Lehre sei alt und vergangen. Im Wassermannzeitalter würde der biblische Christus nicht mehr gebraucht. Der Christus des Neuen Zeitalters würde kommen, der den alten auslöschen würde.

Auch ein neuer Zyklus kann die göttliche Ur-Lehre der Liebe nicht ändern. Diese Lehre wird ewig bleiben, denn aus ihr kommt das Leben und das Leben ist unvernichtbar. Wie könnte eine neue Liebe die alte Liebe auslöschen?! Was wäre das für eine Liebe? Es kann doch nur <u>eine</u> Ur-Liebe geben und die bleibt sich ewig gleich! Der neue Christus kann also die göttliche Liebe nicht sein, denn er tritt hochmütig und herrscherisch auf, indem er den alten, wahren biblischen Christus der Liebe vernichten will.

<u>Dazu Christus in der NO:</u> „Es wird in der Endzeit das Bestreben der Menschen sein, Meinen Namen auszurotten, das Wissen um das Erlösungswerk zu unterbinden, damit die Menschen den Glauben daran verlieren."

Es ist klar, dass die selbstsüchtige Liebe die selbstlose, uneigennützige Liebe Christi auslöschen will. Denn wenn die Lieblosigkeit, also Luzifer, herrschen will, muss die Liebe Gottes ausgelöscht werden. Die göttliche Liebe aber wird trotzdem siegen, denn sie ist unvernichtbar und nicht löschbar.

Das biblische Christentum sei ein überholtes Glaubenssystem und verursache Trennung, und von diesem negativen Denken müsse die Welt befreit werden. Die Zeit der Bibel sei

vorbei. Das Christentum müsse mit all seinen Wurzeln ausge-
rottet werden. Religionen mit dem Ein-Gott- Glauben sollen
verboten werden.

Der Glaube an Jesus Christus soll offensichtlich deshalb verboten
werden, weil er die Trennung zu Luzifer aufzeigt. Gott und Luzifer
können jedoch niemals eins sein. Genauso wie die Liebe und die
Lieblosigkeit niemals eins sein können.

Zwischen Schöpfer und Geschöpf wird es ewig einen Unterschied
geben. Auch zwischen Gut und Böse. Und das so lange, bis das
Böse bewusst in Gutes umgewandelt wurde.

Das Geschöpf kann nicht die Lebensquelle für alles Leben sein,
denn es ist ja selbst nur ein Tropfen aus dieser Quelle. Die Ur-
Lebensquelle aber ist nur der Schöpfer allein.

Eine falsche unterschiedslose Ganzheitlichkeit wird propagiert,
welche die gerechte Trennung von Gut und Böse, Luzifer und
Gott usw. aufheben will. *[Anm.:...und damit das Gesetz von
Ursache und Wirkung!]*

Wenn jemand das biblische Christentum mit all seinen Wurzeln
ausrotten will, kann das nur Satan sein, der Erzfeind Gottes. Wie
kann die Lehre der selbstlosen Liebe, die Jesus gelehrt hat, jemals überholt sein?

Unter der zukünftigen Herrschaft des Antichristen wird alles versucht werden, die Gläubigen zum Abschwören von Jesus Christus
zu bringen.

**Der neue Christus (der Christus des Neuen Zeitalters) plane
eine Umgestaltung des Christentums, das biblische Christentum soll kein Lebensrecht mehr haben.**

Wie kann die christlich-göttliche Liebe, die Jesus Christus gebracht hat und die schon ewig war und ewig sein wird, jemals umgestaltet werden?! Und in was umgestaltet?

Der göttlichen Liebe soll das Lebensrecht genommen werden, und das offensichtlich deshalb, damit die volle Lieblosigkeit auf der Erde herrschen kann. Ja, damit Luzifer herrschen kann.

Jener neu sich ausgebende Christus, Maitreya, der das biblische Christentum umgestalten will, ist sicher nicht der wahre Christus. Es kann nur ein liebloses Wesen sein, das den Gott der Liebe, Jesus Christus, absetzen will.

Christus: "Wer nicht mit Mir ist, der ist wider Mich; und wer nicht mit Mir sammelt, der zerstreut."

[Anm.: Ein Klient war einmal in einer Fernsehsendung in England, in der Benjamin Creme den Maitreya vorstellte und dieser eine Ansprache hielt. Diese Wesenheit ist nicht geboren, sondern nur verdichtet. Er erschrak nicht schlecht, als er Maitreya zum Abschluss die Hand schüttelte: Diese war eiskalt! Genauso wie das ganze Wesen: Stechende Augen, eiskalt. Wollt Ihr den als Regent über Euch?]

New-Age-Text in der Meditation zur Heilung der Welt: „Ich sehe die Rettung des Planeten vor meinen Augen, da alle falschen Glaubensvorstellungen aufgelöst sind" (womit der biblische Ein-Gott-Glaube gemeint ist).

Luzifer ist bemüht, den Glauben an Jesus Christus und Seine Lehre der selbstlosen Liebe als falsche Glaubensvorstellung hinzustellen, die aufgelöst werden müsse, damit der Planet Erde gerettet werden kann. Ein falscher Rettungsgedanke also, der nur von Satan kommen kann. Dass mit diesem falschen Rettungsgedanken einmal Zwang auf die wahren Christen ausgeübt werden wird, kann man sich gut vorstellen.

Gibt es aber einen größeren Beweis für die Echtheit der Liebe als den, wenn einer stirbt für seine Freunde und Feinde, damit sie das Leben erhalten können?

Die irrtümlichen Gedankenbilder des biblischen Ein-Gott-Glaubens sollen aufgelöst werden.

Das 1. Gebot Gottes lautet aber: „Du sollst nur an einen Gott glauben."

Der Glaube an die Liebe, wie Jesus sie gepredigt und gelebt hat, kann keine falsche Glaubensvorstellung sein und auch keine irrtümlichen Gedankenbilder beinhalten. Das kann jeder im täglichen Leben nachprüfen.

Das Blut Christi ist das Siegel für die Echtheit Seiner Lehre der Liebe.

Jesus: „Wer an Mich glaubt, der hat das ewige Leben."

Und: „Ich bin der Weg, die Wahrheit und das Leben. Niemand kommt zum Vater (der Ur-Liebe in Jesus), denn durch Mich (den Sohn, der das Wort, d. h. das Licht aus dem Feuer der Ur-Liebe ist)." Niemand kann dies sagen als Gott selbst!

Oder (Jesus): „Ich bin die Auferstehung, der Weg und das Leben; wer an Mich glaubt, der wird (geistig und seelisch) leben, wenngleich er (dem Körper nach) stürbe."

Luzifer möchte keinen persönlichen Gott über sich haben, denn er möchte ja selbst der einzige Gott sein. Das ist auch der Grund dafür, dass er kämpft gegen Ihn.

Eine heile Welt würde angestrebt werden, ohne das biblische Christentum.

Ohne den lebendigen biblischen Jesus Christus kann es jedoch keine heile Welt geben. Christus, die ewige selbstlose, lebenserhaltende Liebe, ist allein das Heil.

Und: Es gibt nur ein Opfer und daraus nur ein Erlösungsangebot. Es gibt keinen Ersatz dafür und auch keine neue Erlösung.

Gott sei eine Frau (feministische Theologie). Der christliche Glaube solle ersetzt werden durch den Mythos von Gaia, der Mutter Erde. Der männliche Gott wird dabei abgelehnt. Vergangene heidnische Göttinen wie Isis, Astarte, Demeter, Hera werden wieder aktiviert.

Gott als Schöpfer alles Lebens, als das Ur-Positiv, kann sich nur männlich zeigen. Im männlichen Ur-Konzept überwiegen die Ur-Eigenschaften der Ordnung, des Willens, der Weisheit und des Ernstes, neben den weiblichen der Geduld, Liebe und Barmherzigkeit.

Im weiblichen Ur-Konzept hingegen überwiegen die weiblichen Ur-Eigenschaften über die männlichen, was den Unterschied zwischen weiblich und männlich ausmacht. So liegt im weiblichen Kraftbewusstsein das empfangende, austragende, erziehende und pflegende Prinzip. Hingegen ist die überwiegende Schöpferkraft, die alles entstehen ließ, ur-männlich, d. h. positiv. Beides zusammen ergibt jedoch erst ein Ganzes. Genauso wie Mann und Frau erst ein Ganzes ergeben.

Das Männliche Gottes wird symbolisch als die Sonne dargestellt und das Weibliche Gottes als die Strahlen der Sonne. (NO)

Eines kann ohne das andere nicht sein. Möchten aber die Strahlen die Sonne sein, wie sollte die Sonne dann strahlen?

In der feministischen Theologie wird die Vorherrschaft des Weiblichen angestrebt. Gott sei eine Frau, wird da behauptet. Selbstverständlich ist auch das Weibliche in Gott, wie oben erwähnt. Wie sonst würde es Frauen geben können, wenn das Weibliche nicht auch in Gott wäre? Die Geschichte hat immer wieder gezeigt, dass der Geist Gottes auch durch Frauen gewirkt hat. Wer aber will Gott vorschreiben, wie Er sich zu zeigen hat? Klingt da nicht der alte Hochmut von Sadhana (später Luzifer) auf, die auch als Geschöpf (Negativ) Gottes die göttliche Schöpferkraft, d. h. Gott selbst, an sich reißen wollte, um über alles herrschen zu können? Sie war es ja auch, die durch den Missbrauch ihres freien Willens und der daraus entstandenen Rivalität gegen Gott den Schöpfungskrieg auslöste, mit all den entsetzlichen Folgen. Übrigens ist die ganze Schöpfung ein Negativ aus dem Ur-Positiv (Gott), d. h. dass Sadhana einst die Leitung der ganzen Schöpfung übertragen wurde. War sie doch der schönste und größte Gedanke Gottes, den Er aus sich herausstellte. Dass sie ihren freien Willen dem Schöpfer gegenüber missbrauchte und als Geschöpf über den Schöpfer herrschen wollte, war ihr großer Fehler, den es gutzumachen gilt.

[Anm.: Was immer wieder zu sehen ist, ist, dass die Fallkinder, die den Vater nicht mehr kennengelernt haben, an eine Schöpfermutter glauben. Sie haben die größte Mühe, einen männlichen Gott über sich anzuerkennen, da sie ihn ja in Seiner unendlichen Liebe nie kennenlernten. Und wie wir von der Harmagedonschlacht wissen, hatte Sadhana vorher ein Millionenheer aus sich herausgestellt. Mit diesem (Teil)Wissen und dem Wissen, dass Kinder immer nur von einer Mutter geboren werden können, versuchen sie selbst den Glauben in denen zu ersticken, die Gott-Vater noch kannten oder von Ihm ausgegangen sind, um bei der Rückführung der Fallkinder mitzuhelfen. Es ist sehr schwer, diesen Kindern einen Glauben an den liebenden Vater zu vermitteln.]

Christus bzw. dem Ein-Gott-Glauben wird die Schuld für alle Kriege unter den Menschen zugeschrieben.

Nicht Christus ist schuld an den Kriegen, Katastrophen, Krankheiten usw., sondern der von Luzifer beeinflusste Mensch selbst ist es, der dies verursacht. Der Gott der Liebe kann keinen Krieg wollen, sonst könnte Er ja nicht die wahrhaftige Liebe sein. Hat Er doch das Gebot gegeben: „Du sollst nicht töten."

Mit der von Luzifer der Gottheit zugeschobenen Schuld wird der freie Wille des Menschen in Frage gestellt. Gott hat uns jedoch den freien Willen gegeben, damit wir uns entscheiden können, entweder gut (d. h. liebevoll) oder böse (d. h. lieblos) zu handeln. Nach beiden Seiten hin gibt es keine Grenzen. Aber nur die Entscheidung für die Liebe führt zurück in die alte Seligkeit und die Vollkommenheit des Menschen.

Ohne den freien Willen könnte der Mensch seinen Ur-Liebes-Funken in sich nicht erwecken und frei ausbilden. Es ist klar, dass Satan dies verhindern will.

[Anm.: Nicht nur, dass Christus uns das Gesetz des Nicht-Tötens gab, sondern Er gab uns sogar das Gesetz der Überwindung der Tötungssucht anderer Menschen: Mit „Halt die andere Wange hin", meint Er die Unerschrockenheit, die den anderen, der gerade töten will, ins Gewissen lasert: Du bist hier falsch! Ich habe Dir nichts getan! Das kann zwei Reaktionen auslösen: Entweder der andere erkennt blitzschnell, dass er mit dem ersten Schlag gesündigt hat, oder er gibt dem Bösen nach. Dann stirbt zwar der Gottgewollte unschuldig, kann aber sofort zum Vater heim, wenn er ihm vergibt: „Vater vergib ihnen, denn sie wissen nicht, was sie tun." Denn der Töter hat sich damit bereits einen eigenen gewaltsamen Tod oder „Tod auf Raten" oder eine ähnliche Austragung besiegelt, die z.B. so aussehen kann, dass er im Alter jahrelang bettlägig und schwer leidend darniederliegt, damit die Reifeprozesse zum Heil seiner Seele stattfinden können, die ihn als ersten Schritt in die Demut bringen aus welcher dann die Liebe zu Gott und dem Nächsten entstehen kann.]

Jesus sei auch nur ein Mensch gewesen. Er sei ein Mensch wie wir alle.

Jesus war zwar Mensch, aber Er war Gott zugleich, d. h. im Menschen Jesus wohnte die ganze Fülle der Gottheit leibhaftig (Kolosser 2,9). Gott war also tatsächlich in Jesus auf der Erde in Israel. Als Jesus war und ist Er unser Bruder und Freund, als Gott ist Er unser Schöpfer.

Wir seien mehr als Christus, denn Er sagte: „Ihr könnet noch Größeres tun als ich getan habe."

Dazu heißt es in der NO: Es kann zwar der Sohn erreicht werden, denn es heißt: „Ihr werdet noch Größeres tun denn Ich!" Also kann auch der Vater erreicht werden, denn es steht geschrieben: „Ihr sollet vollkommen sein, wie da ist euer Vater im Himmel vollkommen." Der Mensch hat die Fähigkeit in sich, die Strahlen der Liebe in sich zu bündeln und damit große Werke der Liebe zu tun. Es ist, als wenn man auf der Wiese Blumen sammelt zu einem schönen Strauß, wo dann der Strauß viel intensiver wirkt, als wenn die einzelnen Blumen auf der Wiese verstreut bleiben.

Darüber hinaus aber haben Vater und Sohn als vollkommen ein Wesen in sich den Hl. Geist, der unendlich ist in allen Dingen und somit ewig unerreichbar.

Will man den Sohn oder den Vater anstreben, so kann das verziehen werden. Will man aber den Hl. Geist anstrebend erreichen, so wird das nicht verziehen, denn da greift das Geschöpf nach der Macht Gottes. (NO)

Die obige Aussage kann auch insofern missverstanden werden, als einer glaubt, dass er größer oder mehr sein könne als Gott selbst. Dahinter stünde wieder der Anspruch, Gott selbst sein zu wollen.

Auch Sadhana wollte einst größer als Gott sein und ist gestürzt.

[Anm.: Es geht hier auch um einen Zeitfaktor: „Ähnlich, wie Christus zu den Jüngern sagte: „Ich kann Euch heute nicht

alles sagen. Wenn aber kommen wird der Geist der Wahrheit, der wird Euch in alle Wahrheit führen", so bedingt dieser Satz, dass die Menschen schlichtweg noch nicht in der Lage waren, alles zu verstehen. Ebenso ist es jetzt: Wir dürfen die Dinge tun, die zu Christi Zeiten die Menschen schlichtweg überfordert hätten, wie zum Beispiel in Seiner Innenschau sich mit Menschen wieder vertragen, mit denen man sich vor vielen hundert Jahren verkracht hat, oder die Menschen in Ruhe darüber aufzuklären, dass ihre Hüftprobleme auf übler Nachrede beruhen, was sie damals wahrscheinlich gar nicht verstanden hätten u.ä. Vieles, was bei den Menschen der früheren Zeit im Verständnis überhaupt nicht möglich war, ist jetzt möglich. Aber deswegen ist es bei weitem noch viel weniger, als Gott als Schöpfer tun kann – oh, lasst uns uns nicht an der Schöpfungsfrucht vergreifen! Das Ergebnis kennen wir ja – in dem müssen wir ja jetzt leben!]

Es gebe keinen persönlichen Gott, sondern nur eine Kraft. Wer sich mit dieser Kraft verbände, sei auch wie Gott. Es gebe weder Gott noch Luzifer, sondern nur eine neutrale Kraft. Gott als Ist-Sein, als Energie.

Die Ur-Persönlichkeit Gottes als Jesus Christus wird mit diesem Ausspruch wieder geleugnet und Gott wird reduziert auf eine „Kraft" oder „Energie". Gott wird entpersönlicht. Mit der Aussage, dass es weder Gott noch Luzifer gebe, wird unter anderem abgelenkt vom Machtkampf, den Luzifer als „Rivale" Gottes ausgelöst hat.

[Anm.: Immer wieder wird aber bei den Menschen, die das weiße Licht des Schöpfers im Inneren Auge sehen (und nicht dieses scheußliche Indigoblau des Fallkindes), der Schöpfer auch als Person sichtbar. Christus zeigt sich denen, die wahrhaftig an Ihn glauben, auch als Schöpfer in der Gestalt,

die Er sich selbst, aus der Ursonne heraustretend, gegeben hat. Immer wieder erlebt Ihn das Kind als Liebe pur, in die es sich flüchten und in Seinem Arm liegen möchte! Das lässt Er dann auch zu: Das schönste Erlebnis, was nach der Reinigung aller karmischen Gebundenheiten dem Erdenkinde passieren kann. Das vergisst es auch nie wieder!]

Der Mensch hätte Gott nach seinem Ebenbild erschaffen, heißt es an anderer Stelle. Er hätte ihn aus seiner Phantasie erschaffen.

Wieder eine Umkehrung bzw. Verdrehung der Tatsachen, denn nicht das Geschöpf hat Gott, sondern ewig hat Gott als Geist den Menschen und alle Kreatur erschaffen. Daher können nur wir das Ebenbild vom Urbild Gottes sein und nicht Gott unser Ebenbild! Ein Mensch, der Ersteres glaubt, macht sich zum Schöpfer Gottes. Das ist wohl einer der schwärzesten Gedanken Luzifers, den er den Menschen einzureden versucht.

Statt des persönlichen Ur-Gottes, der mit Seinen Ur-Erzengeln und Erzengeln Sein Reich regiert, gebe es Maitreya und die große weiße Bruderschaft, die Meister der Weisheit, eine Hierarchie von Geistwesen, die die innere Regierung unseres Planeten bilden und das Universum regieren würden.

Jesus: „Ihr sollt euch nicht lassen Meister nennen; denn einer nur ist euer Meister und das bin Ich."

Maitreya, der offensichtliche Antichrist, bilde mit seiner großen weißen Bruderschaft, den Meistern der „Weisheit", die innere Regierung unseres Planeten und würde das (materielle) Universum regieren. Es ist schon eigenartig, dass „hohe" Lichtgeister, die sich auf die Erde inkarnieren, in ihrem Eigenlichte nur die Selbstverwirklichung lehren, ohne auf das Angebot der Schuldvergabe Christi und auf Seine Gnade einzugehen. Sie erwähnen auch das Erlösungswerk Christi nicht und dass Er der alleinige Gott ist.

Mit diesen Meistern der „Weisheit" soll auch gechannelt werden von den Anhängern. Ob die ihnen allerdings die volle Wahrheit über Christus als Gott vermitteln können, ist fraglich. Dass von den Empfängern der Channelings Geld verlangt wird, beweist, dass diese Menschen noch lange nicht im rechten Geist sind, denn materielles Geld als Fixum für Geistiges entwertet denn Geist.

Vielleicht sind auch so manche Meister der Weisheit Engel Luzifers, die mit den materiellen Gesetzen: Auge um Auge, Zahn um Zahn usw. das Universum (d. i. den materiellen Körper Luzifers) regieren. Ist doch die Akasha-Chronik das Bewusstsein bzw. das Gedächtnis Luzifers im Universum.

[Anm.: Es ist de facto noch schlimmer: Die Channels empfangen etwas, von dem sie selbst nicht wissen, woher es kommt, weil sie nicht wissen, dass sie die Lehren des Antichristen heruntergeben und damit die Menschen in dessen Hände führen. An der Menge der angebotenen Kurse merkt man, wie sehr die luziferische Seite dieses Wissen verbreiten will. Wenn sie wüssten, dass sie die gesamten Schäden, die sie damit anstellen, wiedergutmachen müssen, würden sie die Hände davon lassen! Denn wie wir aus den Anfängen der Schöpfung wissen, schuf auch Sadhana ihre sieben Erstlinge, die sich heute Erzengel nennen, und zum Teil sogar sich dieselben Namen gegeben haben. Wenn man dann aber auf die Botschaften hört und merkt, dass dieser sogenannte Erzengel auf Meister oder Mantren oder sogar auf Symbole und Zeichen verweist, dann muss es in einem doch schon klingeln, dass dieser nie und nimmer der rechte Erzengel sein kann! Da wird das Verwirrspiel am größten. Dort heißt es aufpassen: An der Früchten werdet Ihr sie erkennen, also am

Inhalt der Botschaft: Stimmt das, was das Wesen sagt, mit der Botschaft von Jesus Christus überein? Wenn nicht, so ist es nicht von Ihm! Sondern von einem der „geklonten Wesen", die sich denselben Namen gaben.

Siehe auch http://gandhi-auftrag.de/Michael.htm

Mehr dazu in dem Buch von Claire La Belle: „Heilung von der Seele her" Band 4 : „Aufräumen", welcher im Frühling 2009 erscheinen wird.]

Der neue Christus würde physisch als Maitreya kommen.

Jesus Christus aber sagt: „Ich werde nie mehr aus dem Körper eines Weibes irdisch geboren werden. Wenn Ich wiederkomme, dann nur in einem direkt materialisierten Körper, den Ich jederzeit wieder auflösen kann." (NO)

Der neue „Christus" hat also mit dem wahren alten nichts zu tun.

Maitreya sei der Christus der Christen, der 5. Buddha der Buddhisten, der Messias der Juden, der Krishna der Inder und der Mahdi der Moslems. Er sei die Vereinigung aller Leitfiguren der großen Religionen.

Da erhebt sich Maitreya wieder über Jesus Christus als Gott.

Maitreya (= Maya + Tier), der offensichtliche Antichrist, gibt sich als der neue Christus aus, der alle Religionen vereinen will. Dabei wird so vorgegangen, dass von allen großen Religionen Teile rausgenommen und zu einer universalen Religion verschmolzen werden, wodurch die einzelnen alten Religionen entwertet werden.

Vorausgesagt ist, dass sich Luzifer (als Maitreya) am Ende dieser Schöpfungsperiode als einziger Gott ausrufen wird, was aber auch sein Ende sein wird. Denn dann, so heißt es in der NO, wird

Jesus Christus in Seiner voller Macht erscheinen und dem Scheingott ein Ende bereiten.

Maitreya sei der neue Erzieher des Menschengeschlechts. „Ich bin der Erzieher der Welt und des Menschengeschlechts. Leiter des Reiches Gottes auf Erden."

Er sei der wiedergekommene Christus. Er sei das Oberhaupt von Göttern und Meistern. Jesus wäre nur einer seiner Jünger.

Jesus: „Es gibt neben Mir keine zweite oder unabhängige Kraft oder Macht." (NO)

Luzifer hat wohl die Menschheit erzogen, aber in was für eine Richtung? Er hat die Menschen zu Herrschsucht, Habsucht, Genusssucht, Gewinnsucht, Eitelkeit und Egoismus usw. erzogen, und die meisten Menschen haben sich in ihrer Lauheit leider von ihm erziehen lassen bzw. ihre eigenen schlechten Eigenschaften so belassen wie sie waren.

Durch Maitreya gibt Satan einen neuen Impuls zur „Erziehung" der Menschen. Und so will er auch das Reich „Gottes" auf Erden leiten, das in Wirklichkeit jedoch das Reich Luzifers ist.

Jesus hingegen sagte: „Mein Reich ist nicht von dieser Welt." Das Reich Gottes ist im Inneren des Menschen zu suchen.

Jesus sei nur einer der Meister im Himalaya, der den 4. Grad auf der Stufe zur Vollkommenheit erreicht hätte. Maitreya hingegen, der „Christus des Neuen Zeitalters", hätte die 7. Stufe erreicht. Christus, so heißt es, müsse von ihm lernen bzw. von ihm geführt werden.

Was für eine Wahnvorstellung Satans! Jesu ein geringer Avatar, der durch Seine Kreuzigung eine gewisse Stufe erreicht hätte, aber sich vor dem höchsten Avatar im indischen Himalaya beugen müsse. Es ist der alte Wunsch Luzifers, dass Gott sich vor ihm beugen muss, geboren aus seinem ungezügelten Machtwahn.

Dazu Jesus: „Es gibt keinen Gott neben, über oder unter Mir." Und: Bis das Letzte erlöst sein wird, regiert Jesus Christus, wird Er der Herr sein und muss Sein Opfername angerufen werden, wenn einem geholfen werden soll. (NO)

Christus sagte: „Mir ist gegeben alle Gewalt im Himmel und auf Erden."

Christus würde sich, wie alles im Kosmos, weiterentwickeln. Die Kirchen hätten seine Göttlichkeit überbetont.

Wie könnte sich Gott, der vollkommen, unendlich und ewig ist, weiterentwickeln?!

Maitreya: „Es ist wahr, ich bin der Christus Gottes, denn Gott ist alles und alles ist Gott. Ich bin das Licht der Welt." (Gebetsinhalte).

Von den Geistern der planetarischen Hierarchie stamme der New-Age- Plan (ein Geheimplan).

Mit der ersten Behauptung, dass Gott alles und alles Gott sei, wird wieder das ganzheitliche antichristliche Prinzip betont, wobei weder Unterschiede in den Liebesabstufungen noch zwischen Geschöpf und Schöpfer gemacht werden.

Luzifer, der durch seine lieblosen Eigenschaften die größte Finsternis ist, bezeichnet sich als das Licht der Welt. Tatsächlich aber ist er das Irrlicht und die geistige Finsternis für diese Welt.

Die planetarische Hierarchie kann aus nichts anderem als den selbst- und machtsüchtigen Geistern des materiellen Reiches Luzifers bestehen. Die Materie ist ihr Reich. Das Reich Gottes hingegen ist nicht von dieser Welt, wie Christus selbst sagte.

[Anm.: Auch hier denkt an die Begegnung des Klienten, der dem Maitreya die Hände schüttelte: Er ist eiskalt! Er kennt keine Liebe!]

Maitreya, der „Christus des Neuen Zeitalters" würde Wunder wirken.

Er wird sich anbeten und verehren lassen. Maitreya als Antichrist (Luzifer) wird große Wunder vollbringen.

Wie es auch in der NO heißt, soll der Antichrist Wunder vollbringen können. Er wird sogar Menschen von ihren Krankheiten heilen können, aber er wird es nicht zur Ehre Gottes tun, sondern nur zu seinem eigenen Ruhm. Wieder ist die Ichsucht das Motiv seiner Handlungen.

<u>Jesus sagte auch voraus:</u> „Denn es werden sich erheben falsche Christusse und falsche Propheten, die Zeichen und Wunder tun, dass sie auch die Auserwählten verführen, so es möglich wäre."

[Anm.: Die „Heilungen", die der Antichrist vollzieht, sind nichts anderes als das Herausschieben der Krankheit aus dem Körper zurück in die Aura oder feinstoffliche Welt, die unseren Körper umgibt. Damit ist aber das zugrundeliegende Thema nicht gelöst. Also muss dieses Thema wieder in den Körper zurückfallen, um den Menschen in diesem oder einem nächsten Leben daran zu erinnern, dass es noch zur Erlösung/Auflösung ansteht. Was haben wir damit gewonnen? Nichts. Zeit haben wir verloren, denn wenn der Vater uns eine Krankheit schickt, aufgrund derer wir zum Nachdenken kommen wollen, was Er uns damit aufzeigen will, und wir lassen uns die Krankheit herausschieben, so werden wir dieses Thema einstens wieder aufnehmen müssen. Dann wird es aber schwieriger, denn es schickt uns unter Umständen nach diesem Tode in die Seelenebene zurück, aus der wir

gerade gekommen sind, weil wir das Thema zu Lebzeiten nicht bearbeitet haben. Dort sehen wir den Konflikt dann wieder non-stop, was uns noch mehr an die gefallenen Ebenen bindet. Denken wir daran: Die Erde ist der Planet, auf dem wir unsere alten Programme und Gebundenheiten durch die Liebe, die uns Jesus Christus gelehrt und in unser Herz gelegt hat, am schnellsten lösen können. Lösen wir sie zu Lebzeiten, dann können wir auch nach diesem Leben in die Ebene wandern, die unserem erlösten Zustand entspricht. Lösen wir sie nicht, fallen wir wieder zurück in die Ebene, wo das unerlöste Thema schon immer unser Kreuz war...und können genau dieses nochmals auf uns nehmen. Wollen wir das? Also, was hilft uns die physische Heilung, ohne zu erkennen, warum wir die Krankheit tragen?

Siehe dazu auch die Buchserie: „Heilung von der Seele her" von Claire La Belle]

Jene, die sich weigern würden, Maitreya als den neuen Christus anzunehmen, „erwartet das Schwert der Spaltung". Tötung derer, welche seinen Zielen nicht zustimmen.

Die religiöse Freiheit im so genannten Neuen Zeitalter wird danach also ganz aufhören. Das Diktat nur eines Glaubens, einer Religion, eines Machthabers wird herrschen (die universale Religion des Neuen Zeitalters).

Juden und Christen wird Gewalt angedroht, sollten sie zur Zusammenarbeit mit Maitreya nicht bereit sein. Danach wird es zu Verfolgungen der Christen und der Juden in aller Welt kommen.

[Anm.: Wie zu allen Zeiten holt Vater Seine Kinder aus der Gefahrenzone heraus, wenn sie wollen. So hat Er auch jetzt wieder Teile von Kontinenten als „Lichtmenschinseln" herausgesucht, in denen Seine Kinder die Zeit friedlich überle-

ben können, ähnlich wie zu Abrahams Zeiten. Wichtig ist nur, dass Seine Kinder den Impuls auch vernehmen und umsetzen, bevor die Zeit der großen Verfolgungen gekommen sein wird.]

Christliche Ordnung, christliche Symbole und christliche Feste sollen abgeschafft werden.

(Z. B. X-mas statt Christfest oder Weihnacht stellt einen Anfang dar, Erntedank wird ersetzt durch Halloween.)

Mit der Abschaffung der christlichen Symbole wurde ja schon in verschiedenen Ländern begonnen. Über die Abschaffung der christlichen Feiertage wird noch gestritten.

Die Ordnung Gottes, die Ordnung der Liebe, ist ja schon fast völlig abgeschafft.

Gott, das Ist-Sein, sei alles. Er sei als Kraft sowohl gut wie böse, Wahrheit und Lüge, Gerechtigkeit und Ungerechtigkeit, Liebe und Lieblosigkeit, Finsternis und Licht, die Ordnung und die Unordnung, Lüge und Wahrheit etc. Er sei alles in allem. Er sei auch die Hässlichkeit, und die Leidenschaften und Begierden kämen auch aus Ihm. Dieser unpersönliche Gott sei alles in allem. Man müsse alles ganzheitlich sehen.

Ein Gott in dem auch das Böse ist, kann kein Gott sein. Dass Luzifer das Böse kreiert hat, wird geleugnet und Gott in die Schuhe geschoben.

Danach wären Luzifer und Gott eins!

Die göttliche Kraft kann nicht gut und böse gleichzeitig sein, wie schon erwähnt. Die göttliche Kraft wird von Gott immer nur zum Guten angewendet. Dass sie von Luzifer und seinem Anhang missbraucht und zu bösen, d. h. lieblosen, Handlungen verkehrt wurde, kann von Gott nicht gewollt sein.

Es wird nicht mehr unterschieden zwischen der absoluten Reinheit Gottes und der ichsüchtig, unrein gewordenen Welt. Wenn man aber zwischen Gut und Böse, Liebe und Lieblosigkeit nicht mehr unterscheiden will, kann man sich auch nicht mehr zum Guten, d. h. zur wahren Liebe verändern.

Alle Gegensätze sollen ausgeglichen werden. Wissenschaft und Okkultismus seien eins. Gut und Böse seien eins, Mann und Frau seien eins und es gebe weder schön noch hässlich, weder Lüge noch Wahrheit, weder Gier noch Bescheidenheit, usw. Das Ist-Sein, das die volle Harmonie sei, gleiche alles aus.

Die alte bewährte Wertelehre wird damit aufgelöst. Verwirrung wird dadurch gestiftet bei den Gläubigen.

Eine moralische Ganzheitlichkeit wird da propagiert, wo Gott auch Leidenschaften und Begierden hat, ein Gott, der schön, aber auch hässlich ist, der die Wahrheit, aber auch die Lüge ist, der gut, aber auch böse ist usf. Es ist alles eins! Das sind wahrhaft satanische Gedanken, absolut gegen den wahren Gott gerichtet.

[Anm.: Diese Worte sind wirklich die, die Krishna vor 5000, bald 6000 Jahren sprach, als er Arjuna in der Mahabaratha-Schlacht zum Töten verführte: „Gut und Böse sind alles eins, es gibt eine Wahrheit hinter der Wahrheit. Alle Menschenfallen in die Dunkelheit, nur durch die Dunkelheit führt der Weg ins Licht." Wer kann so etwas nur sagen? Wirklich nur die Wesen, die in die Dunkelheit gefallen sind, weil sie sich von Gott abgewandt haben. Die Gott zugewandten Wesen brauchen nicht in die Dunkelheit zu fallen, weil sie Licht sind und Licht bleiben. Dahinter steckt auch der Plan des Antichristen, alle Wesen an sich zu reißen.

Und das Gesetz von Ursache und Wirkung, Saat und Ernte wird ausgehebelt. Oh weh, wenn die Wesen dann erkennen müssen, wer sie wirklich sind, und gegen wen sie dort gehandelt haben!?! In deren Schuhen möchte ich im Moment des Erkennens nicht stecken. Das wird wirklich Heulen und Zähneklappern sein....]

Über einen Mörder heißt es z.B.: er sei eben so, wie er sei. Gott, das Ist-Sein, gleiche auch das aus

Verantwortlichkeit für eine lebensfeindliche Tat wird abgelehnt. Der Papa wird schon alles richten!

Das Ist-Sein, das universale pure Sein, kümmere sich um nichts, es schwebe glücklich in seinem Ur- Sein. Dieses Ist-Sein gebe auch keine Gesetze, denn es schränke sich selbst nicht ein.

Ein unverantwortlicher Gott also, dem sein Glück wichtiger ist als das seiner Kinder. Er lässt seine Kinder völlig ohne Orientierung und ohne geistige Fürsorge verkommen.

Wie aber sollte sich der Mensch ohne Lebensgesetze orientieren? Ohne das Vorbild der Liebe kann kein Kind zum wahren Menschen werden.

[Anm.: Dadurch würden Chaos und Durcheinander ohne Ende entstehen. Wer aber Gott kennt, weiß, dass Gott die Ordnung ist und nur der Gefallene Unordnung ins Ganze bringt. Die Gottesordnung erkennt man schon an seinem Körper: Wenn nur ein einziges Teilchen nicht so funktioniert, wie der Schöpfer es vorhergesehen hat, weil der Mensch in seinem Wahn irgendetwas verändert hat, gerät das ganze Gefüge durcheinander. Denken wir nur einmal daran, was passiert, wenn nur ein einziges Organ (Bauchspeicheldrüse) nicht ge-

nug Insulin produziert, weil der Mensch die Insulinproduktion irgendwann zerstört hat? Wie viele Störungen entstehen dann im täglichen Leben?

Ebenso entstehen Störungen im ganzen Gefüge der Schöpfung, wenn nicht jeder einzelne auf Gottes Willen, das heißt: auf das harmonische Zusammenspiel des Ganzen unter Gottes Führung ausgerichtet ist.]

Eine neue religiöse Ordnung soll entstehen.

Alle Religionen sollen zusammengefasst werden zu einer einheitlichen Weltreligion. Eine Synthese der Religionen wird angestrebt.

Alle Religionsstifter (indisch: Avatare) werden dabei vereinnahmt in die neue Weltreligion.

Von der Theosophie her, die keine Religion im Vollsinne ist, werden die Lehren und Begriffe von anderen Religionen vereinnahmt und umgedeutet, woraus dann eine universelle Weltreligion des Wassermannzeitalters entstehen soll. Dieses Theosophiebewusstsein ist wie ein Virus in den Religionen, da sie alle zu entwerten und zu vermenschlichen versucht. Buddhistische und hinduistische Vorstellungen herrschen vor. Was dabei herauskommt ist eine Menschen-, aber keine Gottesreligion.

Dazu Christus: „Es gibt nur eine Kirche auf Erden und das ist die Kirche Christi. Und die ist ohne äußere Institution oder Organisation. Dazu gehören alle jene Gläubigen, die an Mich und Meine Lehre glauben und auch danach leben, egal welcher christlichen Richtung oder Sekte sie angehören."

Aussagen und falsche Behauptungen:

Sünde sei nur eine falsche Sichtweise. Man brauche nur zu erwachen und alle schlechten Eigenschaften seien weg.

Damit wird den Menschen suggeriert, dass sie keine seelische Anstrengung zu machen brauchen, um ihre lieblosen Eigenschaften, Leidenschaften und Begierden zu überwinden. Man brauche nur mit einem einmaligen Akt zu erwachen (im Bewusstsein des Universums) und alle Sünden und alle Schuld seien verschwunden.

So werden die Seelen in der Trägheit belassen und darin noch bestärkt und der Wille geschwächt, wodurch derselbe von den Gegenkräften Gottes leicht beherrscht bzw. verdorben und versklavt werden kann. Das Verantwortungsbewusstsein Gott gegenüber, aber auch den Mitmenschen und auch sich selbst gegenüber wird dadurch als nicht nötig hingestellt. Wenn dann noch behauptet wird, dass Sünde eine falsche Sichtweise sei, dann heißt dies ja nichts anderes, als dass es keine göttlichen Lebensgesetze gibt, die man übertreten, d. h. davor sündig werden kann, und dass es im Letzten natürlich auch keinen Gott gibt. Das alles kann den Menschen nur von Satan eingegeben werden.

[Anm.: Auch da wieder: Das Gesetz von Ursache und Wirkung gilt: Wer sich dem glaubt zu entziehen, belügt sich selbst...und landet in einer entsprechenden Lernebene...]

Die polare Welt sei eine falsche Wahrnehmung. Gott (als Kraft) und Welt seien im tiefsten identisch.

Wieder eine eklatante Verdrehung der tatsächlichen Verhältnisse. Steht doch die Welt Gott feindlich gegenüber und kann daher nie eins sein mit Ihm. Die Welt hat als Basis die selbstsüchtige, egoistische, lebensschädigende Liebe und Gott hingegen die selbstlose, lebenserhaltende, wahrhaftige Liebe. Diese zwei Arten von

Liebe können niemals eins sein. Satan und Gott können nicht eins sein. Wieder ein Verwirrungsversuch Satans.

Christus war nur ein Mensch.

Da wird Christus als Nur-Mensch hingestellt. Nur der materielle Körper gilt für Luzifer.

Der Schöpfer wird dabei zum Geschöpf degradiert und das Geschöpf macht sich zum Schöpfer. Der alte Hochmut Luzifers.

Natürlich war Christus auch Mensch, aus einem Weibe geboren, jedoch wohnte in Ihm die Urindividualität Gottes. Er war und ist die ewige Gottheit.

Christus, so heißt es in der NO, ist der alleinige Gott mit aller Macht und Kraft. Es gibt sonst keinen Gott.

Der Mensch ist Gott. Gott und Mensch seien auch eins.

Der Mensch wird durch diese Aussage zu Gott und Gott zum Menschen gemacht. Wieder ein frecher Täuschungsversuch Luzifers.

Wir sind wohl mit Gott verbunden durch Seine Gnade und verbinden uns mit Ihm, wenn wir in der göttlichen Liebe leben, jedoch sind Mensch und Gott im Letzten nicht eins. Schöpfer und Geschöpf werden ewig als Positiv und Negativ getrennt sein.

In der Liebe können wir wohl mit Gott vorübergehend wie eins sein, jedoch werden weder Gott noch der Ihn Liebende ihre Ur-Individualität dabei jemals verlieren, genauso wie Mann und Frau als Liebende in der Liebe verschmolzen sein können, aber trotzdem ihre Individualität nie verlieren werden.

Wir können als Kinder Gottes wohl auch Engel sein, wenn wir so vollkommen geworden sind wie es der Vater im Himmel ist, jedoch kann keiner von uns Menschen jemals die Ur-Gottheit im Ganzen sein. Der Schöpfer bleibt Schöpfer und das Geschöpf bleibt ewig Geschöpf.

[Anm.: Wie wichtig ist es, sich immer als Kind des Vaters zu sehen und zu Ihm aufzuschauen! Denn nur dadurch erhalten wir uns die Demut, die uns zum geliebten Kind des Vaters werden lässt.]

Die Wurzel alles Übels sei die Trennung von der Ganzheit. Alle Gegensätze sollen ausgeglichen werden. Eine Weltgesellschaft ohne Spannungen wird angestrebt.

Die Wurzel alles Übels ist in Wirklichkeit der Hochmut, aus dem alle anderen schlechten Eigenschaften entstanden sind wie Geiz, Neid, Habsucht, Ehrsucht, Eifersucht, Hadersucht, Herrschsucht und daraus Raub, Mord usw. Der Hochmut im Verhältnis zur Demut kann nur ausgeglichen werden, indem der Hochmut zur Demut verwandelt wird.

Der Gegensatz von Gut und Böse kann nicht einfach irgendwie ausgeglichen werden. Wenn Gut und Böse eins sein würden, dann würde die ganze Schöpfung verfaulen, weil keine Überwindungstätigkeit mehr stattfinden würde. In einer Weltgesellschaft ohne polare Spannungen wäre ein anregendes Leben nicht mehr möglich.

Hinter dem Wunsche der Aufhebung der Trennung von der Ganzheit verbirgt sich Luzifers alte Sehnsucht, Gott selbst sein zu wollen in der Ganzheit. Wenn es keinen Unterschied mehr gebe zwischen dem Schöpfer und dem Geschöpf, dann wäre Luzifer auch Gott. Dann wäre er auch der Schöpfer alles Lebens und die Ur-Quelle alles Seins. Ein Anspruch, der nie in Erfüllung gehen wird.

New Age sei das neue goldene Wassermannzeitalter. Die Zukunft würde paradiesisch, es würde alles in Harmonie übergehen. Das goldene Zeitalter hätte begonnen.

Da wird dem Menschen in Sachen Zukunft Sand in die Augen gestreut.

Mit dem Versprechen einer rosigen Zukunft wird dem Menschen zu suggerieren versucht, dass sowieso alles in Ordnung sei und dass aus dieser Ordnung heraus eine paradiesische Zukunft zu erwarten sei. Die Wirklichkeit sieht allerdings anders aus. Die Ordnung Gottes wurde schon längst umgestoßen und wir befinden uns in einem extremen Chaos, was sicherlich keine rosige Zukunft ergeben kann.

Dass wir in eine friedvolle Zeit gehen würden, ist also eine genau kalkulierte Täuschung Satans. Denn wenn man sich in den Willen der Mehrzahl der Menschen hineinversetzt, kann man ja leicht erkennen, dass sie im Gegenteil von Gott weg ins eigene Verderben stürzen.

Die Täuschung hat zur Folge, dass sich der Mensch innerlich nicht vorbereitet auf die Wende. Er wird blind gehalten und in dieser Blindheit werden ihn die apokalyptischen Ereignisse überrollen. Man kann sich vorstellen, dass ihn die dabei frei werdenden zerstörerischen Energien plötzlich in eine Panik versetzen werden, was viele vorzeitig das Leben kosten wird.

Das Vorgaukeln einer rosigen Zukunft ist sozusagen ein hinterhältiger Impuls Satans zur Wahrnehmungs-Verweigerung oder - Ablehnung der seelischen und geistigen Tatsachen.

Dass die Zukunft anders kommen wird, bezeugt auch eine Aussage Christi: „Ich werde euch einen Feind aus den Lüften senden, gegen den alle Heere der Welt vergeblich ankämpfen werden". Und: „Ich werde die Erde von ihrem Unflat säubern."

[Anm.: Siehe hierzu auch: „Der aktuelle Stand der Dinge, Herbst 2008: http://gandhi-auftrag.de/aktueller_stand.htm]

Es werde keine große Katastrophe kommen, kein neuer großer Krieg.

Das sind Aussagen entgegen den Prophezeiungen, die Gott selbst gemacht und uns auch durch seine Seher vermittelt hat.

Obwohl der Dritte Weltkrieg schon vor unseren Augen begonnen hat, wird er noch abgestritten. Wohin sonst kann die Selbstsucht und der daraus entstehende schrankenlose Hochmut und die grenzenlose Herrschsucht führen als in die gegenseitige Vernichtung?

Und wenn sich der Mensch nicht ändert, muss Gott mit einer kosmisch- irdischen Katastrophe eingreifen, um die Menschheit aus ihrem Materiewahn wachzurütteln.

Zum Trost wird uns von geistiger Seite aber auch kundgetan, dass der aus dem Hochmut entstandene materielle Willenskampf der Menschen vorübergehen und die Menschheit in eine höhere Stufe der Erkenntnis übergehen und sich aus der alten Ichsucht befreien wird.

Reinkarnationsglaube: man käme so lange immer wieder auf die Erde, bis man vollendet sei.

Das könnte ja von der Trägheit der Seelen so ausgelegt werden, dass man in diesem Leben noch alles im Übermaße genießen und ausleben kann und in der nächsten Inkarnation dann noch immer die Möglichkeit hätte, für Seele und Geist etwas zu tun. Das könnte man natürlich dann in jeder Inkarnation sagen, wenn es die Reinkarnationen auf Erden bis zur Vollendung einer Seele, **wie es die indische Vorstellung ist**, überhaupt gibt. Nach der

urchristlichen Lehre gibt es wohl auch die Reinkarnation, hauptsächlich jedoch für Lichtgeister, die von Zeit zu Zeit auf die Erde
gehen, um die wahre Lehre Gottes wieder zu verbreiten. Sie sind
das Salz der Erde.

Jede Seele wird von Gott anders geführt, und es ist nicht die Regel, dass eine Seele ihrer Vollendung wegen nochmals auf die
Erde zurückgeführt werden muss. Wohl gibt es nach der NO Ausnahmen, **wo es für eine Seele das Beste ist, nochmals auf der
Erde zu inkarnieren.** Allgemein ist es aber so, dass die Seelen
gemäß ihres Reifegrades auf einer der Milliarden Erden oder
Sonnen, gemäß ihrer Eigenart und seelischen Reife, weitergebil-
det werden, was dort besser geschehen kann als auf unserer Erde.

Jesus sagte dazu: „In Meines Vaters Haus gibt es viele Wohnun-
gen."

Überdies hat Christus gezeigt, wie man durch die wahre Liebe
und Barmherzigkeit das persönliche Karma in einem Erdenleben
auflösen kann. Die wahre Liebe zu Gott und den Mitmenschen
löst alle vergangenen Sünden auf.

*[Hierzu eine Anmerkung aus Claire La Belle, „Heilung von der
Seele her", Band 1: „Diese Wiedergeburt findet aber nicht
zwingend nur auf der Erde statt, wie viele meinen, sondern
auch auf anderen Entwicklungsebenen. So darf man sich
nicht ein Rad der Wiedergeburt vorstellen, mit immer wieder
zwingend auf der Erde stattfindenden Inkarnationen. Es finden Reinkarnationen auf der Erde statt, das ist klar, aber
nicht Tausende, wie manche östlichen Philosophien meinen,
sondern einige wenige, und viele auf geeigneteren Seelenebenen.*

*Sonst würde überhaupt keine Rückführung stattfinden, da die
Seele in ihrer Erdeninkarnation, welche das schwierigste
Lehrstück darstellt, oft nur ihren nichtgöttlichen Verhaltens-*

weisen weiter frönen würde, inspiriert noch durch den Einfluss dämonischer Kräfte, welche hier auf der Erde bestrebt sind, Befreiungswege zu zerstören. So findet eine Weiterführung der Seele auf einer geeigneten weiteren Lernebene statt, welches die Erde sein kann, aber nicht sein muss." (Zitat Ende)

In der Reinkarnationstherapie, welche Claire La Belle beschreibt, (im Gegensatz zu Rückführungen, wie sie oft in der Esoterikszene angeboten werden), geht es um Heilung von Unerlöstem und dem Vollziehen von Verzeihensprozessen, wo oft sehr alte Wunden geheilt werden beim Klienten und bei vielen beteiligten Menschen und Seelen. Der Mensch wird hierbei also nicht in ein früheres Leben zurückgeführt, sondern nur mit den Personen zusammengeführt, mit denen noch ein Konflikt aus dem jetzigen oder einem früheren Leben vorliegt. Dieser Konflikt wird mit den Personen in der Innenschau gelöst, ohne dass sich die Person das dazugehörige Leben noch einmal anschauen muss. Dadurch wird der Klient zum Verstehen geführt, dass er die in sich zugrundeliegenden Lernthemen erkennt und aufarbeiten kann. Die Erdeninkarnation ist für viele Seelen die schnellste Form der Abtragung, da die Ereignisse nicht, wie in den Seelenebenen, den Seelen permanent vor Augen stehen. Durch den abgedeckten Zustand kann die Liebe zueinander neu entdeckt werden und vieles automatisch gelöscht werden, was sonst durch die starre Haltung in den Seelenreichen oft Tausende von Jahren gebraucht hätte. Deswegen inkarnieren sich die Verstrittenen oft wieder als Gruppe, um miteinander in Liebe auszuhandeln, was sie vorher im Streit trennte. Siehe auch „Heilung von der Seele her", Band 2, Kapitel Neuplanung]

Leid sei nicht nötig, müsse nicht sein. Die Angst loszulassen sei die Antwort auf alle Leiden. Man hätte die Wahl zwischen

Angst und Liebe. Man müsse den Weg des Schmerzes nicht gehen.

Von der geistigen Seite hingegen heißt es, dass Leid wohl nötig sei, um die Menschen wachzurütteln von ihrer finsteren Ichsucht, in die sie sich verfangen bzw. verstricken haben lassen. Und das ist ohne Schmerz nicht möglich. Oft wachen Menschen erst im Spital geistig auf, stellen sich existenzielle Fragen und ändern oft ihr Leben.

Die Angst loslassen und man sei frei vom Leid, das klingt sehr einfach. Wie aber die Angst loslassen? Angst kann, meiner Erkenntnis nach, nur durch Vertrauen gelöst werden. Vertrauen aber zu wem? Ohne das Vertrauen zu einem Gott der Liebe kann die Angst nicht wirklich verwandelt bzw. erlöst werden. Dieser Gott der Liebe wird jedoch von Luzifer bestritten. Die Seelen werden vom ihm verwirrt und hilflos gemacht.

Man hätte die Wahl zwischen Angst und Liebe, das ist auch wieder so ein blutleerer Spruch. Wenn jemand Angst hat, wie kann er sich dann für die Liebe entscheiden? Im Kopf vielleicht? Nur durch einen so genannten positiven Gedanken?

Durch das vorbildliche Leben Jesu allein kann man die wahre Liebe erkennen und durch die Nachfolge selbst zur Liebe werden. Das jedoch ist zumeist ein längerer Prozess und bedarf einer seelischen Anstrengung.

[Anm.: Ängste haben meist ihre seelische Ursache in Vorleben begründet und sind ein Produkt des Nichtverzeihenkönnens. Da hilft nur der Satz: „Vater vergib ihnen, denn sie wissen nicht was sie tun", um den Verzeihensprozess mit Vaters Hilfe durchzuführen. Dann erst kann man angstfrei werden und wieder Urvertrauen zum Vater in sich gewinnen. (Siehe dazu auch „Heilung von der Seele her", Band 1 und 3)]

Man soll den Weg der Freude gehen.

Eine geistige, heitere Freude ist wohl von Gott gewollt und stellt sich ein, wenn man den Weg der göttlichen Liebe geht. Hier ist aber die weltlich - sinnliche Freude gemeint, die von Gott ablenkt. Einer der größten Feinde der Seelen ist die weltliche Genusssucht. Ist man einmal in ihr durch satanischen Einfluss gefangen, ist es nur schwer möglich, ein feineres geistiges Gefühl zu empfinden.

Außerdem ist der Prüfungsweg über die Erde nicht nur Freude. Wie könnte sonst die Seele stark werden, wenn sie nicht Prüfungen ausgesetzt würde?

Jesus sagte ja auch: „Nimm dein Kreuz (d. h. deine Schwierigkeiten) auf dich, verleugne dich selbst (d. h. überwinde deine schlechten Eigenschaften und ertrage alle äußeren Misshelligkeiten) und folge Mir nach (d. h. folge der wahrhaftigen Liebe nach)."

[Anm.: Für mich heißt der Satz so: Nimm Dein Kreuz, das heißt, alle Deine Belastungen, auf, verleugne Dich selbst, das heißt für mich: Lege Dein Ego ab, alles, was zu Deinem Dich von Gott trennenden Egoismus führt, und folge mir nach: das heißt: Werde selbstlose Liebe und ein wahres Gotteskind im erschlossenen Sinne der Demut!]

Eine Eigenschaft der wahren Liebe ist dann auch die rechte Freude.

[Anm.: Die geistige innere Freude stellt sich automatisch ein, wenn man seine unverziehenen Sachen bearbeitet hat und auch alle um Vergebung bittet, denen man je weh getan hat. Dadurch lässt die depressive Haltung los und der Mensch kommt automatisch wieder in die Freude, aber die echte, nicht die gekünstelte. Siehe auch „Heilung von der Seele her" Band 2 und 3, Kapitel Depression]

Alles sei Gottes Spiel.

Luzifer würde wohl gern alles vorherbestimmen und den Willen der Menschen beherrschen und mit ihnen spielen, so wie eine Katze mit der Maus spielt, bevor sie getötet wird. Er würde uns am liebsten zu seinen Marionetten machen. Gott hingegen lässt den seelischen Willen der Menschen vollkommen frei. Wenn ein Mensch allerdings die ichsüchtige Liebe lebt, dann kann Satan mit ihm spielen, indem er seine schlechten Eigenschaften und Begierden und Leidenschaften verstärkt und ihn zu lieblosen Handlungen antreibt. Gott jedoch spielt nicht mit uns. In aller Liebe bietet Er uns alle Möglichkeiten und jede Hilfe an, damit wir unsere verlorene Liebe wieder zurückerringen und im wahren Sinne glücklich werden können.

[Anm.: Mitnichten ist das Leben in diesem Dunkeluniversum ein Spiel, sondern das ganze Dunkeluniversum ist nur geschaffen, um den Fallkindern die Möglichkeit der Reinigung und dadurch der Rückkehr in das Lichtreich zu ermöglichen. Wer wirklich an die Arbeit an sich selber geht, wird bald feststellen, dass sie mit einem Spiel nichts gemeinsam hat. Das Aufarbeiten wird zwar im Laufe der Zeit immer fröhlicher, aber ein Spiel ist es nicht. Und würde Gott seine Kinder durch ein Spiel laufen lassen, in dem sie sterben, verhungern und was es sonst noch alles gibt? Mitnichten! Da wäre Er kein Gott der Liebe, sondern ein Sadist, der sich dieses Geschehen behaglich anschaut. Im Gegenteil, wer Gott einmal gesehen hat, wie traurig Er über die Verfehlungen Seiner Kinder ist, der weiß, was Seine Liebe für uns bedeutet. Und wer weiß, wie sehr Er sich nach der Heimkehr jedes einzelnen Seiner Kinder sehnt, der hat erst das Gleichnis vom verlorenen Sohn verstanden.

Die Esoterikszene stellt immer wieder den Fall der sich gegen Gott auflehnenden Wesen in die Tiefe als Spiel und notwendigen Akt zur Bewusstwerdung dar, wo es in Wirklichkeit durch maßlosen Hochmut und Machtwahn geschah. Niemals war solch ein Fall vorgesehen von Gott. Niemals war es vom Vater vorgesehen, dass Lernen durch Leiderfahrung geschehen sollte. Wenn man die wahren Ursachen der Auflehnung gegen Gott versteht, dann kann man, wie ich es schon so oft schrieb, die Bezeichnung des Fallgeschehens als Spiel nur als Ohrfeige in Gottes heiliges Angesicht bezeichnen.]

Es gebe auch kein Gericht, denn Gott in seiner Istheit richte nicht. Er beenge sich nicht mit Gesetzen.

Christus hingegen sagte: „Ich werde kommen zu richten die (seelisch) Lebendigen und die (seelisch) Toten." D. h. Er wird den Seiner Ordnung widersetzlichen Menschen ihre lieblosen, schlechten Taten vor Augen führen und sie ihrem seelischen Reifezustand gemäß in die entsprechenden Schöpfungsstufen einreihen. Das heißt, dass der Mensch die Konsequenzen für seine Handlungen auf sich nehmen muss. Gott wird ihn jedoch nach dem Richten, d. h. nach dem Bewusstmachen seiner schlechten Handlungen, wieder aufrichten und zum wahren Leben wieder hin-richten.

[Anm.: Das passiert direkt nach dem Leben im Lebensfilm, den wir im Lichte Gottes sehen. Gott steht neben uns als Lichtgestalt und braucht nicht einmal den Finger zu heben, sondern ist genau so traurig wie wir selbst, wenn wir all das erkennen, was im Leben schief gelaufen ist. Bei der Aufarbeitung reicht Er uns aber immer wieder die Hand und führt uns so sanft, wie es nur irgend geht, durch die Auflösung und Wiedergutmachung unserer Taten, mit denen wir anderen geschadet haben.]

Luzifer lenkt von dem bevorstehenden Gericht Gottes ab und suggeriert den Menschen, dass sie keine Verantwortung für ihre Taten zu übernehmen bräuchten. Er selbst weist ja auch jegliche

Verantwortung für seine zerstörerischen Handlungen von sich. Luzifer lehnt die Lebensgesetze Gottes höhnisch ab. Die Lebens-Gesetze Gottes sind jedoch allen Menschen dafür gegeben, damit sie das wahrhaftige Leben wieder erringen können und sich damit auch im irdischen Prüfungsleben orientieren können.

Ein Gott, der sich in seiner Istheit nur Seiner Freiheit und seinen Freuden hingebe und sich um seine Geschöpfe nicht kümmerte, kann kein Gott der Liebe sein. Christus als Gott auf Erden hat sich sogar den Gesetzen der Materie gefügt, um uns Menschen den Weg in die geistige Freiheit zeigen zu können.

Christus käme nicht um zu richten, sondern um zu inspirieren.

Es ist wahr, dass Christus aus Seiner Liebe heraus nicht richtet. Es ist der Mensch, der sich selbst richtet, wenn Er gegen die Ur-Ordnung Gottes verstoßen hat. Wie hätte Christus sonst sagen können: „Kommt alle zu Mir, die ihr mühselig und beladen seid, Ich werde euch erquicken." Oder am Kreuz: „Vater vergib ihnen, denn sie wissen nicht, was sie tun."

Christus aus Seiner Gerechtigkeit heraus zeigt jedoch die Fehler und Vergehen der Menschen auf, die sie gegen Seine Ur-Ordnung begangen haben. Und das aus Seiner Barmherzigkeit heraus, damit sie nicht noch tiefer in ihren Ichsucht-Wahn versinken und sich damit den Rückweg auf Äonen von Zeiten verlängern.

Christus inspiriert uns wohl mit Seiner Liebe, aber Er muss auch eine Entwicklungsperiode abschließen, wenn sich die Menschheit geistig in der wahrhaftigen Liebe nicht mehr weiterentwickeln will.

[Anm.: Das Gericht schafft sich der Mensch selbst. Es ist die Suppe, die er sich eingebrockt hat, die er nun wieder auslöffeln muss. Mehr nicht. Sonst wäre Gott ja ein ungerechter

Gott, der Seine Kinder mehr leiden lässt, als sie je getan haben. Das ist Er aber beileibe nicht. Im Gegenteil, Er hilft den Kindern bei der Aufarbeitung, wo Er kann...]

Es sei alles vorherbestimmt.

Wieder ein belastender Gedanke Luzifers, den er den Menschen aufbürden will. Denn wenn es so wäre, dann gebe es keinen freien Willen. Gott jedoch hat ihn als das zweite Schöpfungsfundament für uns Menschen gegeben. Der freie Wille im moralischen Sinn ist der einzige wirkliche Besitz des Menschen. Er soll sich freiwillig entscheiden können, ob er zerstören oder das Leben erhalten will. Er kann somit grenzenlos schlecht, aber auch grenzenlos gut werden.

Der freie Wille wird natürlich von Luzifer geleugnet, denn er möchte uns alle bestimmen. Wird der freie Wille jedoch unterdrückt, ist das wie ein Mord. Der betroffene Mensch lebt dann wie ein Toter.

Gott würde auch niemanden retten. Der Mensch rette sich selbst.

Jesus Christus, der uns vom seelischen Tod errettet hat, indem Er das Kreuzesopfer freiwillig auf sich genommen hat, wird von den New-Age-Leuten und ihrem Inspirator abgelehnt. Hätte Christus jedoch den körperlichen Tod nicht auf sich genommen und Seine Körpermaterie (und damit alle Materie) nicht mit Seinem Liebegeist durchbrochen und durchdrungen und zur Auferstehung gebracht, hätte Er die ganze materielle Schöpfung auflösen müssen, wie Er selbst in Seiner Neuoffenbarung sagt. Nur durch das Opfer der göttlichen Liebe ist es möglich geworden, dass jetzt jeder Mensch, wenn er es will, d. h. wenn er die seelische Überwinderarbeit freiwillig und aus Liebe zu Gott und den Mitmenschen auf

sich nimmt, frei werden und die höchsten Seligkeiten wieder erreichen kann.

Christus hat uns den Weg zur wahrhaftigen Liebe freigemacht,
indem Er ihn vorangegangen ist.

Wie aber könnte sich der Mensch selbst von seinem seelischen
Tod (Hochmut, Herrschsucht usw.) erretten ohne die Hilfe und
das Erlösungswerk Christi?

Und wie wird er sich dann äußerlich selbst retten können, wenn
die vorausgesagte große irdisch-kosmische Katastrophe über ihn
hereinbricht und er Christus nicht um Hilfe und Schutz anruft?

*[Anm.: In der Innenschau sieht der Mensch immer wieder,
dass er ohne die Hilfe Gottes überhaupt nicht die Liebe aufbringen kann, Menschen zu verzeihen, die ihm enorm wehge-
tan haben. Das geht nur, wenn wir den Vater bitten, uns diese
Liebe ins Herz zu senken, die es braucht, um wirklich zu vergeben. Ebenso bringt kaum einer die Liebe und Demut auf,
um für etwas um Vergebung zu bitten, wenn er nicht den Vater darum bittet, ihm bei der Überwindung seiner Selbstherrlichkeit und Selbstgerechtigkeit zu helfen. Diese Charakterzüge werden ja sogar von Luzifer noch gefördert, sind aber
mit die größten Hindernisse auf dem Weg zurück ins Lichtreich.]*

**Gott hätte keinen Plan, da ja ein Wesen, das im vollkomme-
nen Sein lebe, einen Plan nicht haben könne.**

Damit ist offenbar wieder dieser Antigott gemeint, der in seinem
vollkommenen Sein glücklich schwebt und sich um seine gefallenen Kinder nicht im Geringsten kümmert. Der tatsächliche Gott
der Liebe jedoch hat schon lange einen Erlösungsplan gemacht
und der beinhaltet die Möglichkeit, wie Er auch den Tiefstgefalle-
nen wieder zu sich zurückbringen kann.

Es gebe keinen speziellen Weg.

Damit wird geleugnet, dass es den von Gott gezeigten Weg der wahren Liebe gibt, der allein aus der Finsternis in die höchste Seligkeit führen kann.

Jesus sagte. „Ich bin der Weg, die Wahrheit und das Leben". Eine Aussage, die kein Geschöpf, kein Mensch von sich machen kann. „Ich bin der Weg", das kann nur Gott sagen.

Gut und Böse gebe es nicht. Es sei alles eine Einheit. Das Böse sei eine Einbildung. Indem wir dem Bösen Bedeutung schenkten, würden wir es vergöttern.

Nur im Interesse Satans kann es liegen, den Unterschied zwischen Gut und Böse zu leugnen. Denn wenn man als Mensch nicht mehr zwischen Gut und Böse auf dieser Erde unterscheidet, kann man auch die schlechten, lieblosen Triebe in sich weder erkennen und damit auch nicht überwinden. Man verliert die Unterscheidungskraft und bleibt verwirrt.

Einem verwirrten Menschen kann dann leicht eine Lüge als Wahrheit vorgemacht werden, ohne dass er den Unterschied erkennen kann.

Dass es weder Gut noch Böse gebe, ist eine glatte Aufforderung zur Wahrnehmungsverweigerung. Wer dies glaubt, folgt dem Wahn des Antichristen.

[Anm.: Wer diesen Wahnsinn glaubt, der solle mir einmal glaubhaft erklären, aus was denn die Krankheiten bestehen und wieso ein Kind behindert auf die Welt kommt und das andere gesund! Erst, wenn wir auf das Böse eingehen, es tun und es nicht bereuen, schaffen wir uns die Grundlage für

Krankheiten. Gäbe es kein Böse, dann dürfte es ja auch keine Krankheiten geben...]

Der Mensch sei ein Meister, der alles tun und ausleben könne, was er wolle. Es gebe auch keine schlechten Eigenschaften, denn alles sei eins. Alles sei Liebe. Tue, was du willst.

Der Mensch bräuchte sich vor niemandem zu verantworten, auch vor Gott nicht.

Durch diese falsche Aussage macht sich der Mensch zu Gott, der tun und lassen kann, was er will. Ein wahrer Meister ist jedoch nur der, der alle Leidenschaften, Begierden und irdischen Wünsche in sich beherrscht. Der alle seelischen Verletzungen aufgearbeitet und auch alle schlechten Eigenschaften und den letzten Funken Hochmut in sich überwunden hat. Der allein wäre ein Meister über seine Natur und damit auch einer über alle äußere Natur. Die Elemente müssten seinem Willen folgen und er hätte auch alle Fähigkeiten des Hl. Geistes in sich. Wo aber ist so ein Meister, wie Jesus einer war?

Wenn man als Mensch tun kann, was man will, ohne auf die Ordnung Gottes und Dessen Lebensgesetze zu achten, nimmt man auch keine Rücksicht mehr auf den Mitmenschen und lebt ihnen gegenüber seinen Egoismus hemmungslos aus. Einen Egoismus, der nur von der Selbstsucht, „der Hure Babel", kommen kann.

Der in der babylonischen Selbstsucht lebende Mensch kennt nur sich selbst. Er meint auch nur sich selbst und niemals den anderen. Die wahre Nächstenliebe ist ihm fremd.

Satans Interesse war es schon immer, den hochmütigen und selbstsüchtigen Willen des Menschen zu stärken und den so wichtigen Überwinderwillen zu schwächen. Man wird durch diesen Einfluss faktisch schwach gemacht und zur Marionette erniedrigt. Man wird beherrschbar und ausnützbar gemacht.

Jesus aber sagte: " Werdet zu Überwindern."

[Anm.: Die Menschen, die so etwas glauben, sind auch sehr schnell müde und greifen deswegen zu den Euphorisierungstechniken der anderen Seite wie euphorisierende Meditationen, oder Energieaufladetechniken, damit machen sie sich doppelt abhängig.

Und: Diese Selbstliebe, die immer wieder in der Esoterikszene gepredigt wird, ist der größte Stolperstein auf dem Wege zur Aufarbeitung. Sie führt dazu, dass der Mensch sich selbst erhöht, dadurch die anderen neben sich gar nicht mehr sieht „ICH muss MICH verwirklichen..." und vor lauter „Selbstliebe" die Liebe zum Nächsten vergisst. Das ist genau das Ziel der anderen Seite, lauter selbstsüchtige Menschen zu züchten. Ein Mensch, der sich selbst als Gotteskind sieht, bleibt demütig und hilfsbereit, er ähnelt dem barmherzigen Samariter, der nicht darüber nachdenkt, ob jetzt Wochentag oder Sabbat ist und einfach hilft, wo er gebraucht wird. Er vergisst sich selbst und bleibt damit in der helfenden Demut. Das heißt nicht, dass er sich erschöpfen soll! Auf einem platten Reifen kann kein Auto fahren. Gott wird einem solchen liebenden Menschen auch die Gelegenheit zum Ausruhen und Erholen geben, aber man merkt diesen Menschen einfach die leuchtende, sein Ego vergessende tätige Liebe an.]

Man solle kein Mitleid üben, da sonst der andere nichts lernen könne.

Eine Aufforderung zum brutalen Egoismus und zur Rücksichtslosigkeit anderen Menschen gegenüber, denn wenn Mitleid nicht mehr geübt wird, gibt es auch keine Barmherzigkeit mehr zwischen den Menschen. Man geht dann gefühllos am Leid der anderen vorüber, ohne ihnen unter die Arme greifen und helfen zu wollen. Den barmherzigen Samariter gebe es dann nicht mehr, nur hartherzige Pharisäer würde es dann noch geben.

Gerade vom Mitleid der anderen aber kann ein leidender Mensch die Liebe erkennen. Hätte Christus mit uns und vor allem mit Seiner Sadhana kein Mitleid gehabt, dann hätte Er auch Sein befreiendes Opfer nicht erbracht und die Heiligkeit Gottes hätte die Schöpfung samt der widersetzlichen Sadhana aufgelöst. Wir alle würden in unserer Ur-Individualität nicht mehr existieren. (NO)

[Anm.: Das ist genau die Lehre der östlichen Philosophien, dass alles Geschehene nur auf dem Karma beruhe und deswegen keiner dem andern helfen bräuchte. Das stimmt im Gottes Sinne nicht. Vielleicht fällt der andere ja genau deswegen in meiner Gegenwart um, weil ich an ihm noch etwas wiedergutzumachen habe? Wenn ich die Augen und Ohren für Gottes Inneres Wort offen habe, werde ich immer genau wissen, wann es wichtig ist zu helfen und wie. Den östlichen Philosophien wie dem größten Teil der Esoterik fehlt die Nächstenliebe.]

Es gebe keine Ur-Schuld und auch keine Werde-Schuld, ja es gebe überhaupt keine Schuld.

Kein Mensch sei vor Gott schuldig geworden, daher gebe es auch keine Erlösung von Schuld.

Satan *[Anm.: Wir möchten an dieser Stelle noch einmal deutlich darauf hinweisen, dass es sich <u>nicht</u> um die umgekehrte Sadhana handelt, sondern um jenen Geist, den sie losgetreten hat und der sich durch ihren alten Anhang austobt.]*, der große Zerstörer, will sich mit der ersten Behauptung unschuldig machen. Und da im Grunde jeder unschuldig sein will, ist diese Behauptung der Schuldlosigkeit sehr anziehend. Gibt es aber keine Schuld, so gibt es auch keine Lebensgesetze, vor welchen man schuldig werden kann. Und gibt es keine Lebensgesetze, gibt es auch keinen Gesetzgeber, also auch keinen Gott. Die Behauptung der Schuldlosigkeit sagt aus, dass es einen Gott der Liebe nicht gibt. Dann gibt es auch Christus nicht, der die Ur-Schuld von uns Menschen auf sich genommen und uns angeboten hat, dieselbe zu vergeben und uns davon zu erlösen, wenn wir Ihn darum bitten.

Gibt es keine Schuld, dann gibt es auch keinen Grund, den Schuldigern zu vergeben und andererseits auch keinen Grund, um Verzeihung zu bitten, wenn man einen anderen im Herzen verletzt hat. Warum heißt es aber dann im Vaterunser: „Vater, vergib uns unsere Schuld, wie auch wir vergeben unseren Schuldigern?"

Die Einbildung der Schuldlosigkeit ist auch ein Freibrief für ein total ichsüchtiges Handeln dem Nächsten gegenüber, ohne sich dafür verantworten zu müssen vor Gott, vor dem Nächsten und vor dem eigenen Herzen/Gewissen.

Zwischen Ur-Schuld und Werde-Schuld gibt es einen großen Unterschied. Die Ur-Schuld haben wir dadurch auf uns geladen, weil wir nach unserer Ur-Geburt als vollkommene Wesen die Liebe Gottes zurückgewiesen und hochmütig und selbstsüchtig unsere eigenen Wege, ohne Gott, gegangen sind. Das geschah schon lange vor dem Fall von Adam und Eva, denen wir die Erbschuld des Ungehorsams zu verdanken haben. Die Werde- Schuld hingegen ist eine Schuld, die wir täglich dann begehen, wenn wir andere Menschen oder Schöpfungswesen beleidigen oder seelisch verletzen.

Ist ein Mensch ein Mörder, so ist er eben so, wie er ist. Gott würde alles ausgleichen. Alles, was man tun würde, sei richtig, egal, ob ein anderer dabei verletzt würde oder nicht. Gott würde alles ausgleichen.

Satan suggeriert damit den Menschen den Wahn, dass er auch töten könne, ohne sich dafür verantworten zu müssen. Die Zerstörung von Leben liegt ja ganz im Willen Satans.

Wenn Gott alle Lieblosigkeiten ausgleichen würde, dann wären wir nur Seine Marionetten und nicht seine freien Kinder. Wir würden von Seiner Willensmacht total abhängig sein.

Warum hat dann Gott uns aus Seiner Liebe heraus den Ratschlag gegeben, dass wir den Nächsten wie uns selbst lieben sollen? Und dass wir dem anderen das tun mögen, was wir vernünftigerweise selbst wollen, dass es uns getan wird?

Luzifer will sich vor Gott nicht verantworten für seinen Machtwahn, durch den er schon so viel Leid, Schmerz und Tod auf der Erde verursacht hat.

[Anm.: Jesus Christus hat uns gelehrt: „Wer das Schwert erhebt, wird durch das Schwert umkommen." Damit ist das Gesetz von Ursache und Wirkung schon beschrieben. Heute kommen viele, die damals getötet haben, durch einen Unfall oder im Zuge einer Krankheit ums Leben. Das Schwert von heute sieht zwar etwas anders aus, ist aber nichtsdestotrotz dieselbe Art von Austragung auf eine solche frühere Tat.]

Selbstvergebung. Man vergebe sich selbst.

Luzifer/Satan versucht uns Menschen einzureden, dass wir keinen Gott brauchen, der uns unsere Vergehen gegen das Leben vergibt und dass sich niemand vor Gott zu verantworten braucht.

Wie aber kann man sich denn selbst vergeben, wenn man vor jemand anderem schuldig geworden ist? Z. B. wenn man das Herz eines Mitmenschen oder die Heiligkeit Gottes verletzt hat? Wenn man Seine allesbelebende Liebe abgewiesen hat?

Ohne dass um Verzeihung gebeten wird, wenn man jemand beleidigt hat und ohne Vergebung, wenn man selbst beleidigt wurde, gibt es keinen Frieden mehr unter den betroffenen Menschen. Und was die Ur-Schuld betrifft, die durch die einstige Zurückweisung der Liebe Gottes entstand, kann sie stellvertretend von niemand vergeben werden, als nur von Gott selbst.

[Anm.: Durch das Gefühl, man bräuchte nur sich selbst zu vergeben, wird auch das Gesetz Christi verletzt: „Gehe hin, mache Frieden mit Deinem Bruder, und dann folge mir nach!" Eindeutig, oder? Ohne dass ich mit meinem Geschwister in Gottes Sinne keinen Frieden gemacht habe, nützt alle „Selbstvergebung" nichts. Deswegen ist das gegenseitige Verzeihen so wichtig. Dass man sich anschließend nicht in Selbstzerwürfnissen selbst zerfleischen soll, ist klar, denn vergeben ist vergeben und das Gotteskind in mir darf fleißig an die nächste Aufgabe gehen.]

Selbsterlösung. Der Mensch erlöse sich selbst.

Mit Beharrlichkeit wird der Erlösungsgedanke (die Erlösung durch Jesus Christus) verleugnet. Auch von so manchen großen Lichtgeistern, die anderen Religionen zugehörig sind, z. B. dem Hinduismus oder dem Buddhismus, wird Jesus Christus als Erlöser nicht erkannt oder anerkannt. Ein Lichtgeist aber, der mit Jesus Christus in Verbindung steht und in Seinem Auftrage tätig ist, würde sich in seiner Demut niemals als „aufgestiegener Meister" bezeichnen.

Das Erlösungswerk Christi wird von Satan als null und nichtig hingestellt, ja es wird sogar bekämpft, obwohl es ohne Jesus Christus keine Erlösung von der Ur-Schuld geben kann. Es kann eben nur der vergeben, vor dem man schuldig geworden ist. Wir alle aber sind vor der Urliebe schuldig geworden, da wir sie einst hochmütig zurückgewiesen haben. Eine Selbsterlösung kann es daher nicht geben. Sie ist eine Illusion.

Man bräuchte nur positiv zu denken und schon würde man sich ändern.

Positiv zu denken ist sicher gut, wenn man das Negative in sich damit nicht verdrängt oder unterdrückt. Jedoch nur positiv zu denken, ohne Überwinderarbeit der lieblosen Eigenschaften in sich, verkrampft die Seele und bringt sie in ihrer Entwicklung nicht weiter.

Das Wichtigste ist ohnedies, dass man nach dem Gesetz der Liebe handelt. Dazu heißt es in der NO: Reden (von Liebe) ist besser als Denken, Handeln ist besser als Reden.

[Anm.: Schlimmer noch: Das sogenannte positive Denken denkt und wünscht sich oft alles, was es als Mensch braucht, ohne Rücksicht darauf, ob durch die Erfüllung dieses Wunsches andere Menschen geschädigt oder verarmt werden oder nicht. Durch diese Art des „positiven Denkens" entstehen aber durch die wachsende Herzlosigkeit Herzschäden, die heute in Amerika schon als „Murphy-Syndrom" bekannt sind. Das Herz zieht sich zusammen, sobald der Wunsch von den Wesenheiten, „die Geister, die ich rief", erfüllt wurde. Und dann kommt die Frage: Wie werde ich sie nun wieder los? Nur dadurch, dass ich hinter jedes „positive Denken" den Nachsatz stelle: „Aber Herr, Dein Wille geschehe!" Ich kann nicht wissen, was für mich über Raum und Zeit gesehen gut ist, ohne mir und den Nächsten zu schaden! Und dann muss ich es auch akzeptieren, wenn ein Wunsch einmal nicht erfüllt wird. Hinterher weiß ich meistens, warum.]

Man kreiere alles selber, man sei selbst der eigene Gott. Mit dem Verstand könne man alles lösen.

Der Mensch glaubt mit dieser Einstellung, dass es nur ihn gibt und er überhaupt das einzige schöpferische Wesen ist, das es gibt. Er glaubt nur mehr an sich selbst.

Der Verstand, der sich über das Herz erhoben hat, ist zu Gott geworden bzw. hat sich selbst zu Gott erhoben. Mit dem Welt-Verstand, so glaubt man, sei alles lösbar.

Mit ihm hat man um das Herz einen Panzer gebildet, durch den fast alle Lebensäußerungen des Herzens unterbunden werden. Im Verstand jedoch ist nicht das Leben, sondern das wahre Leben ist im liebevollen Gefühl und in der Empfindung des Herzens.

Der Verstand ist leicht von Luzifer beeinflussbar. Er kann dem Menschen durch ihn leicht etwas einreden, was mit der Ur-Wahrheit nicht übereinstimmt. Das Herz hingegen kann wohl zwischen Gerechtigkeit und Ungerechtigkeit unterscheiden, was der Weltverstand nicht mehr kann.

[Anm.: Daher auch der Spruch: Zwei Seelen befinden sich... ach...in meiner Brust: Will man die Herzensstimme vernehmen lernen, so meldet sie sich leise, aber eindringlich zuerst. Sie ist nicht überhörbar. Der Verstand plärrt sie nieder und will immer Recht haben. Wenn man dann dem Verstand nach handelt, wird man auf einmal feststellen: „Ins Fettnäpfchen getreten! Hätte ich's doch gemacht, ich hab's doch gewusst!" Wieso handele ich denn nicht nach der Herzensstimme, wenn ich sie doch vernommen habe? Die Stimme Gottes in uns lässt uns immer die freie Wahl, ihr zu folgen oder nicht, Sie meldet sich auch nur dann, wenn das Kind von allein nicht wissen kann, wie es weitergeht. Mehr hierzu in diesem Buch „Heilung von der Seele her" Band 1: Kapitel: Die Innere Stimme vernehmen.]

Man solle sich jetzt als Lichtgeist erkennen und den Quantensprung in eine höhere Oktave der Erde mitmachen. Die

Erde und das Universum erhöhe seine Schwingungsfre-
quenz. Eine Transformation des Universums sei im Gange.
Eine Ära des Lichtes würde kommen. Die heilige göttliche
Energie würde die Herzen transformieren. Die Transformation
ergebe einen sofortigen Wechsel. Es gebe ein automatisches
Erwachen mit dem Universum, einen Bewusstseinssprung.
Mit dem Erwachen sei jede Sünde und seien alle schlechten
Eigenschaften weg.

Wir seien Teil des Universums, des kosmischen Bewusstseins und würden uns jetzt darin bewusst und ergriffen uns,
es sei Frühling im Universum. Es gebe ein Massenerwachen
des Bewusstseins. Wir würden uns mit diesem Universum
entfalten. Kosmisches Gruppenbewusstsein würde angestrebt. „Wir sind ein Körper, ein Universum." Weltweite Vereinigung von Gleichgesinnten würde angestrebt. (Rainbow-
People, New-Age-People)

So einfach ist es! Man braucht sich nur als Lichtgeist zu erkennen
(das bildet man sich dann wohl ein) und schon würde man den
Quantensprung in eine höhere Oktave der Erde mitmachen.

Wie soll die Erde aus sich heraus einen Quantensprung in eine
höhere Oktave machen, wo sie doch schon zu Gott schreit (NO),
dass Er sie von den boshaften Menschen, die sie immer mehr
verletzen und brutal ausbeuten, befreien möge.

Eine Suggestion Luzifers ist es auch, dass die lieblosen Eigenschaften im Menschen gar nicht verändert und die seelischen
Verletzungen gar nicht geheilt werden müssen und dass man
auch Gott als den alleinigen Schöpfer nicht zu erkennen braucht,
sondern es genüge, wenn man sich selbst als „Lichtgeist" erkenne. Was ja nach den obigen Aussagen bedeutet, dass man der
eigene Gott sei bzw. als solcher sich erkennt.

Der Höhepunkt der falschen Versprechungen ist es jedoch, dass mit dem „Erwachen" (im Geiste Luzifers) jede Sünde und alle schlechten Eigenschaften weg seien. So einfach geht das!

Dass das materielle Universum der Körper Luzifers ist (NO), wird nicht erkannt bzw. geglaubt, und auch nicht, dass das „Erwachen" in Wirklichkeit heißt, dass sie in Luzifer erwacht sind! Dass sie sich mit seinem kosmischen Bewusstsein verbunden und sich in diesem Bewusstsein ergriffen haben zu einer weltweiten Vereinigung von Gleichgesinnten. Sie haben sich dem Körper Luzifers eingegliedert und leben in ihm und mit ihm. So liefern sie sich dem Antichristen voll aus.

Dass Luzifer mit diesen Verlockungen die Seelen an sich ziehen und verderben will, können sie in ihrem religiösen Konsumtaumel nicht erkennen. Jede seelische Anstrengung, wie sie von Christus zur Überwindung der lieblosen Eigenschaften gefordert wird, um die Seelen im Kampf zu stärken, wird von den New-Age-Leuten abgelehnt. *[Anm.: Um nicht zu sagen: Niedergemacht.]*

Die Seele würde erwachen durch äußeren Einfluss. Ich sei Gott, wir seien Gott, das sei die Einheit.

Jesus dagegen sagt: „Das Reich Gottes ist in euch! Es ist nirgends äußerlich zu finden." Nur innerlich im Herzen ist es zu suchen. Das Toben, der Lärm und der Einfluss der äußeren Welt lenken nur ab von der inneren leisen göttlichen Stimme, die man dann nicht mehr vernehmen kann. Durch äußere Einflüsse kann daher das geistige Erwachen des Menschen nicht bewirkt werden.

Das äußere, materielle Universum wird angebetet bzw. nur als die einzige Wirklichkeit anerkannt. So wird auch der eigene fleischliche Körper als einzig wirklich existierender Körper gebilligt. Die Lehre vom Stoff wird als die höchste Lehre und die Materie als die einzig wirklich reale Welt hingestellt. In dieser Sphäre gelten jedoch nur die groben Gesetze der Materie und damit auch das Auge um Auge, Zahn um Zahn, Leben um Leben, das Recht des Stärkeren, Ausscheidung oder Tötung der geistig und körperlich Behinderten, Rassenhass, Völkerfeindschaft usw., welche Gesetze als die einzige Orientierung angenommen werden.

In diesem materiellen Großkörper, dem Universum, erwachen sie jetzt zu ihrem luziferischen Bewusstsein und bilden eine Einheit als Gegenkörper zu dem Lichtkörper Jesu. Es ist ein großer Unterschied, ob man sich zum Körper Luzifers, dem materiellen Universum, oder zum Körper Christi, zum geistigen Universum, zugehörig fühlt.

Sie fühlen sich im materiellen Universum als Einzelgötter, sowie auch als „Gott" im Gesamten. Eine Einheit, die den Gott der Liebe ausschließt.

[Anm.: Schlimmer noch: Wer hat gesagt: Ich will sein wie Gott? Das ist nur das Fallkind gewesen. Alle anderen geschaffenen Kinder des Vaters haben sich immer als Seine Kinder verstanden. Also wiederholt jeder, der von sich behauptet, er sei selber Gott, den Fallgedanken und damit den Fall!]

Parolen: Gleichheit, Freiheit, Brüderlichkeit, Gerechtigkeit.

Die wahrhaftige, selbstlose Liebe wird als Parole nicht erwähnt. So können die anderen an und für sich guten Parolen von den Machthabern missbraucht werden, indem sie für ihre weltlichen Interessen und nicht im Sinne der göttlichen Liebe ausgelegt werden.

Luzifer sei eine Illusion, eine Schöpfung des Verstandes.

Luzifer, das ist die Herrschsucht, der Machtwahn, die Habsucht, die Genusssucht, die materielle Gewinnsucht usw. Eigenschaften, die er selbst in seiner Gott-Widersetzlichkeit erschaffen hat. Im reinen geistigen Bereich ist Luzifer zwar eine Illusion, jedoch hier in der materiellen Welt und auch in den jenseitigen Zwischenwelten müssen wir uns mit seinen schlechten, lebensfeindlichen Eigenschaften auseinandersetzen, weil wir sie zum Teil auch in uns haben, durch unsere eigene Schuld. Werden sie in der irdischen kurzen Lebenszeit nicht in Liebe verwandelt, bleibt man mit Luzifer verbunden.

Luzifer kann keine Schöpfung des Verstandes der Menschen sein. Sadhana, das einst reine, liebevollste und demütige Wesen ist im Zuge ihrer Schöpfungsprüfung in den Machtwahn gegen Gott gefallen. Später wollte auch sie männlich sein, so wie Gott und hat sich, da Vater ihre Kraft nicht beschnitt, zu Luzifer gemacht. Luzifer aber heißt: aus eigener Kraft (entstanden und wirksam), und nicht aus der Kraft Gottes.

Aktionen, Techniken u.a. von den New-Age-People:

Meditation zur Heilung der Welt, Silvester-Meditation, Singen von Mantren, Psychotechniken. Channeling mit Außerirdischen oder im Jenseits lebenden Seelen. Hypnose, Yoga, transpersonale Psychologie, Zauberei, Hexerei, Magie, Talismane, Aktion „Weltweiter guter Wille", ganzheitliches Denken, Wahrsagerei, Zeichendeuterei, Beschwörungskünste, Exorzismus.

Einweihungen, Rückführungen (in vergangene Leben)

[Anm.: im Gegensatz zu Reinkarnations-Therapie (siehe oben bei Reinkarnationsglaube)],

planetarische Massenweihungen in weißen Kleidern an verschiedenen Orten der Erde. Okkultismus und Ariertum werden angepriesen.

Durch weltumspannende Gebete soll der Planet Erde gerettet werden.

Statt dass darauf hingewiesen wird, dass die Seelen der Menschen gerettet werden sollen, die in die Ichsucht gefallen sind, wird abgelenkt auf die Rettung des Planeten Erde. Die Materie der Erde jedoch wird mit der Zeit vergehen, aber Seele und Geist des Menschen bleiben ewig bestehen.

Natürlich soll die Erde und das auf ihr befindliche Naturleben mit Liebe behandelt und die ihr zugefügten Schäden wieder gutgemacht werden, doch wichtiger ist es, dass der Mensch seine eigensüchtigen Seelen-Triebe überwindet. Und das zu seinem eigenen ewigen Heil.

[Anm.: Jesus Christus offenbart sich zwar auch, wie Er es durch Anita Wolf getan hat, aber diese Menschen, die jetzt in Massen auftreten und durch die sich verschiedene Fallkinder nicht inkarnierter Art melden, sind nicht von Gott!

Alles, was unter dem Mantram OM läuft, ist Produkt des Antichristen und führt auf seine Seite.

Und dieses wird gerade in der Szene so hochgehalten. Ergebnis: Das Zeichen auf der Stirne, das für Christus offene innere Auge wird blutrot, schließlich braunrot, wie geronnenes Blut, und die Verbindung zum Vater wird unterbrochen, und das durch die Euphorisierung durch diese Techniken!]

Der Regenbogen (Rainbow) sei die Brücke zwischen der Einzelseele und der Überseele, dem höheren Selbst, zwischen Mensch und dem großen Universalgeist.

Dass dieser Universalgeist bzw. die kosmische Überseele in Wirklichkeit Luzifer ist, wird von den blinden Anhängern nicht erkannt. Das höhere Selbst ist danach ein Teil des luziferischen Universalgeistes. Das wirkliche höhere Selbst ist nicht im Universum zu finden, sondern nur im eigenen Inneren als der Urfunke der Liebe aus Gott.

Die wahre Regenbogenbrücke ist symbolisch die Verbindung von der Welt der Materie zur geistigen Welt der wahrhaftigen Liebe, welche Brücke Jesus Christus durch Sein Opfer gebaut hat. Die Brückenpfeiler sind die Barmherzigkeit und die Liebe und der Steg die Ordnung, die Weisheit, der Ernst und die Geduld.

Channeling. Der Kanal zu den Meistern der Weisheit soll geöffnet werden. Der Kanal müsste innerlich geöffnet werden. Es soll gechannelt werden mit ihnen.

Statt dass versucht wird, innerlich mit Gott Verbindung aufzunehmen und auf Seine Stimme zu hören, aus der allein die volle Wahrheit kommen kann, wird mit den so genannten „aufgestiegenen Meistern der Weisheit" oder mit Wesen von anderen Sternen gechannelt, die das Erlösungswerk Christi verschweigen oder es sogar bewusst ablehnen.

<u>Jesus durch die NO</u>: „… dass wohl eine geistige Verbindung mit Bewohnern anderer Gestirne bestehen kann, eine solche aber von Bewohnern der Erde nicht gesucht werden soll, da ihr nicht um den Reifezustand derer wisset, die sich euch geistig kundgeben wollen. Diese Wesen können euch durch Medien wohl Botschaften zukommen lassen, die ihr jedoch auf ihren Wahrheitsgehalt nicht kontrollieren könnet. Und solche Botschaften sollt ihr daher als fragwürdig ablehnen, denn wenn ihr von Mir aus belehrt werden sollet, geschieht dies direkt oder durch Lichtwesen in Meinem Reiche, die von Mir direkt das Lehrgut entgegennehmen, das sie euch bringen sollen. Ihr sollt euch fernhalten von einem

Geisterverkehr, solange ihr nicht die Geister unterscheiden gelernt habt."

Jesus wird von ihnen als einer der ihren hingestellt. Er wird nur als Mensch anerkannt und nicht als die Gottheit selbst.

Übernahme der Krankheiten anderer.

In der NO heißt es, man sollte Krankheiten von anderen nicht übernehmen, sondern sollte sie zu heilen versuchen. Man sollte Christus um Hilfe für den Kranken bitten, da ja die göttliche Liebe allein die einzige Kraft ist, die heilen kann.

Durch die Übernahme der Krankheiten anderer wird auch die Läuterung der Seele des Kranken verhindert. Die Krankheit hat ja der Erkrankte selbst verursacht und er sollte sich bemühen, die seelisch-geistigen Ursachen davon herauszufinden und die Heilung einzuleiten bzw. sich von einem Heiler helfen zu lassen und auch Gott um Heilung zu bitten.

Der Übernehmende von Krankheiten anderer kann überdies an der eigenen Seele oder auch am Körper Schaden erleiden.

[Anm.: Jesus sagte uns ebenfalls die Art, wie Krankheiten geheilt werden können: „Gehe hin, mache Frieden mit Deinem Bruder," ist der erste Schritt. Wir müssen also die Konflikte in uns lösen, die die Krankheiten verursachen, indem wir mit den zugehörigen Menschen Frieden machen. Dadurch wird der Konflikt gelöst und weiß und die Stelle in unserem Körper frei von dem Konflikt, das heißt, sie kann heilen. „Und dann folge Mir nach", heißt, dass wir uns dann echt jedem gegenüber so liebevoll verhalten sollen wie Er es tat, aber ehrlich, nicht gespielt oder gekünstelt. Und zur Gesunderhaltung gab er uns die eindeutige Anweisung: „Gehe hin und sündige fortan nicht mehr!" Nur dadurch können wir wirklich gesunden und genesen und gesund bleiben. Alles andere

nützt nichts, denn wir müssen den Konflikt in uns erkennen und mit Seiner Hilfe überwinden, sonst kommt er wieder...bis er bearbeitet ist, und zieht die entsprechenden, wenn auch verlagerten Krankheiten mit sich.]

Kritik, Voraussicht und Erklärungen

New Age ist die groß angelegte endzeitliche Verführung Satans/Luzifers, wobei er sich unter dem Decknamen Maitreya als der Christus des Neuen Zeitalters ausgibt. Maitreya ist jedoch der falsche Prophet.

Luzifer will in Wirklichkeit Gott sein. Noch verschleiert er seine Absichten und verdeckt sich als neutrale Kraft (es gebe weder Gott noch Luzifer). Alles sei eins usw.

Nach dem Prinzip der Ganzheitlichkeit wären auch Luzifer und Gott eins. Auf diese Art will sich Luzifer zu Gott machen.

Der Glaube an das Fleisch (Körper) und an fleischliche Genüsse wird angestrebt.

An die Macht des Universums (den materiellen Körper Luzifers und seinen Weltverstand) und nicht an die geistige Macht Gottes wird geglaubt.

Als Vorbild für das gesellschaftliche Zusammenleben werden die Naturgesetze genommen. In der Natur, deren Schöpfungen Formen zur Rückführung für das gefallene Geistige sind, gibt es noch keine Barmherzigkeit, auch keine selbstlose uneigennützige Liebe. Das Schwache, Kranke wird ausgestoßen oder getötet. Es herrscht das Recht des Stärkeren, Rassismus entsteht, Fremdenfeindlichkeit, ethnische Ausgrenzungen usw.

Luzifers Macht ist allerdings nur eine Schein-Macht, die in seiner Selbstsucht die Ursache hat. Aus der Selbstsucht ist auch das materielle Universum entstanden, woraus auch Luzifers äußerer Körper besteht.

Der Tanz um das goldene Kalb ist voll im Gange und steigert sich immer mehr. Glück, äußerer Erfolg, Reichtum und Genuss werden angestrebt. An körperlicher Unsterblichkeit und ewiger Gesundheit auf Erden wird wissenschaftlich gearbeitet. Die volle Verhaftung an den Stoff, an die Materie wird praktiziert.

Luzifer ist der größte Materialist, da für ihn nur das Reich der Materie gilt. Durch seinen Einfluss ist der einseitige Glaube an die materielle Schwingungswelt und damit an das Fleisch (den fleischlichen Körper) jetzt so aktuell. Es ist der Kampf der Lieblosigkeit, zum Teil noch verdeckt, gegen die Liebe (Gottes) ausgebrochen. Es ist ein Kampf von Macht gegen Macht, der Finsternis gegen das Licht.

Der Christus des neuen Zeitalters ist kein Gott der Liebe. Er ist ein gnadenloses Wesen, eben Luzifer bzw. die Lieblosigkeit in Menschengestalt.

Jesus Christus ist jetzt die Pest und das Aas für die Welt, d. h. für die Weltmenschen, hauptsächlich aber für Luzifer.

Hitler sei ein guter Geist gewesen, einer der ihren.

Nach dieser Aussage geht klar hervor, dass der Machtwahn gegen Gott das erklärte Ziel dieser Bewegung ist. Denn Hitler und auch Stalin können nichts anderes gewesen sein als Höllenfürsten, da sie doch Millionen Menschen in den körperlichen Tod getrieben und dadurch davon abgehalten haben, den Weg zurück in die wahrhaftige Liebe zu gehen. Sicher haben sich die Menschen in ihrem schwachen Glauben oder ihrer Glaubenslosigkeit vom Machtwahn der „Großen" verführen lassen, aber die Verführer trifft die größere Schuld, da sie per Todesandrohung die Soldaten in den Tod schickten.

[Anm.: Hitler war der zweite Vorläufe des Antichristen, der erste war Napoleon. Beide sind auf dem Rückkehrweg in ihrem Ego so geschrumpft, dass nicht mehr viel von ihnen übrigblieb: Hitlers Güte hatte die Größe eines Saatkornes, Napoleons Güte die eines Naturwesens. Hitler hatte Kontakt mit Lamas, die ihn in Wien trafen, und wurde auf die Art und Weise von den Handlangern des Antichristen Maitreya geschult.]

Von einem Geheimplan der weißen Bruderschaft (wohl der Bruderschaft des Antichristen) wird gesprochen, nicht aber von dem Heilsplan Christi, durch den der Mensch allein erlöst werden kann.

Was ist der Geheimplan?

• Errichtung eines Weltwirtschaftssystems

• Übereignung des privaten Eigentums im Kredit- und Transportwesen und in der Massengüterproduktion an ein Weltdirektorat

• Anerkennung der Notwendigkeit, biologische Fragen, wie die der Bevölkerungsdichte und des Gesundheitswesens, einer weltweiten Kontrolle zu unterwerfen

• Gewährleistung eines weltweit geltenden Minimums an Freiheit und Wohlstand

• Pflicht, das persönliche Leben den Zielen eines Weltdiktators unterzuordnen.

• Glaubenszwang an eine Universal-New-Age-Religion.

Die Sekte der „Bruderschaft der Menschheit" vertritt all die Weisungen des Antichristen Maitreya und hat den Anspruch, die einzige Wahrheit zu sein. Alle anderen seien ein Irrweg.

Was sind die Gründe für Luzifers totalen Angriff auf Jesus Christus? Was sind seine Absichten und Ziele?

Luzifer weiß, dass das Ende der jetzt ablaufenden Erlösungsperiode nahe ist und dass damit auch sein Ende besiegelt ist in der jetzigen Form. Deswegen setzt er alle ihm zur Verfügung stehenden Mittel ein, um Jesus Christus in seinem Bewusstsein und in dem der gläubigen Menschen auszulöschen. Denn Christus hat ihm durch Sein Opfer die Wurzel seines Seins durchschnitten, was aber Luzifer nicht wahrhaben will.

Gott gab ihm für diese Zeit noch einmal freie Hand, was er voll für sich ausnützt.

Die Ziele Luzifers

Luzifer beabsichtigt die Entthronung Gottes. Er will sich (immer noch) selbst auf den Thron Gottes setzen, um wie Gott über alles herrschen zu können. Die Lieblosigkeit will die Liebe entthronen und über sie herrschen.

Christus und Sein Werk soll ungültig gemacht, den Menschen der Weg zurück zu Gott verstellt werden, damit sie an Luzifer verhaftet bleiben. Letzterer lebt in dem Wahn, dass er damit an Macht zunähme.

Die geheimen Absichten Satans für uns Menschen:

Willensschwächung (da er von der seelischen Überwinderarbeit ablenkt) Verwirrung (da er irreführende Informationen über Gott ausgibt),

Täuschung (da er falsche Versprechungen macht und auch dem Menschen einredet, dass er selbst Gott sei)

Einflüsterungen von Unwahrheiten (irrige Auslegungen der Lehre Christi)

Ablenkung von der Tatsache, dass es ohne Christus keine Erlösung geben kann, dass dieselbe nur durch Sein Opfer allein angeboten werden kann.

Lähmung der Unterscheidungskraft (durch einen falschen Begriff der Ganzheitlichkeit). Wenn es weder Gut noch Böse gibt, braucht man nicht mehr zu unterscheiden und das Böse muss nicht mehr überwunden werden.

Bequemlichkeit wird angeboten (mit der Universalen Religion wird eine Konsum-Religion angeboten, wo für einen alles gemacht wird und man keine seelischen Anstrengungen mehr zu leisten braucht).

Fixierung der Menschen an äußere Autoritäten, damit sie von der weltlichen und missbrauchten religiösen Macht besser beherrscht und ausgebeutet werden können.

Entwertung und Herabwürdigung der Erlösungstat Christi, nämlich Seines befreienden Opfers.

Christus in der letzten Entscheidungszeit auszuschalten bzw. Seinen göttlichen Auftrag und Seine Göttlichkeit abzustreiten.

Eines der Ziele der Hure Babylon (der Ichsucht Luzifers) ist es auch, alle Religionen auszulöschen und sich schließlich selbst als einzigen Gott und einzige Religion auszurufen.

Luzifer hat damals auf Erden den materiellen Leib Jesu durch seine Schergen töten lassen und will jetzt in der Endzeit den Geist Gottes, den Geist der Liebe Christi töten. Gott wird zum Teufel und Satan zu Gott gemacht. Es wird die Hölle als Himmel angeboten. Der ur-schuldig gewordene Luzifer gibt Christus die Schuld für all die Kriege, Krankheiten und Verheerungen. Es wird alles im Sinne der Lieblosigkeit entstellt, umgekehrt und verdreht.

Was ist der Grund, warum so viele Menschen an diese falschen Lehren glauben?

Der Hauptgrund, so glaube ich, ist die unbewusste Angst, dass man sich für die schlechten Taten, die man einmal begangen hat, vor einem persönlichen Gott bzw. vor Dessen Lebensgesetzen verantworten muss. Die Angst also vor einem Gericht Gottes. Gott jedoch richtet nicht, wie Er selbst sagt. Die Menschen richten sich selbst, wenn sie gegen die Ordnung Gottes verstoßen und **Seine Liebe zurückweisen**.

Im tiefsten Unterbewusstsein ist die Ur-Schuld jedes Menschen aufgezeichnet. *(Zur Information: Unter Urschuld ist nicht die auf uns übertragene Erbschuld von Adam und Eva zu verstehen, sondern die Ur-Schuld haben wir schon lange vorher auf uns geladen, als wir uns noch im Zustande der Vollkommenheit befanden und uns trotzdem bewusst von Gott abgewandt haben. Wir sind den Verlockungen und falschen Versprechungen Sadhanas gefolgt.)*

Das Herzensgewissen gibt Antwort darüber, wenn man es befragt. Es wird jedoch von den meisten unterdrückt, denn kaum einer will an die alte Schuld erinnert werden. Die Mehrzahl von uns Menschen will die Ur-Schuld nicht anerkennen, da sich der Einzelne in seinem Hochmut vor Gott nicht beugen und Ihn um Vergebung bitten will. So macht man Ihn lieber runter und entwürdigt, entwertet oder verstößt Ihn gar. Die Schuld der einstigen Zurückweisung der Liebe Gottes bleibt jedoch bestehen.

Ein anderer Grund ist die Trägheit der Seele, der es zu mühsam ist, Überwinderarbeit zu leisten. Dadurch vermeidet sie es aber auch, Fehler und Schwächen bei sich zu erkennen, anzunehmen und zu überwinden. Die göttliche Aufklärung darüber, dass man dadurch für lange Zeit in den seelischen Tod fällt, der sehr schmerzvoll und bitter ist und Ewigkeiten dauert, will kaum jemand als wahr anerkennen und annehmen. Man verhindert damit auch seinen Weg ins ewige freie Leben. Da kämpft man lieber bewusst oder unbewusst an Luzifers Seite für dessen Machtwahn, der gegen Gott gerichtet ist, als dass man Gott als den Schöpfer alles Lebens anerkennt und Seinen Liebe-Willen, zum Heil der eigenen Seele, tut. Man bleibt im Ungehorsam verhaftet.

Für Luzifer ist es dann ein Leichtes, eine schwach gebliebene Seele mit hinunterzureißen in die Eigensucht und ihr falsche Lehren einzubläuen oder sie gar zu dem Gedanken zu verführen, über Gott herrschen zu können. Und das reizt die meisten Seelen mehr, als Gott um Verzeihung zu bitten für ihre Vergehen gegen Seine Lebensgesetze und Seine Liebe.

Die Eitelkeit tut dann dazu noch das Ihrige, nach der man sich besser dünkt als der andere und auch besser bzw. mehr zu sein glaubt als Gott selbst. Der von der Ichsucht Befallene glaubt im höheren Stadium seiner Blindheit nur noch an sich selbst (das Geheimnis der Ichsucht ist es, dass sie sich als solche nicht erkennt). Er glaubt nur noch an die Materie und deren Gesetze. Einer der Gründe, dass so viele Menschen falsche Lehren ungeprüft annehmen, ist auch die Genusssucht. Sie hindert einen daran, ein feineres Gefühl für geistige Dinge zu entwickeln und fällt dadurch auf unlautere Lehren leicht hinein.

Durch die Erbsünde von Adam und Eva haben alle Nachkommen bis heute den Ungehorsam gegen Gott und Seine Lebensgesetze in die Seelen vererbt bekommen. Diese Narbe reizt zur Widersetzlichkeit gegen Gott. Das wieder erschwert es, sich Gott und Seiner Liebelehre zuzuwenden, was Luzifer weidlichst ausnützt. Wären Adam und Eva im Gehorsam gegen Gott geblieben, dann hätten auch alle Nachkommen den Gehorsam vererbt bekommen. Der Mensch würde noch in der alten Ordnung Gottes leben und die wahre Liebe wäre vorherrschend. Er würde eine falsche Lehre, die das Erlösungswerk Christi ausschließt und nur auf den Vorteil des Lehrers abgestimmt ist, sofort erkennen.

Anhang: Gehirnzerstörer Natriumglutamat

Glutamat - ein Rauschgift

Quellenangabe: http://wahrheitssuche.org

Noch immer wird die umstrittene Substanz Glutamat als sogenannter "Geschmacksverstärker" in unzähligen Fertignahrungsmitteln und Würzmitteln eingesetzt, obwohl es sich hierbei um einen der schwersten Gehirnzerstörer handelt, der in Schweden daher seit langem in Babynahrung verboten ist.

"Geschmacksverstärker" sind keine Gewürze, sondern Substanzen, die unabhängig vom Aroma eines Nahrungsmittels ein künstliches Hungergefühl im Gehirn simulieren, um den Absatz theoretisch geschmacklich ungenießbarer Produkte zu ermöglichen.

Beim Glutamat handelt es sich, neurologisch betrachtet, um ein Rauschgift. Es ist eine suchterzeugende Aminosäureverbindung, die über die Schleimhäute ins Blut geht und von dort direkt in unser Gehirn gelangt, weil die recht kleinen Moleküle des Glutamats unsere schützende Blut-Hirnschranke zum Teil problemlos überwinden.

Im Unterschied zu den bekannteren Rauschgiften macht Glutamat nicht vorwiegend "high", sondern es erzeugt künstlich Appetit, indem es unter anderem die Funktion unseres Stammhirns stört. Das Stammhirn regelt neben den elementaren Körperfunktionen unsere Gefühlswahrnehmung und daher auch den Hunger. Durch die Störungen verursacht das Glutamat Schweißausbrüche und Magenschmerzen, Bluthochdruck und Herzklopfen. Es führt bei sensibleren Menschen häufig zu Migräne. Die Sinneswahrnehmung wird deutlich eingeschränkt und die Lernfähigkeit und das allgemeine Konzentrationsvermögen nehmen nach Einnahme von Glutamat bis zu mehrere Stunden lang nachhaltig ab. Bei Allergikern kann Glutamat epileptische Anfälle bewirken oder sogar zum Soforttod durch Atemlähmung führen.

In Tierversuchen führte Glutamat zu schweren Gehirnschäden; wurde es schwangeren Ratten über die Nahrung in Dosierungen verabreicht, wie sie zum Beispiel in Kartoffelchips oder Fertigsuppen durchaus üblich sind, so konnte sich beim Embryo im Mutterleib kein voll funktionsfähiges Nervensystem mehr entwickeln. Auch bei erwachsenen Tieren traten deutliche Gehirnveränderungen auf.

Der "Geschmacksverstärker" Glutamat ist eine Glutaminsäureverbindung, die, wie andere Rauschgifte auch, im Gehirn mit Neurotransmittern verwechselt wird. Gerät solch eine Substanz in den Blutkreislauf, so ergibt sich im Gehirn eine ähnliche Situation, als wenn eine eingeschaltete Computerplatine mit Salzwasser oder Ähnlichem übergossen würde. Überall im Subsystem eines betroffenen Neurotransmitters entstehen Kurzschlüsse und damit Störimpulse, die die Datenverarbeitung ins Chaos stürzen.

Um die Dauerdröhnung des Glutamats überleben zu können, stellt sich nun eine Automatik ein: Unser Gehirn baut in den noch unzerstörten Neuronen die Sensoren für diesen Neurotransmitter ab, damit kein gefährliches Dauersignal mehr entstehen kann. Nun fehlen die abgebauten Sensoren und die normalen Neurotransmitter der angrenzenden Zelle reichen nicht mehr aus, ein korrektes Signal zu übertragen. Der Datentransfer ist nun unterbrochen - der Mensch ist süchtig!

So kann man sich davor schützen:

Beim Einkauf von Nahrungsmitteln sollte man IMMER die Inhaltsangabe lesen:

Man kaufe nichts mit Glutamat, Geschmacksverstärker oder E-Nummern der 600er-Serie (auch "E605" ist ein Nervengift), Kaliumglutamat, Calciumglutamat, oder Glutaminsäure.

Guanylat wirkt noch eine Zehnerpotenz stärker als Glutamat - Finger weg!

Man kaufe nichts, was mit "Würz-" beginnt oder so etwas enthält. (Würze, Würzsalz, Würzsoße, Würzstoff, Würzmittel etc. Auch Sojasoße ist "Würze". "Würze" ist eine beliebige Substanz zur geschmacklichen Aufpeppung – normalerweise glutamathaltig. Da "Würze" als Synonym für Geschmacksverstärker stehen, muss auf Würzsoßen dieser nicht extra ausgewiesen sein.

Man kaufe keine Fertignahrung uneindeutiger Zusammensetzung. Die Inhaltsstoffe von Zutaten müssen nämlich nicht genannt sein. ("Mit Pizzasoße", "mit Salamischeiben", "mit Ketchup" usw. – hier kann alles mögliche drin sein).

Quellen:
Der Spiegel 10/92: "Lernen, wie Geist funktioniert"
Gehirn und Nervensystem. Woraus sie bestehen wie sie funktionieren; was sie leisten. Heidelberg: Spektrum 1988 (Spektrum der Wissenschaft: Verständliche Forschung), ISBN 3-922508-21-9
Lebensmittelzutaten-Liste der Verbraucherzentrale ("E-Nummern-Liste") ISBN 3-922940-12-9
Bücher über Lebensmittelchemie
diverse Zeitungsmeldungen etc.
schmerzhafte, eigene Erfahrungen als Allergiker
Anmerkung Wahrheitssuche: Der Text mit den oben angeführten Quellenangaben stammt von einem Chemiestudenten, dessen Internetseite es leider nicht mehr gibt, wodurch keine ursprüngliche Quelle mehr angegeben werden kann.

Dickmacher MSG /Monosodium Glutamat

Dieser Bericht kommt aus den USA und zeigt die erschreckende Verbreitung dieses Dickmachers auf. Auf deutsch ist dieser Stoff das Mononatriumglutamat oder der „Geschmacksverstärker"

Da es immer wieder um die Frage geht, woher die „Dickleibigkeit" kommt und es dabei immer nur um das Fett und den Zucker in den Fastfood`s geht, sind wir erstaunt, dass das Problem der Geschmacksverstärker scheinbar noch zu wenig erkannt worden ist.

Wie Sie im folgenden Bericht leicht erkennen werden, sind es die nachgebauten chemischen Stoffe (Gifte), mit denen unser Organismus noch nicht umgehen kann – die er daher auch nicht verarbeiten und ausscheiden kann – und eben im Fettgewebe lagert.

Die Fettzellen sind also nichts anderes als ein Depot für Gifte aus einer Ernährung, die mit chemischen Stoffen angereichert wird, um ein Gefühl des „Noch-nicht-satt-Seins" zu erzeugen. Denn nur, wenn man mehr als das übliche Maß isst, machen diese Firmen die gewünschten Mehr-Umsätze!

Wer kennt das Gefühl nicht, wenn man eigentlich wertloses Zeug gegessen hat (das aber gut schmeckte) und nachher immer noch Appetit hat? Dies ist aber das Alarmzeichen des Körpers, dass er das, was er dringend benötigt (Vitamine, Spurenelemente, etc.), noch nicht erhalten hat, dass diese lebenswichtigen Stoffe also in der eben gegessenen Nahrung nicht enthalten waren.

Monosodium Glutamat ist ein Geschmacksverstärker, der in vielen Nahrungsmitteln und Fertigprodukten enthalten ist und nachweislich schädliche Nebenwirkungen, wie zum Beispiel Süchtigkeit etc. hervorruft.

Ich weiß seit einigen Jahren über die süchtig machende Wirkung von MSG. Offenbar dämpft es die Gehirnwellen, die dem Gehirn mitteilen, dass der Bauch voll ist. Aber was ich bisher nicht begriffen hatte, ist, dass es so vorherrschend in den täglich konsumierten Nahrungsmitteln enthalten ist.

„Ich möchte wissen, ob es eine aktuelle Chemikalie gibt, welche die massive Fettleibigkeits-Epidemie hervorruft", so fragte sich ein Freund von mir, John Erb. Er war ein Forschungs-Assistent an der Universität von Waterloo und verbrachte Jahre mit Arbeiten für die Regierung.

Er las wissenschaftliche Zeitschriften für sein Buch „Die Langsame Vergiftung von Amerika", an dem er schrieb und machte dabei eine verblüffende Entdeckung. In Hunderten von Studien aus aller Welt haben Wissenschaftler fettleibige Mäuse und Ratten geschaffen, um diese in Studien über Ernährung oder Diabetes einzusetzen. Doch keine Rasse von Ratten oder Mäusen ist auf natürliche Weise fettleibig, daher mussten die Wissenschaftler sie erschaffen! Sie schaffen diese krankhaft fettleibigen Kreaturen, indem sie ihnen bei der Geburt MSG injizieren. Das MSG verdreifacht die Menge an Insulin, welches von der Bauchspeicheldrüse produziert wird, wodurch Ratten (und Menschen !) fettleibig werden.

Ich war erschüttert. Ich ging in meine Küche und habe meine Küchenkästchen und meinen Kühlschrank überprüft. MSG war überall enthalten! In den Campbell's Suppen, den Hostess Doritos, den Lays geschmacksverstärkten Kartoffel Chips, Top Ramen, Betty Crocker Hamburger Helper, Heinz Bratensoße in Dosen, Swanson tiefgefrorene Fertiggerichte, Kraft Salat Dressing, besonders in den „gesunden mit wenig Fett"

[man bedenke, dass dieser Bericht aus den USA kommt, diese Firmen weltweit verbreitet sind und jeweils andere Namen haben – ein genaues Lesen der Produktangaben beziehungsweise der Inhaltsstoffe zahlt sich aus!]

Die Produkte, die kein MSG enthielten, hatten etwas, was „Hydrolysiertes Gemüse-Protein" genannt wurde, was eben nur ein anderer Name für Monosodium-Glutamat ist. Es war erschreckend zu sehen, wie viele der Lebensmittel, die wir jeden Tag unseren Kindern geben, mit diesem Zeug versehen sind. Sie verstecken MSG unter vielen verschiedenen Namen, um diejenigen, die das kapieren, zum Narren zu halten.

Aber das war nicht das Ende. Wenn unsere Familie auswärts zum Essen ging, begannen wir im Restaurant zu fragen, welche Speisen MSG enthielten. Viele Angestellte, sogar die Manager, haben geschworen, dass sie kein MSG verwenden. Aber wenn wir eine Liste der Zutaten verlangten, welche sie widerwillig herzeigten, konnten wir feststellen, dass MSG und hydrolysiertes Gemüse-

Protein überall enthalten war. Burger King, McDonalds,Wendy's, Taco Bell, jedes Restaurant, sogar die eingesessenen wie TGIF, Chilis', Applebees und Denny's verwenden MSG in Hülle und Fülle. Kentucky Fried Chicken schien der ärgste Missetäter zu sein: MSG war in jedem Hühnergericht, in jedem Salat-Dressing und in jeder Bratensoße. Kein Wunder, dass ich so gerne den Überzug an der Haut gegessen habe, das geheimnisvolle Gewürz war MSG!

Seit seiner Einführung vor 50 Jahren in die amerikanische Nahrungsmittel-Versorgung wird MSG in immer größerer Dosis den vorportionierten Fertiggerichten, Suppen, Snacks und Fast Food Gerichten, die wir versucht sind, täglich zu essen, zugesetzt.

Die Erzeuger von MSG geben selbst zu, dass es die Menschen nach ihren Produkten süchtig macht. Es verleitet die Leute dazu, ihre Produkte anderen vorzuziehen, und bewirkt, dass die Leute mehr davon essen, als sie essen würden, wenn kein MSG zugesetzt worden wäre. Nicht nur ist wissenschaftlich nachgewiesen, dass MSG Fettleibigkeit hervorruft, es ist auch eine süchtig machende Substanz!

Die FDA (Food & Drug Association) hat keine Grenzwerte gesetzt, wie viel davon den Nahrungsmitteln zugesetzt werden darf. Es ist angeblich unbedenklich und kann in jeder Menge gegessen werden. Wie aber können sie behaupten, dass es sicher sei, wenn es Hunderte von Studien mit Titeln wie den folgenden gibt:

- Die durch Monosodium Glutamat (MSG) fettleibigen Ratten dienten als ein Modell für die Studie von körperlicher Bewegung bei Fettleibigkeit. (Gobatto CA, Mello MA, Souza CT, Ribeiro IA. Res Commun Mol Pathos Pharmacol.)

- Adrenalectomy beseitigt die durch Nahrung durch den Hypothalamus hervorgerufene Ausschüttung von Serotonin sowohl bei normalen als auch bei fettleibigen MSG-Ratten.

(Guimares RB, Telles MM, Coelho VB, Mori RC, Nascimento CM, Ribeiro Brain Res. Bulletin, August 2002.)

- Fettleibigkeit hervorgerufen durch MSG-Behandlung bei Ratten mit plötzlichem Bluthochdruck: ein Tiermodell über verschiedene Risikofaktoren. (Iwase M, Yamamoto M, Iino K, Ichikawa K, Shinohara N, Yoshinari Fujishima Hypertens, Res März 1998.)

- Krankhafte Veränderung des Hypothalamus, hervorgerufen durch Injektion von Monosodium Glutamat in der Säugephase und nachfolgende Entwicklung von Fettleibigkeit. (Tanaka K, Shimade M, Nakao K – Kusunoki Exp. Neurol. Okt. 1978)

Ja, die letzte Studie war kein Tippfehler, sie wurde im Jahr 1978 geschrieben! Sowohl die Medizinische Forschungsgemeinschaft als auch die Nahrungsmittel-Erzeuger wussten seit Jahrzehnten über die Nebenwirkungen von MSG! Viele weitere Studien, die im Buch von John Erb erwähnt sind, verbinden MSG mit Diabetes, Migräne und Kopfweh, Autismus, ADS (Aufmerksamkeitsdefizit-Syndrom, also Hyperaktivität) und sogar Alzheimer.

Zur Zeit [2004] drücken George W. Bush und seine Unterstützer ein Gesetz durch den Kongress, das das grundlegende Recht verhindert, einen Erzeuger, Verkäufer oder Verteiler von Nahrungsmitteln gerichtlich zu belangen - sogar, wenn klar ersichtlich ist, dass diese Firmen eine abhängig machende Chemikalie vorsätzlich ihren Produkten zusetzen.

Vor einigen Monaten veröffentlichte John Erb sein Buch „Die Langsame Vergiftung von Amerika" und äußerte seine Bedenken gegenüber einem der höchsten kanadischen Regierungsbeamten im Ressort für Gesundheit. Während er im Regierungsbüro saß, sagte ihm dieser Beamte: „Natürlich weiß ich, wie schädlich MSG ist, ich würde das Zeug nicht anrühren!" Aber dieser hohe Regierungsbeamte weigerte sich, der Öffentlichkeit mitzuteilen, was er wusste. Die wichtigsten Medien wollten der Öffentlichkeit auch nichts mitteilen, da sie gerichtliche Auseinandersetzungen mit ihren Werbeträgern fürchteten.

Wenn Sie einer von den wenigen sein sollten, die noch glauben, dass MSG gut für uns ist und wenn Sie nicht an das glauben, was John Erb zu sagen hat, dann überzeugen Sie sich selbst. Gehen Sie in die National-Bibliothek für Medizin unter http://www.pubmed.com/, geben die Wörter „MSG Obese" ein und lesen einige wenige der 115 medizinischen Studien, die dort erscheinen.

Text von Ruth Van Buren (USA/Las Vegas /Nevada), 01. Juni 2004. Sinngemäß übersetzt von Ing. Wolfgang Moser (gekürzte Fassung).

Weitere Anmerkung: Pro Person gelten heute bei Suppen und Fleisch etwa 1250 Milligramm als Richtwert, bei gebratenen Nudeln oder Reis gar 2500 Milligramm – pro Mahl mit Suppe und Hauptgang also 5 Gramm, Das entspricht rein glutamatmäßig einer Menge von über 12 Kilo Spinat oder 400 Eiern pro Kopf.

(Quelle: Hans Ullrich Grimm: Die Ernährungslüge. 2003. S. 66 f.)

Der Schwindel mit dem Hefeextrakt

Weil die Vokabel Glutamat in der Bio-Sphäre einen schlechten Klang hat, taucht sie dort nicht auf dem Etikett auf. Das Glutamat ist dort getarnt, in den Bio-Suppenwürfeln des Ökoriesen etwa als 'Hefeextrakt'. In der 'Klaren Suppe', wie die Firma auf Nachfrage mitteilte, seien 2,7 Prozent Glutamat enthalten, im Brühwürfel ('salzarm') 4,9 Prozent. Lustigerweise enthält die Gemüsebrühe von der Firma Rapunzel gar den Hinweis: 'Ganz ohne zugesetzte Geschmacksverstärker' - trotz Glutamat unterm Tarnkäpplein des Hefeextrakts.

Hans Ullrich Grimm: Die Ernährungslüge. 2003. S. 59.

Der Süßstoff Aspartam - einer der gefährlichsten Stoffe, welcher je als Lebensmittel zugelassen wurde!!!

Quellenangabe: Martin Becker

„Würden sie freiwillig ein Glas Methanol oder Formalin trinken? Ich bin mir ziemlich sicher, dass sie das nicht tun wer- den. Warum? Blöde Frage: weil es zum sofortigen Tod führt! Trinken sie statt dessen lieber eine Coke-Light oder kauen sie ein Orbit ohne Zucker? Geben sie ihren Kindern wegen der Karies-Gefahr lieber eine Coke-Light statt einer normalen Cola? Im allgemeinen verursachen Nahrungsmittelzusätze keine Hirnschäden, Kopfschmerzen, der Multiplen Sklerose (MS) ähnliche Symptome, Epilepsie, Parkinson'sche Krankheit, Alzheimer, Stimmungswechsel, Hautwucherungen, Blindheit, Hirntumore, Umnachtung und Depressionen oder beschädigen das Kurzzeitgedächtnis oder die Intelligenz. Aspartam verursacht das und noch ca. 90 weitere, durch Langzeituntersuchungen bestätigte Symptome. Sie glauben mir nicht? Lesen sie weiter!

Aspartam, auch bekannt als Nutra-Sweet, Equal, Spoonfull, Canderel, Sanecta oder einfach E951 ist ein so genannter Zuckerersatzstoff (E950-999). Die chemische Bezeichnung lautet "L-Aspartyl-L-Phenylalaninmethylester". Aspartam besitzt die 200fache Süßkraft von Zucker und hat 4 kcal/g (16,8 kJ/g). Nicht nur bei Diabetikern, sondern auch bei Körperbewussten beliebt wegen seines im Vergleich zu Saccharin oder Cyclamat sehr natürlichen "Zucker"- Geschmacks ist Aspartam in mehr als 90 Ländern (seit das Patent der Firma "Monsanto" bzw. der Tochterfirma "Kelco" ausgelaufen ist) weltweit in mehr als 9000 Produkten enthalten. Aspartam ist ein sog. Dipeptidester der beiden Aminosäuren L-Asparagin-säure und L-Phenylalanin. Beide Aminosäuren werden mittels Mikroorganismen hergestellt; die amerikanische Firma G.D. Searle & Co., Tochterfirma des Chemiegiganten Monsanto, soll ein Verfahren entwickelt haben, um Phenylalanin durch genmanipulierte Bakterien preisgünstiger produzieren zu lassen. Auch die Hoechst AG besitzt angeblich Patente dafür (Quelle: G. Spelsberg, Essen aus dem Genlabor, Verlag Die Werkstatt, 1993).

Das Problem mit Aspartam ist nun, dass es im menschlichen Körper wieder in seine Grundsubstanzen Asparaginsäure (40 %), Phenylalanin (50 %) sowie Methanol (10 %) zerfällt: Phenylalanin ist für Menschen, die unter der angeborenen Stoffwechselkrankheit Phenylketonurie (PKU) leiden, sehr gefährlich. Durch einen Mangel oder Defekt an dem körpereigenen Enzym Phenylalaninhydroxylase, welches Phenylalanin (das auch im Körper vorkommt) in Tyrosin umwandelt, häuft sich Phenylalanin im Körper an und wird von ihm in Phenylbrenztraubensäure umgewandelt. Die Folgen sind u.a. verkümmertes Wachstum und "Schwachsinn". Deshalb müssen Lebensmittel mit Aspartam mit dem Hinweis "enthält Phenylalanin" versehen sein. Außerdem verursacht ein erhöhter Phenylalaningehalt im Blut einen verringerten Serotoninspiegel im Hirn, der zu emotionellen Störungen wie z.B. Depressionen führen kann. Besonders gefährlich ist ein zu geringer Serotoninspiegel für Ungeborene und Kleinkinder. In einer eidesstattlichen Erklärung vor dem US-Kongress hat Dr. Louis J. Elsas außerdem gezeigt, dass Phenylalanin von Nagetieren (auf denen die Untersuchungen des Herstellers Monsanto beruhen) weit besser abgebaut wird als von Menschen.

Aspartamsäure ist noch gefährlicher. Dr. Russel L. Blaylock von der Medizinischen Universität von Mississippi hat mit Bezug auf über 500 wissenschaftliche Referenzen festgestellt, dass drastisch hohe Mengen freier ungebundener Aminosäuren wie Aspartamsäure oder Glutaminsäure (aus der übrigens Mononatrium Glutamat zu 90 % besteht) schwere chronische neurologische Störungen und eine Vielzahl andere akute Symptome verursacht.

Normalerweise verhindert die so genannte Blut-Hirn-Barriere (BBB) einen erhöhten Aspartam- und Glutamat-Spiegel genauso wie andere hohe Konzentrationen von Giften in der Versorgung des Hirns mit Blut. Diese ist jedoch erstens im Kindesalter noch nicht voll entwickelt, zweitens schützt sie nicht alle Teile des Gehirns, drittens wird die BBB von einigen chronischen oder akuten Zuständen beschädigt und viertens wird sie durch extremen Gebrauch von Aspartam und Glutamat quasi überflutet.

Das beginnt langsam, die Neuronen zu beschädigen. Mehr als 75 % der Hirnzellen werden geschädigt, bevor klinische Symptome folgender Krankheiten auftreten: MS, ALS, Gedächtnisverlust, hormonelle Probleme, Verlust des Hörvermögens, Epilepsie, Alzheimer, Parkinson, Hypoglykämie u.a. Ich bin kein Arzt und besitze keine medizinische Bildung, aber ich wünsche niemandem auch nur ein einziges dieser furchtbaren Leiden. Der Hersteller Monsanto und die offiziellen Behörden der meisten Länder schweigen sich darüber aus oder präsentieren Forschungsergebnisse, die das genaue Gegenteil behaupten. Eigentlich kann einem da nur schlecht werden.

Methanol (auch Holzalkohol genannt, chemisch Methylalkohol) ist mindestens genauso gefährlich. Schon geringe Mengen Methanol, über einen größeren Zeitraum eingenommen, akkumulieren sich im Körper und schädigen alle Nerven, ganz besonders die sehr empfindlichen Sehnerven und die Hirnzellen. In normalen alkoholischen Getränken, die eben- falls Methanol enthalten, wirkt der Ethylalkohol dem Methylalkohol teilweise entgegen und schwächt seine Wirkungen ab. Nicht in Aspartam! Methanol wird aus Aspartam freigesetzt, wenn es mit dem Enzym Chymotrypsin zusammentrifft. Die Absorption von Methanol durch den Körper wird noch beschleunigt, wenn dem Körper freies ungebundenes Methanol zugeführt wird. Methanol wird aus Aspartam auch frei, wenn man es über 30°C (86°F) erhitzt. Aspartam zerfällt dann in all seine guten Bestandteile (s. o.). Also lassen sie sich die warme

Coke- Light das nächste mal schmecken. Nein; im Ernst: 1993 hat die FDA (Food and Drug Administration, USA) den Gebrauch von Aspartam für Lebensmittel freigegeben, die über 30°C erhitzt werden. Unglaublich, aber wahr! Es gibt auch Hypothesen, die das sog. Golfkriegs-Syndrom (GWI - Gulf War Illness), mit dem viele US-Soldaten nach Hause gekommen sind, auf überhitzt gelagerte Coke-Light-Dosen zurückzuführen sind, die (in extremen Mengen) den Soldaten den Aufenthalt in der Wüste erträglich machen sollten.

Methanol wird übrigens vom Körper durchaus abgebaut, nämlich zu Formaldehyd (Formalin, chemisch Methanal) und Ameisensäure (chemisch Methansäure). Formalin ist ein tödliches Nervengift und wird vom Körper angesammelt und nicht abgebaut. Aber machen sie sich keine Sorgen: die Mengen Formalin, die ihre Spanplattenschränke und -regale abgeben, sind winzig im Vergleich zu den Mengen eines Dauerkonsums von Aspartam. Auch Ameisensäure ist für den Menschen extrem giftig, wenn es sich im Blutkreislauf befindet.

Noch mal zum nachrechnen: Der ADI (Acceptable Daily Intake - Tägliche akzeptable Dosis) von Methanol ist 7,8 mg/d. Ein Liter mit Aspartam gesüßtes Getränk enthält ca. 56 mg Methanol. "Vieltrinker" kommen so auf eine Tagesdosis von 250 mg. Das ist die 32fache Menge des empfohlenen Grenzwertes!

Symptome einer Methanol-Vergiftung sind: Kopfschmerzen, Ohrensausen, Übelkeit, Beschwerden des Verdauungstraktes, Müdigkeit, Vertigo (Schwindel), Gedächtnislücken, Taubheit und reißende Schmerzen in den Extremitäten, Verhaltensstörungen und Neuritis. Die bekanntesten Symptome sind aber verschwommenes Sehen, fortgeschrittene Einengung des Gesichtsfeldes, Zerstörung der Netzhaut und Blindheit. Formaldehyd ist krebserregend und verursacht Zerstörung der Netzhaut, Störungen bei der DNA-Replikation und Geburtsfehler. Durch ein Fehlen von verschiedenen Schlüsselenzymen ist die Wirkung bei Menschen wesentlich stärker als bei anderen Säugetieren. Was wiederum die Tauglichkeit von Tierexperimenten in Frage stellt, die vom Konzern angestellt wurden. Diketeropiperazin (DKP) ist ein Beiprodukt, das bei der Erhitzung und dem Abbau von Aspartam entsteht und in Verbindung gebracht wird mit Hirntumor. Kein Kommentar.

Jetzt taucht bei Ihnen natürlich die Frage auf, warum das nicht allgemein bekannt ist! Dafür gibt es sicherlich zwei Gründe: erstens tauchen solche Meldungen nicht in der Tagespresse auf wie zum Beispiel Flugzeugabstürze und zweitens verbinden die meisten Menschen ihre Beschwerden nicht mit ihrem lang andauerndem Aspartam-Konsum. Die Freigabe von Aspartam als Nahrungsmittelzusatz und Zuckerersatz durch die FDA (Food and Drug Administration, USA) ist ein Beispiel für die Verbindung von Großkonzernen wie Monsanto und den Regierungsbehörden sowie der Überflutung der wissenschaftlichen Gemeinde mit gewollt falschen Informationen und Desinformationen. Es liegen Beweise vor, die bestätigen, dass Labortests gefälscht worden sind, Tumore von Versuchstieren entfernt worden sind und offizielle Behörden bewusst falsch informiert wurden. Als kleine Dreingabe: Aspartam stand bis Mitte der 70er Jahre auf einer CIA-Liste als potentielles Mittel zur Biochemischen Kriegführung. GUTEN APPETIT !!!"

Ich, Claire La Belle, möchte hier noch anfügen, dass der Süßstoff Cyclamat, der in fast allen „Light"-Produkten enthalten ist, genauso schlimm ist wie das Aspartam. Da haben wir also den Teufel und den Belzebub in einen Getränk. Cyclamat ist ein Derivat aus dem Farblösungsmittel Tuluol und ist in vielen Ländern verboten. Es löst starke Rötungen in den Kniekehlen und Armbeugen aus. Ich bin fürchterlich allergisch auf Cyclamat. Ich habe einmal einen Becher Joghurt light gegessen, als ich schwanger war. Sofort blühte mein gesamter Körper mit roten Punkten übersät und es juckte bestialisch. Ich konnte eine Woche lang das Leben nur in einem alten Satinschlafanzug meines Vaters überleben. Seitdem meide ich alle Produkte mit „Light" wie die Pest. Ein Erlebnis machte es mir noch einmal deutlich, dass ich bei weitem nicht die einzige bin, die so reagiert: In einem Supermarkt bot eine Frau „Light-Joghurts" als Promoterin an. Ich erklärte ihr, dass der enthaltene Süßstoff Cyclamat allergieauslösend ist. Ich erklärte ihr, wie die Allergiestellen aussehen. Sie zeigte mir daraufhin ihre Kniekehlen, die ebenfalls dieselben roten Punkte aufwiesen und bestialisch juckten. In Ihren Armbeugen fing es ebenfalls an. Sie erklärte mir, dass diese Effekte erst gekommen waren, seitdem sie so exzessiv den angebotenen Joghurt aß. Wenige Tage später traf ich sie wieder. Sie erzählte mir, dass sie den Job aufgegeben habe und seitdem auch keinen „Light-Joghurt" mehr esse.

Quellenangabe:
http://www.augenauf-germany.de/Autoren%20ges_/Gesundheit/Aspartam/aspartam.html
M. + U. Westendorff 24613 Aukrug-Innien http://www.aukrug.de Fax 04873 / 97 34 92
westendorff@t-online.de

Anhang: In Schweden wird nun die HAARP-Technologie über den häuslichen Stromzähler verbreitet: Die „Energybox"!

Schweden hat jetzt die stärkste, größte und furchtbarste Waffe der Welt!!!

Quellenangabe: Artikel von Reinhard Ponty,
http://www.fraktali.biz/chemtrail/energyboxend.html
E-Mail: reinhard.ponty@mailbox.swipnet.se", (Dieser Bericht wurde für das Buch gekürzt. Vollständiger Bericht auch unter http://gandhi-auftrag.de/energybox.htm)

In alle Haushalte wird eine sogenannte *„Energybox"* eingebaut.

Erste Wirkungen:

Gesundheitlich:

o **Viele körperliche und seelische Beschwerden bei Menschen,**

o **ungeheure Schlafstörungen,**

o **Auch die Elektro-Allergiker fallen haufenweise um und fühlen sich sterbend.**

o **Viele zeigen jetzt schon Persönlichkeitsveränderungen und**

o **andere Bewusstseinsstörungen, besonders im Bezug auf das Gedächtnis.**

Technisch:

o **andauernder kurzer Stromausfall,**

o **Lampen explodieren,**

o **Mobilverkehr teilweise zusammengebrochen,**

o **Telefone funktionieren nicht,**

o **Stromstärke und Strahlung in der Stromleitung unglaublich gestiegen,**

o **Computer knacken furchtbar,**

o **Internet und Mailverkehr humpelt,**

o **Lampen flackern die ganze Zeit usw.**

Es scheint gut zu funktionieren, denn jetzt fängt man an auch in anderen EU-Länder Reklame für die Energybox zu machen. **Deutschland** und **Holland** haben die auch bald.

Wir müssen absolut die Box verweigern
und auch den Nachbarn, Freunde usw. darüber aufklären

3G (UMTS) war schon immer im Grunde ein reines Waffensystem und die 3G Handys sind nur Nebenerscheinungen (zur Tarnung!)

25.01.2009, Schweden: Sind Ihnen die Werbespots aufgefallen "Jetzt zahl ich - jetzt zahl ich nicht?" Darin wird suggeriert, man könne durch eine neue Ablesetechnik Strom sparen. Tatsächlich macht das schon der gute alte Zähler. Aus Nachfolgendem geht hervor, um was es dabei in Wirklichkeit geht : um eine Ausweitung der Überwachung und Gesundheitsschädigung bis zum Tod (Bevölkerungsreduktionsprogramm). Beides kommt aus den USA.

Verbreitung der HAARP-Technologie über den häuslichen Stromzähler, hier : Schweden

Schwedens landweites Mindcontrol Experiment !

Die schwedische Regierung sprach über ein Gesetz, was 2009 herauskommen soll. Das Gesetz besagt, das keiner mehr Geld für Strom bezahlen soll als man wirklich an Verbrauch hat. Gleich danach kamen die Strom-Lieferanten mit einem Schreiben, das man in jedem Haus einen kleinen Digitalen-Rechner mit Sender einbauen will. Man benutzt den einmal in der Woche, um den Stromverbrauch zu wissen, damit wir nicht zuviel bezahlen. Vielen hat man gar nichts gesagt, sondern die Box, einfach nur ins Haus gesetzt.

Die "Energybox"

Worterklärungen:

FRA = (Försvarets Radio Anstalt), eine Art Echelon für die Schwedische Verteidigung. Der "Grosse Bruder" der alles sieht, hört und weiß! Hat gerade "zufällig" einen Super-Computer von der Schwedischen Regierung bekommen.

LOIS = Ein neues Haarp System was über ganz Südschweden gebaut wurde. Es ist DAS GRÖSSTE HAARP SYSTEM DER WELT (High-Frequency Active Auroral Research Project) und steht in Verbindung mit dem LOFAR System in Mitteleuropa und Icecat im Norden. Diese Anlage ist bis jetzt der Welt noch recht unbekannt, wird aber noch eine sehr große Rolle spielen für die Zukunft der Menschheit (Siehe Nostradamus, der um diese Anlage wusste). LOIS geht über ganz Südschweden und 10tausende von starken Antennen wurden zusammengeschlossen. Haarpsysteme haben IMMER einen Militärischen Hintergrund. NATO-GESETZ (neu)= Die Schwedische Regierung hat große Teile Nordschwedens an die Nato "vermietet", damit die dort ihre neuen exotischen Waffensysteme testen können.....jetzt OHNE EINSEHEN DES SCHWEDISCHEN MILITÄRS. Dort testet man dann alle Mikrowellen-Chemtrails-Nanotechnik und anderes. Natürlich auch auf die Bevölkerung, denn manche Waffen gehen anders nicht zu testen.

Alle haben die, aber keiner weiß was es ist oder was er tut. *Die Energybox* Wir bekamen es ohne ein Interesse zu zeigen, ohne zu verstehen, ohne zu fragen. *Internet Elektrizität* (Nicht den El-Internet, was gestoppt wurde, durch die Breitbandgesellschaften. Besonders 3G würde in Konkurs gehen.) Die Energybox hat einen GPRS-Sender und die Frequenz ist eine Mischung aus GSM und 3G(UMTS). Es ist Breitband und deshalb IMMER an.(Nicht nur die Sekunden in der Woche was die El-Lieferanten uns erzählen.) Die Strahlung ähnelt sehr dem des Radars(!). Die Information wird nicht zu der El-Gesellschaft geschickt, sondern zum Internet (?)

Die Energybox ist aber ein Doppelsystem und enthält auch ein "Eshelon Meter" (nicht Echelon), ein PLC System der Televent Company. Dieses PLC System ist das, was wir bekommen hätten, würde man uns El-Internet geben (Das schnellste und billigste Internet). Es verändert den Strom so, dass es leichter ist Information zu schicken. Wir werden deshalb nicht nur DIREKT durch den Sender mit 3G bestrahlt, sondern die radarähnlichen Mikrowellen sind auch in dem El-System und somit wird das ganzes Haus ein gepulstes Hochfrequenz Elektromagnetisches Feld. Man hat auch dadurch das El-System zu einem Kommunikations- System umgewandelt und ans Internet angeschlossen. (Die ersten Internet-Häuser der Welt und viele werden/können natürlich durch die dauernde Bestrahlung sterben).

Warum Internet, warum so ein "geheimes" Einbauen in den Häusern, warum wurde das El-Netz zu einem Kommunikationssystem verändert? Sehr Einfach! **3G war schon immer im Grunde ein reines Waffensystem und die 3G Handys, sind nur Nebenerscheinungen.** 3G kommt aus Amerika und wurde durch das Amerikanische Militär nach Europa gebracht (wie alle anderen Mobilsysteme auch). Es geht da nicht ums Telephonieren, sondern darum am Schluss, diese kleine Box in die Häuser zu bekommen. (Auch wegen der Bestrahlung, aber das ist ein anderes Thema.) Nun strahlt nicht nur, das ganze Haus in einer 3G Frequenz, sondern ist auch am Internet angeschlossen. Es hilft auch nichts, diese Box zu verweigern, denn der Nachbar hat eine und schickt 3G Mikrowellen in dein Haus. Ein einziger Sender reicht im Grunde, um alle Häuser zu "verseuchen", die am gleichen Transformator angeschlossen sind (man braucht ein Elfilter, der die Mikrowellen wegfiltert.).

Absolut haben wir das Recht, diese Box zu verweigern, denn das Gesetz, wovon man uns erzählt, gibt es gar nicht. Und sowieso kein Gesetz für "Zwangsbestrahlung". Die werden sich sehr davor hüten die Verantwortung tragen zu müssen. Das Gesetz, worüber man redet und was man benutzt, um die Box in die Häuser zu bekommen, ist überhaupt nicht für den Verbraucher, sondern gilt den Stromverkäufern.

Der wirkliche Grund, warum man unser El-System zu einem Kommunikationssystem verändert lautet einfach: "TOTALITÄRE KONTROLLE" Nun steht das El-Netz auch unter einem anderem Gesetz. Dem Kommunikations- Gesetz. Unsere fleißige Regierung hat in letzter Zeit sehr viel daran gearbeitet und "verbessert". Dieses Gesetz gibt dem FRA das Recht jede Art von Kommunikation zu überwachen. Man darf deshalb Mails lesen, Telefone abhorchen, Fax und alles andere, was mit Kommunikation zutun hat. Jetzt fällt unser El-System, und damit unser Haus, unter dieses Gesetz.

Im Grunde ist jetzt jeder Computer, Database, Bank, Krankenhaus, Militär, Polizei, Server, absolut alles durch dieses Internet-El ans Internet angeschlossen und WEIT OFFEN für Attacken und Spionage. Es gibt keine Firewall, kein Antivirus, absolut nichts, was ein Eindringen verhindern kann, denn es kommt ja über das El-System. Welchen "Server" unser Haus jetzt hat, liegt auch im Dunkeln.

Die, welche über Frequenztechnik und Mikrowellen etwas wissen, können sich die anderen Möglichkeiten der Kontrolle vorstellen. **Mit modifizierte ELF, ULF usw. ist es sehr leicht JEDEN Raum in 3D zu sehen, jedes Gespräch abzuhören und sogar die Gehirnwellen der Menschen zu beeinflussen.**

Wir sind in dem größten Experiment mit Kontrolle über die Gehirnwellen der Menschen, das die Welt gesehen hat. Deshalb wird es im Augenblick nur in Schweden und Finnland getestet. Beide Länder sind offiziell immer schon Feldexperimentländer für Mikrowellen gewesen. Läuft alles gut, dann bekommen es alle anderen Länder auch. **Wir müssen absolut die Box verweigern und auch den Nachbarn, Freunde usw. darüber aufklären.** Gebt die Box zurück, denn es gibt nichts, was euch zwingt sie im Haus zu haben. Kein Gesetz oder Vollmacht.....nichts!!! Es muss auch sehr schnell Information verbreitet werden, damit alle wissen, was diese Energybox in Wirklichkeit ist!!! Kaum einer weiß, dass es 3G Internet ist und das ganze Haus und Stromnetz verseucht. Wenn nicht wir hier in Schweden das System stoppen.....dann bekommt es die ganze Welt (Connected People-Connected Houses).

Die totale Kontrolle der Häuser und des menschlichen Bewusstseins ist nur der Anfang. 3G und die Energybox gehören im Grunde schon zu diesen neuen Waffensysteme, die man an uns testet. Versuche zu verstehen, was du im Haus hast und welche Verantwortung wir haben für die Welt.

In Deutschland hat eine große Untersuchung gezeigt das FAST ALLE, die der 3G Strahlung ausgesetzt sind, eine Veränderung im Rückenmark zeigen. DER ANFANG VON LEUKÄMIE! Und ALS, diese schreckliche Krankheit, bei der immer mehr Muskeln aussetzen und der Mensch letztendlich elendiglich stirbt, und zwar dadurch, dass seine Lunge versagt.

Aktuelles:

1. Es scheint gut zu funktionieren, denn jetzt fängt man an auch in anderen EU-Länder Reklame für die Energybox zu machen. Deutschland und Holland haben die auch bald. [Schauen Sie einmal im Internet nach, dort wird jetzt schon Reklame für die Energybox und für das 3 G Handy gemacht].

2. LOIS ist jetzt fertig gestellt und einige sogenannte. Naturkatastrophen der letzten Zeit stehen in direkter Verbindung mit diesem neuen "Supersystem".

3. Ein neues Gesetz der Schwedischen Regierung besagt (einfach ausgedrückt) dass man den Menschen jetzt sogenannte "lebenswichtige Dinge" wegnehmen darf (TV, Telefon, Radio usw.). Deshalb fängt man jetzt an, auf dem Lande das "feste Telefonnetz" abzubauen. Als Ersatz soll jeder eine feste Mobilanlage bekommen (**eigenen Mast auf dem Haus und Basisstation unter dem Bett. [Wissen Sie, was das bedeutet? Verstrahlung Tag und Nacht, Herzmuskelstörungen, Schlafstörungen, um nur die Anfangssytome zu nennen.]**Will man die nicht ....so hat man eben kein Telefon. Viele alte Menschen haben jetzt kein Telefon mehr, schon alleine, weil sie ein Mobiltelefon nicht verstehen, und deshalb auch im Notfall keinen Krankenwagen anrufen können. (Ist das nicht im Grunde eine Art von Mord? Erstmal ZWANGSBESTRAHLUNG und dann auch noch kein Telefon im Notfall).

4. Jetzt wurde es verboten die Box zu untersuchen und man redet nicht mehr über das PLC System.

5. Das so genannte FRA Gesetz ist durchgekommen und ab dem ersten Januar 2009 darf officiel ALLES abgehört werden. Die 12 Punkte, die

den Mitbürger schützen sollten, sagt man, werden aber erst "später" eingesetzt.(?)

6. Der Digitale Stromrechner erhöht jede Rechnung um ca. 10%. Box mit GPRS-Sender und PLC System Box ohne Sender aber mit PLC System

Erste Wirkungen: Viele körperliche und seelische Beschwerden bei Menschen, ungeheure Schlafstörungen, andauernder kurzer Stromausfall, Lampen explodieren, Mobilverkehr teilweise zusammengebrochen, Telefone funktionieren nicht, Stromstärke und Strahlung in der Stromleitung unglaublich gestiegen, Computer knacken furchtbar, Internet und Mailverkehr humpelt, Lampen flackern die ganze Zeit usw. Auch die El-Allergiker fallen haufenweise um und fühlen sich sterbend. Viele zeigen jetzt schon Persönlichkeitsveränderungen und andere Bewusstseinsstörungen, besonders im Bezug auf das Gedächtnis. Alles nur, wegen diesem kleinen Sender, der eigentlich keine Beeinflussung auf das Stromnetz haben sollte. ODER ?

7. Ca. 2 Wochen vor dem Erdbeben gab es in Südschweden einen großen Knall, der die Häuser wackeln ließ. Man sagte, dass es ein Blitz war und der war so riesig, das ein Pilot in Norwegen den sehen konnte. Ein paar Tage vor dem Erdbeben, gab es über ganz Nordschweden den größten Stromabbruch (und Telefon) den man jemals erlebt hatte. Er ging fast eine Woche lang. Dieser Abbruch hat nichts "direkt" mit Lois zu tun, sondern nur indirekt (Box und Logs werden zusammengeschlossen). Man hatte nämlich über ganz Nordschweden die neue PLC Elektrizität in Gang gesetzt. Diese neue Elektrizität macht bei den Transformatoren große Probleme denn die lassen den neuen Strom sehr schlecht durch. In der Nacht vor dem Erdbeben flogen hier zum ersten mal Flugzeuge bei Nacht und spritzten (Chemtrails). Normalerweise spritzt man hier oben in Nordschweden recht selten und meistens nur zur reinen Wetterkontrolle und ich habe nie gesehen, dass es nachts passierte.. Dann kam das Erdbeben. Dieses Erdbeben und der Blitz wurden durch einen Energierückschlag durch Lois erzeugt. Wir hatten

sehr großes Glück, denn es hätte das gleiche wie bei Chernobyl passieren können und dann hätten wir eine "strahlende Weihnacht" gehabt.

Schweden hat jetzt die stärkste, größte und furchtbarste Waffe der Welt und die Experimente hatten ja erst richtig im Sommer begonnen. Es wird nicht das erste und letzte Erdbeben sein, denn durch Lois hat man jetzt die Möglichkeit, das ganze elektromagnetische Feld der Erde zu kontrollieren. Natürlich wird man es auch versuchen und wie ich vorher schon schrieb, so wird Lois eine große Rolle spielen für die Zukunft der Menschheit ....bzw. "Nichtzukunft". Nach Nostradamus, einer der wenigen, die über Lois in Südschweden etwas wussten, wird dieses System und die Experimente das EM (=elektromagnetische) Feld der Erde zerstören. Dann - Gute Nacht!

8. Seit dem großen Stromabbruch bemerkte man eine Veränderung im Stromnetz. Alles geht auf einer anderen Frequenz und man merkt das bei vielen Geräten.

Seelische Ursachen von Krankheiten in Kurzform

Die Zahlen hinter den Beschreibungen geben an, in welchem Buch (Band 1, Band 2 oder Band 3) von „Heilung von der Seele her" die Krankheit beschrieben wurde.

Krankheit:	Seelische Ursache:
Adipositas – Anorexie	Liebesmangel – Essen aus Frust oder Sperre (3)
Akne	Organschädigung aus Vorleben (3)
Allergien	viele Ursachen, z.B. in Vorinkarnation entweder Organschädigung, von Tieren verfolgt, Abneigung von Bauernarbeit. (Heuschnupfen) (3)
Alzheimer	Verlust der inneren Orientierung, Ausrichtung auf verkehrte Ziele (2)
Angeborene Erkrankungen	Karma – Anschluss an letztes Leben (2)
Apoplex	Unbarmherzigkeit (1)
Arthrose – Arthritis	Stoffwechselablagerungen an den Stellen, wo man andere gequält hat (3)
Asthma	Hartherzigkeit (1)
Augen	Kurzsichtig: sieht nur das Eigene, Weitsichtig: sieht nur das Ferne (1) Star: verschließt sich dem Sehen
Bechterew	siehe *Morbus Bechterew*
Blase	Sitz der Urangst, speichert Ängste (1)

Bluthochdruck	Macht selbst Druck oder bekommt Druck von anderen (1)
Blutniederdruck	ist zu nachgiebig (1)
Darmausgangsschmerzen	Folterschmerzen aus früheren Leben (1)
Depressionen	eine Menge von Seelen hängt an einem (3)
Diabetes	Huldigungsenergien auf sich bezogen, oder das Gegenteil, zu wenig Anerkennung erfahren; Menschen die ständig nach Aufmerksamkeit verlangen (1)
Epilepsie	andere zu Fall bringen (3)
Ekzeme	mit diesem betroffenen Körperteil wurde im letzten Leben gesündigt (3)
Füße	Folterungen vorherige Inkarnation (1)
Gallenblase	staut und lagert Gram, die Mischung zwischen Ohnmacht und Wut (1)
Gehirntumore	hochgradige Unbarmherzigkeit (1)
Geschlechterwechsel	Vermeidung von Erlebnissen in vorheriger Inkarnation (z.B. Soldatentum) (1)
Gicht	Raffkrankheit, Festhalten am Materiellen (3)
Grippale Infekte	unbarmherziges Handeln fließt aus (3)
Hämorrhoiden	in vorheriger oder jetziger Inkarnation Analkontakt (1)
Herzklappenfehler	mehreren Partnern die Liebe verspro-

	chen, aber keinem richtig gegeben (1)
Herzinfarkt	in irgendeiner Weise herzlos gehandelt – kaltherzig (1)
Herzkranzgefäß-verengung	zeigt an wie weit- oder engherzig jemand ist (1)
Hüftschäden:	üble Nachrede, Intrigenschmiede aus früheren Zeiten (1)
Hyperaktivität	alte Krieger, gepaart mit Mangelerscheinungen (2)
Keuchhusten	in vorheriger Inkarnation mussten andere unter seinem Verhalten keuchen (2)
Kinderlähmung	in vorheriger Inkarnation unweise gehandelt, den Menschen da geschadet, wo die Lähmung ist. (2)
Kinderlosigkeit	mit keiner Seele abgesprochen, mit Kindern noch etwas wiedergutzumachen (1)
Klimakterische Beschwerden	physische Ursache: zuviel Energie, da keine Energie mehr fürs Gebären benötigt wird, Schwankungen zwischen dem Gefühl, nicht mehr gebraucht zu werden und sich dennoch wertvoll zu fühlen. (1)
Knie	anderen „Stecken zwischen die Beine geworfen", seinen Willen anderen aufgezwungen (1)
Knöchel	evtl. alte Geisha-Inkarnation (1)

Kopfschmerzen	unbarmherzig gehandelt, Druck auf Mitmenschen ausgeübt (1)
Krebs	Selbstaufgabe (1 und 3)
Leber	Sitz und Träger der Kreativität, gekoppelt an Weisheit (1)
Leiste	alte Kampfinkarnation gespeichert, Schwertträger (1)
Lunge	links: emotionale Gebundenheiten, rechts: Grausamkeiten gespeichert (1)
Lymphkrebs	Bestrahlung durch Handy-, Fernseh- und Radartürme, nicht genug abgeben/loslassen/fließen lassen können. (1)
Lymphstau	evtl. zu viele Milchprodukte und zuwenig Bewegung. Entsteht auch bei Traurigkeit und Kummer (1)
Magen	Sitz des Lebensauftrages; ich bin sauer; dient auch als Lügendetektor (1)
Mandeln	in vorheriger Inkarnation üble Nachrede (1)
Masern	brennt feurige Charakterzüge aus (2)
Milz	Schwächung, wenn man ungöttlich handelt, Sitz von Neid und Nicht-Gönnen (1)
Mittelohrentzündung	im letzten Leben nicht auf die Innere Stimme gehört, zu viel auf Menschen und Befehle gehört und durchgeführt, ohne nachzudenken(1)

Morbus Bechterew	in vorheriger Inkarnation z.b. Folterungen oder Scheiterhaufenverbrennung nicht verziehen, tiefsitzender Groll (3)
Morbus Parkinson	Zitterkrankheit - andere mussten vor einem zittern (2)
Mongolismus	in vorheriger Inkarnation hochgradige Lüge, oft in wichtiger Stellung (3)
Multiple Sklerose	vorherige Inkarnation: Vertreibungssyndrom (3)
Mumps	Geduldsschulung, Nivellierung der Sexualenergie (2)
Muskelschwund	andere innerlich getötet (3)
Nacken	Sitz der Geduld im Beruf, Schmerzen aus Guillotine oder Hängen (1)
Neurodermitis	Berührungsängste, Opfersyndrom (3)
Niere	links: Sitz der Partnerschaften, rechts: Kollegial- und Familienproblematiken (1)
Ohren	normales Hören und Hellhören (1)
Pankreas	Weisheitszentrum, Anerkennungssyndrom(1)
Parkinson	siehe *Morbus Parkinson*
Pericarditis	massiv nicht auf die Innere Stimme gehört, so dass sich Wasser (Eigenwille) im Körper ansammelte (1)
Plötzlicher Kindstod	Abbau von großer Karmalast (2)
Psoriasis	Berührungsängste, Tätersyndrom (3)

Polyarthritis	Klammerkrankheit (3)
Rheuma	durch Fleischkonsum, oft Menschen mit materieller Gier, Dominanzverhalten, ähnlich wie bei Arthrose, Arthritis, Gicht (3)
Rippenfellentzündung	von anderen geweinte Tränen um einen, auch geweinte Tiertränen (1)
Rücken	Sitz des Grolls (1)
Röteln	Geduldsschulung, Abbau von explosivem Temperament (2)
Schilddrüse	Sitz der Geduld, Mitmenschlichkeit (1)
Schmerzen	haben Signalwirkung, beim entsprechenden Organ nachschlagen (1, 2, u. 3)
Schwindel	dieselbe Ursache wie Depressionen: viele Seelen hängen an einem, die man noch um Verzeihung bitten muss (3)
Skoliose	krumme Haltungen, Verfolgungen (3)
Stottern	Autoritätsproblem (1)
Sexuelle Probleme	in vorheriger Inkarnation evtl. Vergewaltigungen (1)
Tinnitus	Innere Stimme zu lange überhört (1)
Träume	zeigen Karmastrukturen oder Lebensauftrag an (1)
Tuberkulose	Selbstaufgabekrankheit, wenn man Kadavergehorsam geübt hat (1)

Unterleib	Zeigt die Qualität der Beziehung zueinander an. Schmerzen oft aus alten Inkarnationen (1)
Wadenkrämpfe	Sportlersyndrom, alte Kampfkünste und Philosophien (1)
Wasser i. d. Beinen	Gottes Willen nicht umgesetzt (1)
Weichteilrheumatismus	subtile Verletzungen anderer verursacht (3)
Windpocken	Piraterie, Enteignungen, Häme (2)
Zerebral geschädigt	andere in ihrer Bewegung eingeschränkt, Elektro-Fanatiker (3)
Zähne	Jeder Zahn hat eine Verbindung zu einem Organ, und zeigt somit dortige Störungen an (1)

Stichwortverzeichnis